GRUNDZÜGE

EINER

ALLGEMEINEN

PATHOLOGIE DER ZELLE.

VORLESUNGEN,

GEHALTEN AN DER K. UNIVERSITÄT WARSCHAU

VON

S. M. LUKJANOW,

O. Ö. PROFESSOR DER ALLGEMEINEN PATHOLOGIE.

LEIPZIG,

VERLAG VON VEIT & COMP.

1891.

ALLGEMEINE

PATHOLOGIE DER ZELLE.

„Es besteht eine innere Uebereinstimmung in der ganzen Reihe der lebendigen Erscheinungen und gerade die niedrigsten Bildungen dienen uns oft als die Erklärungsmittel für die vollkommensten und zusammengesetztesten Theile. Denn gerade in dem Einfachen und Kleinen offenbart sich am deutlichsten das Gesetz."

.... „Leben ist nur eine besondere Art der Mechanik und zwar die allercomplicirteste Form derselben, diejenige, wo die gewöhnlichen mechanischen Gesetze unter den ungewöhnlichsten und mannichfaltigsten Bedingungen zu Stande kommen und daher die endlichen Resultate von den Anfängen der Veränderung durch eine so grosse Reihe schnell verschwindender Mittelglieder getrennt sind, dass wir die Verbindung nur mit der grössten Schwierigkeit herzustellen vermögen."

R. Virchow.

GRUNDZÜGE
EINER
ALLGEMEINEN
PATHOLOGIE DER ZELLE.

VORLESUNGEN,

GEHALTEN AN DER K. UNIVERSITÄT WARSCHAU

VON

S. M. LUKJANOW,

O. Ö. PROFESSOR DER ALLGEMEINEN PATHOLOGIE.

LEIPZIG,

VERLAG VON VEIT & COMP.

1891.

Druck von Metzger & Wittig in Leipzig.

VORWORT.

Der Entschluss, die nachfolgende Reihe von Vorlesungen (die einen abgeschlossenen Theil meines Universitätscursus bilden) in deutscher Sprache zu veröffentlichen, entwuchs hauptsächlich dem Wunsche, diesen Versuch, unsere Kenntnisse vom pathologischen Leben der Zelle mit den Daten der neueren Cytologie zu verbinden, einem grösseren Leserkreis vorzulegen. Ich verhehle mir die Mängel dieser Zusammenstellung nicht, hoffe aber, dass die Grundideen, welche ich von Anfang bis zu Ende durchzuführen suchte und die in der zwanzigsten Vorlesung zum Theil formulirt worden sind, an und für sich nicht lebensunfähig sind.

Bei der Abfassung des Textes habe ich verschiedenartige Quellen verwerthet, welche in besonderen Anmerkungen angeführt sind. Ich bemühte mich dabei, die gebührende Aufmerksamkeit sowohl den Arbeiten meiner Landsleute, als auch denjenigen anderer Forscher zu schenken. Das Aufsuchen der litterarischen Daten wird natürlich durch das Vorhandensein von grösseren Werken, in welchen die Litteratur der einzelnen Disciplinen eine eingehende Berücksichtigung erfahren hat, wesentlich erleichtert. Hinweise auf derartige Zusammenstellungen wird der Leser ebenfalls in den Anmerkungen finden. Hier will ich nur beispielsweise die Werke von W. Paschutin, E. Klebs, v. Recklinghausen, E. Ziegler u. A. nennen. Im Voraus bitte ich um Entschuldigung, wenn hier und da ein Autorenname ungenannt geblieben ist.

Ausser den besagten Quellen verfügte ich noch über die Untersuchungen, welche in dem unter meiner Leitung stehenden Laboratorium ausgeführt worden sind. Einige derselben sind schon veröffentlicht worden, andere aber noch nicht. Ich ergreife diese Gelegenheit, um meinen unermüdlichen Mitarbeitern und Freunden,

Herren Garliński, Knaster, Koliński, Kosiński, Korybutt-Daszkiewicz, Opalski, Raum, Steinhaus, Woinow u. A. meine volle Dankbarkeit auszusprechen.

Bei Herstellung des deutschen Textes wurde ich auf das Eifrigste von den Herren Steinhaus und Raum unterstützt. Deshalb kann ich nicht umhin, den genannten Herren hiermit meinen ganz besonderen Dank auszudrücken.

Der Verfasser.

Warschau,
K. Universität, Pathologisches Laboratorium,
den 17./29. October 1890.

INHALT.

Erste Vorlesung.

Einleitung. — Die normalen Data. — Das morphologische Schema der Zelle.

M. H.! Indem ich unter einer allgemeinen Pathologie der Zelle die Lehre von den allgemeinen Formen der functionellen Störungen im Leben der Zelle verstehe, glaube ich vor Allem mit einer genaueren Feststellung der Hauptaufgaben dieses Abschnittes der allgemeinen Pathologie beginnen zu müssen.

Auf den ersten Blick kann es wohl scheinen, als ob die Aufgabe dieses Abschnittes mit derjenigen der allgemeinen pathologischen Histologie, die gewöhnlich in den Vorlesungen über pathologische Anatomie, als ein Theil derselben, mit inbegriffen ist, übereinstimme. Es ist aber leicht zu beweisen, dass dieser Vorstellung ein einfaches Missverständniss zu Grunde liegt. Dem Charakter der von uns studirten Objecte gemäss, sind wir gezwungen, den mikroskopischen Daten viel Aufmerksamkeit zu schenken: unser Wissen über Lebensprocesse, die in den Zellen vor sich gehen, schöpfen wir grösstentheils aus Untersuchungen von histologischem Charakter; aber daraus folgt noch nicht, dass beim Studium der Fragen, die zum Gebiete der allgemeinen Pathologie der Zelle gehören, für uns andere verwandte Disciplinen minder wichtig sind, obwohl wir zu ihnen weniger oft, als zur pathologischen Histologie, greifen müssen. Hierin liegt aber noch nicht die Hauptsache. Es existirt eine principielle Verschiedenheit zwischen dem Standpunkte eines pathologischen Histologen und desjenigen, der seine Kräfte dem Studium eines viel weiteren Gebietes, das ich allgemeine Pathologie der Zelle nenne, widmet. Für den Histologen als solchen ist es vor Allem und hauptsächlich daran gelegen, die morphologischen Gesetze zu ergründen, während die Aufgabe des allgemeinen Pathologen darin besteht, immer und überall in erster Linie die functionellen Gesetze, die Ursachen der

Störungen im Spiele dieser oder jener Mechanismen zu studiren. Inwiefern diese Störungen aus Veränderungen in den morphologischen Verhältnissen abgeleitet werden können, insofern gehört auch die pathologische Histologie in das Gebiet unserer Betrachtungen. Dabei kann ich doch nicht umhin, dem Bedauern Ausdruck zu geben, dass das Material, welches uns von Seiten der pathologischen Histologie geliefert wird, nur schwer in Zusammenhang mit demjenigen gebracht werden kann, das dem Gebiete der normalen Morphologie der Zelle, also dem Gebiete, dessen Errungenschaften wohl die schönsten Früchte des neuesten Aufschwunges der wissenschaftlichen Forschung sind, angehört. Und dieses ist nicht das einzige Bedauern, das in diesem Falle ausgesprochen werden muss. Der Aufbau einer allgemeinen Pathologie der Zelle stösst zur Zeit auf eine ungemein grosse Zahl von Schwierigkeiten. Verlassen wir das Gebiet der Morphologie und gehen wir zu dem der physikalisch-chemischen Eigenschaften über, so müssen wir gestehen, dass wir über diese Eigenschaften selbst der normalen Zellen sehr wenig wissen. Dank einer etwas einseitigen Richtung der pathologischen Forschungen über die Zelle, vergessen wir nur zu oft, dass hinter der morphologischen Structur eine physikalisch-chemische steht. Es ist auch nicht zu verwundern, dass wir selbst das Wenige, was uns über die normalen physikalisch-chemischen Eigenschaften der Zellen bekannt ist, ausser Acht lassen, wenn über pathologisch lebende Zellen geredet wird. Das Gesagte genügt aber noch nicht, um den Sachverhalt in dem uns beschäftigenden Gebiete vollständig zu charakterisiren. Wir dürfen ja nicht vergessen, dass wir die functionellen Störungen im Leben der Zellen einer Untersuchung unterwerfen wollen. Dieses setzt offenbar voraus, dass das normale Leben der Zellen zu einer Reihe von mehr oder weniger genau festgestellten Functionen reducirt ist. Haben wir es aber so weit gebracht? Ist es nicht zur Genüge bekannt, dass wir aus dem engen Kreise sehr unklarer Vorstellungen über die Functionen des Wachsthums, der Ernährung, der Vermehrung, der Bewegung und des Fühlens nicht herauskommen und nicht einmal einen Schritt vorwärts machen können? Braucht man dann noch darauf hinzuweisen, dass in dem Verständniss dieser fundamentalen Lebensäusserungen der Zelle bis jetzt ein bedauernswerthes Gewirr von Widersprüchen ohne Aussicht auf baldige Versöhnung derselben herrscht? Das Schlimmste ist dabei der Umstand, dass der Zusammenhang zwischen der Morphologie der Zelle und ihren Functionen meistentheils vollständig räthselhaft bleibt. Für die vielzelligen Organismen ist es wenigstens in allgemeinen Zügen gelungen, die functionelle Bedeutung verschiedener Organe zu erklären. Was die Zellen betrifft, so können wir gewisse Hypothesen nur in Betreff des Zusammenhanges zwischen der Function der Vermehrung und der Structur des Kernes aufstellen, und auch diese Hypothesen müssen fast alltäglich durch neue ersetzt werden, da jeder Tag immer neue und neue Thatsachen, die bei dem Studium der Karyokinese entdeckt werden, mit sich bringt. Die Versuche, einzelne Abschnitte des Zellenleibes mit den einzelnen Functionen in Zusammenhang zu bringen, erfreuen sich, wie bekannt, eines grossen Zutrauens Seitens der meisten Forscher nicht. Man kann sagen, dass beinahe jeder Forscher, je nach den Objecten, die er am genauesten untersucht hat, sein eigenes Schema der Functionen des Zellenleibes baut; er verhehlt es aber weder sich selbst noch Anderen gegenüber, dass seine Hypothesen nur eine provisorische Bedeutung haben. All' dieses kann uns aber nicht Wunder nehmen, da selbst die fundamentalste aller Fragen der Cellularbiologie noch einmal wieder in Angriff genommen ist; ich meine hier die Frage, ob in der That die Zellen Elementarorganismen in dem Sinne des Wortes, in welchem es noch vor Kurzem von Allen acceptirt war, sind. Wie bekannt, erheben sich jetzt Stimmen, die mit Entschiedenheit die Idee, dass die Zellen etwas Einheitliches und Einfaches sind, bekämpfen. Es brechen sich Vorstellungen Bahn, wonach die Zelle ein complicirter, aus Elementartheilen zusammengesetzter Organismus ist, ebenso wie die Körper der höheren Thiere und Pflanzen aus Zellen zusammengesetzt sind. Es wäre zur Zeit schwer, das weitere Schicksal dieser neuauftauchenden Lehre zu errathen. Da wir in einer Zeit leben, in welcher die wissenschaftliche Arbeit ungemein rüstig vor sich geht, glauben wir jedenfalls hoffen zu dürfen, dass in einer nicht zu weiten Zukunft entweder die Nichtigkeit, oder aber die Richtigkeit dieser Lehre bewiesen sein wird. Sei es dem wie ihm wolle, ich hielt es doch für nothwendig, diese Lehre hier zu erwähnen, obgleich sie uns jetzt in einer sehr unvollkommenen Form entgegentritt, da schon die Möglichkeit ihrer Existenz uns zeigt, wie schwankend der Boden ist, auf dem wir uns bewegen, und wie unendlich weit der Gesichtskreis ist, der sich mit jedem Tage immer mehr und mehr vor den Augen eines Pathologen eröffnet. Ausserdem sehen wir daraus, dass uns die traditionellen Lehren der pathologischen Histologie in keinem Falle befriedigen können.

Man könnte uns fragen, warum wir eine solche Arbeit, die mit solchen Schwierigkeiten verbunden ist, unternehmen. Existirt selbst die mindeste Aussicht darauf, dass aus unserer Arbeit wenigstens nützliche Andeutungen geschöpft werden können? Es scheint mir, dass bei Anerkennung der vollen Berechtigung solcher Fragen wir doch nicht vor den ersten Schritten erschrecken sollen, da ja auf anderen verwandten Gebieten beinahe die gleichen Schwierigkeiten vorhanden sind, und doch sind schon Versuche einer Zusammenstellung des Stoffes und einer Ausarbeitung allgemeiner Schlüsse unternommen worden. Um nicht zu weit vom Thema abzugehen, werde ich hier nur ein Beispiel anführen. Die normale Biologie der Zelle ist trotz Eroberungen, die auf diesem Gebiete in den letzten Jahren gemacht worden sind, selbst in Betreff der Fundamentalfragen in keiner Weise abgeschlossen. Ich hatte schon oben die Gelegenheit, auf einige wesentlichen Lücken hinzuweisen. Und doch hat dieses einigen Forschern nicht den Muth genommen, den Aufbau einer allgemeinen Biologie der normalen Zelle zu versuchen. Die Absicht liegt mir fern, diesen meinen Versuch mit denjenigen jener Forscher auf gleiche Stufe zu setzen; eine Art Ermuthigung müssen wir aber aus ihrem Beispiele schöpfen.

Das Gesagte genügt wohl, um den allgemeinen Standpunkt zu charakterisiren, von welchem wir unseren Stoff zu überschauen gedenken. Ohne uns hier in eine nähere Präcisirung dieses Standpunktes einzulassen, gehen wir zu einer allgemeinen Uebersicht der Mechanismen über, deren krankhaftes Spiel wir studiren wollen.

Ohne die normalen Verhältnisse des Zellenlebens wenigstens in aller Kürze zu überblicken, würde es uns schwer fallen, weiter zu gehen, da ja die Störungen im Spiele jedes Mechanismus erst dann vollständig klar werden können, wenn dieser Mechanismus uns in seinen normalen Thätigkeitsverhältnissen gut bekannt ist. Ich sage aber nicht ohne Grund „in aller Kürze zu überblicken". Gemäss dem, was oben auseinandergesetzt worden ist, können wir viele Data aus dem Gebiete der normalen Morphologie und Physiologie der Zelle gar nicht zu Hülfe nehmen: in die Détails aber einzugehen, die keine Anwendung finden können, wäre gleichbedeutend mit Ueberfüllung dieser Vorlesungen mit unnützem Ballast. Es ist auch klar, dass eine möglichst kurze Darstellung uns schon durch den allgemeinen Charakter unserer Aufgabe vorgeschrieben ist: die normalen Verhältnisse sind für uns nicht ihrer selbst halber wichtig, sondern nur insofern sie uns im Gedächtniss bei der Erklärung pathologischer Erscheinungen stehen müssen.

Die Zellenlehre ist eine Errungenschaft der Forschungen der letzten Zeiten. Es ist wohl bekannt, welche Bedeutung für die Zellenlehre die Thätigkeit von Männern, wie Schleiden, Schwann, Max Schultze etc., besitzt. Die meisten Forscher betrachten bis jetzt die Zelle nach dem Vorgange von Brücke als einen Elementarorganismus. Versuchen wir es, in möglichst allgemeinen Zügen diese scheinbar so einfache Vorstellung zu zergliedern.

Die Unvollständigkeit unserer Kenntnisse zwingt uns, diese Zergliederung in verschiedenen, von einander mehr oder minder unabhängigen Richtungen vorzunehmen. Das Einfachste wird wohl damit erreicht werden, wenn wir die Zelle von drei verschiedenen Standpunkten aus betrachten werden und demgemäss drei allgemeine Schemata der Zelle aufstellen. Vor Allem werden wir das morphologische Schema, das am besten erforscht ist, betrachten; weiter werden wir einige Worte über das physikalisch-chemische und das functionelle Schema sagen.

So verschiedenartig auch die Lebensverhältnisse der Zellen sind, die ein selbständiges Leben führen und die in mehr oder minder enge Associationen, aus welchen die Körper der höheren Thiere und Pflanzen bestehen, gebunden sind, ist es doch möglich, eine Reihe von Thesen zu formuliren, die die Zellenstructur im Allgemeinen bestimmen können. Um Missverständnissen vorzubeugen, glaube ich hier Einiges einschalten zu müssen. Zu den Aufgaben der allgemeinen Pathologie der Zelle gehört zweifelsohne das Studium der functionellen Störungen im Leben nicht nur der thierischen, sondern auch der pflanzlichen Zellen. Es wäre also erwünscht, ein Schema aufzustellen, das gleichwohl die thierische wie die pflanzliche Welt umfassen könnte. Doch können wir uns zur Zeit noch nicht entschliessen, so weit zu gehen: die Pflanzenpathologie ist noch zu wenig erforscht und es wäre verfrüht, die hierher gehörigen Data mit denjenigen, die für die thierischen Zellen bekannt sind, zusammenzustellen. Wir werden hier somit fast ausschliesslich die thierischen Zellen berücksichtigen, und zwar zumeist solche Zellen, deren Lebensfunctionen, kraft einer Differenzirung, die man gewöhnlich in den Zellen annimmt, welche die Rolle von Theilen vielzelliger Organismen spielen, gewissermassen beschränkt sind. Demgemäss ist auch unser morphologisches Schema der Zelle darauf berechnet, um in kurzer Uebersicht das Wesentliche über die Structur der thierischen Zellen zu umfassen.

Vom morphologischen Standpunkte unterscheiden wir in der Zelle zwei Haupttheile: den Zellenkern und den Zellenleib. Der Zellenkern scheint wie in einer Höhle des Zellenleibes gelegen. Manchmal ist er von einem hellen Saume umgeben, der u. a. als Beweis für die Existenz dieser Höhle angesprochen werden kann. Die Form des Kernes ist eine ziemlich variable: meistentheils jedoch nähert sie sich der eines Sphäroïds. Viele Zellen enthalten zwei und mehr Kerne. So finden wir z. B. in den Leberzellen sehr oft je zwei Kerne. Bei Anwendung von combinirten Tinctionen hat sich A. Kosiński überzeugt, dass trotz morphologischer Identität die in einer Zelle liegenden Kerne sich wesentlich verschieden gegen die Tinctionsmittel verhalten können. Im Salamanderdarmepithel fand Steinhaus in den sich schleimig metamorphosirenden Elementen je zwei

Kerne, worüber noch weiter unten die Rede sein wird. Polynucleäre Elemente, die oft sehr beträchtliche Dimensionen annehmen, gedenke ich ebenfalls weiter unten bei Beschreibung von sogen. Riesenzellen zu besprechen. Vom Zellenleibe ist der Kern mittels einer besonderen Membran abgegrenzt. Einige Forscher unterscheiden eine chromatische und eine achromatische Membran. Ueber die letztere werden wir hier nicht weiter sprechen; was die erstere betrifft, so wollen wir bemerken, dass sie nicht immer gleich deutlich auftritt. Selbst ein und derselbe Kern kann in verschiedenen Phasen seines Lebens sich in dieser Beziehung verschieden verhalten. Als Beispiel will ich hier nur die Eizelle des Hundespulwurms anführen. Meiner Meinung nach ist die Kernmembran ein in innigem Zusammenhang mit der inneren Structur des Kernes stehendes Gebilde. Die Bedeutung dieser Bemerkung wird erst dann vollständig klar werden, wenn wir mit den anderen den Zellenkern bildenden Elementen näher bekannt sein werden. Welche sind nun diese Elemente? Die meisten Cytologen nehmen an, dass im Kerne sich ein besonderes Gerüst finde, das aus Fäden, die sich durch Kernfarbstoffe intensiv färben, besteht. Man sagt also, dass das Kerngerüst, gleich der Kernmembran, aus Chromatin gebaut ist. Für gewöhnlich besitzt das Kerngerüst die Form eines Netzes, das manchmal regelmässig, manchmal aber vollständig unregelmässig ist. Die Fäden des Netzes sind zum Theil dick, zum Theil dünn; an den Stellen, wo sich die Fäden kreuzen, resp. zu kreuzen scheinen, sind manchmal Verdickungen, resp. Knotenpunkte (Netzknoten) zu beobachten. Zumal findet sich im Zellenkerne nur ein verschiedenartig gewundener Faden; in den meisten Fällen ist es aber unmöglich, den Faden von Anfang bis zu Ende zu verfolgen. Ist das Kerngerüst gut entwickelt, so findet man in ihm nicht selten eine äusserst complicirte Structur. So nimmt Carnoy die Existenz einer Scheide, die die mit Kernfarbstoffen sich färbende Substanz in dieser oder jener Gestalt enthält. Andere Forscher nehmen an, dass der Faden aus einer hyalinen Grundsubstanz, in welcher äusserst kleine Chromatinkörnchen eingebettet sind, besteht. Manchmal scheint es, als ob die Gerüstfäden in der Kernmembran in Form knopfförmiger Verdickungen endigen. Zwischen den Gerüstfäden findet sich eine zähflüssige Masse, die unter gewöhnlichen Verhältnissen gar nicht oder nur schwach Kernfarbstoffe fixirt. Dies ist der sogenannte Kernsaft, der aus Achromatin besteht. Sehr interessant ist die Frage, ob eine Regelmässigkeit in der Anordnung der Chromatin- und Achromatinsubstanz im Kern zu bemerken sei. Obgleich die Structur des Kernes augenscheinlich äusserst verwickelt ist, gelang es doch Rabl, eine gewisse Ordnung, eine gewisse Gesetzmässigkeit in der Anordnung der Gerüstfäden zu entdecken. Er unterscheidet auf der Kernoberfläche eine Polseite und eine Gegenpolseite. Im Polfelde treffen die Chromatinschleifen des Kernes mit ihren Gipfeln zusammen, während an der Gegenpolseite die freien Enden dieser Schleifen zu finden sind, die mehr oder weniger wie Radien, die nicht bis zu ihrem Centrum gelangen, gruppirt sind.

Höchst beachtenswerth ist es, dass diese Lehre über Kerngerüst und Kernsaft heutzutage eine tiefeingreifende Krisis durchmacht. Schon vor einigen Jahren habe ich den Gedanken ausgesprochen, dass das fundamentale Structurelement des Kernes in Achromatinkörnchen zu suchen ist. Mehrere Körnchen, in Zusammenhang unter einander bleibend, bilden Ketten und aus einer oder mehreren verschiedenartig gewundenen Kettchen besteht der ganze Zellenkern. Diese Meinung habe ich auf Grund des Studiums von Epithel- und Muskelkernen des Salamanders und Epithelkernen der Ascariden aufgestellt. Da ich nicht die Möglichkeit einer Verallgemeinerung voraussah, habe ich mich damit begnügt, zu constatiren, dass in einigen Fällen die Structur der Kerne die eben beschriebene ist; für die anderen Fälle acceptirte ich bis auf Weiteres das gewöhnliche Schema. Vor Kurzem erschien aber eine Mittheilung von Altmann, der sich in diesem Sinne viel entschiedener äussert. Er untersuchte die Zellenkerne in verschiedenen Geweben, die mit Ueberosmiumsäure fixirt und mittels Cyanin ($C_{28}H_{35}N_2J$) gefärbt waren, und kam zur Ueberzeugung, dass die wahre Structur der Kerne das Negativ der bis jetzt angenommenen ist. Die Kerne bestehen nach ihm aus einem System von Körnern, die zu Ketten verbunden sind, und was bis jetzt als Chromatingerüst galt, das sind nur die mit einander communicirenden, Kernfarben fixirenden Massen, die den minimalen freien Raum zwischen den Körnerketten einnehmen. Wenden wir die gewöhnlichen Kernfarbstoffe (Hämatoxylin, Carmin u. s. w.) an, dann färben wir nur diese Zwischensubstanz; bei Cyaninfärbung bleiben die letzteren ungefärbt, und es färbt sich umgekehrt das System von Ketten, das bei gewöhnlicher Bearbeitung in Form von Achromatinkörnchen erscheint, und darum auch leicht unbemerkt bleiben kann. Diese Körner habe ich Hyalosomen genannt. Somit ist der sogenannte Kernsaft keine structurlose Masse; das Kerngerüst aber, in welchem man den klarsten Ausdruck der Kernstructur sah, wird zur Stufe einer structurlosen Zwischensubstanz herabgesetzt. Die Kernmembran erscheint von diesem Standpunkte aus nur als der periphere Theil dieser Zwischensubstanz, die hier wohl auch in ihren physikalisch-chemischen Eigenschaften etwas modificirt ist. Wir wollen hier nicht weiter darüber sprechen, wie leicht daraus der Umstand erklärt werden kann, dass die Kernmembran, was ihre Dicke u.s.w. betrifft, ein sehr unbeständiges Element ist.

Wie verlockend es für mich auch wäre, mich der Altmann'schen Hypothese anzuschliessen, dennoch halte ich es für entsprechender, bis auf weitere Untersuchungen in dieser Richtung mit der endgültigen Acceptirung zu zögern. Man kann ja nicht die Lehre von den Chromatinstructuren, die so ausführlich ausgearbeitet worden ist, so leicht aufgeben. Man muss aber im Auge behalten, dass das gewöhnliche Schema der Kernstructur zum grössten Theile auf Grund des Studiums des karyokinetischen Processes aufgebaut worden ist. Da bei der Karyokinese eine deutlich fadige Structur der Kerne gefunden worden ist, versuchten es die Forscher, auch in den ruhenden Kernen, über welche wir bis jetzt gesprochen haben, eine gleiche Structur zu entdecken. Der Zukunft gehört der Entscheid darüber, welche der beiden Lehren die richtige ist; zum Schlusse wollen wir nur sagen, dass jedenfalls neben der Chromatinstructur (im gewöhnlichen Sinne des Wortes) eine Achromatinstructur (resp. cyaninophile Structur) angenommen werden muss. Hinzufügen will ich noch, dass auf die Anwesenheit von hyalinen Bläschen in den Kernen, speciell um die Kernkörperchen, schon einige ältere Forscher hingewiesen haben (Eimer). Endlich sei noch bemerkt, dass viele Forscher ausser dem fadigen Chromatin noch die Existenz von diffusem Chromatin, das den ganzen Kern durchtränkt; im Kernsafte so zu sagen gelöst ist, annehmen (Arnold).

Wir gehen jetzt zu einem weiteren Bestandtheile der Kerne, zu den Kernkörperchen, die ebenso bei den höheren wie bei den niederen Thieren zu finden sind, über. Zur leichteren Orientirung wollen wir hier vor Allem einige Classificationsversuche der Kernkörperchen wiedergeben.

Carnoy schlägt vor, als Classificationsprincip die chemische Zusammensetzung der Kernkörperchen anzunehmen und unterscheidet von diesem Standpunkte aus drei Arten von Kernkörperchen: 1. aus Nucleïn bestehende Kernkörperchen (nucléoles nucléiniens), 2. Kernkörperchen, die aus den Eiweissstoffen nahe stehenden, mit dem Nucleïn nichts gemein habenden Substanzen bestehen — plasmatische Nucleolen (nucléoles plasmatiques), und 3. gemischte Nucleolen (nucléoles mixtes), die einen Uebergangstypus zwischen beiden ersteren bilden.

Selbstverständlich ist die Untersuchung der chemischen Constitution von so minimalen Objecten, wie es die Nucleolen sind, eine äusserst schwierige und die Classification von Carnoy kann auch weder auf allgemeine noch endgültige Bedeutung Ansprüche machen. Carnoy stützt sich hauptsächlich auf die Färbung mittels Methylgrün, das er als bestes Färbemittel für das Chromatin resp. Nucleïn betrachtet. Auf gleicher Basis ruht auch eine andere Classification der Nucleolen, die ausserdem noch mit einigen Hypothesen über die physiologische

Bedeutung der einzelnen Nucleolenarten complicirt ist (Gaule). In ihren Hauptzügen beruht diese Classification auf den Ergebnissen der combinirten Färbung von in Sublimat fixirten Objecten mittels Hämatoxylin, Nigrosin, Eosin und Safranin; nach derselben können folgende Grundtypen von Kernkörperchen unterschieden werden: 1. hämotoxylophile Nucleolen oder Karyosomen; 2. safranophile oder Plasmosomen, und 3. gemischte Nucleolen, die sich gleichzeitig mit Hämatoxylin und Safranin färben (Mischfärbung).

Der *sub* 2. angeführte Typus ist der am meisten in die Augen fallende. Die safranophilen Nucleolen sind gewöhnlich grösser und im Kerne in geringerer Zahl vorhanden als die Karyosomen. Das gegenseitige Verhalten der Nucleolen bietet auch viele interessante Einzelheiten. Sehr bemerkenswerth ist es, dass in vielen Kernen wir sehr scharf charakterisirte eigenthümliche Paare zu Gesicht bekommen, nämlich ein safranophiles und ein hämatoxylophiles Kernkörperchen. Auf diese Combination habe ich auf Grund von Untersuchung der Magenschleimhaut beim Salamander aufmerksam gemacht; später wurde sie auch von vielen Anderen sowohl bei niederen wie bei höheren Thieren in verschiedenen Organen und Geweben wiedergefunden. Man darf sich aber nicht vorstellen, dass alle Kerne unbedingt Repräsentanten aller dieser Nucleolentypen enthalten müssen.

Noch einen Umstand will ich hier erwähnen. Sowohl in normalen wie in pathologischen Geweben habe ich Gelegenheit gehabt, safranophile kolbenförmige Nucleolen zu beobachten. Sie sind nicht central, sondern peripherisch, wandständig gelegen; in denselben kann deutlich ein breiter und ein enger, dem Kolbenhals entsprechender Theil unterschieden werden; letzterer liegt der Kernmembran an. Ein Vergleich von verschiedenen Formen dieser Nucleolen erlaubt es, die Möglichkeit eines Uebertganges ihres zähflüssigen Inhaltes in den Zellenleib anzunehmen.

Ausser den obengenannten Nucleolentypen ist noch einer vorhanden, der in den citirten Classificationen keinen Raum für sich finden kann und dessen Existenz hauptsächlich Carnoy und seine Schule behauptet. Ich meine hier die kernähnlichen Nucleolen, die wohl nicht ohne Bedeutung auch für manche pathologischen Vorgänge sind. Derartige Kernkörperchen sind nach der Definition der Schule von Carnoy „par leur position — nucléoles, par leur nature — noyaux“. Sie bestehen — ebenso wie die Kerne — aus einem Gerüst, einer Zwischensubstanz und einem Kernkörperchen; bei Spirogyra hat Meunier in diesen kernähnlichen Kernkörperchen selbst den karyokinetischen Process verfolgt. Die Existenz derartiger Nucleolen complicirt bedeutend unsere Vorstellungen über die Kernkörperchen. Was sind denn diese eigenthümlichen Nucleolen ihrem Wesen nach? Sind es integrale Bestandtheile der Zellen, oder aber sind sie von aussen eingedrungen, z. B. Parasiten? Nach den Untersuchungen von Steinhaus stellte es sich heraus, dass — wenigstens in gewissen Fällen — der „nucléolenoyau“ ein Parasit sein kann; ist dem immer so, das ist einstweilen unbekannt. Allem Anschein nach kann bei Spirogyra die parasitäre Natur des „nucléole-noyau“ ausgeschlossen werden.

Ausser Kernkörperchen (sensu proprio) finden wir in den Kernen auch sogenannte Vacuolen. Es sind dies kleine, mehr oder minder scharf contourirte Aushöhlungen, deren Inhalt sehr verschiedenartig sein kann; meistentheils enthalten sie eine hyaline, Kernfarbstoffe nicht fixirende Substanz (Hyalosphären); in den Vacuolen findet man ausserdem nicht selten Plasmosomen, Karyosomen und auch die schon oben genannten eigenthümlichen Paare.

Bis jetzt haben wir über solche Formen und Structuren von Kernen gesprochen, die den gewöhnlichsten Befund bei mikroskopischen Beobachtungen ausmachen; ausser diesen Kernen findet man aber auch solche, in welchen nur sehr unklare Andeutungen einer inneren Structur entdeckt werden können: der Kern scheint fast vollständig homogen zu sein. Dann kommt es auch vor, dass in der homogenen Masse des Kernes stellenweise äusserst kleine Karyosomen, an den Polen von Hyalosomen sitzend, zu Gesicht kommen. Solche Kerne habe ich z. B. bei den Hundeascariden in den Eizellen während der Bildung der Richtungskörperchen constatirt. Beinahe vollständig homogene Kerne habe ich auch in Geschwülsten gesehen, z. B. in Sarcomen, in welchen, beiläufig bemerkt, multiple, sehr grosse Plasmosomen, ohne Spur von Karyosomen, oft in den Kernen zu beobachten sind.

Gehen wir jetzt zur Uebersicht der Daten in Betreff der Structur des Zellenleibes über.

Vor Allem muss ich darauf hinweisen, dass wir in einer ganzen Reihe von Fällen selbst beim Gebrauch der besten Methoden und vollkommensten optischen Hülfsmittel nicht im Stande sind, etwas Bestimmtes über die Structur des Zellenleibes, der fast ganz structurlos erscheint, zu sagen. Im besten Falle sind wir gezwungen, Vergleiche zu Hülfe zu nehmen und über feine Körnelung, chagrinirtes Aussehen des Zellenleibes u. s. w. zu reden. Hier wäre es augenscheinlich am entsprechendsten, das Wort „Protoplasma“ in seiner ursprünglichen Bedeutung anzuwenden. Wie bekannt, wurde früher angenommen, dass die lebende Materie in Form einer fast homogenen, zähflüssigen Masse erscheint. Es giebt aber auch Fälle, in welchen eine viel deutlichere

Structur des Zellenleibes zu beobachten ist. Diesen Fällen entspricht das hauptsächlich von FLEMMING vertheidigte Schema, wonach im Zellenleibe ein fadiges Gerüst, etwa in Form eines mehr oder minder dichten, sehr dünnen Filzes, und eine Zwischensubstanz, eine zähflüssige Masse, die in den Maschen des Filzes eingebettet ist, zu unterscheiden sind. Es ist also dieses Schema nur eine Wiederholung des Kernstructurschemas. Das Mitom und das Paramitom FLEMMING's sind aber vielfach bezweifelt worden: viele sahen darin Kunstproducte, die nicht dem eigentlichen Thatsachenbestande entsprechen, sondern das Resultat der Einwirkung von Fixirungs- und Härtungsmitteln sind. Es ist aber über allen Zweifel erhaben, dass wir bei einem und demselben Thiere, bei identischer Bearbeitung der Gewebe, in einer Art von Zellen eine dem FLEMMING'schen Schema entsprechende Structur finden, während in der anderen keine Spur davon zu beobachten ist. Höchst interessant ist es ferner, dass die Mitomfäden im Zusammenhang mit fadigen Anhängseln von Zellen stehen können, über deren morphologischen Charakter kein Zweifel möglich ist. So scheint es sicher zu sein, dass das FLEMMING'sche Schema auf realem Boden fusst: es wäre nur irrthümlich, demselben eine universelle Bedeutung geben zu wollen.

Sowohl in der structurlosen Grundsubstanz wie in den Maschen des Mitoms finden wir sehr oft eigenthümliche körnige Ablagerungen, auf welche jetzt die Aufmerksamkeit Aller gerichtet ist. Diese Körner *(granula)* sind schon seit ziemlich langer Zeit bekannt. Ihrer chemischen Zusammensetzung nach sind sie eiweisshaltig, obgleich allem Anschein nach nicht ausschliesslich aus Eiweissstoffen gebaut. Früher glaubte man, dass diese Körner nur im Leibe gewisser Zellenarten zu finden sind, namentlich waren es die Drüsenzellen und gewisse Bindegewebszellen, die sie am öftesten zu enthalten schienen. In den letzten Jahren wies aber ALTMANN nach, dass die *Granula* äusserst verbreitete Elemente sind, dass sie bei gewisser Bearbeitung der Gewebe beinahe in allen Zellen nachgewiesen werden können. Demgemäss müsste den *Granulis* die Bedeutung von höchst wesentlichen integralen Bestandtheilen der Zelle zugeschrieben werden. Wenn sie nicht immer deutlich genug auftreten, so hängt das davon ab, dass sie nicht immer von gleicher chemischer Constitution sind und nicht immer in gleichem Maasse Farbstoffe fixiren. Beiläufig sei bemerkt, dass bei Anwendung der schon oben genannten vierfachen Färbung wir uns in der That oft überzeugen, dass selbst in miteinander verwandten Elementen die Körnchen sich gegen Farbstoffe verschieden verhalten. Als Beispiel will ich hier die Leukoblasten des Knochenmarks von Tauben (nach

Präparaten von Opalski) anführen: die einen Körner dieser Leukoblasten erscheinen hier intensiv blau-violett gefärbt, die anderen roth. Etwas in das Gebiet der Lehre über die Functionen der Zellen vorauseilend, werde ich hier noch darauf hinweisen, dass nach den Untersuchungen von Langley, Nussbaum u. A. die Körner der Drüsenzellen in einer gewissen Beziehung zur Fermentbildung stehen, weshalb sie in diesem Falle auch fermentbildende Körner oder Zymogenkörner genannt worden sind. Altmann, der, wie gesagt, eine Methode gefunden hat, die es ermöglicht, die Körner in den Nieren, der Leber, den Muskeln u. s. w. nachzuweisen, ist der Ansicht, dass sie eine Rolle in den Oxydations- und Reductionsprocessen, die in den Zellen vor sich gehen, spielen, dass sie die Bedeutung von Ozonophoren haben.

Aber die Körner sind nicht die einzigen Einschlüsse im Zellenleibe; es giebt noch eine ganze Reihe von Einschlüssen, die mit dem allgemeinen Namen von paraplasmatischen Einschlüssen bezeichnet werden. Hierzu gehören die Pigmentkörner, die Fetttropfen, verschiedene Krystalle u. s. w. Man nimmt gewöhnlich an, dass diese Einschlüsse entweder Secretionsproducte des Zellenprotoplasma ohne active Bedeutung sind, oder aber in dieser oder jener Weise veränderte Nährstoffe, die erst noch in die Lebensprocesse der Zelle mit eintreten sollen. Es bleibt noch fraglich, ob dieses auch für die *Granula* und für andere noch höher organisirte Einschlüsse richtig ist. Nach Altmann sind die *Granula* active, in gleichem Maasse wie die Zelle selbst lebendige Elemente, die auch vermehrungsfähig u. s. w. sind. Er glaubt nämlich, dass die *Granula* die eigentlichen einfachsten Lebewesen sind; das Verhältniss der *Granula* zu den Zellen soll ein gleiches sein, wie das der einzelnen Zellen zum ganzen, vielzelligen Organismus. Ich kann hier nicht verschweigen, dass ausser diesen Anschauungen, die jedenfalls sehr weitgehend sind, ganz entgegengesetzte Meinungen existiren, wonach die *Granula* Kunstproducte, die bei der Bearbeitung der Gewebe mit gewissen Reagentien entstehen, sind. Ich glaube, dass dieses ebenso ein Extrem ist, wie die absolute Verneinung der Existenz des Flemming'schen Mitoms. Körner können nicht nur in gehärteten, sondern auch in lebenden Geweben constatirt werden.

Eine höchst interessante Gruppe von paraplasmatischen Einschlüssen bilden ferner die sogenannten Nebenkerne. Ihren Namen verdanken sie folgenden Umständen: 1. findet man sie sehr oft in nächster Nachbarschaft der Zellenkerne, 2. sowohl ihrer Morphologie wie ihrem Verhalten gegen Reagentien nach sind sie den Zellenkernen mehr oder minder ähnlich. Die Nebenkerne liegen gewöhnlich in Aushöhlungen des Zellenleibes, die sphärischen Bläschen gleichen: das sind die Physaliden, von welchen manchmal auch die Pathologen sprechen; Physaliden enthaltende Zellen haben von ihnen den völlig entsprechenden Namen von Physaliphoren erhalten. Manchmal findet man in einer und derselben Zelle mehrere Nebenkerne.

Es würde uns viel zu weit führen, alle diejenigen Stellen aufzuzählen, an welchen Nebenkerne beobachtet worden sind, und alle diejenigen Formen zu beschreiben, in welchen sie erscheinen können. Nur das Wichtigste wollen wir hier verzeichnen. Vor Allem sei hervorgehoben, dass diese Elemente weder in allen Geweben, noch bei allen Thierarten zu finden sind. Was ihre äussere Gestalt betrifft, so ist es besonders wichtig, auf die Existenz von Formen hinzuweisen, die den uns schon bekannten Nucleolen ähnlich sind. In der That begegnen wir manchmal im Zellenleibe hämatoxylophilen oder safranophilen Kernkörperchen und den schon erwähnten Nucleolenpaaren. Weiter beobachten wir Combinationen von hämatoxylophilen und safranophilen Sicheln mit safranophilen Sphären. Noch weiter sehen wir Elemente, die Zellenkernen ganz ähnlich sind, und nur durch ihre Dimensionen und gewisse Eigenthümlichkeiten ihrer inneren Structur von diesen unterschieden werden können. Eine zusammenfassende Beurtheilung aller dieser Formen ist zur Zeit noch äusserst schwierig, desto schwieriger, da die Nebenkerne manchmal in Form ganzer Zellen erscheinen: wir haben dann eine Zelle innerhalb einer anderen. Wie gering bis jetzt noch unsere Kenntnisse über die Morphologie und Biologie der Nebenkerne auch sind, können wir doch mit Entschiedenheit behaupten, dass wir es hier mit Elementen von sehr verschiedener Bedeutung zu thun haben. Die einen Nebenkerne sind zweifelsohne intracellulare Parasiten, meistentheils aus der Gruppe der Sporozoen, von aussen eingewanderte Elemente, aber keine integralen Bestandtheile der Zelle. Von diesem Standpuncte aus müssen wir jetzt z. B. die seiner Zeit von OGATA in der Bauchspeicheldrüse gefundenen Nebenkerne beurtheilen. Die Untersuchungen von STEINHAUS haben gezeigt, dass die Pankreas-Nebenkerne der Salamander und einiger anderen Thiere zweifellos zufällig eingedrungene Elemente sind. Was andere Formen von Nebenkernen betrifft, so können sie in anderer Weise gedeutet werden: es ist nicht unmöglich, dass sie Wanderzellen (Leukocyten) sind, die keinen stetigen Aufenthaltsort im Organismus haben und wohl auch in fixe Gewebszellen eindringen können. Aber hinter diesen Formenkreisen steht noch eine Reihe von Nebenkernen, die weder den Parasiten, noch den Leukocyten zugerechnet werden können. In Betreff dieser Formen müssen wir die Annahme — natürlich mit allen möglichen Beschränkungen — machen, dass sie integrale Bestandtheile der

Zellen bilden. Somit wären nicht alle Nebenkerne zufällige Eindringlinge, und es ist mit anderen Worten, meiner Ansicht nach, noch nicht die Zeit gekommen, den Begriff „Nebenkern“ als Element sui generis fallen zu lassen. Dafür haben wir desto weniger Recht, da, wie weiter unten gezeigt werden soll, manche Formen von Nebenkernen, ohne den Thatsachen Gewalt anzuthun, in eine zusammenhängende Reihe aufgestellt werden können, die eine ziemlich gut definirte physiologische Deutung zulässt. Sei dem wie ihm wolle, nothwendig ist es, immer wieder darauf aufmerksam zu machen, dass die Natur der Nebenkerne in keinem Falle als zur Zeit endgültig festgestellt angesehen werden kann. Je weniger wir uns in Betreff dieser Gebilde mit Hypothesen binden, desto besser ist es.

Von pathologischem Standpuncte aus ist es sehr wichtig, dass wir in den Zellen manchmal solchen unzweifelhaft parasitischen Einschlüssen, wie Bacterien, begegnen. Diese Einschlüsse können mit den schon oben erwähnten parasitischen Sporozoen, die Nebenkerne simuliren, verglichen werden. Später werden wir noch über intracellulare Parasiten weitere Einzelheiten anführen; hier wollen wir mit dem Gesagten abschliessen.

Zweite Vorlesung.

Das physikalisch-chemische und das functionelle Schema der Zelle.

M. H.! Von den morphologischen Daten gehe ich jetzt zu den physikalisch-chemischen über. Dieses Gebiet ist unzweifelhaft von einem sehr grossen Interesse, und es kann nur bedauert werden, dass wir bis jetzt nur sehr wenige hierzugehörende Daten besitzen, und auch diese können bei der Lösung von pathologischen Fragen meistentheils kaum eine Verwerthung finden.

Wie bekannt, wird ein Unterschied, selbst Gegensatz zwischen der Reaction einzelner Bestandtheile der Zelle angenommen. So hat z. B. in den pflanzlichen Zellen der Zellensaft meistentheils eine saure Reaction, während das Protoplasma alkalisch reagirt (wenigstens so lange die Zelle ihre normale Lebensthätigkeit besitzt) (Schwarz). Der färbbare Theil des Kernes verhält sich wie eine schwach alkalische Substanz. Sehr bemerkenswerth ist es, dass bei Anwendung einiger neutralen Farbstoffe die Kerne die Nuance annehmen, die der betreffende Farbstoff bei

Zusatz eines basisch reagirenden Farbstoffes anzunehmen pflegt (Fol). Diese Thatsachen müssen aber nur mit gewissen Einschränkungen acceptirt werden: wir wissen nicht, inwiefern sie auf eine universelle Bedeutung Ansprüche machen können.

Weiter muss gesagt werden, dass die den Zellenleib bildenden Stoffe bis zu einem gewissen Grade von denen, aus welchen der Kern gebaut ist, verschieden sind. Darauf weist schon der Umstand hin, dass Farbstoffe, die aus einer farbigen Base und einer farblosen Säure bestehen, hauptsächlich die Kerne tingiren, während diejenigen, in welchen das färbende Agens die Säure bildet, gewöhnlich vom Protoplasma, von den intercellularen Substanzen und von gewissen Einschlüssen fixirt werden (Ehrlich).

In der jetzt folgenden Uebersicht der chemischen Verbindungen, aus welchen die Zellen bestehen, wollen wir uns ausschliesslich auf die Anführung der wichtigsten beschränken. Vor Allem sind es die Eiweissstoffe, die hier in Betracht kommen, dann die Fette, das Lecithin, das Cholesterin, verschiedene Kohlehydrate, Pigmente und eine ganze Reihe eigenthümlicher Substanzen, die den allgemeinen Namen von Nucleïnen tragen; was die anorganischen Verbindungen betrifft, so sind hier in erster Reihe die Kaliumverbindungen und das Wasser zu nennen; endlich müssen noch verschiedene lösliche Fermente angeführt werden.

Einige dieser Verbindungen wollen wir hier näher besprechen.

Um den Reichthum der Gewebe an Eiweissstoffen klar zu veranschaulichen, will ich folgendes einfaches Beispiel anführen: in 100 grm frischem, magerem Rindfleisch findet man bei der chemischen Analyse im Mittel 19 grm Eiweissstoffe. Die Natur dieser Eiweissstoffe ist, wie bekannt, noch in vielen Beziehungen vollständig räthselhaft, was durch die äusserste Complicirtheit des Baues der Eiweissmoleküle leicht erklärt werden kann. Wenn es auch richtig ist, dass der Procentgehalt verschiedener Eiweissstoffe an C, N, H, O und S nur in verhältnissmässig engen Grenzen schwankt (C: 50—55, O: 22·8—24·1, N: 15·4—18·2, H: 6·8—7·3, S: 0·4—5 Procent, wobei die betreffenden Substanzen aschefrei gedacht werden), so ist doch die empirische Formel, die für einige derselben angegeben wird, ebenso complicirt wie variabel; so nimmt man für das Hühnereiweiss die Formel $C_{204}H_{322}N_{52}O_{66}S_2$ an, für den Eiweissstoff, der im Hämoglobin vorhanden ist:

$$C_{680}H_{1098}N_{210}O_{24}S_2.$$

Solchen Formeln entsprechend, muss man annehmen, dass das Eiweissmolekül ein sehr grosses und in verschiedenen Fällen verschiedenes Gewicht besitzen muss. Hoffentlich werden uns die Versuche,

Eiweisskörper in krystallinischer Form darzustellen (aus Kürbissamen sind oktaedrische Krystalle schon erhalten worden, die alle Eigenschaften von Eiweisskörpern besitzen [GRÜBLER u. A.]), die Möglichkeit geben, uns in diesen complicirten Formeln zu orientiren und die Natur der Eiweisskörper, die in den Zellen gefunden werden, näher zu ergründen. Ich kann nicht umhin, noch auf einen Umstand, der mit der Frage über die Krystallisirbarkeit der Eiweissstoffe in Zusammenhang steht, aufmerksam zu machen. Es zeigte sich nämlich, dass bei der Krystallisirung die Eiweisskörper von Fe und P begleitet werden (BUNGE). Für uns kann dieser Umstand eine gewisse Bedeutung bei der Erklärung derjenigen Veränderungen im Phosphorgehalt des Harns, der bei gesteigertem Zerfall von Eiweissstoffen im Organismus beobachtet wird, haben. Dieser Umstand ist auch von Interesse bei Beurtheilung gewisser Vorgänge der Phosphorvergiftung.

Vom chemischen Standpunkte aus werden die Eiweissstoffe in einige Kategorien gruppirt, obgleich die Grenzenbestimmung zwischen den einzelnen Kategorien mit sehr grossen Schwierigkeiten verbunden ist. Eine ziemlich grosse und allgemein acceptirte Gruppe bilden die sogenannten Globuline (HOPPE-SEYLER), deren typische Repräsentanten diejenigen Körper bilden, die bei Verdünnung des Hühnereiweisses mit grossen Quantitäten von Wasser gefällt werden, die also in destillirtem Wasser unlöslich sind, wohl aber in Chlornatriumlösungen. Eiweisskörper, die zur Kategorie von Globulinen gehören, werden natürlich nicht nur im Hühnereiweiss gefunden, sondern auch in mehreren anderen zelligen Gebilden. Nach WEYL und HOPPE-SEYLER gehören alle besser bekannten Eiweisskörper aus der Pflanzenwelt auch zu den Globulinen. Ihre speciellen Eigenschaften sind in jedem einzelnen Falle verschieden, so dass der Begriff Globulin ein Genusbegriff ist, der in eine Anzahl von Artbegriffen gespalten werden muss. Die Globuline sind für uns deshalb von grossem Interesse, da zwei Arten dieser Körper — das Vitellin und das Myosin — Bestandtheile fast jeder Zelle sind. Die Vitelline charakterisiren sich durch ihre Löslichkeit in Chlornatriumlösungen aller möglichen Concentrationen, während die Myosine durch Zusatz concentrirter Lösungen dieses Salzes gefällt werden.

Die Eiweissstoffe sind Colloide. Sie erscheinen in zwei Modificationen: sie sind entweder geronnen oder scheinbar gelöst; wir sagen „scheinbar“, da in der That diese Körper keine echten Lösungen bilden können. Ebenso wie alle anderen Colloide können sie nicht durch thierische Membranen diffundiren. Der colloide Charakter der Eiweissstoffe widerspricht nicht der Möglichkeit der Bildung von Eiweisskrystallen. Wir wissen ja, dass neben einer colloiden Kieselsäure auch eine krystallinische Modification derselben existirt — der sogenannte Bergkrystall. In unserem Körper finden sich die Eiweissstoffe in einem Zustande, der den Namen eines pseudosolublen oder pseudofluiden Zustandes verdient; aber sie bleiben allem Anschein nach in diesem Zustande nur so lange sie eine active Rolle in den Lebensprocessen spielen. Wird das active resp. lebendige Gewebe zum passiven resp. todten, so gehen in demselben die Eiweisskörper in ihre geronnene Modification über.

Ihren chemischen Eigenschaften nach stehen die Eiweisskörper, so viel dieses uns bekannt ist, den Amidosäuren am nächsten (sie spielen die Rolle von Säuren ebenso wie die von Basen, treten in chemische Verbindungen mit Säuren, Basen und Salzen ein). Bei der Fäulniss, beim Kochen mit Säuren, Alkalien u. s. w. zersetzen sie sich leicht unter Bildung von einfachen Amidosäuren (Leucin, Tyrosin, Asparaginsäure, Glycocoll u. s. w.), von organischen Basen (Ptomaïne) und im Allgemeinen von verschiedenen Derivaten des Ammoniaks. Bei der Oxydation entstehen aus dem Eiweissmolekül, das sein N (und S) verliert, ebenfalls Säuren, und zwar Fettsäuren.

Den eigentlichen Eiweisskörpern schliessen sich die sogenannten Albuminoide an (Collagen, Chondrogen, Elastin, Mucin u. s. w.). Sie unterscheiden sich von den eigentlichen Eiweisskörpern durch gewisse Eigenschaften und dadurch, dass sie bei Zerfall andere Producte liefern (z. B. Kohlehydrate und deren Abkömmlinge).

Der Hauptunterschied der Collagene von den Eiweisskörpern, was ihre chemische Zusammensetzung betrifft, besteht darin, dass die Collagene etwas C-ärmer und O-reicher sind, als die eigentlichen Eiweissstoffe. Die Collagene dienen zur Bildung der Stützsubstanzen; wir finden sie in Knochen, Knorpeln, Bändern u. s. w. Früher zählte man auch das Keratin den Eiweissstoffen zu; diesem Körper werden wir noch bei Besprechung der Verhornung begegnen.

Bei der Untersuchung der Zersetzungsproducte der Eiweisskörper, und zwar der Producte, die nach Einwirkung von Barythydrat erhalten werden, fand man (Schützenberger), dass mit Ausnahme des Tyrosins und des Tyroleucins kein anderes Zerfallsproduct des Eiweisses mehr als sechs Kohlenstoffatome auf ein Stickstoffatom enthält; kohlenstoffreichere Körper gehören zur Reihe mit zwei Stickstoffatomen und können den Glucoproteïnen ($C_m H_{2m} N_2 O_4$) gleich in einfachere Producte zerfallen. Daraus schliesst man, dass in dem Eiweissmolekül ursprünglich keine Radicale, die mehr als sechs oder neun Kohlenstoffatome besitzen, enthalten sind; wenn im thierischen Organismus die Fette in der That von Eiweissstoffen stammen, so kann dieser Process jedenfalls nicht als eine einfache Abspaltung des Fettes von Eiweiss betrachtet werden — man muss annehmen, dass das Fett auf synthetischem Wege aus den ursprünglich kohlenstoffärmeren Zerfallsproducten erhalten wird (Drechsel).

Für die Lehre von der sogenannten Eiweissmetamorphose wird die Frage, auf welche Weise im Allgemeinen im thierischen Organismus Eiweisskörper entstehen, nicht ohne Interesse sein. Da die Eiweissstoffe pflanzlicher Herkunft etwas von denen thierischer Herkunft verschieden sind, und da wir im thierischen Körper solche Verbindungen finden, die bei den Pflanzen fehlen und die bei ihrem Zerfall Eiweisskörper liefern (z. B. das Hämoglobin), so ist es wohl annehmbar, dass der thierische Organismus die Eigenschaft, Eiweisskörper zu synthetisiren, obgleich in viel geringerem Maasse als der pflanzliche, besitzt; am wahrscheinlichsten ist es, dass die thierischen Zellen Eiweissmoleküle aus verschiedenen Bruchstücken anderer Eiweissmoleküle bilden können, gleich dem, was bei Verarbeitung der Producte, die aus fertigem Eiweiss bei der Verdauung erhalten werden, stattfindet. Obgleich wir noch nicht genau wissen, an welches chemische Substrat die Lebenserscheinungen gebunden sind, dennoch sind gewisse Hypothesen darüber aufgestellt worden, welche speciellen Eigenschaften das lebendige Eiweiss von todtem unterscheiden. Man nimmt an, dass der „Tod des Eiweisses“ mit einer Umlagerung der Atome in dem Eiweissmolekül verbunden ist (Pflüger). In dieser Hinsicht sind auch Loew's Beobachtungen über die Fähigkeit des lebenden Protoplasmas gewisser Algen, das Silber aus sehr verdünnten alkalischen Lösungen zu reduciren, von gewisser Bedeutung. Man muss gestehen, dass diese Betrachtungen über lebendiges und todtes Eiweiss vielfach einer in ihrer Strenge doch gerechten Kritik unterworfen worden sind. Zweifelhaft ist es auch, ob die neuesten Versuche von Grimaux, Eiweissmoleküle durch Zusammenschmelzung von Asparaginsäureanhydrid mit Harnstoff zu reproduciren, bald zu einer wahren Synthese von wirklichem Eiweiss führen werden. Sei es dem, wie ihm wolle, bemerkenswerth ist es jedenfalls, dass Grimaux mittels des oben erwähnten Verfahrens eine in Wasser lösliche Substanz erhielt, die in vielen Beziehungen an Eiweisskörper erinnert (unter gewissen Verhältnissen gerinnt sie und bei Erwärmen auf 150° C. mit Barytwasser zerfällt sie in Kohlensäure, Ammoniak und Asparaginsäure).

Wir wollen hier auch noch einige Worte über Fette, als Bestandtheile der Zellen, sagen. In der organischen Chemie werden Verbindungen ausführlich besprochen, die durch Ersatz des Wasserstoffes der Hydroxyle in den Alkoholen durch Säure- oder Alkohol-Radicale erhalten werden. Diese Verbindungen tragen den allgemeinen Namen von Aetheren. Für uns sind hier diejenigen Aethere wichtig, die zusammengesetzte Aethere genannt werden und ihrer Structur nach Alkohole sind, in welchen der Wasserstoff der Hydroxyle durch Säure-Radicale ersetzt ist. Zur Kategorie von zusammengesetzten Aetheren gehören viele thierische und pflanzliche Stoffe, wie Fette, Fettöle, Bienenwachs u. s. w. Die natürlichen thierischen Fette sind Gemische von sogenannten Glyceriden, d. i. Glycerin-Aetheren der höheren Fettsäuren und auch anderer diesen nahestehenden Säuren. Am häufigsten haben wir es mit Triglyceriden der Stearin-, Palmitin- und Oleinsäure zu thun. Mit anderen Worten — die betreffenden Fette sind Trioleïn — $C_3H_5\,(C_{18}H_{33}O)_3O_3$, Tripalmitin — $C_3H_5(C_{16}H_{31}O)_3O_3$ und Tristearin — $C_3H_5(C_{18}H_{35}O)_3O_3$.

In den fetthaltigen Geweben finden wir gewöhnlich auch einige anderen Verbindungen, die als Fettbegleiter zu bezeichnen sind. Hierzu gehören Cholesterinkrystalle — $C_{25}H_{41}OH + H_2O$ — in Form von treppenartig angeordneten rhombischen Tafeln, deren Ecken wie ausgenagt erscheinen. Diese Krystalle sind in Wasser unlöslich und lösen sich leicht in Aether; auch in siedendem Alkohol können sie gelöst werden; bei 145° C. schmilzt das Cholesterin und bei 360° destillirt es im Vacuum theilweise unzersetzt. Unter dem Einflusse von Schwefelsäure verwandeln sich die Cholesterinkrystalle in rothe Cholesterilene (Zwenger) (Deshydratationsproducte); durch Jod und Schwefelsäure, Jod und Chlorzink werden die Cholesterinkrystalle violett, blauviolett oder rein blau gefärbt. Diese Data werden noch weiter unten in der Lehre über Fettdegeneration und sogenannte Speckkrankheit eine entsprechende Verwerthung finden. Das Verhältniss des Cholesterins zu den Fetten ist noch nicht genügend klargestellt (man nimmt an, dass das Cholesterin ein einatomiges Alkohol, aber keine ätherartige Verbindung ist). Ebenso unbeantwortet ist die Frage, ob das Cholesterin im thierischen Körper entsteht, oder aber mit der pflanzlichen Nahrung im fertigen Zustande von Aussen hineinwandert. Nach Lindenmeyer wächst der Cholesteringehalt in den Erbsen mit ihrer Reifung. Die Unlöslichkeit im Wasser und die Löslichkeit in Aether und Alkohol stellt das Cholesterin den Fetten und den Lecithinen nahe. In der Galle finden wir ziemlich viel Cholesterin; hier wird es in gelöstem Zustande durch die Seifen und gallensauren Salze erhalten. Unter welchen Bedingungen die Cholesterinkrystalle in den Geweben sich ausscheiden, das ist eine schwer zu beantwortende Frage; ebenso dunkel ist es, in welcher Form es früher existirt, wie es zu dieser Zeit seinen gelösten Zustand bewahrt u. s. w. Gewisse Gründe lassen es vermuthen, dass es mehrere Cholesterine giebt und dass sie zwei homologische Reihen bilden. Nach Reinitzer ist die Formel des Cholesterins aus den Gallensteinen: $C_{27}H_{47}O$.

Ausser dem Cholesterin gehört auch das Lecithin zu den die Fette in den Geweben begleitenden Verbindungen (HOPPE-SEYLER). Die Structur des Lecithins ist noch nicht genau bekannt; jedenfalls ist sie äusserst zusammengesetzt. Gewöhnlich wird es als Glycerin-Phosphorsäure betrachtet, in welcher ein H durch einen Neurin- oder Cholinrest (beide sind eine und dieselbe Verbindung, die je nach dem Fundorte — Nervengewebe oder Galle — verschieden benannt wird), die anderen zwei H aber durch Reste von Fettsäuren — Stearin-, Palmitin- oder Oleïn-Säure ersetzt sind. Man ersieht daraus, dass das Lecithin den Fetten sehr nahe steht, und dass das Neurin hier die Rolle einer Base spielt (DIAKONOW). Demgemäss könnte die Formel des Stearin-Lecithins z. B. folgendermaassen dargestellt werden:

$$C_3H_5 \begin{cases} O.CO.C_{17}H_{35} \\ O.CO.C_{17}H_{35} \\ O \end{cases}$$

$$PO \begin{cases} OH \\ ON \begin{cases} (CH_3)_3 \\ C_2H_4.OH. \end{cases} \end{cases}$$

Die neuesten Forscher halten das Lecithin nicht für eine salzähnliche, sondern für eine ätherartige Verbindung, in welcher das Neurin die Rolle eines Alkohols spielt (STRECKER, auch GILSON). Somit wäre die Formel dieses Lecithins:

$$C_3H_5 \begin{cases} O.CO.C_{17}H_{35} \\ O.CO.C_{17}H_{35} \\ O \end{cases}$$

$$PO \begin{cases} OH \\ O.C_2H_4 \\ \quad (CH_3)_3 \end{cases} \Big\} N.OH,$$

und die allgemeine Formel der Lecithine:

$$C_3H_5 \begin{cases} O.R \\ O.R \\ O.PO \begin{cases} OH \\ O.CH_2.CH_2 \\ \qquad (CH_3)_3 \end{cases} \Big\} N.OH, \end{cases}$$

wobei mit R das Radical der Palmitin-, Stearin- oder Oleïnsäure bezeichnet ist. Wie schon erwähnt, ist das Lecithin in Alkohol und Aether löslich; mit den Fetten vermischt es sich in allen Verhältnissen und wird auch in Geweben mit ihnen gemischt vorgefunden. In Wasser quillt es an und erscheint dann in Form der bekannten Myelinfiguren oder Tropfen, die einen charakteristischen Glanz besitzen (ähnlichen

Formen begegnet man bei Zerfall der Myelinscheide der Nerven). Möglicher Weise giebt das freiwerdende Lecithin auch in anderen Fällen, bei Zerfall anderer geformten Elemente, dieselben Myelinkugeln und wohl auch andere Gebilde.

Bei Abkühlung von alkoholischen Lecithinlösungen bis unter — 5, — 10° C. werden daraus Krystalle in Form von Körnern und Nadeln gefällt; wird es aber in luftleerem Raume über Schwefelsäure getrocknet, so erhält man eine wachsähnliche Masse. Es ist nicht unmöglich, dass es mehrere Isomeren des Lecithins giebt. Die Eigenschaft, in Wasser zu einer schleimartigen Masse aufzuquellen und sich in allen Verhältnissen mit Fetten zu mischen, erlaubt es dem Lecithin, eine wichtige Rolle bei den chemischen Processen, die in den Zellen und Geweben vor sich gehen, zuzuschreiben; man nimmt an, dass mit seiner Hülfe die in Wasser löslichen Verbindungen auf die unlöslichen chemisch einwirken können. Ueber die Art und Weise, in welcher die Lecithine im thierischen Organismus gebildet werden, wissen wir zur Zeit noch Nichts bestimmtes. Was den Grad ihrer Nothwendigkeit für die Ernährung betrifft, darüber können wir auf Grund ihrer Anwesenheit in der Milch urtheilen (Bunge).

Zu den wichtigsten Kohlehydraten, die in den Zellen gefunden werden, gehört unzweifelhaft das Glycogen, das gleichzeitig (1857) von Cl. Bernard und Hensen entdeckt worden ist. Dieser Körper interessirte bis vor Kurzem die Pathologen fast nur vom Standpunkte der Lehre über den Diabetes; in den letzten Jahren wird es aber immer klarer, dass dieser Substanz auch in anderen pathologischen Fällen eine wichtige Rolle zukommt. Weiter unten werden wir die Erscheinungen der sogenannten Kohlehydratdegeneration kennen lernen, bei welcher das Glycogen einen ähnlichen Antheil hat, wie die Fette, das Lecithin und das Cholesterin bei der fettigen Degeneration. Das Glycogen wird in verhältnissmässig grossen Quantitäten in der Leber gefunden; dann auch in anderen Geweben, hauptsächlich in den Muskeln. Erinnern will ich hier noch, dass das Glycogen, nach der Brücke'schen Methode aus der Leber isolirt, in Form eines amorphen Pulvers erscheint, das von schneeweisser Farbe, geruch- und geschmacklos ist. Seine Formel ist: $(C_6H_{10}O_5)_x$. In Wasser quillt das Glycogen, unter Bildung einer kleisterähnlichen Flüssigkeit; bei Erwärmung entsteht eine Art opalisirender Lösung; selbst bei grosser Verdünnung ist die Lösung trübe. Eine Diffusion des Glycogens durch thierische Membranen findet nicht statt; seine wässerige Lösung dreht die Polarisationsebene stark nach rechts (nach Hoppe-Seyler drei Mal stärker als Traubenzucker). Aus wässerigen Lösungen wird das Glycogen durch Alkohol, starke Essigsäure und Bleiessiglösung gefällt. In Aether ist das Glycogen unlöslich. Beim Kochen mit Säuren und bei Einwirkung verschiedener Fermente (Speichel, Pankreassaft, Blut, Lebersaft, Diastasen, minimale Quantitäten von Eiweisskörpern) erleidet das Glycogen Veränderungen, welche denen nahe stehen, die das Stärkemehl unter gleichen Verhältnissen erleidet. Das molekuläre Gewicht des Glycogens übertrifft mehrmals das der oben angegebenen empirischen Formel entsprechende. Unter dem Einflusse der eben angeführten Agentien giebt das Glycogen entweder Dextrose, $C_6H_{12}O_6$ (unter dem Einflusse von Säuren), oder Maltose, $C_{12}H_{22}O_{11} + H_2O$ (unter dem Einflusse von amylolytischen Fermenten). Man nimmt an, dass sich dabei das in Zucker übergehende Molekül allmählich abtrennt und eine ganze Reihe von Dextrinen mit graduell abnehmendem Molekulargewicht gebildet wird.

Ueber Traubenzucker brauche ich nicht viel zu sagen. Wie bekannt, ist er ein krystallinischer Körper, der in Wasser schwerer löslich ist als Rohrzucker; in Alkohol, besonders in heissem, löst er sich ebenfalls. Vom Glycogen unterscheidet er sich — was die empirische Formel betrifft — nur um ein H_2O, indem er ein Hydratationsproduct darstellt.

Weitere Kohlehydrate wollen wir hier nicht berücksichtigen.

Eine allgemeine Charakteristik der Pigmentkörper zu geben, ist ziemlich schwer, da in jedem einzelnen Falle die Eigenschaften dieser Körper verschieden sind. Die Herkunft von Pigmenten vom chemischen Standpunkte allgemein zu charakterisiren, ist ebenfalls kaum möglich. Allem Anschein nach sind die Pigmente zum Theil Abkömmlinge von Eiweisskörpern, zum Theil aber nicht. Es existiren auch Pigmente, die gar keinen Stickstoff enthalten (z. B. die Carminsäure, das Cochenille-Pigment).

Wir wollen nun noch einige Angaben über das Nucleïn anführen. Diesem Körper ist eine grosse Bedeutung für die Zellenlehre zuzumessen. Je tiefer wir in die Geheimnisse des Zellenlebens eindringen, desto mehr werden wir geneigt, anzunehmen, dass bei den Lebensprocessen, die in den Zellen vor sich gehen, der Zellenkern eine der wichtigsten Rollen spielt; und was wir vom morphologischen Standpunkte aus als Chromatingerüst bezeichnen, das sind eben vom chemischen Standpunkte aus wesentlich aus Nucleïn gebaute Gebilde. Man muss jedoch im Auge behalten, dass wir bis jetzt noch nicht im Stande sind, alle morphologischen Bestandtheile des Kernes chemisch zu charakterisiren, so dass eine absolute Identificirung von Chromatin und Nucleïn in keinem Falle zulässig erscheint. Nach Schwarz, der pflanzliche Zellen untersucht hat, sollen wir im Kerne folgende Substanzen unterscheiden: das Chromatin (eine in den karyokinetischen Figuren zu findende Substanz), das Pyrenin (eine die Nucleolen bildende Substanz), das Amphipyrenin (eine die Kernmembran bildende Substanz), das Linin (eine die achromatische Grundsubstanz der Chromatinfäden der Kerne bildende Substanz) und das Paralinin (eine die Zwischensubstanz resp. den Kernsaft bildende Verbindung). Sowohl das Chromatin wie das Linin von SCHWARZ werden vom Pepsin nicht verdaut, wodurch sie sich den Nucleïnen nähern, andere Reactionen beweisen aber doch, dass sie von diesen verschieden sind. Für uns ist es jedenfalls von Wichtigkeit, im Auge zu behalten, dass das Nucleïn ein charakteristischer Bestandtheil des Kernes ist und dass die Bezeichnung „Nucleïn“ ein Genusnamen ist; es giebt mehrere Arten von Nucleïnen. Charakteristisch ist für die Nucleïne ihr Phosphorgehalt, der je nach dem Fundorte des betreffenden Nucleïns ein verschiedener ist und zwischen 2 und 9 Procent schwankt. Die Zersetzungsproducte der einzelnen Nucleïn-Arten sind auch verschieden; am interessantesten ist der Umstand, dass bei Zersetzung der Nucleïne Substanzen aus der Xanthingruppe (Xanthin, Hypoxanthin oder Sarkin, Guanin) und Eiweisskörper erhalten werden. Das Verhalten gegen die Lösungsmittel ist in gewissen Fällen auch eigenartig. Am meisten bezeichnend ist von diesem Standpunkte aus die Unlöslichkeit in Wasser, Alkohol, Aether und verdünnten Mineralsäuren, und die Löslichkeit in Alkalien. Nach MIESCHER, der das Nucleïn in den Kernen von Eiterkörperchen, im Eigelb, in den Spermatozoiden vom Lachs, von einigen anderen Fischen und vom Stier entdeckt hat, kann die Zusammensetzung des Nucleïns folgendermaassen formulirt werden:

$$C_{29}H_{49}N_9P_3O_{22}.$$

Einige Autoren nehmen an, dass die Nucleïne als vierbasische Säuren zu betrachten sind, die mit verschiedenen Körpern in chemische Verbindung eintreten und salzähnliche Substanzen geben können; man kann sagen, dass in den Körperzellen das Nucleïn in Verbindung mit Eiweiss gefunden wird, in Form von sogenannten Nucleoalbuminen. Es scheint, dass die Nucleïne auch in Verbindung mit Lecithin zu finden sind. ALTMANN führt beachtenswerthe Daten über die Nucleïnsäuren an; er glaubt, dass die Nucleïne nichts anderes sind, als Producte der Einwirkung dieser Säuren auf Eiweiss.

Wird möglichst reines, aus Milch erhaltenes Nucleïn in Eiweiss suspendirt und wird die Mischung mittels Alkohol oder Pikrinsäure fixirt, so ergiebt es sich nach FOL, dass bei Färbung mittels GRENACHER's Boraxcarmin mit nachfolgender Abspülung in schwach angesäuertem Alkohol die Nucleïnpartikelchen den Farbstoff stärker beibehalten, als das umgebende Eiweiss. Ist die Mischung mittels Chromsäure fixirt, so wird der Färbungsunterschied ein ganz verschwindender.

Beiläufig sei noch bemerkt, dass das Lecithin ebenfalls die Eigenschaft besitzt, sich mit kernfärbendem Carmin zu tingiren, wenigstens nach Pikrinsäure- oder Alkoholbehandlung — und zwar in hohem Grade (Fol).

Ueber Salze wollen wir hier sehr kurz berichten. Nur das werden wir anführen, dass, wie es die Versuche mit dem Entziehen von Salzen aus der Nahrung zeigen, die Lebensprocesse ohne Salze nicht normal vor sich gehen können.

Was das Wasser betrifft, so muss auf den Gehalt desselben in den Zellen eine sehr grosse Aufmerksamkeit gerichtet werden. Bedenkt man, dass das Wasser 60 Procent, also mehr als die Hälfte des Gewichtes unseres Körpers ausmacht; zieht man weiter in Betracht, dass mit dem Wachsthum des Körpers sein Wassergehalt sich ändert und dass derselbe für jedes einzelne Organ so zu sagen specifisich ist; beachtet man endlich, dass, selbst wenn ein Thier von aussen kein Wasser zu sich nimmt, der Procentgehalt seiner Organe und Gewebe an Wasser doch fast normal bleibt — so muss man wohl schliessen, dass eine Unterschätzung der Bedeutung des Wassergehaltes in keinem Falle gerechtfertigt werden kann. Die Bedeutung des Wassers im Organismus im Allgemeinen und speciell in den Zellen ist eine sehr mannigfaltige. Vor Allem ist es ein Lösungsmittel, und die Rolle der Lösungsmittel in verschiedenen chemischen Processen ist, wie bekannt, eine überaus wichtige. Weiter muss notirt werden, dass die Fermentationsprocesse, die im Organismus stattfinden und auf welche einige Forscher das Wesen aller Lebensprocesse zurückführen wollen, in Gegenwart von Wasser ablaufen müssen. Dann durchtränkt das Wasser alle Gewebe, imbibirt sie, aber nicht ohne gewisse Regelmässigkeit, sondern nach bestimmten Gesetzen; von dieser Imbibition hängt der zähflüssige Zustand der Eiweisskörper, der eine so grosse Bedeutung für den regelmässigen Verlauf der Lebensprocesse besitzt, ab; auf diese Durchtränkung ist auch die Elasticität der Gewebe, ihre Durchsichtigkeit, elektrische Leitungsfähigkeit u. s. w. zurückzuführen. Endlich spielt das Wasser, insofern es von der Haut-, Lungen- und Schleimhautoberfläche verdunstet, eine bedeutende Rolle für die Wärmeökonomie des Organismus und der ihn bildenden Zellen.

Das Studium der in den Zellen sich vorfindenden Fermente verspricht es mit der Zeit, den eigenthümlichen Gang vieler chemischen Umwandlungen, die sich in den Zellen abspielen, zu erklären; aber dieses Gebiet ist zur Zeit noch viel reicher an Hypothesen als an genauen Beobachtungen.

Ohne hier die allgemein bekannten Einzelheiten anzuführen, will ich nur die Aufmerksamkeit darauf lenken, dass Veränderungen im

Gehalt des Blutes und der Gewebe an Histozym — nach SCHMIEDEBERG — einen grossen Einfluss auf die Entstehung eines so wichtigen pathologischen Processes, wie das Fieber, ausüben sollen. ROUSSY hat gefunden, dass das eigenthümliche diastatische Ferment, das von den Hefezellen erzeugt wird (das sogenannte Pyretogenin), die Fähigkeit besitzt, schon in minimalen Dosen Fieber zu erzeugen. Interessant ist es, dieses mit der allgemein bekannten Thatsache der grossen Verbreitung von diastatischen Fermenten im Organismus zusammenzustellen.

Schon bei der Beschreibung der chemischen Eigenschaften der Zellen und der sie zusammensetzenden Körper habe ich die physikalische Seite der Frage berührt. Jetzt will ich noch das dort Gesagte mit einigen Worten ergänzen. Vor Allem sei es hervorgehoben, dass die Zellen eine gewisse Cohäsion besitzen; Dank dieser sind die freien Oberflächen, die mit verschiedenen Körpern der Aussenwelt in Berührung kommen, nicht stets von Zellentrümmern bedeckt. Weiter sind die optischen Eigenschaften der Zellen von Wichtigkeit. Die Pathologen machen oft von Veränderungen dieser Eigenschaften bei Beurtheilung von krankhaften Zuständen der Zellen Gebrauch. Ueber Bewegungserscheinungen wird noch weiter unten die Rede sein. Es braucht wohl nicht des Näheren erörtert zu werden, dass die Zellen Wärme, Licht und Elektricität entwickeln können; doch sind die pathologischen Veränderungen dieser physikalischen Eigenschaften noch sehr wenig untersucht worden, was dadurch erklärt werden kann, dass einerseits dergleichen Untersuchungen an einzelnen thierischen Zellen äusserst schwer ausführbar sind, und dass andererseits das Interesse für dergleichen Fragen noch nicht in genügendem Maasse geweckt ist.

Bis jetzt haben wir das morphologische und chemische Schema der Zelle besprochen; jetzt wenden wir uns zu einer kurzen Uebersicht der physiologischen Vorgänge, die sich in der Zelle abspielen. Was gehört nun zum functionellen Schema der Zelle?

Die wichtigste Fundamentalfunction der Zelle ist die Ernährung. Das ist der wesentliche Ausdruck der Lebensthätigkeit, das ist — man kann es mit ARISTOTELES sagen — das Leben selbst. Braucht es aber darauf hingewiesen zu sein, dass wir schon bei Beurtheilung dieser fundamentalen Function auf die grössten Schwierigkeiten stossen? Schon beim ersten Versuch, diese Function allgemein zu definiren, werden wir Widersprüche constatiren müssen. Die allgemeinen Principien der Ernährung aufzustellen, ist schon deshalb schwer, weil selbst die erste Phase der Ernährung, die Aufnahme der Nahrung in die Zelle, in jedem einzelnen Falle eine verschiedene ist. Wenn wir auch die selbständig lebenden einzelligen Wesen ausser Acht lassen, bleibt dieser Satz doch richtig, da er auch auf die Zellen, welche Theile vielzelliger Organismen bilden, Anwendung findet. Die meisten Zellen erhalten ihre Nahrung in gelöster Form, ihre Ernährung beruht wesentlich auf Osmose; in anderen Fällen ist das Ergreifen von festen Theilchen anzunehmen; letzteres ist hauptsächlich vom pathologischen Standpunkte wichtig. Darauf gründet sich die bekannte Lehre von der Phagocytose. Hier wird es auch am Platze sein, daran zu erinnern, dass selbständig lebende einzellige Organismen oft eine erstaunliche Fähigkeit besitzen, ihre Nahrung auszulesen, was des Näheren noch weiter unten erörtert werden soll. Welche Kräfte es sind, die die beweglichen Elemente in der Richtung dieser oder jener Nährstoffe bewegen, was ihnen so zu sagen die Augen auf eine specielle Nahrung öffnet und Willensimpulse zum Ergreifen derselben weckt, dieses ist noch nicht genügend erklärt. Bemerkenswerth ist es jedenfalls, dass, wie es scheint, auch hier die Lösung des Räthsels im Chemismus zu finden ist. Pfeffer weist darauf hin, dass die Spermatozoïden einiger Kryptogamen *(Adiantum cuneatum)* sich in der Richtung der weiblichen Zellen, Dank einer Secernirung von Apfelsäure oder von apfelsauren Salzen, bewegen. Die die Spermatozoïden lockenden Substanzen sind je nach der Pflanzenart verschieden. Ich werde hier nicht auf die Einzelheiten der betreffenden Untersuchungen eingehen und will nur sagen, dass mit analogen Erscheinungen jetzt auch die Pathologen Bekanntschaft zu machen Gelegenheit haben. Als Beispiel seien hier Leber's Beobachtungen angeführt, dem es gelungen ist, aus Staphylococcus-Aureus-Culturen einen krystallinischen Körper zu isoliren, den er Phlogosin nennt, und der Entzündung mit Ausgang in Eiterung und Nekrose zu erzeugen vermag. Leber sucht zu beweisen, dass dem Phlogosin eine attractive Wirkung auf Leukocyten, die zu Eiterkörperchen werden, zukommt. Er führte dünne Glasröhrchen mit Phlogosin in die vordere Augenkammer von Kaninchen ein und schon nach kurzer Zeit war das Röhrchen mit Eiterkörperchen vollgepfropft. War ein destillirtes Wasser enthaltendes Röhrchen in die vordere Kammer eingeführt, so war die Zahl der hineingewanderten Leukocyten äusserst gering. Die Anführung von Engelmann's Untersuchungen wird auch nicht überflüssig sein; diese Untersuchungen haben gezeigt, dass gewisse Bacterien das Vermögen besitzen, sich in der Richtung einer Sauerstoffquelle zu bewegen, wobei sie die Anwesenheit selbst eines trillionsten Theiles eines Milligramms Sauerstoff, also einer Quantität, die nach Berechnung der Physiker kaum die Grösse eines Moleküls überschreitet, errathen. Ranvier hat bemerkt, dass Leukocyten ihre Pseudopodien in der Richtung, die den ungehinderten Zutritt der Luft zulässt, ausstrecken. Alle diese Beobachtungen sprechen zu Gunsten der Annahme, dass selbst die Anfangsphase der nutritiven Thätigkeit der Zelle ein äusserst complicirter Vorgang ist. Was die weiteren Phasen betrifft, so werde ich sie nicht eingehend auseinandersetzen. Es sei nur die allgemeine Bemerkung gemacht, dass die Ernährung *sensu proprio* auf Verbrauch und Ersatz der Zellsubstanz Molekül für Molekül beruht: die Function der Ernährung *in flagranti* bei mikroskopischer Beobachtung zu ertappen, ist selbstverständlich unmöglich — alle feineren Veränderungen, die dabei stattfinden, bleiben dem Beobachter unzugänglich und wir sind auf die Constatirung von Producten der metabolischen Thätigkeit der Zellen angewiesen, und auch dieses kann erst dann geschehen, wenn eine grössere Quantität solcher Producte sich angesammelt hat.

Wenn wir auch, wie schon oben gesagt worden ist, noch nicht mit voller Bestimmtheit behaupten können, dass die Zelle ein complicirter Organismus im Sinne Altmann's ist, so folgt daraus jedoch noch nicht, dass wir bei Beurtheilung der Function der Ernährung vergessen sollten, dass dem Zellenkerne bei dieser Function eine gewisse Selbständigkeit zukommt. Mit anderen Worten: man darf nicht glauben, dass die Ernährung der Zelle ein einheitlicher Process ist, der gleichzeitig und gleichmässig in allen Theilen des Zellenorganismus vor sich geht. Es ist wohl annehmbar, dass ebenso unter normalen wie unter pathologischen Verhältnissen die Function der Ernährung verschiedene Eigenthümlichkeiten in verschiedenen morphologischen Elementen der Zelle darbietet, Eigenthümlichkeiten, die von einander mehr oder minder unabhängig sind.

Der Function der Ernährung muss auch die Fähigkeit der Zellen, zu regeneriren, zugerechnet werden. Hier haben wir es schon mit einem Ersatz grösserer Verluste zu thun. Verliert die Zelle unter dem Einflusse einer äusseren Gewalt einen grösseren Theil ihrer Substanz, so kann noch unter günstigen Verhältnissen eine *restitutio ad integrum* stattfinden: die Zelle kann noch regeneriren. Bedauernswerth ist es, dass unsere Kenntnisse, über die Fähigkeit der Zelle zu regeneriren, nicht so reich sind, wie diejenigen über die gleiche Fähigkeit von Geweben und Organen. Weiter unten werde ich indessen einige Versuche anführen, die viel Licht auf diese einstweilen noch dunkle Frage zu werfen versprechen. Hier wird es genügend sein, hervorzuheben, dass die Zelle bei weitem nicht in gleicher Weise auf den Verlust verschiedener Theile ihres Organismus reagirt.

Ebenfalls der Function der Ernährung kann man die Function des Wachsthums zurechnen. Das Wachsthum der Zelle ist, wie bekannt, nicht unbeschränkt; jede Kategorie von Zellen hat in dieser

Beziehung ihre eigene Grenze. Dabei ist zu bemerken, dass sehr oft der Kern und der Zellenleib nicht gleichmässig wachsen: der Kern gelangt sehr rasch zu der Grenze, über welche hinaus er nicht mehr wachsen kann, während der Zellenleib noch zu wachsen fortfährt. Manchmal besitzen die Zellenkerne im intrauterinen Leben grössere Dimensionen, als später im extrauterinen (so z. B. die Kerne der Leberzellen). Die Wachsthumsenergie ist entweder in allen Richtungen eine gleichmässige, oder aber nicht. Sehr wichtig für uns sind auch die Thatsachen, die auf eine Abhängigkeit der Wachsthumserscheinungen von mechanischen Nachbarschaftsbedingungen hinweisen (Lott, Rollett). In dem einen Falle sehen wir beim Wachsthum ausser einer Volumvergrösserung keine Veränderungen, in dem anderen kann man dabei wohl eine gewisse Differenzirung beobachten, die sich entweder in Structurmodificationen oder in Veränderung von chemisch-physikalischen Eigenschaften kundgiebt (die Zelle ändert ihr Lichtbrechungsvermögen, ihre chemische Constitution u. s. w.). Sehr charakteristisch sind diejenigen Veränderungen, die bei der Untersuchung von Eizellen zur Beobachtung gelangen: es zeigt sich, dass die Veränderungen, die im Zellenleibe stattfinden, in einem gewissen Verhältnisse zu denjenigen stehen, die in den Zellenkernen zu Stande kommen, obgleich das Anwachsen des Zellenkernes und des Zellenleibes nicht *pari passu* vor sich geht.

Die zweite Fundamentalfunction der Zelle ist die Vermehrung. Die allerverbreitetste und am meisten beachtenswerthe ist die Art der Vermehrung, die unter dem Namen von „Karyokinesis“ (Schleicher), „Karyomitosis“ (Flemming), „indirecte Segmentirung“ (Arnold) oder „Cytodieresis“ (Carnoy) bekannt ist; dieser Process kann ebensowohl unter normalen wie unter pathologischen Verhältnissen beobachtet werden. Manchmal wird der karyokinetische Process nicht zu Ende geführt: der Kern theilt sich zwar, aber eine Zelltheilung folgt nicht darauf.

Ausser der Karyokinese wird die Existenz auch anderer Vermehrungsarten der Zellen angenommen. So fesselte bis zu den allerjüngsten Zeiten die Aufmerksamkeit sowohl der Pathologen wie auch der Physiologen die sogenannte directe Theilung; es ergiebt sich aber jetzt, dass sehr vielen Beobachtungen, in welchen eine directe Theilung angenommen wurde, eine unrichtige Deutung der betreffenden Bilder zu Grunde lag. In den letzten Jahren spricht man über directe Theilung immer weniger und weniger. Fast dasselbe kann über die anderen Vermehrungsarten der Zellen gesagt werden, von welchen wir hier nur die sogenannte endogene Vermehrung anführen wollen. Bis zur Entdeckung der Karyokinese waren die Bilder der Zellenvermehrung fast ausschliesslich im Sinne der directen Theilung oder der endogenen Vermehrung gedeutet. Heutzutage wird der letzteren ein sehr bescheidener Platz zugemessen, obgleich in pathologischen Fällen ziemlich viele Bilder gefunden werden, die für eine endogene Vermehrung zu sprechen scheinen; einige Forscher sind selbst geneigt, dieselbe völlig zu leugnen.

Nirgends tritt die relative Unabhängigkeit des Zellenkernes vom Zellenleibe so klar zu Tage, wie in den Erscheinungen der Kernknospung, die zur Bildung von polynucleären Elementen führt. Wir nehmen eine directe und eine indirecte Kernknospung an. Genauere Angaben über diese Processe glaube ich hier nicht anführen zu sollen; bessere Gelegenheit dafür wird die Besprechung der Lehre über pathologische Physaliphoren bieten. Nur darauf glaube ich hier hinweisen zu müssen, dass nicht alle Knospungsproducte gleichwerthig sind; wenn die einen Material liefern können, aus welchen neue lebensfähige Kerne entstehen, so sind die andern, wie es scheint, auf einen baldigen Zerfall verurtheilt.

Ob speciell pathologische Vermehrungsformen von Zellen existiren, ist einstweilen schwer zu entscheiden; am meisten trägt einen solchen pathologischen Charakter die indirecte Fragmentirung, die weiter unten zur Besprechung kommen wird.

Die dritte fundamentale Function, die sehr vielen Zellen zukommt, ist die Bewegung. Wenn wir vor uns einen niederen, einzelligen Organismus in Form eines „Protoplasmaklümpchens", wie man sich früher ausdrückte, haben, dann scheint der Vorgang der Bewegung leichtverständlich: wir sind an Ausdrücke wie Contractilität des Protoplasmas zu sehr gewöhnt, und acceptiren dieselben leicht, obgleich sie in der That nichts erklären. Haben wir aber mit höher differenzirten Zellen zu thun, dann fassen wir schon viel leichter die Complicirtheit dieser scheinbar so einfachen Function. Hier müssen wir beachten, dass die Bewegung in verschiedenen Fällen einen verschiedenen Charakter tragen kann: die Art der Bewegung eines Leukocyten ist eine andere als die einer Flimmerepithelzelle. In dem einen Falle besitzt das ganze Zellenprotoplasma die Fähigkeit der Bewegung, in dem anderen ist sie auf einen Theil derselben — die Flimmerhaare, in welchen die Histologen in den letzten Jahren eine specielle Structur zu finden bestrebt sind (Frenzel) — beschränkt. Ausser Protoplasmabewegungen finden wir noch in den Zellen Kernbewegungen, die darin bestehen, dass entweder der Kern seinen Sitz im Zellenleibe wechselt, oder aber, was auch öfter der Fall ist, seine Form verändert. Aber damit ist noch nicht die Bewegungsfähigkeit des zusammengesetzten Ganzen, das wir Zelle nennen, erschöpft: wir verfügen über Beobachtungen, die darauf hindeuten, dass sowohl unter normalen, als auch unter pathologischen Verhältnissen selbst die Nucleolen bewegungsfähig sein können; sogar in den Gerüstfäden sollen unter Umständen langsame Bewegungen zu Tage treten (die Karyokinese wird dabei nicht in Betracht genommen). Bei dieser Gelegenheit will ich folgende Bemerkung einschalten. Da, dem oben Gesagten gemäss, der Kern im Zustande der Ruhe und der Bewegung erscheinen kann, so könnte man von ruhenden und beweglichen resp. thätigen Kernen sprechen; um Missverständnisse zu vermeiden, will ich aber daran erinnern, dass diese Termini jetzt specialisirt sind: mit dem Namen von thätigen Kernen belegt man solche, die in den Cyclus der karyokinetischen Umwandlungen eingetreten sind, mit dem Namen von ruhenden solche, die zur Zeit der Untersuchung der Karyokinese nicht unterworfen sind.

Bei der Besprechung der Function der Zellenbewegung kann man folgende wichtige Frage nicht umgehen: wie gross ist die lebendige Kraft, die eine Zelle entwickeln kann? Aus leicht verständlichen Gründen ist eine genaue Messung hier fast unmöglich, doch besitzen wir einzelne Beobachtungen, die die Bewegungsfähigkeit der Zellen schön illustriren. Henle beobachtete, dass Spermatozoiden im Stande sind, krystallinische Agglomerate fortzuschleppen, die ihre eigene Grösse um das Zehnfache übersteigen. Nach Pouchet können die Spermatozoiden 8—10 Blutkörperchen transportiren. Eine ähnliche Beobachtung hat Balbiani gemacht. Die Blutkörperchen klebten sozusagen am Spermatozoidenkopfe, dessen Grösse sie um das Zweifache überstiegen. Nach Welcker beträgt das Gewicht eines Blutkörperchens vom Menschen $0 \cdot 00008^{\text{mgrm}}$; dementsprechend müsste man glauben, dass ein Spermatozoid eine Last von 6—8 Tausendstel Milligramm fortzubewegen im Stande ist.

Wir wollen noch in kurzen Worten einer vierten Function der Zelle, die wir annehmen müssen, gedenken: wir meinen hier die Sensibilität, die elementare Form der psychischen Thätigkeit. Die Fähigkeit der Zelle, auf äussere Reize zu antworten, nennt man Irritabilität; diese Fähigkeit an und für sich giebt uns noch nicht das Recht, über psychische Functionen der Zellen zu sprechen. Wir sehen aber oft in den Zellen Vorgänge sich abspielen, die zweifelsohne verwickelter sind, als die Erscheinungen der einfachen Irritabilität. Ich will hier die merkwürdige Beobachtung von Engelmann an einem einzelligen Süsswasserrhizopoden, der *Arcella vulgaris*, wiedergeben. Dieser Rhizopode ist ein mehrkerniger, mit pulsirenden Vacuolen versehener Organismus, der von einer Schale umgeben ist, an deren concaver Seite eine Oeffnung zum Hervorstrecken der Pseudopodien sich befindet. Werden derartige Arcellen unter dem Mikroskope auf dem Objectträger in einem Wassertropfen untersucht, so kann es wohl geschehen, dass einzelne Exemplare mit der Pseudopodienöffnung nach oben zu liegen kommen; durch eine Reihe von Pseudopodienbewegungen scheinen sie dann zu verkünden, dass für sie diese Lage eine unangenehme, unbequeme ist; um dieselbe zu verändern, setzt die *Arcella* einen höchst interessanten Mechanismus ins Spiel. An einer Seite seines Körpers sammeln sich Gasbläschen an, wodurch diese Seite specifisch leichter wird und sich hebt; auf der anderen Seite nun, wie auf einer Kante stehend, sucht der Rhizopode mit seinen Pseudopodien das Objectglas zu erreichen und damit zur normalen, gewohnten Lage zurückzukehren, was ihm auch sehr bald gelingt. Auch die Beobachtungen des verstorbenen Cienkowski an der *Vampyrella spirogyrae* benannten Amöbe sollen hier Erwähnung finden. Diese Amöbe ist ein einfaches Protoplasmaklümpchen ohne Membran, ohne Kern, ein Klümpchen, das fast aller Structur entbehrt (nur die Anwesenheit von Körnchen deutet auf eine gewisse Differenzirung). In ihren Wanderungen im Wasser sucht die *Vampyrella* Nahrung; an allen möglichen Algen vorbeieilend, ohne ihnen Aufmerksamkeit zu schenken, hält sie sich nur an Spirogyren auf, klammert sich an dieselben an, saugt den Inhalt einer Zelle aus, geht zu der folgenden über u. s. w. Cienkowski legte ihr verschiedene andere Algen vor, sie berührte dieselben aber nie. Eine gleiche Vorliebe, dieses Mal zu einer anderen Algenart, bemerkte derselbe Forscher bei *Colpodella pugnax*, einer der *Vampyrella* verwandten Monade. Ist diese in der That bewunderungswürdige Fähigkeit der Nahrungswahl bei so niedrig organisirten Wesen nicht ein Beweis von psychischen Functionen? Eine lange Reihe ähnlicher Erscheinungen hat vor Kurzem Verworn zusammengestellt. Dabei wird jedenfalls die Idee von einem Zusammenhang der psychischen Functionen der Zelle mit gewissen physikalisch-chemischen Metamorphosen des morphologischen Substrates nicht angezweifelt. Sei es dem, wie ihm wolle, auf Grund von Analogien haben wir das Recht anzunehmen, dass auch in vielen Nervenzellen, die, wie allgemein angenommen, eine äusserst complicirte psychische Thätigkeit entwickeln, die verschiedenen Modalitäten dieser Thätigkeit mit einer erstaunlichen Einfachheit und Eintönigkeit der Structur gepaart sind.

Ich muss hier darauf aufmerksam machen, dass beim Studium von Rückenmärken bei Fröschen, deren sensible Nerven gereizt worden sind, man keine scharf in die Augen fallenden morphologischen Veränderungen im Vergleich mit normalen Rückenmärken finden kann; aber bei Anwendung von combinirten Kerntinctionen überzeugt man sich doch, dass physikalisch-chemische Veränderungen in den Kernen stattgefunden haben (Korybutt-Daszkiewicz).

Die Zellen, die unseren Organismus bilden, befinden sich unter einander in einem äusseren (morphologischen) und einem inneren (functionellen) Zusammenhang, demgemäss müssen wir auch in ihnen einen gewissen Verbrauch von Stoff und Kraft zur Erhaltung dieses Zusammenhanges annehmen; frei von einem solchen Verbrauche von Kraft und Stoff sind die einzelligen selbständig lebenden niederen Organismen.

Die Zellen, die in ein zusammengesetztes Ganzes verbunden sind, müssen auch gewisse Vorrichtungen besitzen, um in einer gewissen harmonischen Verbindung mit einander arbeiten zu können, da eine solche Verbindung zur Erhaltung der Harmonie der Functionen unseres Körpers nothwendig ist. Es ist kaum möglich, daran zu zweifeln, dass der morphologische Zusammenhang der Ausdruck eines functionellen ist. Ich will hier nicht die allgemein bekannten Thatsachen über die Existenz von Intercellularbrücken, die die Epithelzellen unter einander verbinden, u. s. w. anführen; ein Beispiel wird genügen. Wir wissen, dass viele Drüsenzellen der Einwirkung des Nervensystems unterworfen sind, was natürlich einen Zusammenhang von Nervenendigungen mit den betreffenden Zellen vorauszusetzen zwingt. Andererseits ist es bekannt, dass bei der Secretion ein Theil der dabei functionirenden Zellen zu Grunde geht. Daraus muss der Schluss gezogen werden, dass Verbindungen mit den nervösen Elementen hier immerfort eingegangen und ebenso oft zerrissen werden. Natürlich ist all' dieses ohne Verbrauch von Lebensenergie Seitens der Zellen undenkbar.

Zum Schlusse wollen wir noch Einiges über den Tod der Zelle anführen. Hier müssen mehrere Möglichkeiten angenommen werden; die Zelle kann ihr individuelles Leben in verschiedener Weise abschliessen: entweder theilt sie sich und geht in dieser Weise *in toto* in die Organismen der Tochterzellen über, oder aber wird aus ihr ein Cadaver. In dem letzteren Falle erfolgt der Tod mehr oder minder rasch, wobei eine ganze Reihe von eigenthümlichen Metamorphosen bemerkt werden kann, Metamorphosen, die Anlass dazu gegeben haben, von senilen Veränderungen in den Zellen zu sprechen. Einige Forscher nehmen noch eine dritte Möglichkeit an: sie glauben, dass sich die Zellen verjüngen können. Dieses kommt in der Weise zu Statten, dass sich eine neue Zelle an demselben Orte, wo die alte da war, und aus Keimen der letzteren entwickelt. Wir haben es hier also nicht mit einer Vermehrung *sensu proprio* zu thun, aber auch nicht mit einem einheitlichen individuellen Processe. Für die Pathologie ist es selbstverständlich von grosser

Wichtigkeit, alle diese Möglichkeiten näher zu besprechen und den feineren Mechanismus der dabei stattfindenden Processe zu erklären, was auch seinerzeit versucht werden soll.

Was die Lebensdauer der Zelle betrifft, so kann darüber nichts Genaues gesagt werden. Sicher ist das nur, dass sie für verschiedene Zellen selbst eines und desselben Organismus eine verschiedene ist. Die Entdeckung der Karyokinese hat diese Frage etwas vorgerückt. Wo in einem Organe bei Erhaltung seiner typischen normalen Grösse viele karyokinetischen Figuren gefunden werden, dort ist man berechtigt, ein rasches Nacheinanderfolgen von Zellengenerationen, eine kurze Lebensdauer der Zellen anzunehmen. Es ist jedenfalls klar, dass Schlüsse, die auf Grund solcher Beobachtungen gebaut werden, an Einseitigkeit leiden müssen: es bleibt ja noch zu beweisen, dass im betreffenden Organe ausser der karyokinetischen, keine andere Vermehrungsweise existirt.

Dritte Vorlesung.

Allgemeine Bemerkungen über das Substrat der pathologischen Erscheinungen. — Das pathologische morphologische Substrat.

M. H.! Nachdem wir schon mit den normalen Daten bekannt geworden sind, müssen wir uns die Frage stellen: sind dieselben lebenden Elemente Träger sowohl der pathologischen wie der normalen Erscheinungen oder aber entsteht bei der Entwickelung von pathologischen Processen ein besonderes pathologisches Substrat?

Was die einzelligen, selbständig lebenden Organismen betrifft, so ist diese Frage ganz leicht zu beantworten, natürlich insofern man annimmt, dass auch diese Organismen erkranken können. Ist aber eine derartige Annahme berechtigt? Hätten wir einen unzweifelhaften Maassstab für den normalen und krankhaften Gang der Lebensprocesse, so wäre die Lösung der Frage nach der Berechtigung äusserst einfach; wir besitzen aber keinen solchen Maassstab, und deswegen sind wir auch gezwungen, die Richtigkeit dieser Annahme auf Umwegen zu beweisen. Vor Allem sei hervorgehoben, dass ausser Einflüssen, die einfach tödtend wirken, es in der äusseren Welt eine ganze Anzahl von Einflüssen giebt, deren Einwirkung weniger energisch ist; wir wissen, dass diese letzteren Einflüsse die Hauptquelle der mannigfaltigsten Krankheiten für die vielzelligen Organismen bilden. Denselben Standpunkt kann man auch für die Unicellularen zur Geltung bringen. Am klarsten ist dieses beim Studium der Biologie der Bacterien einzusehen. Es ist ja allgemein bekannt, dass wir durch verschiedene Einwirkungen die Bacterien tödten können; werden dieselben Faktoren mit geringerer Energie angewandt, dann werden die Bacterien nur geschwächt, was sich durch Störungen ihres Wachsthums, ihrer Vermehrung und ihrer Widerstandsfähigkeit gegen ungünstige äussere Einflüsse (Desinfectionsmittel) kundgiebt. Dabei sollen die Bacterien auch eine gewisse Degeneration erleiden, die äusserlich auch unbemerkbar bleiben kann. Als Beispiel will ich hier SMIRNOW's Untersuchungen an Milzbrandbacillen anführen. Bei vergleichendem Studium von virulenten und abgeschwächten Bacillen fand SMIRNOW, dass die am meisten abgeschwächten Bacillen (sogenannte Vaccine) 2—4 mal langsamer wachsen als die virulenten, d. i. normalen. Misst man die einzelnen Colonien, die auf den Platten aufgehen, so kann man sich leicht überzeugen, dass der Durchmesser der abgeschwächten die Hälfte oder gar ein Viertel des Durchmessers der normalen beträgt. Desgleichen fand SMIRNOW bei Versuchen mit Carbol- und Salzsäure, dass die Empfindlichkeit gegen diese Desinfectionsmittel sich proportional dem Grade der Abschwächung steigert. Aus alledem entwickelt sich unwillkürlich der Gedanke, dass die sogenannten abgeschwächten Bacillen nicht nur in Betreff ihrer Virulenz, sondern auch in allen anderen Beziehungen abgeschwächt sind. Ist es dem nun so, dann ist auch die Annahme plausibel, dass die abgeschwächten Bacillen sich in einem gewissermaassen krankhaften Zustande befinden. Noch deutlicher tritt dieser Schluss hervor, wenn wir die sogenannten Involutionsformen der Bacterien in Betracht ziehen. Befinden sich die Bacterien in ungünstigen Lebensbedingungen, so entstehen verschiedene Abweichungen von der Norm in Bezug auf ihre äussere Form: statt gerader Stäbchen sieht man dann unregelmässig aufgetriebene Elemente u. dgl. m. Alle derartigen Formen tragen den allgemeinen Namen von Involutionsformen und sie waren schon öfters Ursache von falschen Schlussfolgerungen. MADDOX beschreibt Involutionsformen von den Bacterien der Milchsäuregährung, PRAZMOWSKI von *Clostridium polymyxa*, KURTH von *Bacterium Zopfii*, BUCHNER von *Bacillus subtilis* und *Bacillus anthracis*, WARMING von *Vibrio rugula*, ERMENGEM und HUEPPE von *Spirillum cholerae asiaticae*, HANSEN von *Bacterium aceti* u. s. w. (vgl. HUEPPE). Wie ersichtlich, können sehr viele Bacterien Involutionsformen bilden und wir werden kaum einen Fehler begehen, wenn wir sagen, dass alle Bacterien in entsprechenden Verhältnissen einer Involution unterliegen können. Für uns ist jedenfalls am wichtigsten der Umstand, dass Involutionsformen nicht vermehrungsfähig sind. Es ist wohl schwer zu bezweifeln, dass hierin, wie auch bei der Abschwächung *sensu proprio*, wir es mit dem einfachsten Typus der krankhaften Störung zu thun haben, da ja in diesem Falle das Object das einfachste ist.

Mithin wird unser allgemeiner Schluss lauten: die Bacterien, diese einfachsten einzelligen, selbständig lebenden Organismen können Träger von normalen und pathologischen Erscheinungen sein; wenn auch in letzterem Falle ihre Form eine Veränderung erleidet, so giebt uns dieses jedenfalls noch kein Recht, zu behaupten, dass wir es mit einer ganz neuen Bacterienart zu thun haben — die Form hat sich primär oder secundär verändert, aber es hat sich eine präexistirende Form verändert.

Es kann Ihnen überflüssig erscheinen, dass ich mich an solchen Dingen aufgehalten habe, die, scheinbar, zu keinen Missverständnissen Anlass geben können. Wir sind ja so sehr an die Idee gewöhnt, dass nur das Lebendige erkranken kann, und dass kein Lebewesen vor Erkrankung gesichert ist. Virchow sagt an einer Stelle: „kein lebloser Gegenstand, kein todter Körper erkrankt"; aber vom mechanischen Standpunkte aus kann ja keine strenge Grenze zwischen lebloser und lebendiger Natur durchgeführt werden und ein sich unregelmässig bildender Krystall darf einer unregelmässig, krankhaft wachsenden Zelle zur Seite gestellt werden. Es wäre also von grosser Wichtigkeit, aufzuklären, durch welche objectiven Merkmale sich der krankhafte Zustand der Bacterien charakterisirt. Dergleichen Untersuchungen müssen auch viel Licht auf den Mechanismus der pathologischen Erscheinungen im Leben vielzelliger, zusammengesetzter Organismen werfen.

Gehen wir jetzt zu diesen letzteren und zum Menschen über, so müssen wir vorerst bemerken, dass wir in sehr vielen Fällen keinen Grund haben, bei der Beantwortung der oben gestellten Frage Bedenken zu tragen, da keine Berechtigung zur Annahme einer Vermehrung von Gewebselementen vorliegt: hier treten die pathologischen Erscheinungen auf demselben Substrate, wie diejenigen des normalen Lebens, auf. Selbstverständlich können die Gewebselemente, je nachdem sie in normalen oder in krankhaften Zuständen resp. Verhältnissen leben, verschieden aussehen, einen verschiedenen morphologischen und physikalisch-chemischen Charakter aufweisen; dieses soll uns aber nach dem oben über Bacterien Gesagten nicht verwundern. Es kann also für alle diese Fälle unser allgemeiner Schluss ebenso lauten wie für die Bacterien.

Eine ganz andere ist unsere Lage in denjenigen Fällen, wo schon eine oberflächliche Untersuchung eine Vermehrung der Gewebselemente ausser Zweifel setzt; ein eklatantes Beispiel dafür geben die Geschwülste, d. i. harte, weiche oder fleischige Auswüchse, die in unmittelbarem

Zusammenhange mit dem betreffenden Organismus stehen und die Quelle von vielen krankhaften Erscheinungen bilden. Es muss nun gefragt werden, ob hier das morphologische Substrat vom normalen verschieden ist, und wenn ja, dann in welchem Maasse und in welchem Sinne.

Bis zu Ende der 50er Jahre, d. i. bis zum Erscheinen der klassischen Arbeiten von VIRCHOW, wurde diese Frage folgendermaassen beantwortet: in einer Reihe von Geschwülsten haben wir es mit der Bildung eines besonderen pathologischen morphologischen Substrates zu thun, in einer anderen ist das Substrat dem ähnlich, welches in normalen Verhältnissen zu finden ist. Auf diesem Boden wurzelte die Lehre von der Heteroplasie und der Homöoplasie (diese Termini sind von LOBSTEIN eingeführt worden). Unter Heteroplasie verstand man diejenigen Fälle, in welchen das pathologische morphologische Substrat sich von dem normalen schroff unterscheidet; unter Homöoplasie — diejenigen, in welchen die neugebildeten Gewebe mit den normalen identisch sind. Im Beginn gründete sich diese Lehre fast ausschliesslich auf makroskopischer Beobachtung; später aber suchte man sie auch durch mikroskopische Untersuchungen zu unterstützen. Nach LEBERT's Untersuchungen (zu Ende der 40er Jahre) sollte es möglich sein, für die Lehre über Heteroplasie auch mikroskopische Beweise aufzufinden. In dieser Beziehung spielten eine bedeutende Rolle das Carcinom und das Tuberkel. Doch hätte es, möglicher Weise, dieser Lehre bei der Dürftigkeit der damaligen histologischen Methoden nicht geglückt, hätten nicht die Kliniker gewisse klinische Beobachtungen als Stützen dieser Lehre verwerthet. Sie wiesen nämlich darauf hin, dass in denjenigen Fällen, in welchen makro- und mikroskopische Merkmale es erlauben, an Heteroplasie zu denken, das klinische Bild der betreffenden Erkrankungen von demjenigen völlig verschieden ist, das bei Homöoplasie zu erscheinen pflegt: die heteroplastischen Neubildungen sind meistentheils bösartig, die homöoplastischen gutartig; die ersten führen fast ausnahmslos zum Tode, die letzten können verhältnissmässig leicht überstanden werden.

Eine solche war die Lage dieser Lehre, als VIRCHOW mit seiner „Cellularpathologie“ auftrat. Er unterwarf einer Kritik die damaligen Anschauungen, baute eine neue Lehre auf, die — wenigstens was ihre wesentlichen Charaktere betrifft — bis heute in der Pathologie eine dominirende Stellung einnimmt. VIRCHOW's Anschauungen haben am meisten auf die Lehre über Geschwülste eingewirkt; diese letztere ist aber hauptsächlich in pathologisch-anatomischer Hinsicht ausgearbeitet worden und wir wollen hier die diesbezüglichen Daten, nur insofern sie auch vom Standpunkte der allgemeinen Pathologie von Interesse sind, berühren. Bei der Wiedergabe von Virchow's Anschauungen werden wir uns bemühen, nach Möglichkeit die Worte des Meisters selbst zu gebrauchen.

Worauf beruht nun die Lehre Virchow's über Heteroplasie (oder Heterologie) und Homöoplasie (oder Homöologie)?

Nach Virchow ist das Substrat, auf welchem sich die pathologischen Erscheinungen abspielen, eine Wiederholung, eine Reproduction des normalen morphologischen Substrates. In seiner „Cellularpathologie" drückt er sich folgendermaassen aus: „Seitdem man die histologische Seite der Entwickelungsgeschichte zu bebauen begonnen hat, hat man sich mehr und mehr davon überzeugt, dass die meisten Neubildungen Theile enthalten, welche irgend einem physiologischen Gewebe entsprechen ... Hält man sich an die Zeit der Entwickelungshöhe, so lässt sich für alles Pathologische auch ein physiologisches Vorbild finden, und es ist ebenso gut möglich, für die Elemente des Krebses solche Vorbilder zu entdecken, wie es möglich ist, dieselben für den Eiter zu finden ..." Diese Virchow'sche These hat zweifelsohne eine eminente Bedeutung: sie zeigt, dass die fundamentalen Structurprincipien in den Elementen der neugebildeten pathologischen Gewebe dieselben sind, wie in normalen Geweben. Die mikroskopische Untersuchung ermöglicht es uns, auch mehr complicirte „Vorbilder" aufzusuchen: die Structur einer ganzen Reihe von Geschwülsten entspricht oft nicht der eines einfachen Gewebes, sondern einer Combination mehrerer Gewebe, deren gegenseitiges Verhalten eine gleiche Regelmässigkeit aufweist, wie unter normalen Verhältnissen in normalen Organen — mit anderen Worten, kann eine Neubildung ihr Vorbild nicht in einem Gewebe, sondern in einem Organe haben.

Worauf beruht dann der eigenthümliche pathologische Charakter des morphologischen Substrates? Virchow behauptet, dass dieser eigenartige Charakter nicht darauf beruht, dass die pathologischen Substrate eine specielle, nur ihnen eigenthümliche pathologische Structur besitzen, sondern darauf, dass sie in ungehöriger Weise entstanden sind. Darin besteht nach Virchow die Heterologie im weiteren Sinne des Wortes. Indem Virchow diese Idee weiter auszubilden suchte, stellte er seine bekannten Thesen über Heterotopie, Heterochronie und Heterometrie auf: „... Es giebt keine andere Art von Heterologie in den krankhaften Gebilden," sagt Virchow, „als die ungehörige Art der Entstehung ... diese Ungehörigkeit bezieht sich entweder darauf, dass ein Gebilde erzeugt wird an einem Punkte, wo es nicht hingehört, oder zu einer Zeit, wo es nicht erzeugt werden soll, oder in einem Grade, welcher von der typischen Bildung des Körpers abweicht. Jede Heterologie ist also, genauer bezeichnet, entweder eine Heterotopie, eine *Aberratio loci*, oder eine *Aberratio temporis*, eine Heterochronie, oder endlich eine blos quantitative Abweichung, Heterometrie." Hinzufügen wollen wir nur, dass die letztere, d. i. Heterometrie, auf einer ungehörigen Vermehrung der Zahl der Gewebselemente — *Hyperplasia*, oder aber auf einer ungehörigen Volumvergrösserung der einzelnen morphologischen Elemente — *Hypertrophia* beruht.

Der Idee über Heteroplasie oder Heterologie im weiteren Sinne des Wortes stellt Virchow deutlich die der Heterologie im engeren Sinne oder die der *Malignitas*, Bösartigkeit einer Neubildung, gegenüber. Ein Neoplasma kann heterologisch sein in Hinsicht auf Zeit, Ort und Maass, ohne dabei durchaus bösartig zu sein. Da die Bezeichnung „Heterologie" früher bei den bösartigen Geschwülsten gebraucht wurde, jetzt aber, wie wir schon gesehen haben, der Sinn der betreffenden Benennung erweitert worden ist, so entsteht die Frage: was ist die Heterologie *sensu strictiori* bei bösartigen Neubildungen? Indem Virchow diese Frage beantwortet, sagt er, dass das Verhältniss der Neubildung zur *Matrix*, d. i. zum Mutterboden des neugebildeten Gewebes, in Betracht gezogen werden muss. „. . . In Beziehung auf die Frage von der Heterologie und Homologie nehme ich keine Rücksicht auf die Zusammensetzung des Neugebildes als solchen," bemerkt Virchow, „sondern nur auf das Verhältniss desselben zu dem Mutterboden, aus dem es hervorgeht. Heterologie in diesem Sinne bezeichnet die Verschiedenartigkeit in dem Typus der Entwickelung des Neuen gegenüber dem Alten, oder, wie man gewöhnlich zu sagen pflegt, die Degeneration, die Abweichung in der typischen Gestaltung." Entwickelt sich z. B. im Herzmuskel eine Geschwulst, die aus epithelialen Elementen besteht, so stammen, nach Virchow (dieses war seine ursprüngliche Meinung), diese Elemente vom Muskelgewebe ab; wir haben es hier also mit einer Erscheinung der Heterologie, mit einer bösartigen Neubildung zu thun. Ueber diesen Fall kann man dasselbe sagen, was Virchow über einen anderen, in derselben Weise gedeuteten Fall, gesagt hat: „Diese Elemente entstehen nicht durch einfache Zunahme der vorher vorhanden gewesenen, sondern durch eine Neubildung mit Umwandlung des ursprünglichen Typus der Muttergewebe." Demgemäss kann man die Heteroplasie im engen Sinne des Wortes als Abweichung im Entwickelungstypus des betreffenden Gewebes, und nicht blos in den äusseren Bedingungen ihrer Entstehung bezeichnen. Unter normalen Verhältnissen entwickelt sich aus Muskelgewebe ausschliesslich Muskelgewebe, während in dem oben gegebenen Beispiele daraus ein ganz anderes Gewebe entstanden ist. Auch in diesem Falle sind die neugebildeten Gewebselemente gewissen normalen ähnlich; wichtig ist es aber, dass sie hier in einer sozusagen widernatürlichen Verwandtschaft getroffen werden.

In Zusammenhang mit den eben angeführten Ansichten von Virchow steht seine Lehre von der histologischen Substitution. Ich glaube, dass die Wiedergabe auch dieser seiner Lehre nicht überflüssig sein wird, da dabei wieder seine Ansichten über Homologie und Heterologie zur Besprechung kommen werden.

Virchow behauptet, dass die Gewebe u. A. auch dem Gesetze der histologischen Substitution unterworfen sind. Dieses Gesetz besteht darin, dass alle Gewebe, die zu einer und derselben histologischen Gruppe gehören, sich gegenseitig in verschiedenem Alter und bei verschiedenen Thieren vertreten können. Bei der vergleichenden Untersuchung von thierischen Organismen überzeugen wir uns, dass zum Aufbau eines und desselben Organs bei den einen Thieren das eine, bei den anderen das andere Gewebe, doch zur gleichen histologischen Gruppe gehörend, verwerthet wird. So enthält z. B. die Sclera bei manchen Fischen Knorpelgewebe, während sie beim Menschen aus faserigem Bindegewebe besteht; in diesem Falle ist der Knorpel durch faseriges Gewebe ersetzt, aber diese beiden Gewebsarten gehören zur Gruppe der Bindegewebe. Das Gleiche ist auch in verschiedenen Lebensaltern eines und desselben Thieres zu beobachten. Als Beweis dafür citirt Virchow die Hirnventrikel, deren Innenfläche in frühen Entwickelungsphasen mit Flimmerepithel, in späteren mit Plattenepithel ausgekleidet ist.

Gleichen Beispielen von Substitution begegnen wir auch in pathologischen Verhältnissen, mit anderen Worten: es existirt ebensowohl eine pathologische, wie eine physiologische Substitution. Besonders deutlich ist sie an epithelialem Gewebe zu sehen: findet z. B. *Prolapsus uteri* statt, so verhornt das weiche Vaginalepithel, es wird der Epidermis ähnlich.

Weiter führt Virchow aus, dass es zweierlei pathologische Substitutionen geben könne: eine homologische und eine heterologische. Wir wollen die Bedeutung dieser Bezeichnungen näher präcisiren. Wird bei der Substitution das eine Gewebe durch ein zu derselben histologischen Gruppe gehörendes ersetzt (wie z. B. im letzteren Beispiele eine Art Epithel durch eine andere), so haben wir es mit einer homologischen Substitution zu thun; wird aber das zu ersetzende Gewebe durch ein zu einer ganz anderen histologischen Gruppe gehörendes substituirt (z. B. Bindegewebe durch Epithel), dann haben wir eine Erscheinung der heterologischen Substitution vor uns. Ueber homologische Substitution brauchen wir nicht viel zu sagen: sie ist gewissermaassen verständlich und auch leicht acceptirbar; ganz anders die heterologische Substitution: Virchow sagt selbst, dass wir es hier mit einem sehr complicirten Vorgange zu thun haben. Nehmen wir z. B. an, dass durch Geschwürsbildung ein Theil der Haut zu Grunde geht; das Geschwür heilt unter Bildung einer Narbe. Woraus besteht nun diese letztere? Aus Bindegewebe (sogenanntes Narbengewebe), das unmittelbar in das normale Bindegewebe übergeht, und aus Epithel, das sich über dem Narbengewebe ausbreitet. Virchow glaubte nun, dass das Bindegewebe der Haut, das bei dem Geschwürsprocesse verschont geblieben ist, die *Matrix* des Narbengewebes ist — hier haben wir also noch homologische Substitution. Doch weiter, das Auftreten von Epithel in der Narbe an Stelle des Bindegewebes — das ist schon ein Fall von heterologischer Substitution. Zur Zeit, als Virchow dieses Beispiel anführte, wusste man noch nicht, dass das Narbenepithel nicht aus der Bindegewebsmatrix, sondern aus Epithelpartien, die beim Geschwürsprocesse verschont geblieben sind, und aus dem umgebenden Epithel der gesunden Haut sich entwickelt. Demnach ist der Sinn des Beispieles völlig klar.

Dieses ist die Lehre Virchow's über das pathologische morphologische Substrat. Ohne uns in weitere Einzelheiten einzulassen, müssen wir nun zum Schlusse hervorheben, dass auch heutzutage, wie vor 30 Jahren, diese Lehre von den meisten Pathologen, besonders von den pathologischen Anatomen, acceptirt wird. Wenn auch einzelne Verbesserungen nothwendig geworden sind, so sind sie jedenfalls nur von untergeordneter Bedeutung gewesen. So suchte noch vor Kurzem Klebs etwas näher zu definiren, was unter Abweichung vom Entwickelungstypus in der Lehre über Geschwülste verstanden werden soll; viel gestritten war auch über das Verhältniss der neoplasmatischen Gewebe zur *Matrix* u. s. w. Sei dem wie ihm wolle, für uns ist nur der Kern der Virchowschen Lehre von Wichtigkeit, nämlich die These, dass das pathologische morphologische Substrat nur in einem relativen Sinne heterologisch sein kann: es ist wesentlich dem normalen gleich gebaut, und deshalb müssen für ihn in mehr oder minder gleichem Grade alle diejenigen Gesetzmässigkeiten gelten, die für das normale morphologische Substrat der Lebenserscheinungen, d. i. für die normalen Zellen, aufgestellt worden sind.

Es sind also auch in den Fällen, in welchen bei Erkrankung von zusammengesetzten Organismen ein Zuwachs von Gewebe stattfindet, Träger des pathologischen Lebensprocesses dieselben Zellen oder Zellenabkömmlinge, die in normalen Verhältnissen fungiren, nicht aber etwaige andere Elemente *sui generis*.

Nach dem bisher Gesagten glaube ich nicht mehr, die Bedeutung der Lehre, die mit Virchow's Namen unzertrennlich verbunden ist, hervorheben zu sollen. Nur kann ich nicht umhin, dem Bedauern Ausdruck zu geben, dass die pathologische Anatomie, die ja tagtäglich mit Vorstellungen, wie Heterotopie, Heterochronie und Heterometrie zu thun hat, bis jetzt den Mechanismus der hierzugehörigen Erscheinungen noch so wenig aufgeklärt hat. Es ist vollständig richtig, dass die pathologischen Fälle uns alle diejenigen Aberrationen demonstriren, auf welche Virchow hingewiesen hat, aber es wird kaum Jemand mit der einfachen Constatirung von Thatsachen, sei sie auch noch so scharfsinnig, zufrieden gestellt werden. Man ist gedrungen, in die Bedingungen tiefer einzugehen, die zu diesen Aberrationen führen. Ein Versuch, der in dieser Richtung von Cohnheim gemacht worden ist, verdient wohl unsere volle Aufmerksamkeit. Indem Cohnheim Alles auf Anomalien der embryonalen Entwickelung, die zu einem Zurückbleiben von embryonalen Keimen in reifen Geweben führen, zu reduciren sucht, betritt er zweifelsohne eine höchst hoffnungsvolle Bahn; es gelang ihm aber nicht mehr als blosse Andeutungen daraus zu gewinnen. Dann leidet Cohnheim's Hypothese noch daran, dass sie die Nothwendigkeit einer ganzen Reihe von Hülfshypothesen, die noch nicht einmal genügend klar formulirt worden sind, mit sich bringt. Warum tritt z. B. eine *Aberratio loci* nicht zu jeder Zeit in der Reihe von Jahren ein? Warum verlieren durch diese ganze Zeit hindurch die Embryonalkeime nicht ihre „histogenetische Energie“ und warum besitzen die Geschwülste, die sich im höheren Alter entwickeln, eine so jugendlich-unhemmbare *(sit venia verbo!)* Wachsthumskraft? Dergleichen Fragen könnte man sehr viele stellen. Selbstverständlich muss die Haupthypothese so lange unfruchtbar bleiben, bis sie alle in befriedigender Weise beantwortet sind. Etwas besser steht schon die Frage über Heterologie in engem Sinne. Hier dürfen wir wenigstens mit grosser Wahrscheinlichkeit behaupten, dass das ursprüngliche Schema die Aufgabe zu complicirt erscheinen liess: Alles deutet darauf hin, dass es keine solchen widernatürlichen Verwandtschaftsgrade giebt, wie es diesem Schema gemäss angenommen werden müsste. Nach Virchow's Hypothese sollte die junge Zellenbrut eine wunderbare Transformationsfähigkeit besitzen. Es braucht kaum erst gesagt zu werden, dass die Erklärung des inneren Mechanismus dieser Fähigkeit auf äusserst grosse, selbst unüberwindliche Schwierigkeiten gestossen ist. Die Aufgabe ist aber bedeutend vereinfacht, wenn kein derartiger Transformismus angenommen wird. Was soll aber an Stelle dieser Hypothese gesetzt werden? Alle näheren Einzelheiten über dieses Thema sind eher in Cursen der pathologischen Anatomie am Platze, darum will ich mich auch hier sehr kurz fassen. Es ist klar, dass wir nicht viel weiter, als die Hypothese Cohnheim's es erlaubt, in dieser Frage kommen können:

finden wir eine tiefeingreifende Veränderung in der typischen Structur eines Organs, so sind wir geneigt, eine mehr oder minder tiefeingreifende Störung im Gange der embryologischen Processe vorauszusetzen. Es liegt aber auf der Hand, dass eben hier uns dieselben Schwierigkeiten entgegentreten, die wir schon oben erwähnt haben. Es bleibt nur die einzige Hoffnung übrig, dass es der experimentellen Methode gelingen wird, etwas Licht auch in dieses dunkle Gebiet zu werfen. Doch auf diesem Wege erwarten uns auch noch viele Räthsel. Als Beispiel will ich der Arbeit von Kaufmann, die unter Köster ausgeführt worden ist, Erwähnung thun. Dieser Forscher macht auf eine neue Methode der Untersuchung der Geschwulsthistogenese aufmerksam. Diese Methode besteht in Folgendem: auf der Haut des Versuchsthieres wird ein ovoider Schnitt geführt, der einen 5—10 ^{mm} langen Theil derselben umgiebt. Die peripherischen Hautränder um diesen Theil werden dann emporgehoben und zusammengenäht, so dass der zwischen diesen Rändern liegende, mit den tieferen Geweben in Verbindung gebliebene Epidermistheil sozusagen begraben wird. Kaufmann schlägt vor, diese Methode Enkatarrhaphie des Epithels zu nennen. Die Versuche an Hunden waren nicht befriedigend; entsprechender zeigten sich die Kämme und Bärte der Hennen und Hähne, die Horngebilde und Drüsen entbehren. Kaufmann tödtete die Versuchsthiere zu verschiedenen Zeiten nach glücklich ausgeführter Operation und überzeugte sich bei mikroskopischer Untersuchung, dass die begrabenen Epidermistheile an der Peripherie auswachsen und die untere Fläche der sie bedeckenden Theile überziehen, mit einem Worte, dass sie zur Bildung von vollständig geschlossenen Atheromen führen. Insofern es die Versuche des Verfassers, die sich bis auf den 210. Tag nach der Operation erstrecken, zu urtheilen erlauben, äussert sich in den künstlich erzeugten Atheromen keine Neigung zu unbegrenztem Wachsthum, wodurch sie sich wesentlich von den spontan sich entwickelnden Neubildungen unterscheiden. In der Nachbarschaft der Atherome entdeckt aber das Mikroskop eine grössere oder geringere Anzahl von mit Riesenzellen ausgefüllten Heerden; in einigen Fällen kann man in der Mitte des Heerdes ein freies Lumen entdecken, während die Zellen den Epithelzellen sehr ähnlich werden. Eine genauere Untersuchung überzeugt, dass diese eigenartigen Complexe mit dem Atherom und mit dem normalen Epithel der operirten Theile in keiner Verbindung stehen, und dass wir es in diesem Falle mit einer Wucherung des Blutgefässendothels, das sich nachträglich in Riesenzellen verwandelt, zu thun haben. Die beschriebenen Heerde zeigen, im Gegensatze zum künstlichen Atherom, die Neigung, sich wochenlang progressiv zu entwickeln, und selbst nach Verlauf mehrerer Monate entstehen in ihnen keinerlei regressive Metamorphosen. Wir sehen also, dass KAUFMANN's Ergebnisse ziemlich complicirt und unerwartet sind. Das künstlich erzeugte Atherom wächst nicht unbegrenzt, während dieses mit eigenthümlichen Anhäufungen von Riesenzellen, die sich nach Enkatarrhaphie der Haut, kraft gewisser Nebenbedingungen, entwickeln, der Fall ist. Natürlich bemerkt man leicht, dass diese Ergebnisse noch weit entfernt davon sind, uns eine klare Antwort auf die gestellte Frage zu geben; wichtig ist es jedenfalls, dass die Sache auf einen neuen Boden übertragen wird, der sich vielleicht in der Zukunft fruchtbar zeigen wird. Interessant sind auch einige Versuche von LEOPOLD, die ich hier mit einigen Worten erwähnen will. Schon ZAHN hat die Thatsache constatirt, dass embryonale Gewebe bei Transplantationen sich anders verhalten, als vollkommen reife; es äussern nämlich die ersteren eine sehr scharf ausgeprägte Neigung zur progressiven Wucherung, im Gegensatze zu den letzteren. Demgemäss nahm LEOPOLD zu seinen Versuchen Gewebsstücke von 2·5—8 ^{cm} langen Kaninchenembryonen und neugeborenen Kaninchen und transplantirte dieselben entweder in die vordere Augenkammer oder in die Peritonealhöhle, oder in die Subcutis; manchmal wurden die Gewebsstücke auch in die *V. jugularis* eingeführt. Zur Implantirung bediente sich LEOPOLD der Knorpel-, Periost-, Darm- oder Hautstücken (mit Haaren); auch wurden ganze Extremitäten implantirt. Wir werden hier die Ergebnisse der Knorpelimplantirung anführen. LEOPOLD glaubt bei seinen Versuchen wahre, durch Resorption nicht verschwindende *Enchondromata* erhalten zu haben. Aeusserst lehrreich ist der Umstand, dass positive Ergebnisse nur bei Implantirung von Embryonalgewebe erhalten worden sind; wurden Knorpelstücke transplantirt, die von neugeborenen Thieren, oder gar von ausgewachsenen stammten, dann konnte Nichts erzielt werden. Kleine Würfel embryonalen Knorpels von 1—1·5 ^{mm} waren nach 3—4 Wochen um das 5 bis 12fache vergrössert gefunden; in einem Falle bot ein in die vordere Augenkammer eingeführtes Knorpelstückchen nach Verlauf von 208 Tagen eine 300fache Vergrösserung dar. Bei mikroskopischer Untersuchung der gewucherten Gewebsstückchen bemerkte LEOPOLD, dass im Beginne ein Zuwachs an Intercellularsubstanz stattfindet, wodurch die Knorpelzellen auseinander gedrängt erscheinen; darauf beginnt eine Vermehrung der Zellen selbst, die ziemlich ordnungslos stattfindet; endlich entsteht in den centralen Partien eine Art Knochenmarkhöhle, in deren Umgebung man alle Uebergänge von einfacher Verkalkung bis zur vollständigen Knochenbildung sehen kann.

Was das VIRCHOW'sche Gesetz der histologischen Substitution betrifft, so wird darüber heutzutage verhältnissmässig wenig gesprochen.

Dieses Verfahren kann aber keineswegs gebilligt werden; denn, obgleich ein Theil der hierzugehörenden Beobachtungen, insofern sie sich auf die normalen Thiere beziehen, dem Gebiete der vergleichenden Anatomie zugetheilt werden kann, so bleiben doch noch die den kranken Menschen betreffenden Beobachtungen übrig. Was soll nun über dieselben gesagt werden? Wie es scheint, ist eine Heterologie in Virchow's Sinne auch hier unannehmbar; was die homologische Substitution betrifft, so kann sie bis zu einem gewissen Grade acceptirt werden. Es muss aber jedenfalls im Auge behalten werden, dass nicht alle Gewebe einer und derselben Gruppe mit gleicher Leichtigkeit einander ersetzen vermögen, und selbst in den Fällen, wo eine Substitution zu Stande kommt, können wir oft die Bedingungen, die alle Einzelheiten dieses Processes beeinflussen, nicht genau präcisiren.

Im engen Zusammenhange mit allen bisher besprochenen Thatsachen steht noch eine *quaestio vexata,* die noch immer die Aufmerksamkeit der Pathologen in Spannung hält. Ich meine hier die Frage über die Fähigkeit der Leukocyten, sich nach Emigration aus den Gefässen in fixe Gewebselemente von gänzlich verschiedenem Charakter umzuwandeln. Ist es bewiesen, dass die Leukocyten sich in andere Elemente umwandeln können? Diese Frage ist besonders seit der Zeit interessant geworden, da Cohnheim die eminente Rolle der Leukocyten bei den Entzündungsprocessen festgestellt hat. Von den diesbezüglichen Arbeiten ist an erster Stelle die von Ziegler zu nennen. Er nahm zwei kleine Deckgläschen, klebte sie an den vier Ecken derart zusammen, dass zwischen den gegeneinander gerichteten Innenflächen ein Capillarraum erhalten wurde. Diese Gläschenpaare führte Ziegler in das Unterhautgewebe von Hunden ein; die Wunde heilte bald und die Gläschen blieben an der Stelle liegen, wo sie eingeführt worden waren. Als Ziegler nach Verlauf von 7—8 Tagen die Gläschen aus der Subcutis herausnahm, fand er in dem schon erwähnten Capillarraume eingewanderte Leukocyten oder sogenannte Wanderzellen. Wurden die Gläser erst nach Verlauf von 2—3 Wochen herausgenommen, so war das Bild ein ganz anderes; der Capillarraum war von Bindegewebselementen eingenommen: es fanden sich verschiedene Uebergangsformen von Wanderzellen zu reifen Bindegewebselementen, Riesenzellen und eine mehr oder minder grosse Zahl von Blutgefässen. Auf Grund dieser Bilder spricht sich Ziegler für die Umwandlung der Leukocyten in reifes Bindegewebe aus.

Nach Ziegler wurden ähnliche Versuche von verschiedenen Autoren wiederholt; oft wurde auch bei Gelegenheit anderer Untersuchungen nebenbei auch die Möglichkeit dieser Umwandlung betont. Manche Forscher gingen noch weiter und schrieben den Leukocyten die Fähigkeit zu, sich in alle möglichen Gewebselemente umzuwandeln. In den letzten Zeiten lässt sich aber ein Umschwung in den Anschauungen über diese Frage bemerken. Ich will hier ARNOLD's Untersuchungen nennen, der die ganze Frage einer erschöpfenden und unparteiischen Nachprüfung unterworfen hat. Bei Versuchen, die nach ZIEGLER's Methode ausgeführt worden sind, fand ARNOLD, dass das Thatsächliche von ZIEGLER richtig wiedergegeben worden ist: in der That erhielt er in verschiedenen Zeitpunkten nach der Operation in den Capillarräumen zwischen den Gläsern alle Uebergangsformen bis *inclusive* fixe Bindegewebselemente und Gefässe, wie es ZIEGLER beschrieben hat. Hier taucht aber die Frage auf: wie sollen alle diese Bilder beurtheilt und erklärt werden? Wenn wir unter dem Mikroskop eine Reihe von Bildern zu sehen bekommen, so haben wir ja noch kein Recht, zu behaupten, dass das eine Bild sich unmittelbar aus dem anderen entwickelt — es ist wohl möglich, dass ein Bild das andere ersetzt, ohne mit ihm in genetischer Verbindung zu stehen. Es ist vollständig richtig, dass wir im Beginn zwischen den Gläschen Leukocyten, dann aber Bindegewebe finden; aber entwickelt sich letzteres aus den ersten, oder nicht — dieses kann auf Grund der genannten Versuche nicht entschieden werden. ARNOLD und seine Gesinnungsgenossen heben hervor, dass ein einfaches Ersetzen hier wohl wahrscheinlicher ist. Man kann annehmen, dass zuerst in den Capillarraum ausschliesslich Wanderzellen gelangen; dann beginnt das Bindegewebe kraft der mechanischen Reizung der Gewebe durch den eingeführten Fremdkörper zu proliferiren und die neugebildeten Elemente kommen auch in den Capillarraum zwischen den Gläsern, füllen ihn allmählich vollständig aus, wobei die Leukocyten zum Theil verdrängt werden, zum Theil absterben. Man muss also gestehen, dass ZIEGLER's Bilder gar nicht so überzeugend sind, wie es auch auf den ersten Blick scheinen mag.

Ich will hier noch GAULE's Beobachtungen berühren, die zwar auch die betreffende Frage nicht endgültig lösen, doch von anderen Standpunkten aus ein grosses Interesse darbieten. GAULE glaubte, dass die Froschleukocyten die Fähigkeit besitzen (im Frühling), ihre amöboïde Form zu verlieren, beweglicher zu werden, gewisse flügelartige Anhängsel und bewegliche Geissel zu erhalten, mit deren Hülfe sie sich sehr lebhaft umherbewegen können. GAULE nannte diese Art von Leukocyten Kymatocyten — im Gegensatze zu den Amöbocyten — der gewöhnlichen Form. Aber diese Entdeckung hat keinen Anklang gefunden. Man betonte GAULE gegenüber, dass seine Kymatocyten keine metamorphosirten Leukocyten, sondern Blutparasiten des Frosches sind. Zwar wird die Bezeichnung „Parasit“ oft gemissbraucht, indem man mit diesem

Worte verschiedene morphologische Elemente benennt, deren Genese unbekannt ist (es sei hier daran erinnert, dass die Spermatozoiden seiner Zeit auch für Parasiten gehalten waren); in diesem Falle muss man aber gestehen, dass die Aehnlichkeit der fraglichen Gebilde mit unzweifelhaft parasitischen Gebilden sehr gross ist. Wir sehen also, dass auch hier die Metamorphose der Leukocyten in gänzlich verschiedene, eigenartige Gebilde nicht mit Bestimmtheit nachgewiesen worden ist. Dasselbe kann auch über eine ganze Reihe von Arbeiten gesagt werden: einerseits die ungenügend kritische Behandlung des Stoffes, andererseits die Unzulänglichkeit der Technik führten dazu, dass alle diesbezüglichen Arbeiten mit wohlberechtigtem Scepticismus aufgenommen werden müssen. Es kann mit einem Worte der Stand der Frage folgendermaassen resumirt werden: directe, genaue, streng wissenschaftliche Beweise für eine Möglichkeit der Umwandlung von Leukocyten in andersartige Gebilde fehlen bis jetzt.

Können aber keine Thatsachen für die Metamorphose im Gebiete anderer Gewebselemente namhaft gemacht werden? Auch hier ist eine unbegrenzte proteusartige Umwandlungsfähigkeit sehr zweifelhaft. Am wahrscheinlichsten ist es, dass in gewissen, streng definirten Fällen eine Art von Gewebe in eine andere, zu derselben histologischen Gruppe gehörende, umgewandelt werden kann; aber mehr Nichts. Als Beispiel wollen wir die sogenannten Becherzellen anführen, die früher als epitheliale Elemente *sui generis* betrachtet waren; jetzt sucht man zu beweisen, dass sie metamorphosirte Cylinderepithelzellen sind und dass im Allgemeinen unter günstigen Umständen jede Cylinderzelle sich in eine Becherzelle — wenigstens in gewissen Organen — umwandeln kann. Die Cylinderzelle verliert dabei natürlich nicht ihren epithelialen Charakter.

Das sind die wenigen Thatsachen, die gegenwärtig in Bezug auf die uns hier beschäftigende Frage bekannt sind. Was auch die künftigen Forschungen zeigen mögen, zur Zeit können wir wohl behaupten, dass die Fähigkeit, sich zu metamorphosiren, den Geweben innewohnt, sie ist aber bei weitem nicht so unbegrenzt, wie man es früher glaubte, und sie ist einer strengen Gesetzmässigkeit unterworfen, die jedoch noch nicht in genügender Weise klargestellt ist.

Es müssen noch einige Worte über die Leukocyten hinzugefügt werden.

Vor Kurzem ist ein Versuch gemacht worden, die Frage über den Transformismus von einer anderen Seite zu beleuchten. v. Davidoff unternahm es nämlich zu beweisen, dass aus Cylinderepithelzellen sich lymphoide Zellen bilden können. Er hat die epithelialen Zellen des Darmcanals untersucht und schildert den betreffenden Vorgang folgendermaassen:

Vom Kerne der Cylinderzelle trennt sich ein Theil ab — eine Art Knospung — der sich in der Zelle bewegt, von einem Protoplasmasaum umgeben wird und dann, sich von der Mutterzelle lostrennend, zur lymphoiden Zelle wird. Weiter unten werden wir sehen, welche andere Deutungen die Davidoff'schen Bilder zulassen; hier werden wir uns auf eine Bemerkung beschränken: die Frage über Zellentransformismus ist doch noch nicht gelöst und einige Forscher sind bereit, selbst die wunderbarsten Möglichkeiten anzunehmen, um die Idee des Transformismus aufrecht zu erhalten.

Wollen wir nun den Inhalt dieser Vorlesung resumiren, so können wir folgende These aufstellen: es liegt kein Grund vor, in den Zellen, die die zusammengesetzten Organismen bilden, eine selbständige Function mit Aufgaben von transformistischem Charakter anzunehmen; die Zellen bewahren auch unter pathologischen Verhältnissen ihre Artcharaktere, ebenso wie sie dieselben unter normalen Verhältnissen bewahren.

Vierte Vorlesung.

Regeneration der Zelle. — Störungen im Wachsthum der Zelle. — Hypertrophie und Atrophie der Zelle.

M. H.! Das Studium der verschiedenen functionellen Störungen im Leben der Zelle wird es am besten sein, in der Reihenfolge vorzunehmen, in welcher wir oben die Fundamentalfunctionen der normalen Zellen schon kennen gelernt haben. Natürlich ist dieses nur zum Theil durchführbar; wir müssen auch darauf gefasst sein, dass die einen Abschnitte viel mehr ausgearbeitet als die anderen erscheinen werden.

Wir beginnen also mit den functionellen Störungen im Gebiete der Ernährung der Zelle. Am passendsten scheint es mir, vor Allem unsere Aufmerksamkeit auf die Daten zu lenken, die wir zur Zeit über die Regeneration der Zelle besitzen. Wie schon oben erwähnt, kann die Zelle einen bedeutenden Theil ihres Körpers sowohl unter normalen, als auch besonders unter pathologischen Verhältnissen verlieren; es fragt sich nun, ob dabei eine *restitutio ad integrum* stattfinden kann, und wenn ja, unter welchen Bedingungen.

Das Studium dieser Frage an Elementen der vielzelligen Organismen ist mit bedeutenden Schwierigkeiten verbunden; die pathologischen Anatomen äussern zwar schon längst die Vermuthung, dass die Zelle dann ihre Fähigkeit, zu regeneriren, verliert, wenn ihr Kern zu Grunde geht oder wenigstens tiefereingreifende Alterationen erleidet. Diese Annahme ist unzweifelhaft scharfsinnig; aber zu einer wissenschaftlich bewiesenen Thatsache haben die pathologischen Anatomen dieselbe nicht erhoben. Diese Vermuthung tauchte bei Betrachtung der Bilder auf, die bei Degenerationen von Geweben höherer Organismen zur Beobachtung gelangen. Aber, schon abgesehen davon, dass die Degenerationsprocesse eigenartige und sehr complicirte Processe sind, bedenken muss man immer, dass wenn wir unter dem Mikroskope eine Reihe von Bildern untersuchen, wir nur auf logische Schlüsse gestützt die Ordnung der gegenseitigen Ersetzung, Entstehung und Umwandlung der Zellen aufzeichnen. Ob aber unser logisches Gebäude der Wirklichkeit entspricht — dieses kann nie mit Bestimmtheit behauptet werden, da der Cyklus der sogenannten Uebergangsformen immer mehr oder minder unvollständig und willkürlich bleibt. Positiv behaupten können wir nur dann, wenn es uns gelingt, den Process selbst unter dem Mikroskope zu verfolgen, d. i. Schritt für Schritt eine bestimmte Reihe von Veränderungen an einer und derselben Zelle zu beobachten. Es leuchtet ein, dass die pathologischen Anatomen, die fast ausschliesslich über todtes Untersuchungsmaterial verfügen, für dergleichen Beobachtungen keine günstige Gelegenheit haben; und es wäre wohl die Frage über die regenerativen Eigenschaften der Zelle noch lange im Gebiete von Hypothesen geblieben, hätten sie nicht Forscher in Angriff genommen, die niedere, einzellige Lebewesen als Untersuchungsobjecte gewählt haben. Dank diesen Untersuchungen ist die Frage ihrer Lösung bedeutend näher gerückt.

Vor einigen Jahren publicirte Gruber seine Beobachtungen an *Stentor coeruleus*, einem grossen, schon mit unbewaffnetem Auge sichtbaren Infusorium mit länglichem, nach vorn trichterartig erweitertem, bewimpertem Körper und hufeisen- oder rosenkranzförmigem, der Länge des Körpers nach gelegenem Kerne. Durch Anwendung von künstlichen Theilungen in verschiedenen Richtungen überzeugte sich Gruber an diesem Infusorium, dass nur diejenigen Theilstücke eine unbestimmt lange Zeit weiterleben und aus sich wieder einen vollständigen Organismus erzeugen können, die den Kern oder einen Theil desselben enthalten, mit anderen Worten, dass der Impuls zur Regeneration vom Kerne ausgeht. Diejenigen Bruchstücke, die der Kernelemente beraubt waren, lebten noch eine Zeit lang in dieser unvollkommenen Gestalt und gingen darauf zu Grunde. Zu gleichen Schlüssen führten Gruber Beobachtungen an dem Repräsentanten einer anderen Gruppe von Protozoën, an der *Amoeba proteus*. Die Organisation dieses Protozoën ist noch bedeutend einfacher als die des oben genannten: er besteht aus einem Protoplasmaklümpchen, das Pseudopodien hervorzustrecken im Stande ist und einen ziemlich grossen, sphärischen Kern enthält. Führt man durch die *Amoeba proteus* einen Schnitt, der dieselbe in zwei Hälften theilt, derart, dass die eine kernhaltig bleibe, die andere kernlos werde, dann sieht man, dass die erste ihre Beweglichkeit beibehält, während die letztere sich zu einer Sphäre zusammenzieht und bald abstirbt. Sehr interessant ist es ferner, dass eine derartige künstliche Theilung mehrmals mit Erfolg ausgeführt werden kann (Gruber gelang es, bis fünf künstliche Generationen des *Stentor* zu erhalten) und dass die auf diese Weise erzeugten Elemente die Fähigkeit besitzen, sich weiter auf natürlichem Wege zu vermehren. Hinzufügen will ich noch, dass nach den Untersuchungen von Gruber auch andere Infusorien, wie z. B. *Stentor polymorphus, Clymacostomum virens, Paramaecium* regeneriren können, obgleich nicht in gleichem Grade; andererseits giebt es auch solche Infusorien, die jeglicher Regeneration unfähig sind.

Auf Grund aller dieser Thatsachen nimmt Gruber an, dass die formgestaltende Energie im Kerne liege. In welcher Weise hier der Kern einwirkt, ist natürlich schwer zu sagen. Auffallend ist es jedenfalls, dass bei der Regeneration verlorener Theile dieselbe Ordnung in der Anlage und Entwickelung derselben zu Tage tritt, wie in normalen Verhältnissen bei spontaner Vermehrung. Nicht minder beachtenswerth ist es, dass in denjenigen Fällen, in welchen ein *Stentor* künstlich getheilt wird, der schon die ersten Zeichen einer beginnenden natürlichen Vermehrung trägt, die Fähigkeit, zu regeneriren, sich auch in kernlosen Theilstücken äussert: es macht dieses den Eindruck, als ob der Kern nur dazu diene, den ersten Anstoss zu geben; ist ein solcher vorhanden, so gehen die Regenerationserscheinungen trotz Abwesenheit eines Kernes ungestört vor sich.

Es wird auch nicht überflüssig sein, hier noch einige anderen Versuche Gruber's anzuführen, die die plastischen Fähigkeiten der Zelle illustriren. Wird ein der Längsaxe des Körpers paralleler Schnitt durch einen *Stentor*, doch nicht durch die ganze Länge des Thieres geführt, so zerfallen die halbgetheilten Stücke nicht: jedes von ihnen bildet die ihm fehlenden Theile neu und wir erhalten in dieser Weise Zwillingsformen, deren eines Ende — vorderes oder hinteres — verdoppelt ist, während das andere einfach bleibt. Daraus ersehen wir, dass monstruöse Formen von Zellen, wenigstens in gewissen Fällen, Nichts anderes sind, als Resultate von regenerativen Processen, die auf äussere Insulte folgten.

Gleichzeitig mit Gruber beschäftigte sich mit den betreffenden Fragen Nussbaum. Seine ersten Versuche machte er an der *Opalina ranarum*, die eine ungewöhnliche Vermehrungsenergie besitzt; es zeigte sich aber bald, dass an diesem Infusorium keine Regenerationserscheinungen zu beobachten sind; möglicher Weise ist dieses mit dem Umstande in Verbindung zu setzen, dass es für diese parasitische Form äusserst schwer ist, ausserhalb des Wirthkörpers geeignete Lebensbedingungen aufzufinden. Dann wandte sich NUSSBAUM zur *Gastrostyla (Oxytricha) vorax*, einem Infusorium, das im Heuinfus zu finden ist. Indem er es in allen möglichen Richtungen künstlich theilte, überzeugte er sich, dass weder der Kern, noch der Zellenleib für sich selbständig leben können; in Theilstücken aber, die aus Protoplasma und einem Theile des Kernes bestehen, erfolgt *restitutio ad integrum*. Es muss indessen bemerkt werden, dass auch die kernlosen Theilstücke nicht unmittelbar zu Grunde gehen — im Gegentheil, sie weisen einen bedeutenden Grad von Lebensfähigkeit auf: sie bewegen sich, bedecken sich mit einer Rindenschicht und behalten die alten Wimpern; es kommt aber doch nie zu einer vollständigen Wiederherstellung der normalen Verhältnisse, und nach 40 Stunden sind sie schon unwiderruflich todt. Es wird nicht ohne Interesse sein, diese NUSSBAUM'schen Beobachtungen mit den alten Untersuchungen GRUBER's an *Actinophrys sol*, einem Rhizopoden mit kugeligem Zellenleibe, central gelegenem Kern und pulsirendem Bläschen, zusammenzustellen. GRUBER soll neben dieser typischen Form des *Actinophrys* noch kleinere kernlose Formen beobachtet haben; er äussert in Betreff dieser Formen die Hypothese, dass sie Theilstücke von den grösseren Exemplaren sind; sie sollen Pseudopodien einziehen und hervorstrecken, Nahrung einverleiben und selbst wachsen können. Auf Grund dieser Beobachtungen sprach sich GRUBER selbst für die Meinung aus, dass der Kern weder auf die Ernährung, noch auf das Wachsthum und die Beweglichkeit der Zelle einen Einfluss übe. Wir haben aber schon gesehen, dass die neueren Untersuchungen desselben Forschers an *Stentor coeruleus* ihn von diesen Anschauungen einigermaassen zurückgeführt haben.

Wie dürftig auch diese experimentellen Daten sind, jedenfalls müssen wir sie mit Dankbarkeit begrüssen, da sie die Möglichkeit gewähren, die Anschauungen der Pathologen über die Bedeutung des Kernes bei der Regeneration auf festerem Boden zu begründen. Es ist klar, dass die beschriebenen Beobachtungen es erlauben, folgendermaassen die von uns oben gestellte Frage zu beantworten: die Fähigkeit, zu regeneriren, muss wenigstens für gewisse Zellenarten als bewiesen betrachtet werden, und zwar scheint es, dass die normale Lebensthätigkeit des Kernes dafür eine nothwendige Vorbedingung sei.

Nachdem wir diese These aufgestellt haben, wollen wir nunmehr speciellere Fragen in Angriff nehmen. Sind alle Zellen unseres

Organismus in gleichem Maasse der Gefahr unterworfen, einen Theil ihres Leibes einzubüssen, und können sie alle mit gleicher Leichtigkeit regeneriren? Auf die erste Frage *a priori* zu antworten, ist nicht schwer: Alles bewegt uns, anzunehmen, dass in der betreffenden Beziehung die einzelnen Zellenarten in sehr ungleichen Verhältnissen sich befinden. Gewisse Zellen sind sozusagen immerfort Traumatismen unterworfen, z. B. die geformten Elemente des Blutes, die beständig gegen einander und gegen die Gefässwandungen stossen; es kann auch nicht verwundern, dass im Blute immer Trümmer dieser geformten Elemente gefunden werden, besonders zahlreich aber unter pathologischen Verhältnissen, wenn der Zusammenhang der elementaren Theile, die den Leib dieser Elemente bilden, wohl auch geschwächt ist. In zweiter Reihe müssen die Zellen genannt werden, die freie Oberflächen auskleiden: als Beispiel seien hier die saftigen Cylinderepithelzellen der Schleimhäute angeführt. Es könnte den Anschein haben, als ob diese Zellen besonders oft allerlei Defecte aufweisen müssten. Die directe Beobachtung lehrt aber, dass die Cylinderepithelzellen, die z. B. die innere Fläche des Magens auskleiden, eher *in toto*, als theilweise unter Bildung von Fragmenten abgerissen werden können. Die Kraft, durch welche die Theilchen der Zellen in Zusammenhang gehalten werden, ist also keine geringe; es muss aber auch angenommen werden, dass sie in verschiedenen Fällen eine verschiedene ist. Was unsere zweite Détailfrage betrifft, so besitzen wir zur Zeit noch kein Material, um sie direct beantworten zu können. Ginge die Vermehrungsfähigkeit Hand in Hand mit der Regenerationsfähigkeit, so könnte man natürlich annehmen, dass die Gewebe, in welchen wir besonders oft Zeichen einer regen Vermehrung bemerken, auch diejenigen sind, deren Elemente mit einer höheren Regenerationsfähigkeit ausgestattet sind. NUSSBAUM's Versuche beweisen aber, dass ein derartiger Parallelismus kaum existirt. Möglicher Weise wird es doch zielgemässer sein, hier als Ausgangspunkt die physiologische Rolle der betreffenden Zellen anzunehmen: in der That ist es wahrscheinlich, dass die Drüsenzellen mit ihrem regen Stoffwechsel und mit ihrer beständigen Zymogenkörnchenbildung sich in Bezug auf Regeneration anders verhalten, als viele anderen Zellen unseres Körpers, die eine weniger stürmische Lebensweise führen.

Die pathologischen Störungen in der Function des Zellenwachsthums könnten in zwei verschiedenen Richtungen untersucht werden: nach Analogie der mehrzelligen Lebewesen wäre es zu erwarten, dass in den einen Fällen das Wachsthum der Zellen in abnormer Weise gehemmt, in den anderen in abnormer Weise gesteigert wird. Die ganze Schwierigkeit liegt aber darin, dass die Beurtheilung der Erscheinungen des Zellenlebens von diesem Standpunkte aus jetzt noch fast unmöglich ist. Schon unter normalen Verhältnissen ist das Volum der einzelnen Zellen keine beständige Grösse — es schwankt in ziemlich breiten Grenzen in Abhängigkeit von rein physiologischen Momenten (als Beispiel will ich MANASSEÏN's Untersuchungen über die Wirkung des Sauerstoffes und der Kohlensäure auf das Volumen der rothen Blutkörperchen anführen: unter dem Einflusse des Sauerstoffs werden sie grösser, unter dem der Kohlensäure kleiner). Dann können wir auch Angesichts einer zweifellos kleinen Zelle oft nicht entscheiden, wovon ihre Kleinheit abhängt: von einer pathologischen Wachsthumshemmung, oder aber davon, dass die Zelle, ursprünglich gross, aus irgend welchen Ursachen kleiner geworden ist. Mit anderen Worten, ist die Frage gerechtfertigt, ob die betreffende Zelle ein difformer Zwerg ist, oder aber ein abgemagertes Individuum darstellt — um *termini technici*, die für vielzellige Organismen gebraucht werden, auf diesen Fall anzuwenden. Einer gleichen Zweideutigkeit begegnen wir natürlich, wenn wir unzweifelhaft abnorm grosse Elemente vor uns haben. Ohne Weiteres ist es ersichtlich, auf welch' schwankendem Boden alle Betrachtungen über pathologische Störungen des Wachsthums fussen. Auch die Lehre von Hypertrophie und Atrophie, zu deren Schilderung wir bald übergehen wollen, kann nach dem Gesagten auf unbedingte Acceptirung keine Ansprüche machen.

Sollen wir aber davon Abstand nehmen, auch auf diesem Gebiete eine Orientirung zu versuchen? Bleiben wir im Bereiche der die zusammengesetzten, höheren Organismen betreffenden Thatsachen, so werden wir wohl auf keinen Widerspruch stossen, wenn wir einen Unterschied zwischen der Function des Wachsthums und der der Ernährung *sensu strictiori* behaupten. Ein Riese und ein gemästetes Individuum, ein Zwerg und ein abgemagertes Individuum — das sind keine gleichbedeutenden Erscheinungen. Es müssen zweifelsohne für diese und für jene Reihe von Erscheinungen besondere determinirende Momente existiren. Und in der That muss das ungewöhnlich üppige oder dürftige Wachsthum hauptsächlich auf Störungen in den morphologischen Gesetzmässigkeiten zurückgeführt werden, während Fettleibigkeit und Abmagerung auf Störungen in den physikalisch-chemischen Gesetzmässigkeiten zu beziehen sind. Zwar werden jetzt Versuche gemacht, alle morphologischen Erscheinungen von dem Chemismus abzuleiten; aber es ist diese Anschauungsweise, wie es schon aus unseren früheren Betrachtungen hervorgeht, noch nicht wissenschaftlich begründet worden; wir können also die genannte Unterscheidung noch in vollem Maasse gelten lassen.

Wie gewichtig auch diese Einschränkungen sind, ist es doch schon jetzt möglich, unzweifelhafte Fälle von pathologischen Abweichungen in der Function des Wachsthums der Zellen anzuführen. Gehören hierzu nicht z. B. gewisse Formen von Mikrocythämie? Auch die Riesenzellen können hier eine entsprechende Stelle finden. Diese letzteren Elemente, von ROBIN im Knochenmarke zuerst gefunden, wurden später von anderen Forschern in mehr oder minder grosser Zahl in anderen normalen Geweben (z. B. in der Embryonalleber, in der Placenta u. s. w.) und in pathologischen Fällen — in rasch wachsenden Geschwülsten, Sarkomen, Tuberkeln, Granulationsgewebe u. s. w. — beobachtet. Finden wir solche Elemente im normalen Knochenmarke, so haben wir kein Recht, über abnorme Volumvergrösserung zu sprechen: hier sind diese Zellen normale, typische Formen. Ganz anders in den pathologischen Fällen: hier sind sie abnorm, atypisch; man nimmt an, dass sie im Vergleich mit den anderen Zellen, deren Wachsthum in engeren Grenzen aufgehalten worden ist, abnorm vergrösserte Zellen sind. Es ist sehr wahrscheinlich, dass wenigstens in gewissen Fällen die Riesenzellen der pathologischen Neubildungen in nächster Verwandtschaft zu den übrigen Zellenelementen derselben Neubildungen stehen, dass sie aus unbekannten Gründen colossal vergrösserte integrirende Elemente des betreffenden histologischen Substrates sind. Es darf aber nicht verhehlt werden, dass die Genese der Riesenzellen noch in vielen Beziehungen räthselhaft ist, und dass in der Litteratur Dutzende von Hypothesen darüber unversöhnt bestehen. Die Einen halten sie für in ihrer Entwickelung gehemmte Blut- oder selbst Lymphgefässsprossen. Die Anderen sind geneigt, anzunehmen, dass die Riesenzellen durch Verschmelzung mehrerer normalen Zellen entstehen. Ich werde hier die vielen sonstigen Vermuthungen über die Riesenzellengenese nicht besprechen und will nur bemerken, dass die Unterschiede, die sie in vielen Fällen darbieten, es keineswegs erlauben, überall und immer für die Riesenzellen eine und dieselbe Entstehungsweise anzunehmen. Um die Bemerkung über die Unterschiede, die zwischen den Riesenzellen vorhanden sind, mehr concret zu machen, sei hier darauf hingewiesen, dass die Kerne der Riesenzellen äusserst oft sehr verschiedene und complicirte Verhältnisse aufweisen. Oft finden wir in einer Riesenzelle einen einzigen Kern, der aber dann sehr gross ist, aus mehreren unter einander verbundenen Theilen besteht und wurstförmig oder mannigfaltig gewunden erscheint; in jedem Einzeltheile solcher Kerne finden wir je ein safranophiles Kernkörperchen, wobei solche Kerne den Eindruck machen, als ob sie sich in mehrere kleineren Kerne lösen sollten. In denjenigen Fällen, wo die Riesenzelle mehrere (oft einige Dutzend)

Kerne beherbergt, kann man eine für jeden einzelnen Fall charakteristische Gruppirung derselben im Zellenkörper constatiren: so z. B. sind sie in den Sarkom-Riesenzellen im ganzen Leibe der Zelle zerstreut, während sie in Tuberkeln in Form eines Kranzes an der Peripherie der Zelle liegen. Diese Beispiele werden wohl genügen, um zu zeigen, wie verschiedenartig der Habitus der Riesenzellen sein kann. Es scheint mir, dass der Ursprung so verschiedenartiger Elemente kaum in befriedigender Weise mit Zuhülfenahme einer einzigen Hypothese zu erklären wäre.

Es wird hier auch am Platze sein, einige Einzelheiten über das Leben der Riesenzellen anzugeben. Es ist bekannt, dass die Kerne gewisser Riesenzellen karyokinetischen Processen unterworfen sein können, die manchmal auch ganz eigenartige Charaktere aufweisen. Als Beispiel sollen hier die neuen Untersuchungen von Denys angeführt werden, der die Riesenzellen des Knochenmarks von Kaninchen, Hunden und Mäusen studirt hat. Dieser Forscher beschreibt u. A. eine eigenthümliche Riesenkaryokinese, die sich hauptsächlich dadurch auszeichnet, dass sich an Stelle eines grossen Kernes eine bedeutende Anzahl von kleineren Kernen bildet (nicht aber zwei, wie gewöhnlich). Ferner ist es bemerkenswerth, dass Denys in denselben Zellen auch eine andere Vermehrungsweise beobachtet zu haben angiebt, die darin bestehen soll, dass vom Mutterkerne sich ein Theil in Form einer Knospe abtrennt, der sich zu einem neuen Kern verwandelt; später umgiebt sich dieser neugebildete Kern mit einem Protoplasmasaum und wird zu einer ganzen Zelle u. s. w. Andere Autoren (Arnold, Werner) behaupten für die Riesenzellen des Knochenmarks die Vermehrung durch indirecte Fragmentirung. Nach Cornil's Beobachtungen findet man unter pathologischen Verhältnissen (Entzündung) in den Riesenzellen des Knochenmarks Erscheinungen der bipolaren Karyokinese. Bedauernswerth ist es, dass die von Denys u. A. beschriebenen Bilder nicht als eindeutig betrachtet werden können (Demarbaix). Aus diesen Daten geht jedenfalls hervor, dass in Betreff der hochwichtigen Function der Vermehrung die Riesenzellen mit äusserst mannigfaltigen Vorrichtungen versehen sind. Vielleicht wird es noch in der Zukunft gelingen, zu zeigen, dass in einer Reihe von pathologischen Fällen die Kernvermehrung in den Riesenzellen nach einer Weise, in der anderen nach einer anderen stattfindet; zur Zeit müssen wir uns ausschliesslich mit Analogien und Vermuthungen begnügen.

In zweiter Linie soll notirt werden, dass die Riesenzellen, oder wenigstens gewisse Arten von Riesenzellen, die Fähigkeit der Bewegung besitzen. So beobachtete Friedländer, dass die Riesenzellen aus dem Lupus sich mit Hülfe protoplasmatischer Fortsätze wie ein einheitliches Element bewegen; eine ähnliche Bewegungsfähigkeit wird auch von

Perls u. A. vindicirt. Angesichts der geschilderten Beobachtungen wäre es natürlich sehr schwer, anzunehmen, dass in diesem Falle die Riesenzellen durch einfachen mechanischen Zusammenhang gewöhnlicher Zellenelemente entstehen.

Was die speciell pathologische Bedeutung der Riesenzellen betrifft, so ist es auch in dieser Beziehung kaum möglich, sich mit einer allgemeinen Formel zu begnügen. Es liegen Gründe vor, anzunehmen, dass sie eine gewisse Rolle in dem Kampfe des Organismus mit den Bacterien spielen, worauf die bekannten Befunde bei der Tuberculose hindeuten (Metschnikoff). Podwyssozki macht darauf aufmerksam, dass bei der partiellen Nekrose des Lebergewebes von Hunden bei der Alkoholvergiftung in der Leber zahlreiche Riesenzellen auftauchen, von welchen die nekrotischen Theile aufgenommen werden. Podwyssozki nennt diese Elemente *Hepatophagen* oder genauer *Nekrophagen*.

Bei der Besprechung der Störungen in der Function des Zellenwachsthums haben wir bis jetzt angenommen, dass diese Störungen alle Theile der Zellen gleichmässig betreffen; wir haben nur die Bemerkung gemacht, dass der Kern und der Zellenleib auch unter Umständen nicht gleichmässig wachsen können. Es darf aber kaum daran gezweifelt werden, dass selbst die einzelnen Bestandtheile des Kernes und des Zellenleibes ihre relative Unabhängigkeit in Betreff der Wachsthumsfunction zur Geltung zu bringen vermögen. Es ist zwar noch bedeutend schwerer, zwischen Hypertrophie und ungewöhnlich starkem Wachsthum, Atrophie und unzulänglichen Wachsthum der einzelnen Zellenbestandtheile zu unterscheiden; es können aber doch gewisse Anhaltspunkte auch auf diesem Gebiete gewonnen werden; einige von diesbezüglichen Daten werde ich bei Besprechung der Hypertrophie und Atrophie der Zelle weiter unten anführen. Jetzt wollen wir zu den Störungen der Ernährung im engen Sinne dieses Wortes übergehen.

Aus der Thatsache, dass das Volumen der Zellen bei voller Erhaltung aller morphologischen Structureigenthümlichkeiten vergrössert oder vermindert sein kann, ist der Schluss gezogen worden, dass diese Volumen — und gleichzeitig auch Gewichtsschwankungen von den Intensitätsschwankungen der physiologischen Processe, die das Wesen der Ernährung bilden, abhängig sind. Man nimmt an, dass eine Zelle, die über die Grenzen der Mittelgrösse gewachsen ist, eine hypertrophische Zelle und dass andererseits eine Zelle, die die Mittelgrösse nicht erreicht, eine atrophische sei. In dieser Form tritt uns auch die Lehre Virchow's über den fraglichen Gegenstand entgegen. Er sagt: „Hypertrophie in meinem Sinne wäre der Fall, wo einzelne Elemente eine beträchtliche Masse von Stoff in sich aufnehmen und dadurch grösser werden, und wo durch die gleichzeitige Vergrösserung vieler Elemente endlich ein ganzes Organ anschwellen kann.“ Sie sehen daraus, dass die Vorstellungen, an welche die Bezeichnungen Hypertrophie und Atrophie gebunden sind, sehr einfache sind. In die Zelle tritt viel oder wenig Nährmaterial ein, und demgemäss vergrössert sich die Zelle, sie überschreitet die Norm, oder aber sie wird kleiner, und kommt unter die Norm. Ist dieses aber in der That so einfach?

Vor allen Dingen muss hervorgehoben werden, dass eine vermehrte Zufuhr von Nährmaterial nicht genügt, um die Zelle zu stärkerer Ernährung anzuregen (SAMUEL): es müssen Seitens der Zelle selbst Bedingungen gegeben werden, die dazu führen, dass diese oder jene Nährstoffe in vergrösserter Quantität in den Kreis der in der Zelle stattfindenden physikalisch-chemischen Umwandlungen hereingezogen werden. Ebenso unzweifelhaft ist es, dass die Erscheinungen der Atrophie auch bei genügender Zufuhr von Nährmaterial zu Stande kommen können, wenn die Zelle durch Beschädigung dieser oder jener Mechanismen ausser Stand gesetzt ist, das vorhandene Material zu verwerthen. Schon daraus können wir schliessen, dass die Ursachen der Atrophie und Hypertrophie nicht so sehr in der Veränderung der Quantität des Nährmaterials, sondern eher in den eigenartigen inneren Lebensbedingungen der betreffenden Zellen zu suchen sind. Mit anderen Worten: wir müssen annehmen, dass die Zellen sich dem Nährmaterial gegenüber nicht passiv, sondern activ verhalten. Dieser Satz kann noch in folgender Weise ausgedrückt werden: der Grad der Aeusserung einer Function wird gewöhnlich als Ausdruck einer Reizbarkeit betrachtet; in unserem Falle könnte man daher annehmen, dass das Wesen der Hypertrophie und der Atrophie in der gesteigerten oder verminderten Reizbarkeit der Mechanismen, die die Ernährung reguliren (nutritive Reizbarkeit nach VIRCHOW), liege.

Es darf ferner nicht vergessen werden, dass die Dimensionen der Zelle nicht nur durch erhöhte oder gesunkene Aufnahme von Nährmaterial verändert werden; es führen zu demselben Resultate noch andere Vorgänge. Hierzu gehört vor Allem der Fall, wo die Zelle die Producte ihrer Lebensthätigkeit nach Aussen nicht befördern kann, wo also die Ausgaben bedeutend von den Einnahmen überholt werden, so dass selbst dann, wenn die Zufuhr subnormal ist, die Zelle mit Auswurfsstoffen überfüllt wird. Ferner kann in der Zelle die Fähigkeit, Wasser aufzuhalten, über die Norm steigen, so dass die die Zelle bildenden Theile aufquellen; dabei weicht doch der allgemeine Habitus der Zelle — wenigstens nach mikroskopischen Befunden urtheilend — nicht wesentlich von der Norm ab, und zwar selbst in den Fällen nicht, wo die Durchtränkung mit Wasser einen bedeutenden Grad erreicht.

Das Gleiche ist natürlich auch in Betreff der Atrophie zu sagen; es sei hier als Beispiel Folgendes angeführt. In einer Zeiteinheit wird von der Zelle eine gewisse Quantität von Stoffen verarbeitet; stellen wir uns nun vor, dass der Process der Verarbeitung rascher vor sich geht, als in normalen Verhältnissen, so kann dadurch das Volumen der Zelle verkleinert werden, natürlich wenn eine ungehinderte Abgabe der Stoffwechselproducte besteht und kein Zufluss von Nährmaterial stattfindet. Bei einer gewissen Steigerung des Stoffwechsels schützt selbst die Verarbeitung bedeutender Quantitäten von Nährmaterial die Zelle vor Atrophie (im Sinne von Volumverminderung) nicht. Es ist ferner auch klar, dass eine Volumvergrösserung der Zelle nur insofern als Hypertrophie gedeutet werden kann, als dabei ein Zuwachs von activen Structurelementen stattfindet: für den Begriff der Hypertrophie *sensu strictiori* ist es minder wichtig, dass eine grosse Quantität von Nährmaterial die Zelle passirt, als dass ein bedeutender Theil dieses Materials sich in der Zelle in Form von organisirten Massen ablagert; ebenso für den Begriff der Atrophie ist es vor Allem wichtig zu entscheiden, ob diese Ablagerung von organisirten Massen herabgesetzt ist oder nicht. Demgemäss muss angenommen werden, dass bei der Hypertrophie nicht nur Volum-, sondern auch Gewichtszuwachs stattfindet. Selbstverständlich müssen aber auch in Betreff der Gewichtsschwankungen dieselben Einschränkungen gemacht werden, wie es oben in Betreff der Volumschwankungen der Fall war.

Alle diese Betrachtungen tragen zweifelsohne einen zum Theil hypothetischen Charakter; ein gewisser Grad von Triftigkeit kann ihnen aber doch, Angesichts der Analogien mit den vielzelligen Organismen und der Daten, die wir über den physiologischen Stoffwechsel im Allgemeinen besitzen, nicht abgesprochen werden.

Es fragt sich nun, unter welchen Umständen Bilder beobachtet werden können, die auf Hypertrophie oder Atrophie der Zelle hinweisen, und ob alle derartigen Bilder in das Gebiet der Pathologie gehören. Vor Allem begegnen wir solchen Bildern bei Hypertrophie und Atrophie von Organen. Da Atrophie und Hypertrophie von Organen auch unter normalen Verhältnissen zu Stande kommen, so müssen wir annehmen, dass auch Atrophie und Hypertrophie von Zellen nicht immer pathologische Vorgänge sind. Einen pathologischen Charakter tragen diese Vorgänge nur dann, wenn die dabei stattfindenden Veränderungen dem Organismus Schaden bereiten und wenn die Ursachen, die diesen Veränderungen zu Grunde liegen, ausserhalb des Kreises normaler Einwirkungen auf den Organismus, resp. ausserhalb normaler Lebensbedingungen desselben zu finden sind.

Ich werde hier nicht näher in die Aufzählung der Umstände eingehen, unter welchen Atrophie und Hypertrophie von Organen zu Stande kommen; dieses würde uns zu weit führen. Ein Hinweis auf solche Umstände, wie erhöhte Arbeitsleistung, langdauernde Ruhe, gestörte Nahrungszufuhr, Nerveneinwirkungen u. s. w. wird wohl genügen; es ist auch allgemein bekannt, welch' grosse Bedeutung der Vererbung, resp. der Fähigkeit der Gewebe, die älterlichen Eigenschaften zu wiederholen, zugeschrieben wird. Ich kann nicht umhin, auch darauf aufmerksam zu machen, dass die Erscheinungen der Hypertrophie der Zellen von denen der Hyperplasie, und die der Atrophie von denen der Aplasie und Degeneration begleitet werden. In den hypertrophischen Organen sehen wir nicht nur eine Volumvergrösserung der einzelnen Elemente, sondern auch eine Vermehrung der Zahl der Elemente; ebenso in den atrophischen Organen findet man nicht nur Volumverminderung, sondern auch Verminderung der Zahl der Zellen und eine mehr oder minder tief eingreifende Störung der morphologischen und physikalisch-chemischen Structuren derselben. Oft sind die Bilder selbst noch complicirter. Gleichzeitig mit den Erscheinungen der Atrophie resp. einfachen Atrophie, der Degeneration resp. degenerativen Atrophie und der Aplasie haben wir vor den Augen eine rege Vermehrung, einen bedeutenden Zuwachs anderer Gewebselemente oder auch der Gewebselemente derselben Kategorie. Flemming hat gezeigt, dass bei Atrophie des Fettgewebes beim Meerschweinchen einzelne Fettzellen vielkernig werden und dass sogar die einzelnen Kerne von besonderen Protoplasmasäumen umgeben werden. Kommt diese atrophische Kernwucherung durch directe Theilung, oder aber durch Mitose zu Stande, das ist zur Zeit noch nicht genau festgestellt worden.

Es wird hier wohl nicht überflüssig sein, einige Zahlenwerthe über die Dimensionen der Zellen in den von uns hier besprochenen Zuständen anzuführen. Vor Allem werden wir die Daten berücksichtigen, die über hypertrophische Zellen — in normalen sowohl als in pathologischen Verhältnissen — vorhanden sind. Bei der Untersuchung von hypertrophischen Herzmuskeln fand Hepp (schon im Jahre 1856), dass der Durchmesser der einzelnen Muskelelemente um 4mal die Norm überschreitet. Kölliker constatirte bei Untersuchung des schwangeren Uterus, d. i. des Uterus im Zustande der physiologischen Hypertrophie, dass die glatten Muskelfasern 7—11mal so lang und 4mal so breit sind als im normalen Uterus. In der hypertrophischen Harnblasenwand fand Hepp die Muskelfasern 2mal breiter als in der normalen; im hypertrophirten *M. cremaster* gestaltete sich das Verhältniss wie 3:2.

Aus diesen Zahlenwerthen ersieht man, dass die physiologische

Hypertrophie selbst deutlicher hervortreten kann, als die pathologische.

Um das oben über Atrophie Gesagte zu veranschaulichen, gebe ich hier die Zahlenwerthe wieder, die Manasseïn bei den vergleichenden Untersuchungen von Leberzellen normaler und hungernder Kaninchen ermittelt hat. Manasseïn mass den grössten Durchmesser der Leberzellen und fand, dass derselbe bei normalen ausgewachsenen Kaninchen durchschnittlich 0·0223 mm beträgt (*in maximo* 0·033 mm, *in minimo* 0·015 mm), während bei gleichen hungernden Thieren er im Durchschnitt bis auf 0·0089 mm sank (*in maximo* 0·018, *in minimo* 0·006 mm); bei den eine gewisse Zeit hungernden und dann gut genährten Kaninchen erwies sich der Durchmesser der Leberzellen 0·0252 mm lang (*in maximo* 0·0345, *in minimo* 0·015 mm).

Nicht minder wichtig ist die Frage, ob alle Zellen gleich leicht der Atrophie oder Hypertrophie anheimfallen.

Robin äussert die Ueberzeugung, dass in den einfachsten Gewebsarten, im faserigen und im lockeren Bindegewebe, auch im Fettgewebe, in der Oberhaut, im Knochengewebe und in den Gefässwänden nur Hyperplasie, nie aber Hypertrophie der Zellen stattfindet.

Nach Recklinghausen kann diese Meinung nicht aufrecht erhalten werden. So sehen wir z. B. im Fettgewebe bei allgemeiner Obesität wie in Neubildungen, die nach dem Typus des Fettgewebes gebaut sind (sogenannte Lipome), dass ein Theil der Zellen unzweifelhaft hypertrophisch ist. Dasselbe gilt für die abnorm gewucherte Oberhaut. Trotzdem ist es doch auf Grund verschiedener Analogien unmöglich, anzunehmen, dass alle Zellen unseres Organismus unter gleichen Verhältnissen in Betreff der Hypertrophie und Atrophie stehen. Darauf weisen auch gewisse physiologische Thatsachen hin. Die Beobachtungen von Riedel, die auch bei Recklinghausen angeführt sind, zeigen, dass das physiologische Wachsthum der Muskeln auf Hypertrophie der Zellen beruht, nicht auf Hyperplasie derselben; bei Wucherung von Cylinderepithel haben wir, im Gegensatze dazu, fast ausschliesslich mit Hyperplasie und nicht mit Hypertrophie zu thun; im Pigmentepithel der Chorioidea und im Endothel beobachten wir Durchmesservergrösserung der Zellen, also Hypertrophie; in anderen epithelialen Geweben finden wir sowohl das eine, wie das andere.

Zum Schlusse werden wir noch einige äusserst schwer zu lösende Fragen berühren.

Hängen die Erscheinungen der Hypertrophie und Atrophie von den Störungen eines bestimmten in den Zellen vorhandenen Mechanismus ab, oder aber sind diese Erscheinungen an keine bestimmten Theile der Zelle gebunden? Wir müssen gestehen, dass die Beurtheilung der betreffenden Erscheinungen, wie so vieler anderen pathologischen Erscheinungen, bis jetzt nur zu oft eine sehr oberflächliche gewesen ist. Deswegen ist auch das zur Lösung der obigen Frage nöthige thatsächliche Material noch nicht gesammelt worden. Es bleibt also nichts übrig, als uns mit Andeutungen zu begnügen. Einige von denselben sind jedenfalls bemerkenswerth. Gewisse Beobachtungen deuten darauf hin, dass einige der Zellenbestandtheile resp. einige Bestandtheile des Zellenleibes vom Zellenkerne erzeugt werden (Ogata u. A.). Wir könnten also bei Hypertrophie, wenigstens in gewissen Fällen, eine verstärkte Productivität des Kernes annehmen. Mit anderen Worten, es ist möglich, der Vermuthung Ausdruck zu geben, dass die Hypertrophie der Zelle von gewissen primären Veränderungen in der Structur und in den Functionen des Kernes abhängig ist. Andererseits werden Anschauungen vertreten, wonach die Function der Ernährung der Zelle hauptsächlich an den Zellenleib gebunden sein soll; ist dieses richtig, dann wäre das *primum movens* bei vielen Hypertrophien und Atrophien im Zellenleibe, nicht im Zellenkerne zu suchen. Es wäre sehr erwünscht, für diesen Fall eine derjenigen gleiche These, wie wir sie für die Regeneration der Zelle formulirt haben, aufstellen zu können.

Eine weitere schwierige Frage ist die nach der Möglichkeit von Hypertrophie und Atrophie einzelner Zellentheile. Das zur Lösung dieser Frage nothwendige Material ist auch bei weitem noch nicht gesammelt; gewisse Thatsachen legen es aber nahe, dass diese Frage bejahend beantwortet werden muss. So hat man z. B. beobachtet, dass in schnell wachsenden Neubildungen die Kernkörperchen, die wir oben als Plasmosomen charakterisirt haben, oft riesige Dimensionen erreichen (A. Kosinsky). Andererseits kann man auch behaupten, dass bei Atrophie das Volumen des Zellenleibes bedeutend unter die Norm sinken kann, ohne dass eine ebenso auffallende Abnahme des Kernvolumens stattfinde. Daraus ergiebt sich, dass die Erscheinungen der Atrophie und Hypertrophie, gleich denen des pathologischen Wachsthums, nicht zu der Kategorie von Vorgängen gehören, die die Zelle nothwendiger Weise *in toto* berühren müssen.

Die hier gegebene Uebersicht der Daten in Betreff der Atrophie und Hypertrophie zeigt es sehr deutlich, dass auf diesem Gebiete noch Vieles einer sorgfältigen Bearbeitung harrt. Es kann auch nicht verwundern, dass es uns so schwer fällt, etwas Positives über diese oder jene Einzelfrage zu sagen. Ich werde mich auch nicht weiter in theoretische Betrachtungen darüber einlassen und will nur noch Folgendes hinzufügen. Ist eine Atrophie und Hypertrophie der Zelle im ursprünglichen Sinne dieser Worte denkbar? Kann sich eine Zelle vergrössern oder verkleinern, ohne dass Veränderungen in ihrer morphologischen oder physikalisch-chemischen Structur stattfinden? Ich glaube, dass nach allem oben Gesagten in der Beantwortung dieser Frage kaum noch ein Zögern möglich ist. Wenn wir auch oft keine morphologischen oder physikalisch-chemischen Structurveränderungen nachweisen können, so entscheidet dieses doch keineswegs: die Feinheit der untersuchten Objecte ist oft so bedeutend, dass unsere Hülfsmittel uns hier im Stiche lassen.

Im Zusammenhange damit steht noch eine mehr allgemeine Frage: kann man zugeben, dass eine Zelle Abweichungen in Betreff der Ernährungsfunction mit dem Charakter der Atrophie oder Hypertrophie aufweist, ohne in anderen functionellen Beziehungen von der Norm abzuweichen? Diese Frage könnten wir auch in Bezug auf die pathologischen Erscheinungen im Gebiete des Zellenwachsthums aufstellen. Es ist sehr wahrscheinlich, dass in solchen Fällen auch andere Seiten des Zellenlebens in Mitleidenschaft gezogen werden. Indem wir eine Gruppe von Störungen herausheben, dürfen wir in keinem Falle vergessen, dass die concrete Wirklichkeit und die theoretische Betrachtung sich hier nicht vollständig decken. Besonders ist darauf bei Beurtheilung der allgemeinen functionellen Bedeutung atrophischer und hypertrophischer Zellen in der allgemeinen Oekonomie des Organismus zu achten. Es kann ja kaum bezweifelt werden, dass z. B. eine atrophische Leberzelle sich anders in Betreff der Gallensecretion verhält, als eine normale, u. s. w. Das Studium aller hierzu gehörenden Einzelheiten an Zellen zusammengesetzter, vielzelliger Organismen ist mit den grössten Hindernissen verbunden; es bleibt uns nur die Hoffnung, dass in der Zukunft wohl Versuchsanordnungen gefunden sein werden, bei welchen man auch alle diese Zweifel und Missverständnisse endgültig beseitigen wird.

Fünfte Vorlesung.

Allgemeine Bemerkungen über die Degeneration der Zellen. — Die Arten der degenerativen Processe. — Die albuminöse körnige Metamorphose. — Die Schleimmetamorphose.

M. H.! Schon bei der Uebersicht der einfachsten Störungen in der Ernährungsfunction der Zellen wurde es nothwendig in Betracht zu ziehen, dass die Sache sich in den meisten Fällen nicht auf blos quantitative Veränderungen beschränkt. Die Analogie mit den höheren, vielzelligen

Organismen veranlasst uns, anzunehmen, wie schon oben auseinandergesetzt, dass unabhängig von den Störungen in der Function des Wachsthums specielle Störungen mit dem Charakter von Atrophie und Hypertrophie zu Stande kommen; dieselbe Analogie zwingt uns, noch weiter zu gehen — sie erfordert die Annahme, dass selbst im einfachsten Falle von Hypertrophie oder Atrophie die Zellen nicht nur grösser oder kleiner werden, sondern auch verschiedene Abweichungen von der Norm in Betreff ihrer Zusammensetzung aufweisen müssen. Ich will diesen Satz durch Thatsachen, die aus der Lehre vom Hungern und von der Mästung bekannt sind, erläutern. Es ist nicht nur das Gewicht eines hungernden, erschöpften Organismus im Vergleich mit einem normal ernährten kleiner, sondern es sind darin wesentliche Veränderungen in der Zusammensetzung nachweisbar; die einen Organe oder Gewebe verlieren dabei an Gewicht mehr, die anderen weniger u. s. w. Desgleichen bei der Mästung sieht man nicht nur eine Volumvergrösserung des betreffenden Organismus resp. eine Gewichtssteigerung, sondern es ändert sich dabei auch die Zusammensetzung des Körpers: je nach der Art der Mästung sehen wir den eingeführten Nahrungsmitteln entsprechend eine Zunahme dieser oder jener Gewebe. Es wäre höchst unwahrscheinlich, dass die einzelligen Lebewesen sich in dieser Hinsicht ganz anders verhalten; wir sind im Gegentheil geneigt, zu glauben, dass auch in diesem Falle die einzelnen Zellen den gleichen Gesetzen unterworfen sind wie die höheren Organismen.

Noch deutlicher tritt die Abweichung von der normalen physikalisch-chemischen Structur der Zellen in denjenigen Fällen hervor, in welchen die Zellen tiefer eingreifende Störungen der Ernährung erleiden, sich im Zustande der Degeneration befinden. Ich werde hier nicht den historischen Entwickelungsgang der Lehren über Degeneration wiedergeben; hinweisen will ich nur darauf, dass ursprünglich alle diese Lehren, ebenso wie diejenigen über Hypertrophie und Atrophie, sich viel mehr auf die betreffenden Zustände von Organen und Geweben, als von Zellen, bezogen. Dieses erklärt schon, warum der Bezeichnung „Degeneration" verschiedene Bedeutungen gegeben wurden. Wir werden hier ausschliesslich die Erscheinungen der Entartung von Zellen besprechen, daher brauchen wir die Bedeutung dieser Bezeichnung nicht zu sehr auszudehnen. Was verstehen wir nun, wenn wir über Degeneration sprechen?

In der Sprache des classischen Alterthums verstand man unter *„degenerare" (verbum neutrum et activum)* „entarten", „verschieden von den Vorfahren zur Welt kommen", „verderben", „durch Entartung schänden, beflecken".

Die Anwendung dieses Terminus zur Bezeichnung der betreffenden Vorgänge in den Zellen zeigt uns schon, welch' tief eingreifende Veränderungen dabei angenommen waren. In der That, seit VIRCHOW's Arbeiten, der auch für die Lehre über Degeneration sehr viel geleistet hat, behaupten die Pathologen, dass die Zelle, die sich im Zustande der Degeneration befindet, von ihren Lebenseigenschaften sehr Vieles eingebüsst hat, dass, Hand in Hand mit den Veränderungen in der physikalisch-chemischen Structur, eine mehr oder minder bedeutende Schwächung der Lebensthätigkeit einhergeht. Es fragt sich nun, welche sind die Grundcharaktere der degenerativen Processe und inwiefern die Annahme einer Schwächung der Lebensthätigkeit in den degenerirten Zellen richtig ist.

Beim Studium der Degenerationserscheinungen sehen wir vor Allem, dass dabei in den Zellen keine völlig neuen, den Zellen heterogenen Stoffe auftreten. Wie in Betreff des pathologischen morphologischen Substrates im Allgemeinen, so auch in Betreff der entarteten Zellen im Besonderen, können wir behaupten, dass eine Heterologie *sensu stricto* nicht existirt. Bei den Degenerationen ändert sich die physikalisch-chemische Structur der Zellen, aber für alle diese Veränderungen, oder wenigstens für die allermeisten, kann ein physiologisches Vorbild aufgefunden werden.

Zweitens kann man bemerken, dass die degenerativen Processe, selbst wenn nachträglich auch die morphologischen Structuren der Zelle Veränderungen erleiden, stets gewissen inneren Gesetzmässigkeiten unterworfen sind, die mit den Lebenseigenschaften der Zellen in demselben Maasse verbunden sind, wie alle anderen Gesetzmässigkeiten, von welchen die Entwickelung sonstiger pathologischer Processe in den Zellen geregelt wird. Es gehen also die degenerativen Processe, mag der Uebergang von ihnen zum Tode der Zelle, d. i. zur Nekrobiose, auch noch so unvermeidlich sein, in lebenden Objecten vor sich, nicht in todten: Degeneration kann nicht als postmortale Erscheinung betrachtet werden.

Drittens veranschaulicht sich nicht jede Ernährungsstörung in deutlilch wahrnehmbaren mikrochemischen und morphologischen Structurveränderungen. Nicht alle Stoffe, die zum Aufbau der Zelle verwendet werden, können mit gleicher Leichtigkeit einer mikroskopischen Analyse unterworfen werden; auch nicht jede thatsächlich wohl vorhandene Structurveränderung ist bei unseren derzeitigen optischen Hülfsmitteln erkennbar.

Es kann demnach auch nicht befremden, dass immerwährend neue Formen von degenerativen Processen constatirt werden, in dem Maasse, als die Methoden der histologischen Analyse vollkommener werden und das Verständniss der Lebenserscheinungen, die in den Zellen vor sich gehen, tiefer wird. Man kann wohl behaupten, dass durch die bislang gefundenen Formen der Degeneration der Reichthum an derartigen pathologischen Thatsachen noch nicht erschöpft ist. Am wahrscheinlichsten ist es, dass die jetzt allgemein als Typen acceptirten Formen von degenerativen Processen in kleinere Gruppen geschieden werden müssen — entsprechend den Eigenthümlichkeiten dieses oder jenes Falles.

Viertens muss man im Auge behalten, dass die Ernährungsstörung nicht nothwendiger Weise eine Schwächung der Lebensthätigkeit involvirt. Weiter unten werden wir noch Gelegenheit haben, auf die Détails dieser Frage einzugehen; aber schon jetzt muss es ja klar erscheinen, dass wenigstens in gewissen Fällen und unter gewissen Bedingungen Ernährungsstörung mit abnormer Erhöhung der Lebensthätigkeit der Zelle Hand in Hand gehen kann.

Für solche Fälle wäre die Bezeichnung „Degeneration“ eigentlich nicht völlig entsprechend; wir werden sie aber doch auch hier behalten, zum Theil, da sie sehr feste Wurzeln in der Kunstsprache der Pathologen gefasst hat, zum Theil auch deswegen, da die Beurtheilung der ebengenannten Fälle sich bis jetzt mehr auf Hypothesen, als auf genau festgestellte Thatsachen stützt. Dass im Allgemeinen die Bezeichnung „Degeneration“ eine nicht ganz glücklich gewählte ist, das könnte sehr leicht bewiesen werden. In der That, es ist ja ein Zellenelement im Zustande der sogenannten Degeneration nicht ein neugebildetes, bei seinem ersten Erscheinen schon in dieser oder jener Weise von der Norm abgewichenes Element. Es unterliegt ferner keinem Zweifel, dass eine degenerirte Zelle unter gewissen Bedingungen auch zur Norm wiederkehren kann. Es muss in diesen Fällen wohl die Abweichung von der Norm in der Zelle nicht so bedeutend sein, wie es auch auf den ersten Blick den Anschein haben mag. Endlich wäre die erniedrigende Bezeichnung „Degeneration“ nur dann völlig am Platze, wenn die Functionsstörungen in den Organen, die bei den „degenerativen“ Veränderungen der Zellen zu beobachten sind, gleichbedeutend mit den Functionsstörungen in den diese Organe bildenden Elementen wären.

Alle diese Bemerkungen zeigen wohl, dass Versuche, die bisherige Bezeichnung durch eine bessere zu ersetzen, sehr erwünscht sein müssen. Am besten wäre es meiner Ansicht nach statt „Degeneration“ „Metamorphose“, „Umwandlung“ zu sagen; diese Bezeichnung bricht sich auch immer mehr und mehr Bahn, sie ist auch in dem Sinne eine glückliche, dass sie nichts vorentscheidet und uns in keiner Beziehung bindet.

Fünftens darf die Ernährungsstörung, die als Grundursache aller degenerativen Processe betrachtet wird, nicht allzu abstrakt aufgefasst werden. Eine Zelle, deren Ernährungsfunction mehr oder minder durchgreifend gestört ist, kann nicht in jeder anderen Hinsicht eine normale sein. Haben wir z. B. eine degenerirte Muskelfaser vor uns, so sind wir schon *a priori* geneigt anzunehmen, dass hier die Ernährungsstörung von einer Bewegungsstörung complicirt sein muss. Das Gleiche gilt für alle ähnlichen Fälle. Indem wir aus der Reihe von Störungen die eine oder die andere als die wichtigste auslesen, so thun wir es nur, um in dieser Weise die hierarchische Abhängigkeit der Erscheinungen zu bestimmen, in keinem Falle wollen wir damit andere, in dieser oder jener Art mit der Hauptstörung verbundenen Alterationen hinwegleugnen.

Sechstens muss man bei Versuchen, die Natur der degenerativen Processe klarzulegen, stets im Auge behalten, dass die Zelle kein einfaches, sondern ein höchst complicirtes Gebilde ist. Schon jetzt besitzen wir gewisse Andeutungen, die es zu behaupten erlauben, dass die degenerativen Processe nicht immer die ganze Zelle angreifen. Diesem Umstande ist bis jetzt nur sehr wenig Aufmerksamkeit geschenkt worden, und doch versprechen die betreffenden Untersuchungen viel Licht auf die fundamentalsten und verwickelsten Fragen der Cellularbiologie im Allgemeinen zu werfen.

Es folgt nun die Frage, wie das von den Pathologen zur Lehre über Degeneration gesammelte Material systematisch zu classificiren sei. Selbstverständlich kann über natürliche Classification nicht einmal die Rede sein; man muss zu künstlichen greifen; diese letzteren sind aber nicht immer alle gleichwerthig. Am einfachsten würde es sein, als Classificationsprincip die chemisch-physikalischen Eigenschaften der Producte zu verwerthen, die wir in den Zellen bei den verschiedenen Degenerationen antreffen. Da es viele solche Producte gibt, so müssen sie ihrerseits in gewisser Weise geordnet werden, und zwar wird es am besten sein sie derart zu gruppiren, wie wir dieses oben, im Abschnitte über das physikalisch-chemische Schema der Zelle, bei den verschiedenen in den Zellen zu treffenden Stoffen gethan haben. Ausserdem müssen aber auch die morphologischen Daten in Betracht gezogen werden. Wir wissen z. B., dass in den einen Fällen pathologische eiweissartige Producte in den Zellen in Form von eigenartigen Körnchen auftreten, während in anderen keine solche Formgestaltung zu beobachten ist. Noch wichtiger ist es, Das, was im Zellenleibe vor sich geht, von Demjenigen zu scheiden, was in den Kernen sich abwickelt. Zur Zeit wäre es noch verfrüht, das bisher übliche Schema der Degenerationen entsprechend dem, was wir schon jetzt über die normale Structur des Zellenleibes und des Zellenkernes wissen, umzuändern; es wäre aber andererseits Selbstbethörung, behaupten zu wollen, dass dieses Schema, das unzweifelhaft einer gründlichen Umarbeitung erheischt, unerschütterlich ist.

Bevor wir zur Besprechung der einzelnen Degenerationsarten übergehen, müssen wir noch eine Bemerkung machen. Die Analyse der Erscheinungen zeigt, dass nicht selten die Veränderungen in der Zusammensetzung der Zelle weniger von veränderten Bedingungen der Erzeugung gewisser Producte in der Zelle selbst, als von veränderten Bedingungen des Eintrittes von Substanzen aus dem Gewebssafte, welche irgendwo an einer entfernten Stelle erzeugt werden, abhängig ist. Auf diesem Boden entstand die Idee von der Infiltration, die der Degeneration gegenübergestellt wird. Haben wir vor uns eine Zelle, die in irgend einem Sinne anomale Producte enthält, so sprechen wir von Infiltration, wenn diese Producte im fertigen Zustande aufgenommen worden, und greifen zur Bezeichnung Degeneration nur dann, wenn wir irgend welchen Grund zu glauben haben, dass die Producte in der Zelle selbst, kraft entsprechender Verarbeitung der die Zelle bildenden Substanzen, erzeugt worden sind. Später werden wir die Bedingungen näher kennen lernen, unter welchen die pathologischen Infiltrationen entstehen; hier sei nur bemerkt, dass die Bezeichnung „Umwandlung“, „Metamorphose“ auch auf die Fälle von Infiltration Anwendung finden kann.

Da die Eiweissstoffe eine so eminente Rolle im Leben der Zelle spielen, müssen wir an erster Stelle diejenigen degenerativen Processe setzen, die den allgemeinen Namen von albuminösen Degenerationen verdienen. Als Product der Entartung finden wir hier diese oder jene Eiweisskörper. Wir beginnen unsere Uebersicht mit albuminöser körniger Metamorphose. Bei dieser Degenerationsart findet man in dem Zellenleibe eine bedeutende Zahl von Körnchen albuminöser Natur, die mit Hülfe folgender mikrochemischer Reactionen erkannt werden können. Die Körnchen lösen sich in verdünnten Alkalien und quellen in Essigsäure auf; in Ueberschuss dieses letzten Reagens lösen sie sich auf. Bei Anwendung von Zuckerlösung mit nachfolgendem vorsichtigem Zusatz von Schwefelsäure erhält man eine röthliche Färbung. Ferner gelingen hier die Xanthoproteinreaction und andere Eiweissreactionen. Jod bräunt die Körnchen. In Alkohol und Aether lösen sie sich nicht. Bemerkenswerth ist dann noch, dass die Körnchen ein schwaches Lichtbrechungsvermögen besitzen. Organe, die eine albuminöse körnige Umwandlung erlitten haben, besitzen den saftigen

Glanz nicht mehr, der den gesunden Geweben eigen ist; sie sehen trübe, glanzlos aus, was der Metamorphose auch die von VIRCHOW vorgeschlagene Bezeichnung — „albuminöse Trübung" zugezogen hat. Die Dimensionen der Zellen und dann selbst der ganzen Organe werden grösser, was auch die Genese einer anderen, ebenfalls von VIRCHOW herrührenden Benennung — „trübe Schwellung" erklärt.

Alles andere der pathologischen Anatomie überlassend, werden wir hier nur die drei Fundamentalfragen, die einen allgemein pathologischen Charakter besitzen, berücksichtigen.

Erstens: unter welchen Bedingungen kommt es zur albuminösen körnigen Metamorphose? Zweitens: worauf ist ihr Mechanismus zurückzuführen? Drittens: welche Bedeutung kann diese Metamorphose der Zellen für den Gesammtorganismus haben?

Am öftesten ist die albuminöse körnige Metamorphose bei verschiedenen Infectionskrankheiten, die mit Erhöhung der Körpertemperatur resp. mit Fieber verlaufen, zu beobachten. Hierzu gehören: Typhus, Scharlach, Pocken, Rose, Diphtheritis, Puerperalfieber u. s. w. Dann kommen sie bei Intoxicationen (besonders bei acuten) mittelst Phosphor, Arsen, Mineralsäuren, Kohlenstoffoxyd u. a. m. auf. Nach VIRCHOW gehört diese Metamorphose auch zum Bilde der sogenannten parenchymatösen Entzündungen.

Aus dieser Aufzählung ersieht man leicht, dass die Entstehungsbedingungen der albuminösen körnigen Metamorphose ziemlich mannigfache sein müssen. Manche Forscher äusserten die Vermuthung, dass die Entwickelung der albuminösen körnigen Metamorphose bei den Infectionskrankheiten in Abhängigkeit von der erhöhten Körpertemperatur stehen müsse. Dieses ist z. B. die Ansicht von LIEBERMEISTER. Bei ARNDT finden wir die Beobachtung, dass auch bei Hitzschlag hochgradige trübe Schwellung in der Leber und in den Nieren sich einstellt. Experimentelle Untersuchungen erlauben es aber nicht, in dieser Hinsicht definitiven Entscheid zu geben (OBERNIER, LITTEN, KOSTJURIN). Noch gewichtiger ist indessen der Umstand, dass bei verschiedenen Infectionskrankheiten, die in gleichem Maasse von Fieber begleitet werden, die Intensität der albuminösen Degeneration eine sehr ungleiche ist. Demzufolge ist es viel wahrscheinlicher, dass wir auch bei den Infectionskrankheiten an erster Stelle die toxische Wirkung der giftigen Stoffe, die mit der Infection in den Organismus eingeführt werden oder sich in Abhängigkeit von derselben im Organismus entwickeln, zu berücksichtigen haben. Natürlich ist durch die Unterbringung der albuminösen körnigen Metamorphose unter die Intoxicationen im weiteren Sinne des Wortes noch Nichts über den inneren

Mechanismus der Erscheinungen vorentschieden: es ist ja auch der Mechanismus der Intoxicationen nicht in jedem Falle ein und derselbe.

Indem wir uns jetzt dazu wenden, die Zellen im Zustande der genannten Degeneration näher zu charakterisiren, haben wir hauptsächlich zwei Fragen zu beantworten: erstens, ist die albuminöse Metamorphose eine vitale Erscheinung oder eine postmortale? zweitens, kann die Körnchenbildung auf Gerinnung zurückgeführt werden? Indem wir diese zwei Détailfragen zu beantworten trachten, versuchen wir es gleichzeitig, die zweite unserer Hauptfragen zu lösen.

Wir haben schon darauf hingewiesen, dass wir die degenerativen Veränderungen im Allgemeinen nicht als postmortale Erscheinungen ansehen. Diese allgemeine Behauptung muss aber in jedem einzelnen Falle durch entsprechende Beweise bekräftigt werden. Was die albuminöse körnige Metamorphose betrifft, so lässt sich für ihre Entstehung *intra vitam* Folgendes anführen. Durch künstliche Vergiftung von Thieren können wir nach Belieben das Bild der albuminösen Metamorphose erzeugen. Durch Fixirung von Gewebsstücken, die lebenden Thieren entnommen werden, überzeugen wir uns, dass die betreffende Metamorphose noch vor dem Auftreten etwaiger postmortaler Veränderungen constatirt werden kann. Bei Untersuchung von Gewebsstücken, die Leichen entnommen sind, finden wir, dass bei gleicher Bearbeitung der Gewebe in einen Fällen Körnchen sehr leicht aufgefunden werden, während in anderen — nicht. Endlich werden diejenigen Veränderungen, deren Entstehen unzweifelhaft postmortal ist — wir meinen hier vor Allem die Erscheinungen der Leichenstarre in den Muskeln — durch solche Merkmale charakterisirt, die nur zum Theil daran erinnern, was wir bei der albuminösen körnigen Metamorphose sehen. Somit muss angenommen werden, dass die besagte Umwandlung in dieser oder jener Weise mit der Lebensthätigkeit der Zelle in Verbindung stehe.

Um die zweite Détailfrage richtig zu lösen, muss man vor Allem im Auge behalten, dass Körnchen nicht mit gleicher Leichtigkeit in den verschiedenen Zellen entstehen. Schon längst ist die Aufmerksamkeit darauf gelenkt worden, dass die albuminöse körnige Metamorphose in ihrer am meisten typischen Form in den Drüsenzellen der Leber, der Nieren und anderer parenchymatösen Organe und auch im Muskelgewebe auftritt. Es sind dies also dieselben Körpertheile, in welchen wir, wie oben schon ausgeführt worden ist, auch unter normalen Verhältnissen Körnelungen beobachten. Demzufolge ist es sehr wahrscheinlich, dass die Entstehung der albuminösen körnigen Metamorphose nicht durch einfache Gerinnung, sondern durch das Spiel specieller Mechanismen, denen auch die normalen Körnelungen ihren Ursprung verdanken, bedingt ist. Die ersten Keime dieses Gedankens finden wir schon bei VIRCHOW, der auf die Aehnlichkeit der Körnchen albuminös entarteter Zellen mit denen der Drüsenzellen hingewiesen hat. Diese Andeutung VIRCHOW's ist zum Bedauern nur zu oft übersehen worden. Es scheint uns, dass die neueren Untersuchungen über die *Granula* es wohl erlauben, diese Andeutung etwas weiter auszubilden. Selbstverständlich wollen wir hier nicht behaupten, dass die Körnelungen, welche die albuminöse körnige Metamorphose charakterisiren, mit den normalen Körnelungen völlig identisch sind; es ist wohl möglich, dass unter pathologischen Verhältnissen die *Granula,* obgleich sie im Allgemeinen ihre prävalirend albuminöse Natur beibehalten, doch einen Theil ihrer Eigenschaften einbüssen, resp. neue Eigenschaften erwerben können. Für uns ist es jedenfalls wichtig, dass von diesem Standpunkte aus wenigstens der Weg vorbezeichnet wird, der bei einer weiteren Ausarbeitung der betreffenden Frage zu betreten ist.

Zu Gunsten der Annahme, dass die albuminöse körnige Metamorphose eher mit einer Neubildung von *Granulis,* die ein physiologisches Vorbild besitzt, als mit der Gerinnung in ursächlichen Zusammenhang zu bringen ist, spricht bis zu einem gewissen Grade auch der Umstand, dass die körnig metamorphosirten Zellen ziemlich leicht zur Norm zurückkehren können. Weiter werde ich noch Gelegenheit haben, über eigenartige Umwandlungen zu berichten, die unter dem Namen von Coagulationsnekrose bekannt sind und bei welchen mit grösserer Berechtigung über Gerinnung oder Coagulation die Rede sein kann. Sie werden sehen, dass dabei der Zellenkern sehr leicht zu Grunde geht, ebenso der Zellenleib, so dass die Zellen keine Neigung zur *restitutio ad integrum* äussern.

All' dieses rechtfertigt wohl zur Genüge das Interesse, welches für uns normale Zellenkörnelungen besitzen. Am wichtigsten erscheint dabei die Frage nach der Art der Entstehung derselben. Was diesen Punkt betrifft, so müssen hier zwei Haupthypothesen angeführt werden. Die Einen nehmen an, dass die Körnchen unmittelbar mit dem Zellenleibe zusammenhängen und dass sie sich durch Theilung vermehren können (ALTMANN). Andere vertheidigen weniger einfache Ansichten, denen eine gewisse factische Unterlage wohl nicht völlig abgesprochen werden kann. Hier sind einerseits die Beobachtungen von OGATA an der Bauchspeicheldrüse der Frösche und anderer Amphibien erwähnenswerth. Nach der Meinung dieses Beobachters entstehen in derselben die Zymogenkörnchen durch eigenartigen Zerfall von Plasmosomen, die — aus dem Kerne herausgetreten — in den Zellenleib übergewandert sind; etwas Aehnliches hat in neuester Zeit PLATNER beobachtet. Doch muss eingestanden werden, dass eine völlig einwandsfreie Deutung der betreffenden Bilder von OGATA und PLATNER nicht geliefert worden ist. Es zwingen viele Umstände, ihren Deutungen mit Misstrauen entgegenzutreten. Nach STEINHAUS' Untersuchungen sind diejenigen Elemente, die OGATA als Umbildungsstadien extranuclear gewordener Plasmosomen und PLATNER als gleiche Stadien abgeschnürter Kerntheile ansieht, nichts Anderes als intracellulare Parasiten aus der Gruppe der Sporozoen. Es folgt daraus, dass diese Elemente nicht einmal constante Zellenbestandtheile sind. Andererseits muss aber in Betracht gezogen werden, dass auch in anderen Organen, z. B. in der Magenschleimhaut des Salamanders, speciell in den Drüsenzellen, nicht nur gleichmässig im Zellenleibe vertheilte Zymogenkörnchen, sondern auch eigenthümliche sphärische Agglomerate derselben, die scheinbar in speciellen Aushöhlungen im Protoplasma liegen, zu beobachten sind. Oft finden wir in nächster Nachbarschaft mit dem Zellenkerne mehrere solche sphärische Agglomerate neben soliden Sphären, die ihrer Form, Grösse und ihrem Verhalten gegen Farbstoffe nach gewissen Kernkörperchen sehr nahe stehen. Eine genaue Beurtheilung derartiger Bilder ist aus leicht ersichtlichen Gründen äusserst schwierig. Ebenso heute, wie vor einigen Jahren, da diese Bilder zum ersten Male von mir beschrieben worden sind, finde ich es noch für verfrüht, sich über ihre physiologische Bedeutung präcis aussprechen zu wollen. Es scheint jedenfalls, dass die Hypothese über einen Zusammenhang des Zellenkernes mit dem Zellenleibe, einen Zusammenhang, der sich dadurch äussert, dass gewisse Structurelemente des Kernes in den Zellenleib übergehen können und hier weitere Metamorphosen, weitere Entwickelung erleiden, an und für sich Nichts unwahrscheinliches enthält. In diesem Sinne ist die Monographie von DE VRIES, der den Gedanken über intracellulare Pangenesis entwickelt und ihn vom allgemein biologischen Standpunkte verfechtet, sehr lehrreich; es erhellt aus ihr, dass eine ganze Menge von Erscheinungen in dem Leben der pflanzlichen und thierischen Zellen geradezu die Annahme eines stetigen Eindringens von morphologischen Bestandtheilen des Kernes in den Zellenleib erzwingt. Ginge auch die Ueberwanderung der Plasmosomen aus den Kernen in's Protoplasma nicht so einfach vor sich, wie es OGATA und einige anderen Forscher haben wollen, so ist ja damit die Möglichkeit einer Ueberwanderung im Allgemeinen noch nicht erschüttert. Manche in diesem Sinne interessanten Einzelheiten sollen noch weiter unten angeführt werden.

Resumiren wir nun das in Betreff der oben gestellten zwei

Einzelfragen Ausgeführte, so kommen wir zum Schlusse, dass die albuminöse körnige Metamorphose ihrem Grundmechanismus nach eine gewisse Modification der metabolischen Thätigkeit der Zelle ist. Diese Thätigkeit, die sich unter Anderem auch durch Neubildung von Körnchen kundgibt, muss mit grosser Wahrscheinlichkeit in Abhängigkeit von gewissen Functionsveränderungen im Kerne gestellt werden; in letzterem, indem von ihm extranucleare Plasmosomen, die sich später in Zymogenkörnchen oder ähnliche Gebilde umwandeln, producirt werden, muss also die Ursache des ganzen Processes gesucht werden. Selbstverständlich kann dieser allgemeine Schluss einstweilen mit grösserem oder geringerem Recht nur auf solche Fälle angewandt werden, in welchen eine albuminöse körnige Metamorphose in Zellen vor sich geht, die einem bestimmten Typus der Salamanderdrüsenzellen nahe stehen. Auf welche Weise in anderen Zellenarten Körnelungen entstehen, ist noch weniger bekannt. Sei dem, wie ihm wolle, ich möchte mich am ehesten der Meinung zuwenden, dass der oben angedeutete Mechanismus der Körnchenbildung nicht allzusehr verallgemeinert werden sollte. Ich will hier als Beispiel die Mastzellen anführen, die auch von Ziegler bei Beschreibung der albuminösen körnigen Trübung angeführt werden. Bei Anwendung der combinirten Tinctionen konnte ich mich nicht überzeugen, dass die Kerne dieser so ausserordentlich körnchenreichen Zellen entsprechend reich an Plasmosomen seien. Nicht minder wichtig ist es, auch demjenigen Rechnung zu tragen, was wir in den Leukoblasten des Knochenmarkes finden: hier sind auch die Zellen reich mit Körnchen, trotz Mangel an deutlichen Plasmosomen, bescheert. Endlich will ich mich noch einmal auf die Steinhaus'schen Untersuchungen an der Bauchspeicheldrüse berufen. Hier sehen wir zwar Plasmosomen in den Kernen, doch kann irgend welches Verhältniss zwischen dem Reichthum an Zymogenkörnchen und anderen extranuclearen kernkörperähnlichen Gebilden im Zellenleibe nicht aufgedeckt werden. Mit einem Worte, man sieht daraus, dass das factische Material auf diesem Gebiete noch zu arm ist und dass Vermuthungen nur äusserst vorsichtig ausgesprochen werden müssen.

Ich kann nicht umhin, noch auf einen Umstand aufmerksam zu machen, der bei Weitem nicht von Allen in genügender Weise berücksichtigt wird, nämlich darauf, dass unter dem Bilde der albuminösen körnigen Metamorphose verschiedene Processe sich bergen können. In den einen Fällen haben wir es mit einer einfachen Bereicherung der Zellen an *Granulis*, die den physiologischen gleichen, zu thun. Das sind eben die Fälle der wahren albuminösen körnigen Metamorphose, die den Hauptgegenstand unserer bisherigen Betrachtungen bildeten.

Andererseits ist allem Anschein nach das Körnigwerden der Zellen nur eine Phase des nekrobiotischen Processes. Die Körnchen selbst sind dabei in manchen Beziehungen von denen der wahren körnigen Metamorphose verschieden. Wir werden noch darauf im Abschnitte über den Tod der Zelle zurückkommen. Hier wollen wir uns mit der Bemerkung begnügen, dass der Mechanismus der Körnchenbildung in letzterem Falle unzweifelhaft ein anderer ist als der von uns oben geschilderte. Auch sollten diejenigen Processe, die wir der ersten Kategorie zuzählen, nicht allzu gewaltig in enge Rahmen eingezwängt werden. Wir wissen schon aus dem Vortrage über normale Physiologie der Zelle, wie verschiedenartig die normalen Zellenkörnchen sein können. Ich bin überzeugt, dass auch ihre Genese in verschiedenen Geweben eine ungleiche ist und dass demgemäss auch die Entstehung von pathologischen Körnelungen in entsprechenden Körpertheilen in verschiedener Weise vor sich gehen muss.

Was unsere dritte Hauptfrage betrifft, so sind eigentlich schon alle Thatsachen, die zu ihrer Lösung beitragen können, aufgezählt worden. Es ist wohl klar, dass es für diejenigen Fälle der albuminösen körnigen Metamorphose, in welchen letztere als Ausdruck einer erhöhten metabolischen Thätigkeit der Zelle auftritt, kaum zulässig wäre, dass das betreffende Organ einen Theil seiner functionellen Energie einbüssen solle, dass somit Etwas dem Organismus direct schädliches vor sich gehe. Ganz anders dort, wo wir mit mehr oder minder grossem Recht über Absterben der Zellen sprechen können; hier nimmt die albuminöse körnige Umwandlung den Charakter eines nekrobiotischen Processes an und kann den Organismus zu Grunde richten, wenn dieser Metamorphose Zellenelemente von grosser functioneller Bedeutung unterliegen. Erwähnenswerth sind in dieser Hinsicht die Beobachtungen von Winogradow, der in Fällen von Chloroformintoxication mit tödtlichem Ausgange albuminöse körnige Metamorphose in den Herzganglienzellen entstehen sah.

Zum Schlusse dieses Abschnittes möchte ich noch auf einen Umstand aufmerksam machen, der es verdient, bei etwaigen künftigen Untersuchungen berücksichtigt zu werden. Es wäre wichtig, zu erfahren, was mit dem Kerne bei der albuminösen Metamorphose der Zelle geschehe. Aus Tschetweruchin's Untersuchungen kann man schliessen, dass dabei im Kerne Veränderungen auftreten, die am meisten an die sogenannte morphologische und chemische Deconstitution der Kerne erinnern, die wir in der Vorlesung über den Tod der Zelle des Näheren besprechen werden. Im Zusammenhang mit der eben formulirten Aufgabe steht noch eine weitere Frage: können nicht in den

Kernen gleiche Metamorphosen vor sich gehen wie die hier im Zellenleibe beschriebenen? Mit anderen Worten, existirt nicht eine, hauptsächlich albuminöse, körnige Kernmetamorphose? Diese Frage zu entscheiden ist zur Zeit noch kaum möglich, es sind aber schon mehrmals Kerne beschrieben worden, welche fast ausschliesslich aus mehr oder minder grossen Körnchen, die von verschiedenen Autoren verschieden benannt wurden, bestanden. Das Vorkommen solcher Kerne hat z. B. Auerbach constatirt; dieser Forscher glaubte im polynucleolären Zustande den Ausdruck tiefer Alterationen der Lebensthätigkeit der Kerne gefunden zu haben. Gleichfalls beschrieb unlängst Hermann in den Spermatiden des Salamanders Kerne, die ausschliesslich aus kleinen Körnchen bestehen, die ihren physikalisch-chemischen Eigenschaften nach von den typischen Kernkörperchen verschieden sind. Unwillkürlich denken wir dabei an die Altmann'schen Anschauungen über die Structur des Kernes. Man könnte glauben, dass an gewisse Phasen des Lebens der Kerne der Reichthum an Körnchen ebenso gebunden ist, wie an entsprechende Phasen des Drüsenzellenlebens der Reichthum an *Granulis*. Wenn wir einmal zulassen, dass ausser den Fällen eines normalen Körnchenreichthums des Zellenleibes auch pathologische existiren, so ist es schon unschwer anzunehmen, dass etwas Aehnliches auch für den Kern gelten kann.

Noch einige Worte möchte ich hinzufügen über die Geschwindigkeit, mit welcher die albuminöse körnige Metamorphose sich zu entwickeln pflegt. Es ist nämlich ein Fall von Wagner bekannt, in welchem ein völlig gesundes, 30-jähriges Mädchen mit Weingeist zufällig verbrannt worden ist und sechs Stunden darauf verstarb. Bei Nekropsie wurde albuminöse körnige Metamorphose in den Wandungen der Herzventrikel und in den Harncanälchen der cortikalen Nierenschicht gefunden; ausserdem bemerkte man einen gewissen Grad von fettiger Degeneration. Daraus kann man schliessen, dass in manchen Fällen die albuminöse körnige Metamorphose sich sehr schnell manifestiren kann.

Die zweite Stelle in der Reihe von Degenerationen wollen wir der schleimigen Metamorphose, bei welcher als Product der Degeneration Schleimmassen in den Zellen zu finden sind, überlassen. Unser Hauptaugenmerk wollen wir hier auf der Schleimablagerung in den Zellen concentriren, während in Betreff der Schleimmetamorphose der Intercellularsubstanzen wir uns mit wenigen Bemerkungen begnügen werden. Vor Allem sei erörtert, was heutzutage unter dem Namen von Schleim zu verstehen ist. Den Hauptbestandtheil des Schleimes bildet das Mucin, dem die schleimigen Flüssigkeiten ihre charakteristische Zähigkeit, die schon bei sehr geringem Mucingehalt zum Vorschein gelangt, verdanken. Das Mucin kann nicht nur aus verschiedenen Flüssigkeiten (Galle, Cysteninhalt, Speichel, Synovia u. s. w.), sondern auch aus mehr oder minder festen Geweben (Nabelstrang, Submaxillardrüse, Sehnen u. s. w.) erhalten werden. Die Eigenschaften der aus verschiedenen Geweben dargestellten Mucine sind nicht identisch. In möglichst reinem Zustande ist das Mucin ein amorphes Pulver, das in kaltem Wasser unlöslich ist. In heissem Wasser quillt es so stark auf, dass die Flüssigkeit einer Lösung ähnlich wird. Vollständiger löst sich das Mucin in alkalischen Flüssigkeiten, wobei es doch seine kolloiden Eigenschaften beibehält und fast gar nicht durch thierische Membranen diffundirt. In Alkohol und Aether ist es unlöslich. In Gegenwart von Salzen steigert sich seine Löslichkeit im Wasser. Durch Kochen gelingt es nicht, Gerinnung resp. Fällung zu erzeugen. Besonders beachtenswerth ist das Verhalten von Mucin gegen Säuren. Aus alkalischen Lösungen wird es von Essigsäure und verdünnten Mineralsäuren (unter $5\,^0/_0$) gefällt. In Ueberschuss von Essigsäure löst sich der Niederschlag nicht oder nur sehr schwer; in Ueberschuss von Mineralsäuren tritt Lösung ein. Ausser dem Verhalten gegen Säuren unterscheidet noch das Mucin von den Eiweisskörpern seine Eigenschaft, aus allen Salzen schwerer Metalle nur mittelst basischen essigsauren Bleis gefällt zu werden (so konnte das Mucin von Eichwald mittelst Fe_2Cl_6, $CuSO_4$, $HgCl_2$, $AgNO_3$ aus alkalischen Lösungen nicht gefällt werden). Tannin erzeugt keinen Niederschlag. Gleich den echten Eiweissstoffen gibt das Mucin die Xanthoprotein- und die Millon'sche Reaction. Die Verdauungssäfte haben keinen Einfluss auf den Schleim. Kochen mit verdünnten Mineralsäuren (H_2SO_4 und HCl) bringt eine Substanz zum Vorschein, welche die Eigenschaft hat, Kupfer- und Bismuthsalze zu reduciren (nach Landwehr gibt doch das aus Galle erhaltene Mucin beim Kochen mit H_2SO_4 keinen Zucker).

Die chemische Natur des Mucins ist noch bis jetzt nicht völlig klargestellt. Nicht einmal steht es fest, ob das Mucin ein chemisches Individuum ist, oder nicht. Früher galt die erste Meinung; heutzutage sind viele Forscher geneigt Letzteres zu acceptiren.

Die Ergebnisse verschiedener Mucinanalysen sind weiter in einer Tabelle zusammengestellt, die ich der Abhandlung von Liebermann entnehme (vgl. S. 75). Mucinanalysen, die an verschiedenen Objecten von Scherer, Eichwald, Obolensky u. A. ausgeführt worden sind, stimmen darin überein, dass dieser Körper schwefelfrei und im Vergleich mit typischem Eiweiss stickstoffarm ist (Sauerstoff soll im Mucin mehr enthalten sein als im Eiweiss). Neuere Analysen liefern aber abweichende Ergebnisse. Vor Allem zeigen sie, dass Mucin Schwefel enthält, und zweitens, dass es gar nicht so stickstoffarm (und sauerstoffreich) ist, wie man früher annahm.

Mucine.

%	Aus der Lederhaut von Holothurien von HILGER	Aus Weinbergschnecken von EICHWALD	Schleim aus den Eileitern der Frösche von MULDER	Nabelstrangmucin von JANGSTRÖM-HAMMARSTEN	Gallenblasenschleim von v. GORUP	Aus einer menschlichen Cyste von SCHERER	Aus Submaxillarschleim des Rindes von OBOLENSKY
C	48·8	48·94	50·5—51·0	51·51	51·68	52·17	52·31
H	6·9	6·81	6·5	6·69	7·06	7·01	7·22
N	8·8	8·50	9·3—9·6	13·90	13·22	12·64	11·84
O	—	35·75	33·7—33·6	26·86	28·04	28·18	28·63
S	—	—	—	1·04	—	—	—

%	Gallenblasenschleim von KEMP	Mucin der Froscheier von GIACOSA	Rindsgallenmucin von LANDWEHR	Schleim indianischer Schwalbennester, Neossin von MULDER	Mantelmucin aus Helix pomatia von HAMMARSTEN	Mucin aus der Achillessehne des Rindes von LÖBISCH
C	52·5—52·2	52·7—53·09	53·09	54·8—55·0	50·34	48·30
H	7·9—7·6	7·1—7·21	7·0	7·0	6·84	6·45
N	14·4—14·8	9·33—9·15	13·8	11·6	13·67	11·74
O	25·2—25·4	—	24·41	26·5—26·2	—	—
S	—	1·32	1·1	—	1·79	0·81

Am meisten trug zur näheren Kenntniss des Mucins in den letzten Jahren LANDWEHR bei. Er untersuchte Mucinpräparate verschiedener Herkunft; am geeignetsten zur Analyse erwies sich das aus der Gallenblase des Stiers und des Menschen gewonnene Material, da die Galle unter normalen Verhältnissen kein freies Eiweiss enthält. In allen Fällen fand LANDWEHR im Mucin Schwefel, obgleich in wechselnder Quantität; der Stickstoffgehalt betrug in seinen Präparaten, deren Reinheit für ihn als über alle Zweifel erhaben galt, bis 14 %. Nach LANDWEHR ist das Mucin keine streng definirte chemische Verbindung: er betrachtete es als ein Gemisch von Globulinen mit Kohlehydraten oder Gallensäuren, und gibt die Möglichkeit von Nucleïngehalt im Mucin zu. Hauptsächlich wegen der Globuline behalten wir die Schleimumwandlung in der Reihe der Eiweissmetamorphosen bei. Gelegentlich sei bemerkt, dass nach MOROCHOWETZ

Mucin, Amyloid und Nucleïn identische Stoffe sind. Landwehr macht darauf aufmerksam, dass bei entsprechender Bearbeitung aus dem Mucin alle Varietäten von Eiweissstoffen erhalten werden können. Es glückte auch diesem Forscher, die im Mucin vorhandenen Kohlehydrate rein darzustellen; er nannte sie Achrooglykogen und thierisches Gummi. Die erste Bezeichnung deutet auf die Unfärbbarkeit des betreffenden Körpers mittelst Jod, die letzte — auf die Eigenschaft mit Globulinen, ähnlich dem pflanzlichen Gummi, Verbindungen einzugehen, die von Essigsäure gefällt werden und in Ueberschuss des Reagens unlöslich sind. Die Formel des thierischen Gummi ist nach Landwehr — $C_{12}H_{20}O_{10}$. Er meint, dass das Kohlehydrat der einen Mucine den Charakter von thierischem Gummi, während das der anderen den Charakter des Achrooglykogens u. s. w. besitzt.

Landwehr's Anschauungen haben das Interesse sowohl der Chemiker wie auch der Pathologen in hohem Maasse erregt; es acceptirten aber nicht alle ohne Einschränkungen seine Anschauungen. So führt nach Pajkull die Untersuchung des Gallenschleims ($C_{50{,}89}H_{6{,}735}N_{16{,}14}S_{1{,}66}$) zur Ueberzeugung, dass es ein Nucleoalbumin und nicht ein Gemisch von Globulin und Gallensäure ist; nach Hammarsten besitzt das aus der Submaxillardrüse erhaltene Mucin ($C_{48{,}84}H_{6{,}80}N_{12{,}32}S_{0{,}873}$ und $\text{Asche}_{0{,}35}$) den Charakter einer Säure u. s. w. Um Sie auch mit den Ideen der Gegner von Landwehr bekannt zu machen, will ich hier eine Reihe von Thesen anführen, die unlängst von Liebermann aufgestellt worden sind: „1) Es gibt wahrscheinlich verschiedene Mucine, wie es verschiedene Eiweisskörper gibt. 2) Es gibt vielleicht schwefelhaltige und schwefelfreie Mucine. 3) Es finden sich vielleicht auch mucogene Substanzen (Hammarsten). 4) Man hat bisher keine Ursache, die chemische Individualität der Mucine zu leugnen. 5) Die Mucine entstehen aus Eiweisskörpern und sind thierische Glucoside, welche bei Einwirkung von Alkalien und Mineralsäuren ein Kohlehydrat und einen stickstoffhaltigen Paarling geben. Es ist zweifelhaft, ob jene Kohlehydrate oder auch nur jenes, welches aus Schneckenmucin erhalten wird, mit dem „thierischen Gummi" Landwehr's identisch ist. Die sehr verschiedene Darstellung spricht gegen eine Identität. Es ist ferner zweifelhaft, ob man den stickstoffhaltigen Paarling noch Eiweiss nennen kann, wenn man die Eiweisskörper für schwefelhaltige — reine Mucine, oder aber wenigstens einige Mucine für schwefelfreie Körper hält. 6) Die Beziehungen des thierischen Gummis von Landwehr zum Mucin sind bisher unaufgeklärt, denn a) es ist noch nicht sicher erwiesen, dass dasselbe präformirt vorkommt und nicht aus einem anderen Körper entsteht; b) es ist zweifelhaft, ob das thierische Gummi oder dessen Muttersubstanz (aus welcher es sich etwa bei der Darstellung bildet) ein Bestandtheil des Mucins genannt werden kann, gleichviel ob als Gemengbestandtheil oder in chemischer Verbindung gedacht. Man kann daher bis jetzt das thierische Gummi auch für einen Körper halten, welcher das Mucin in thierischen Flüssigkeiten häufig begleitet, ohne zu diesem in einem näheren Verhältnisse zu stehen.“ Aus dieser Reihe von Thesen ist es leicht ersichtlich, wie viel Meinungsverschiedenheiten und Streitfragen selbst vom chemischen Standpunkte aus in diesem Gebiete einer Lösung bezw. Versöhnung harren. Selbstverständlich können wir Angesichts der Unsicherheit des chemischen Bodens nur mit grösster Vorsicht die chemischen Daten in der Lehre über schleimige Metamorphose verwerthen. In der nächsten Vorlesung hoffe ich doch, zeigen zu können, dass selbst diese dürftigen Kenntnisse uns in gewisser Hinsicht von grossem Nutzen sein können.

Sechste Vorlesung.

Die schleimige Metamorphose (Schluss). — **Die Colloidmetamorphose.** — **Die Amyloidmetamorphose.**

M. H.! Die morphologischen Daten über die Entstehung der schleimigen Metamorphose unter pathologischen Umständen sind nicht sehr zahlreich. Doch haben die pathologischen Anatomen schon längst die Beobachtung gemacht, dass die schleimige Metamorphose nicht immer auf einmal die ganze Zelle befällt, sondern oft sich zunächst heerdweise entwickelt. In der Litteratur kann man einige Bemerkungen über die Entwickelung eigenthümlicher Schleimsphäroide in den Zellen finden. Hierzu gehören z. B. die Befunde beim Schleimkrebse. Analoge Befunde sind für die Colloidmetamorphose, die manchmal von der schleimigen nur schwer zu unterscheiden ist, notirt worden. So hat Virchow Hyalinsphären in den Knorpelzellen bei *Ecchondrosis prolifera* an der Schädelbasis gefunden. Haeckel sah ähnliche Formen bei der Untersuchung der Entwickelung von sogenannten Hydatiden in *Plexus chorioidei*, wobei er der Ansicht Ausdruck gab, dass die Hyalinkugeln in den bindegewebigen Elementen entstehen, während Luschka, der die Epithelien der Adergeflechte studirte, auf ihre Entstehung in epithelialen Elementen hinwies. Wagner beobachtete gleiche Schleim- oder Colloidkugeln in Krebsnestern der Leber und in carcinomatös entarteten Lymphdrüsen u. s. w. Diese pathologisch-anatomischen Beobachtungen gewinnen für uns besonderen Werth Angesichts einiger Thatsachen, die über Schleimmetamorphose unter normalen Verhältnissen bekannt sind. Von diesem Standpunkte aus verdienen ebenfalls die Becherzellen, die, nebenbei gesagt, nicht nur unter normalen, sondern auch unter pathologischen Verhältnissen eine gewisse Rolle spielen, beachtet zu werden.

Becherzellen werden, wie bekannt, in sehr vielen Schleimhäuten beobachtet. Ich will hier Ihre Aufmerksamkeit vornehmlich für diejenigen Becherzellen in Anspruch nehmen, die im Magen und im Darmcanal des Salamanders zu finden sind. Selbstverständlich soll nicht daran gedacht werden, dass die in den obengenannten Organen auftretenden Formen universale sind; im Gegentheil ist es sehr wahrscheinlich, dass in anderen Organen die Entstehung von Schleimanhäufungen anderen Gesetzmässigkeiten unterworfen ist. Andererseits wäre es aber unrichtig, das im Magen-Darmtractus des Salamanders zu Beobachtende als Etwas ganz exceptionelles zu betrachten, da schon ein oberflächlicher Vergleich dieser Befunde mit einigen pathologisch-anatomischen Daten es erlaubt, gewisse Aehnlichkeitszüge zu entdecken.

Vor Allem müssen wir darauf hindeuten, dass die Becherzellen des Salamandermagens verschieden von denen sind, die im Darme desselben Thieres vorgefunden werden. Diese Verschiedenheit betrifft übrigens weniger die Form als die Entstehungsweise und die Eigenschaften der schleimigen Producte. Die Becherzellen des Salamandermagens haben einen mehr oder minder deutlich kegelförmigen Leib, dessen spitzes Ende den darunter liegenden Geweben zugekehrt ist; im Zellenleibe finden wir oft einen Kern, der entweder an beiden Polen gleichmässig abgerundet ist, oder aber am vorderen Pole, welchem die Schleimmasse anliegt, die den vorderen Zellentheil einnimmt und den Becherinhalt bildet, abgeplattet erscheint. Bei Anwendung der vierfachen Färbung (Hämatoxylin, Nigrosin, Eosin und Safranin) zur Untersuchung des in Sublimat fixirten Salamandermagens fand ich, dass die Schleimmassen sich entweder gar nicht färben, oder aber nur ungleichmässig schwach grau-blau tingirt erscheinen; die Schleimmasse ist dabei nicht homogen, sondern besteht aus Klümpchen, Körnchen, Fäden. Sowohl diese Schleimmasse als auch den Zellenkern umgibt eine von Eosin mit Beimischung von Nigrosin tingirte Substanz — das Zellenplasma. Die Grenzen der Schleimmasse sind immer deutlich, die Contouren immer regelmässig; in dem weitaus grössten Theile der Fälle können wir hier mit Recht über Schleimsphäroide, die sich in das Lumen des Magens öffnen, sprechen. Bei Untersuchung grösserer Bilderreihen überzeugen wir uns, dass neben völlig ausgebildeten Becherzellen in der Schleimhaut noch andere Cylinderzellen zu finden sind, in welchen die Schleimmetamorphose keinen so hohen Entwickelungsgrad erreicht hat. Unwillkürlich taucht der Gedanke auf, dass die Schleimmetamorphose nicht an gewisse specielle Zellen gebunden ist: unter passenden Verhältnissen kann sich jede Epithelzelle in eine Becherzelle umwandeln. Zu Gunsten dieser Ansicht sprechen auch die Versuche mit Pilocarpinvergiftung, wobei die Zahl der Becherzellen gewöhnlich anwächst. Die Bilder, die als Stadien der Becherzellenentwickelung zu deuten sind, gestatten den Schluss, dass die Schleimmetamorphose in unmittelbarer Nachbarschaft des Zellenkernes ihren Anfang nimmt. Wir wissen schon, dass im Zellenkerne unter Anderem auch Achromatinkörner zu finden sind. Diese Hyalosomen liegen, wie gesagt, oft kettenförmig aneinandergereiht. Solchen Hyalosomen begegnen wir auch in den Zellen, die sich in Becherzellen umwandeln sollen. Hier finden wir diese Achromatinelemente zum Theil ausserhalb des Kernes, doch in nächster Nähe desselben, zum Theil aber auch in unmittelbarer Verbindung mit demselben, da ein Theil der Hyalosomen, die zu einer Kette vereinigt sind, innerhalb des Kernes liegt, der andere Theil — ausserhalb desselben; in allen anderen Beziehungen sind die morphologischen resp. physikalisch-chemischen Eigenschaften des Kernes und des Zellenleibes unverändert. Das ist die Initialphase der schleimigen Metamorphose. Das zweite Stadium besteht darin, dass das extranucleare hyaline Bläschen sich vergrössert, ohne aber sein Verhalten gegen Reagentien zu ändern. Das Mikroskop entdeckt in diesem Klümpchen noch kleinere Achromatinbläschen, so dass es den Anschein hat, als ob das grössere Bläschen, das sich aus dem Kerne befreit hat, andere Hyalosomen in sich aufgenommen hat. Die weiteren Bilder deuten auf eine stets zunehmende Aehnlichkeit unserer Zelle mit den ausgebildeten Becherzellen; die Höhle mit hyalinem Inhalt, welche von dem Achromatinbläschen resp. dem System von Achromatinbläschen dargestellt ist, wächst allmählich an, ohne ihre mehr oder minder vollständig kugelige Form zu verlieren, und kämpft dem Zellenprotoplasma sein Territorium nach und nach ab. Endlich, wenn das Schleimsphäroid fast vollständig die Stelle des Protoplasmas im vorderen Zellenabschnitte eingenommen und sich am freien Ende geöffnet hat, dann ist die Becherzelle fertig. Wir sehen also, dass die Schleimumwandlung in Nachbarschaft mit dem Kerne beginnt, sich wie aus einem Heerde weiter entwickelt und zur Bildung eigenthümlicher Sphäroide von verschiedener Grösse im Zellenleibe führt. Was man auch über die Beziehungen zwischen den primären Schleimbläschen und gewissen Structurelementen des Kernes denken mag, lehrreich bleibt immer die Thatsache, dass die Schleimmetamorphose vor Allem die dem Kerne anliegenden Plasmatheile trifft. Dabei kann man sich der Frage nicht enthalten: welchen Antheil mag der Kern, obigen morphologischen Befunden gemäss, an der Bildung der Schleimmassen haben? Wird nicht dieser oder jener Theil des Kernes zu Schleim, obgleich es den Anschein hat, als ob der Zellenleib den grössten Theil des Materials liefere, da es ja der Entwickelung des Schleimsphäroids parallel abnimmt, nicht aber verdrängt wird.

Nicht minder bezeichnende Aufschlüsse liefert die Untersuchung der Darmschleimhaut des Salamanders (Steinhaus). Auch an dieser Stelle besitzen die Cylinderzellen die Fähigkeit, Schleim zu bereiten, sich schleimig zu metamorphosiren. Diese Erscheinung kann hier ebenfalls, sowohl unter normalen Verhältnissen wie auch nach Pilocarpinvergiftung, die hier ebenso wie im Magen wirkt, studirt werden. Man kann bei dieser Gelegenheit wiederholen, dass jede Cylinderzelle *in potentia* eine Becherzelle ist. Bei gleicher Bearbeitung der Objecte, wie sie oben für den Magen beschrieben wurde, treten im Darme die Becherzellen sehr deutlich hervor und zwar deshalb, weil ihr schleimiger Inhalt sich mittelst Safranin sehr intensiv orange-roth oder bronze-braun färbt. Wir haben es also in diesem Falle mit der sogenannten Metachromasie zu thun, die uns zur Annahme einer Betheiligung chemischer Kräfte im Färbungsprocesse bewegt. Gleichzeitig muss auch der Schluss gezogen werden, dass der von den Darmbechern erzeugte Schleim von demjenigen, der im Magen producirt wird, verschieden ist. Hier wollen wir an das in der vorigen Vorlesung über Unterschiede zwischen den einzelnen Mucinarten Gesagte erinnern. Sehen wir jetzt, ob die Darmbecher auch gewisse Eigenthümlichkeiten in Betreff ihrer Entstehung darbieten: wenn wir vor uns verschiedene Producte haben, so dürfen wir mit einem gewissen Grade von Berechtigung annehmen, dass sie in verschiedener Weise entstanden sind. In der That hat auch eine systematische Untersuchung des Darmepithels gezeigt, dass ausser fertigen Bechern, die im Allgemeinen, was ihre Form betrifft, mit den Magenbechern übereinstimmen, zwischen den Epithelzellen auch solche zu finden sind, in welchen die orangerothe Färbung in den Kernen auftritt. Hier sind verschiedene Verhältnisse constatirt worden: einmal ist der centrale Kerntheil orange, während die Peripherie blau-violett tingirt ist, ein anderes Mal ist der ganze Kern orange oder nur sein vorderer Theil u. s. w. Ferner ist bemerkt worden, dass diejenigen Kerne, die sich ihrer Färbung nach den Schleimmassen der Becherzellen am meisten nähern, in ihren Dimensionen auch die grösste Veränderung erlitten haben: es scheint, dass die Processe, die zur Metachromasie führen, auch eine Anschwellung der Kerne herbeiführen, die wohl auf eine grössere Durchtränkung mit Wasser zurückzuführen ist. Was den Zellenleib betrifft, so scheint derselbe auch hier eher abgenommen zu haben als verdrängt zu sein. Höchst interessant ist ferner, dass sowohl in den fertigen Bechern wie in den Elementen, die als Uebergangsformen betrachtet werden, die Schleimmassen mit Ausnahme derjenigen Portionen, die sich schon in den Darm ergiessen, nicht vollständig homogen erscheinen. In den Kernen ist die gewöhnliche Structur — Gerüstfäden und Nucleolen — zu sehen und in den orangefarbigen Theilen sind ähnliche oder nur wenig veränderte Elemente vorhanden. Diese Beobachtungen zwingen zum Schlusse, dass die Darmbecher in ihrer Entwickelung noch mehr von den Kernen abhängig sind als die Magenbecher. In der That ist hier der Becherinhalt nichts anderes als die eigenartig modificirte Kernsubstanz; die Form des Bechers entspricht auch der Form des Kernes. Die verschiedene Färbung des Becherinhalts und der Becherwand wird somit auch leicht erklärt. Sei dem wie ihm wolle, am wichtigsten ist die Thatsache, dass auch in diesem Falle die Untersuchung der Becherzellen die grosse Bedeutung des Kernes dargethan hat. Und wieder müssen wir an das in der chemischen Charakteristik des Mucins Gesagte erinnern: Landwehr zählt zu den Componenten des Mucins das Nucleïn; Morochowetz hält Mucin und Nucleïn für identische Stoffe. Wir wollen uns natürlich hier nicht in allzu feine Détails einlassen, man kann aber nicht unerwähnt lassen, dass die oben angeführten morphologischen Daten diejenigen chemischen Anschauungen, welche das Nucleïn und das Mucin aneinanderreihen, zu bekräftigen geeignet sind. Freilich, könnten wir auch andererseits sagen, dass in den angeführten chemischen Thatsachen Stützen gefunden werden zur Bekräftigung der Ansicht, die die angeführten morphologischen Daten in Verbindung mit dem Processe der Schleimmetamorphose gestellt hat.

Es taucht nun die Frage auf, wie ist die Existenz von kernhaltigen Becherzellen mit der Hypothese, dass es eben der Zellenkern ist, der bei der schleimigen Metamorphose den Schleim liefert, zu vereinbaren? Auch dieser scheinbare Widerspruch ist leicht zu lösen. In den cylindrischen Epithelzellen des Darmcanals findet Karyokinese statt; auf die Kerntheilung folgt manchmal aber keine Zelltheilung. Diesen Fall muss man für diejenigen Becherzellen annehmen, in deren Fusstheile ein Kern enthalten ist: der eine Kern metamorphosirt sich nach dem oben gegebenen Schema und gibt den Schleim, der andere bleibt unverändert und dient dem Zwecke der Regeneration. Zu Gunsten dieser Annahme spricht die interessante Beobachtung, dass der Fusskern gewöhnlich mit Safranin tingirt erscheint, was, wie an anderem Orte noch erörtert wird, eine der typischen Eigenthümlichkeiten der Kerne bildet, die den karyokinetischen Process eben durchgemacht haben. Noch ein Punkt, welcher mit der besprochenen Hypothese in Verbindung steht, muss hier in Betracht gezogen werden. Nicht selten hat man bei Beschreibung von Becherzellen darauf hingewiesen, dass der Zellenkern von den Schleimmassen verdrängt und zusammengedrückt wird; dementsprechend betrachtete man die Einkerbung am vorderen Theile des Kernes als Folge des Druckes des Schleimsphäroids auf den Kern. Es scheint mir, dass diese Erklärung eine irrige ist. Eine aufmerksame Untersuchung der Kernstructur überzeugt uns, dass die Gerüstfäden in solchen Kernen nicht abnorm nahe aneinander gerückt sind; mit anderen Worten, wir haben kein Recht, von dem Zusammendrücken des Kerns zu sprechen — schon eher könnte man Bezeichnungen wie Usur des Kerns oder dergleichen auf diesen Fall anwenden.

Wenn wir uns jetzt das über Schleimmetamorphose unter pathologischen Verhältnissen Gesagte vergegenwärtigen und mit dem zusammenstellen, was die Untersuchung der Becherzellen ergeben hat, so müssen wir gestehen, dass eine grosse Analogie zwischen den Schleim- und Colloidsphäroiden von Virchow, Häckel und Anderen und denjenigen Sphäroiden, die in den Zellen in gewissen Phasen ihrer Umwandlung zu Bechern zu finden sind, besteht. Bedauernswerth ist es, dass uns noch Material fehlt, um behaupten zu können, dass die Schleimsphäroide unter pathologischen Verhältnissen immer in einer gewissen Abhängigkeit vom Kerne entstehen. Weiteres Studium des pathologischen Materials unter Berücksichtigung rationeller Forschungsmethoden ist dringend geboten.

Noch ein Befund ist an dieser Stelle zu notiren. Bei Behandlung von Myxompräparaten mit der schon oben genannten vierfachen Färbungsmethode fand A. Kosiński, dass auch hier der Schleim bronzebraun gefärbt erscheint. Die Entwickelung der Schleimmetamorphose in bindegewebigen Gebilden, wie die Myxome, ist zwar noch nicht klargelegt, wundern würde es mich aber nicht, wenn es sich herausstellen sollte, dass die Schleimbildung in bindegewebigen Elementen ihre besonderen charakteristischen Eigenthümlichkeiten bietet.

Nachdem wir nun in allgemeinen Zügen den Mechanismus der Schleimbildung bei der Schleimmetamorphose kennen gelernt haben, wollen wir jetzt diejenigen Fälle anführen, in welchen die Schleimmetamorphose als pathologischer Process erscheint. Vor Allem müssen hier die sogenannten catarrhalen Entzündungen der Schleimhäute vermerkt werden, bei welchen die Zahl der Becherzellen zu steigen pflegt. Dieses ist auch bei experimentell erzeugten Catarrhen zu beobachten (STRICKER und KOSCHLAKOFF). Weiter wollen wir erwähnen, dass die Schleimmetamorphose in verschiedenen Neubildungen, Carcinomen, Sarcomen, Enchondromen auftritt. Sie findet auch unter gewissen pathologischen Verhältnissen in Knochen, Knorpeln und in gewöhnlichem Bindegewebe statt. Auf die Myxome — Neubildungen, die nach dem Typus des embryonalen Bindegewebes, das viel Schleim enthält, gebaut sind, habe ich schon oben hingewiesen. Zum Schlusse will ich noch erinnern, dass in den letzten Jahren eine neue Krankheit beschrieben worden ist — das Myxödem (GULL, ORD, CHARCOT und Andere), welches sich bei Atrophie oder Abwesenheit der *Gl. thyreoidea* entwickelt; ein analoges Leiden entsteht nach Exstirpation der *Thyreoidea.* Beim Myxödem sammeln sich in der *Subcutis* colossale Schleimmassen an.

Ohne diese Aufzählung weiter zu vervollständigen, können wir schon jetzt sagen, dass das Verbreitungsgebiet der Schleimmetamorphose unter pathologischen Verhältnissen ein äusserst grosses ist. Wenn wir noch den Umstand hinzufügen, dass diese Metamorphose auch unter normalen Verhältnissen sehr verbreitet ist (ich will hier nur die Schleimdrüsen, die Becherzellen, die WARTHON'sche Sulze, das Unterhautgewebe der Embryonen u. s. w. nennen), so wird es leicht verständlich, dass die nähere Erkenntniss des Mechanismus der Schleimbildung mit Recht als eine der wichtigsten Aufgaben der Cellularbiologie zu betrachten ist.

Wegen Mangel an entsprechenden wissenschaftlichen Untersuchungen muss ich einige Fragen, die mit der Lehre über Schleimmetamorphose innig verbunden sind, unberücksichtigt lassen. Es wäre z. B. von Belang, die Zeit festzustellen, die zur Verschleimung einer Zelle nöthig ist; nicht minder interessant wäre es, mit den Verhältnissen, unter welchen die Regeneration verschleimter Elemente stattfindet, bekannt zu werden, sowie zu ermitteln, wie die schleimige Umwandlung der Zelle auf die Functionen derselben, abgesehen von der Function der Ernährung, zurückwirkt. Zur Zeit ist es aber äusserst schwer, etwas bestimmtes über diese Punkte zu äussern; wir wollen daher mit dem Gesagten abschliessen und zur Besprechung der sogenannten colloiden Metamorphose übergehen, die in vielen Beziehungen der schleimigen oder mucinoiden nahe steht.

Den Anstoss zur Entstehung der Lehre über colloide Metamorphose gaben einige klinischen und pathologisch-anatomischen Beobachtungen, bei welchen in gewissen Organen die Bildung eigenthümlicher gallertartiger Massen constatirt wurde, die äusserlich halberstarrtem Leim (*colla*) ähnlich aussehen. Am öftesten finden wir colloide Massen in der *Gl. thyreoidea* bei Bildung von *Struma*, das auch den entsprechenden Namen von *Struma kolloides* erhalten hat; ausserdem trifft man colloide Massen manchmal auch in der *Prostata*, in den Samenbläschen, in der *Hypophysis*, in den Nebennieren u. s. w. Ferner muss der Colloidcysten der Eierstöcke gedacht werden, die schon öfters grosse Quantitäten von Colloidsubstanz zu chemischen Untersuchungen geliefert haben. Aus dieser Aufzählung ist es leicht ersichtlich, dass die Colloidmetamorphose am öftesten in denjenigen Organen zu beobachten ist, über deren functionelle Bedeutung die Physiologie bei weitem noch nicht ihr letztes Wort gesagt hat. Selbstverständlich kann die Unvollkommenheit der physiologischen Kenntnisse nicht ohne Einfluss auch auf die allgemein pathologische Lehre über Colloidmetamorphose bleiben.

Welche Eigenschaften charakterisiren nun das Colloid vom chemischen Standpunkte aus?

Die Entwickelung der chemischen Kenntnisse über Colloid ging fast *pari passu* mit der Entwickelung der Lehre über Mucin. Im Anfange der 50er Jahre beschrieb SCHERER zwei Substanzen, die er im colloiden Inhalte einer cystischen Geschwulst des Ovariums gefunden hatte. Diese zwei Substanzen — das Metalbumin und das schwefelhaltige Paralbumin — betrachtete SCHERER als Uebergangsstadien zwischen Eiweiss und Schleim. Man könnte also sagen, dass die colloide Metamorphose in den Cyklus der Umwandlungen gehört, welche die schleimige Metamorphose charakterisiren, dass sie das Anfangsstadium der Verschleimung darstellt. Dieser Standpunkt konnte aber nicht aufrecht erhalten werden. Etwa zehn Jahre nach SCHERER trat EICHWALD mit der Behauptung auf, dass das aus Eierstockscysten zu erhaltende Colloid nichts anderes sei, als eine Mischung von Eiweiss und Mucin in verschiedenen Proportionen. Doch hatte auch diese Ansicht keinen dauernden Erfolg.

Ich will hier nicht über alle die Arbeiten berichten, die das uns interessirende Thema berühren, sondern werde Ihre Aufmerksamkeit nur auf die neuesten lenken. Vor Allem muss gesagt werden, dass HAMMARSTEN, dem ein sehr reiches Untersuchungsmaterial zu Gebote stand (ebenfalls Ovarialcysteninhalt), den Beweis erbracht hat, dass das Metalbumin, welches aus dem flüssigen Cysteninhalte durch mehrfache Fällung mittelst Alkohol erhalten wird, auch schwefelhaltig ist und dass seine Stickstoffarmuth ihn den Mucinen näher als den Eiweissstoffen stellt. Dementsprechend schlägt HAM-

MARSTEN für das Metalbumin die Bezeichnung „Pseudomucin" vor. HAMMARSTEN's Metalbumin ist ein weisses, sehr feines und hygroskopisches Pulver; es löst sich leicht in Wasser; die Lösung opalescirt, ist schleimig und dickflüssig. Beim Kochen der wässerigen Lösung tritt keine Fällung ein; gleichfalls erzeugen keinen Niederschlag Essigsäure und die gewöhnlichen Eiweissreagentien (nur das basische essigsaure Blei verursacht einen Niederschlag, welcher jedoch sich in Ueberfluss des Reagens wieder löst). Das MILLON'sche Reagens färbt die Lösung rothbraun. Im feuchten Zustande bis auf 100° C. erwärmt, wird das Metalbumin unlöslich. Beim Kochen mit Säuren erhält man eine reducirende Substanz. HAMMARSTEN bekam aus Cysteninhalt auch Paralbumin, er glaubt jedoch, dass diese Substanz nur ein Gemisch von Metalbumin oder Pseudomucin mit wechselnden Quantitäten von Eiweissstoffen ist. Diesem entspricht auch der Gehalt des Paralbumins an Schwefel. Weiter wollen wir LANDWEHR's Meinung anführen, dessen Anschauungen über das Mucin wir schon kennen gelernt haben. Nach den Ansichten dieses Forschers sollen das Metalbumin und das Paralbumin als Gemische betrachtet werden, die aus Globulinen, Kohlehydraten und anderen Substanzen in verschiedenen Proportionen bestehen. Von diesem Standpunkte aus sind die genannten Stoffe keine chemischen Individuen mit unveränderlichem und streng präcisirtem chemischem Charakter.

Aus dieser Uebersicht geht hervor, dass die Grenze, welche die colloiden Massen von den mucinösen scheidet, immer schwankender wird. Wir müssen es den speciell chemischen Untersuchungen überlassen, alle die sich kreuzenden und oft einander ausschliessenden Ansichten kritisch zu prüfen und wollen zum Schlusse nur noch einige Daten über makro- und mikrochemische Colloidreactionen anführen.

Nach GORUP-BESANEZ sind die gallertartigen colloiden Massen weder in kaltem, noch in heissem Wasser löslich, beim Kochen mit Wasser geben sie keinen Leim, lösen sich auch in Alkohol und Aether nicht. Sind diese Massen erweicht und verflüssigt, so können sie manchmal in Wasser gelöst werden; nachfolgendes Kochen der Lösung ruft keine Gerinnung hervor. Vom Mucin unterscheiden sich die colloiden Substanzen hauptsächlich durch ihr Verhalten gegen Essigsäure, in welcher sie sich lösen. Was die mikrochemischen Reactionen betrifft, so glaube ich mich auf die unlängst erschienenen Untersuchungen von LANGENDORFF berufen zu können, welcher die Structur der *Gl. thyreoidea*, die schon unter normalen Verhältnissen eine gewisse Quantität von Colloidsubstanzen enthält, studirte.

Der Hauptsache nach stammte das Material des Verfassers von Kälbern und jungen Hunden. Die mikrochemischen Reactionen wurden an mittelst Alkohol gehärteten Drüsen des Kalbes und des Kaninchens geprüft. Unter dem Einflusse der Essigsäure quillt die Colloidsubstanz, welche die Drüsenfollikel füllt, stark auf; die Colloidmassen werden dabei so durchsichtig, dass sie unter dem Mikroskope kaum bemerkbar sind. Durch Auswaschen der Präparate mit physiologischer Kochsalzlösung (0·6 %) kann man den Colloidmassen ihr früheres Aussehen wiedergeben. Auch in Salzsäure (0·2 %) tritt starke Quellung ein. Starke Alkalien erzeugen ebenfalls Quellung, doch in geringerem Maasse; ein nachfolgender Zusatz von Wasser führt zu raschem Zerfall. Starke Salpetersäure erzeugt Schrumpfung; nach einigen Minuten tritt auch bei niedriger Temperatur gelbe Färbung des Colloids ein; bei schwachem Erwärmen findet diese Xanthoproteinreaction fast momentan statt. Zusatz von Ammoniak macht die Färbung intensiver und es geht dabei die gelbe Färbung in eine orangerothe über. Schwache Salzsäure (0·2 %), mit Pepsin vermischt, löst die Colloidmassen in kurzer Zeit. Eine Lösung von schwefelsaurem Kupfer in starker Kalilauge färbt die Schnitte aus der *Gl. thyreoidea* violett (diese Biuretprobe tritt bei 40° C. schon nach 10—15 Minuten ein). Die Millon'sche Probe gelingt auch, doch nicht sehr leicht (die Schnitte müssen einige Stunden bei hoher Temperatur der Wirkung des Reagens unterworfen werden). Die Eiweissreaction von Adamkiewicz kann folgendermaassen ausgeführt werden: der Schnitt wird unter dem Deckglase bis zum starken Aufquellen mit Essigsäure behandelt; darauf saugt man den Ueberschuss des Reagens mit Löschpapier auf und führt an Stelle der Essigsäure — Schwefelsäure unter das Deckglas. Die Colloidmassen färben sich dabei schon sehr schnell violett. In kochendem Wasser lösen sich die Colloidmassen nicht. Nach Langendorff's Beobachtungen findet in Stückchen der *Gl. thyreoidea*, wenn sie in kochendes Wasser geworfen werden, eine Art Gerinnung der Colloidmassen in den Follikeln statt, so dass sie fester und elastischer werden. Alkohol und die anderen gewöhnlichen Fixirungsmittel (Mineralsäuren, Metallsalze, Pikrinsäure u. s. w.) verursachen Gerinnung der Colloidmassen. Auf Grund aller dieser mikrochemischen Daten glaubt Langendorff, dass die Colloidmassen entweder ausschliesslich oder zum grössten Theile aus Eiweissstoffen bestehen, obgleich er sich nicht entschliesst, genauer zu präcisiren, mit welcher Art von Eiweissstoffen wir hier zu thun haben. Die Anwesenheit von Mucin als solchen scheint ihm sehr zweifelhaft. Hinzufügen wollen wir noch, dass die Colloidmassen die Fähigkeit besitzen, sich mit sehr vielen in der histologischen Technik gebräuchlichen Farbstoffen zu tingiren. Bei Pikrocarminfärbung werden die Colloidmassen intensiv gelb; Carminammoniak färbt sie auch sehr leicht, ebenso Eosin und andere Anilinfarben; bei Bearbeitung mit Osmiumsäure und mit Mischungen, die diese Säure enthalten, werden die Colloidmassen dunkel. Nicht ohne Bedeutung ist auch der Umstand, dass in einem und demselben Schnitte unter völlig gleichen Bedingungen der Inhalt nebeneinander liegender Follikel nicht gleich gefärbt erscheint. Man kann annehmen, dass mit der Zeit die Colloidmassen verschiedene Umwandlungen erleiden. Es kann auch nicht verwundern, dass Colloidmassen, die aus verschiedenen Organen erhalten werden, noch mehr auffallende Verschiedenheiten aufweisen. Auf die Vielartigkeit der Colloidstoffe hat VIRCHOW schon in den 40er Jahren hingewiesen. Man muss also für die Colloidsubstanzen wie für den Schleim eine grosse Zahl von Varietäten annehmen.

Die chemischen Daten, welche wir hier kennen gelernt haben, seien sie auch noch so unvollkommen, erlauben es, die Colloidmetamorphose als eine der schleimigen sehr nahe stehende Umwandlung zu betrachten. Zu gleichem Schlusse kommt man auch auf Grund der morphologischen Daten. Man darf aber nicht vergessen, dass es sehr riskirt wäre, in dieser Hinsicht die alten Litteraturangaben als maassgebend zu betrachten, da nur zu oft die Colloidmetamorphose mit der schleimigen verwechselt worden ist. In den neueren Arbeiten lässt sich wieder eine andere Tendenz bemerken, die auch Anlass zu Missverständnissen geben kann. Weiter unten werden Sie erfahren, dass in den letzten Jahren die Lehre über sogenannte hyaline Entartung aufgetaucht ist, wobei der Begriff „Hyalin" eine allzu grosse Ausdehnung erfahren hat. v. RECKLINGHAUSEN und seine Schüler zählen unter Anderem auch die Colloidmetamorphose zur Kategorie der hyalinen Umwandlungen. Selbstverständlich, kann vom Standpunkte dieser Schule vieles als Hyalin erscheinen, was andere Colloid nennen würden, und *vice versa*. All' dieses erschwert bedeutend die Beurtheilung der litterarischen Daten und erfordert eine ausserordentlich grosse Umsicht bei jeder Verallgemeinerungsprobe. Immerhin ist es schon jetzt in einzelnen Fällen unschwer, faktische Belege dafür zu geben, dass die Colloidmetamorphose sich nach demselben Typus wie die mucinoide entwickelt. Wenn wir verschiedene sich mehr oder minder widersprechende Einzelheiten ausser Acht lassen, haben wir doch gewisse Berechtigung zu behaupten, dass bei der colloiden Umwandlung das pathologische Degenerationsproduct nicht auf einmal im ganzen Zellenleibe auftritt, sondern in einzelnen Nestern oder Heerden in Form von Colloidsphäroiden. Ob dieses immer der Fall ist, wissen wir nicht. Wichtig ist es nur, dass in der Mehrzahl der pathologischen Fälle das Auftreten colloider Massen in Form von Sphäroiden in der That ohne Zwang angenommen werden kann. Dafür sprechen z. B. TARUFFI's Untersuchungen, der in cirrhotischen Lebern die Entwickelung von Colloidmetamorphose in ziemlich grossem Umfange beobachtete. Die Colloidmassen entstehen nach ihm in den Leberzellen in Form von kleinen glänzenden Körnern oder von grösseren Tropfen, von denen die Kerne verdrängt werden. Ferner macht KLEBS darauf aufmerksam, dass in spitzen Condylomen die Epithelzellkerne der Colloidmetamorphose unterworfen werden können. Zu Beginn häufen sich die Colloidmassen an der Peripherie der Kerne an und die sich noch färbenden Kerntheile schwinden *gradatim* wie unter dem Drucke der Colloidmassen. Auch im weiteren Verlaufe des degenerativen Processes behalten die Colloidmassen ihre sphärische Form bei und bleiben von einem mehr oder minder breiten unveränderten Plasmasaum umgeben. Unwillkürlich werden wir hier an die Bilder erinnert, die in dieser Vorlesung bei Besprechung der Becherzellen beschrieben worden sind.

Bemerkenswerth ist es, dass auch bei älteren Autoren der Gedanke von einer Betheiligung der Kerne an der Colloidmetamorphose auftauchte. Als Beispiel will ich die Beobachtungen von DONDERS (1855) herbeiziehen, welcher die Hypothese der Entstehung von Colloidsphären durch Colloidumwandlung der Pigmentzellenkerne in der Chorioidea des Auges aufstellt. Ich halte es für überflüssig, weitere Einzelheiten über das Schicksal dieser Colloidsphären, die sich endlich aus den Zellen befreien und zu grösseren Massen zusammenfliessen, anführen; bis auf weitere Forschungen wollen wir uns mit dem Gesagten begnügen. Es ist lehrreich, bei dieser Gelegenheit die Bemerkung zu machen, dass in der *Gl. thyreoidea* auch unter normalen Verhältnissen in den Epithelzellen der Follikel Colloidtropfen resp. Sphäroide zu finden sind und zwar in nächster Nachbarschaft der Kerne, in den vorderen Zellenabschnitten. LANGENDORFF legt indessen diesen Sphäroiden keine grosse Bedeutung bei; seiner Meinung nach ergreift die Colloidmetamorphose simultan den ganzen Zellenleib, so dass es den Eindruck macht, als ob der Zellenleib von Colloidsubstanz durchtränkt werde.

Ueber die Bedeutung der Colloidumwandlung will ich mich kurz fassen. Ich werde nur daran erinnern, dass einige neueren Forscher die Annahme wahrscheinlich machen, dass der *Gl. thyreoidea*, in welcher, wie Sie ja schon wissen, die Colloidmetamorphose auch unter normalen Verhältnissen stattfindet, eine grosse functionelle Bedeutung bei der Zerstörung oder Neutralisation gewisser, vom Organismus selbst erzeugter Gifte zukommt (ROGOWITSCH u. A.). Es fragt sich nun, ob mit dieser Zerstörung oder Neutralisation von Giften nicht die Colloidmetamorphose in irgend welchem Zusammenhange stehe. Gehen nicht die giftigen Substanzen auf irgend welche Weise in die Colloidmassen über? In Verbindung damit müssen gleiche Fragen auch in Betreff der pathologischen Colloidmetamorphose gestellt werden. Nicht vollständig unwahrscheinlich ist die Annahme, dass es eben die Anwesenheit gewisser giftiger Substanzen im Organismus ist, die den ersten Anstoss zur Entwickelung der Colloidmetamorphose gibt.

Die Reihe der Eiweissmetamorphosen ist mit den bis jetzt besprochenen Umwandlungsformen noch nicht erschöpft. Verhältnissmässig am besten erforscht ist ausser der körnigen und mucinoiden resp. colloiden Metamorphose die Amyloidentartung, welcher wir jetzt unsere Aufmerksamkeit widmen wollen.

Bei der Amyloidentartung haben wir es mit der Ablagerung einer Substanz in den Geweben zu thun, die den Namen von Amyloid („dem Stärkemehl ähnlich") führt. Der allgemeinen Regel nach, die wir in unseren Vorlesungen befolgen, wollen wir vorerst die physikalisch-chemischen Daten über die betreffende Substanz besprechen. Schon im Voraus kann man hier sagen, dass diese Daten keine erschöpfenden sein werden. Benennungen wie Colloid, Amyloid u. dergl. m. sind an und für sich schon verdächtig: es sind dies nur provisorische Bezeichnungen, aber keine wissenschaftlichen chemischen Termini.

Die Geschichte der Amyloidmetamorphose beginnt ebenfalls mit VIRCHOW, da vor ihm dieselbe sehr oft mit anderen Umwandlungen verwechselt wurde. Nach KYBER's Meinung, der sich viel mit diesem Gegenstande befasste, wird die dankbare Nachwelt diese Metamorphose — VIRCHOW'sche Degeneration wohl nennen.

Die amyloid-entarteten Theile erscheinen glasartig, homogen, wenn die Untersuchung unter dem Mikroskope in Wasser oder wässerigen Medien stattfindet; bei der Untersuchung in Glycerin, der die Brechungsindices verschiedener Theile gleich macht, erscheint die Differenz zwischen normalen und amyloiden Theilen weniger augenfällig. Die pathologisch veränderten Organe erscheinen fest wie Wachs oder wie das Parenchym von Aepfeln u. dergl.; sie sind trocken, brüchig, blutarm. Doch kann die Amyloidentartung auch ohne alle diese Merkmale auftreten: hierzu gehört die Entartung der *Intima* grosser Arterien, Venen u. s. w. Es müssen also viel genauere Kriterien als diese äusseren, unbeständigen, gefunden werden. Seit VIRCHOW besitzen wir ein solches Kriterium in Form einer chemischen Reaction, die in erfahrenen

Händen schöne Resultate liefert. Makroskopisch wird die Reaction folgendermassen ausgeführt. Die Organe, auf die man den Verdacht hat, dass sie amyloid entartet sind, werden vor Allem gründlich in Wasser ausgewaschen, um vom Blute gereinigt zu werden (da die Färbung des Blutes mittelst Jod dem „Jodroth" der amyloiden Theile ähnlich ist). Dann wird auf die Schnittfläche, die auch sorgfältig gewaschen werden muss, Jodlösung gegossen (Kyber empfiehlt folgende Formel: *Jodi puri gr. X, Kalii jodati* ℈*j, Aquae destillatae* ℥*IV*), und so lange darauf gehalten, bis ein reingelber (nicht bräunlicher) Grundton auftritt. Die amyloid-entarteten Theile erscheinen auf diesem Fond in Form von röthlichen, intensiv rothen oder rothbraunen Punkten, Flecken, Streifen, Inseln u. s. w. (je stärker die Entartung, desto klarer tritt die roth-braune Färbung hervor). Giesst man dann auf den Schnitt verdünnte Schwefelsäure (1 : 10—20 Wasser), so ändern die rothen Theile sehr bald ihre Färbung und werden dunkel-violett bis schwarz, während die nicht amyloiden Theile unverändert gelb bleiben oder höchstens etwas heller werden. Mikroskopisch wird diese Reaction an Schnitten von in Alkohol gehärteten Präparaten ausgeführt. Die Schnitte werden im destillirten oder in dem mit Essigsäure angesäuerten Wasser so lange abgespült, bis die Gefässe in den Schnitten vollständig blutleer werden. Dann werden sie sorgfältig mit Jod behandelt (hier kann die Jodlösung schwächer sein; auch einfach wässerige Jodlösung ist zulässig, doch muss sie mehrmals erneuert werden, da das Jod sich sehr leicht verflüchtigt). Bei mikroskopischer Untersuchung des Präparates sieht man im Allgemeinen dasselbe, was schon oben beschrieben worden ist. Ausser Alkohol kann auch Chromsäure, doppeltchromsaures Kali, Müller'sche Lösung als Härtungsmittel angewandt werden, doch müssen dabei die Präparate sehr sorgfältig gewaschen und auf eine gewisse Zeit in Alkohol gelegt werden. Die Schwefelsäure wird auch bei der mikroskopischen Reaction in verdünnten Lösungen angewandt. Nach Jodbehandlung wird das Präparat mit einem Deckglas bedeckt und nach Entfernung des Ueberschusses von Jod wird $^1/_{100}$—$^1/_{50}$ eines Tropfens concentrirter oder ein entsprechendes Quantum verdünnter Schwefelsäure unter das Deckglas gebracht. Nützlich ist es, die Wirkung des Reagens einige Tage lang fortzusetzen, da die charakteristische Färbung nicht überall gleich schnell eintritt. Um das Austrocknen zu vermeiden, wird Glycerin an den Rand des Gläschens bei den ersten Spuren des Austrocknens gebracht. Man kann auch die Präparate in eine feuchte Kammer einschliessen. Statt Schwefelsäure werden auch andere Reagentien gebraucht, nämlich Salzsäure, Salpetersäure, Phosphorsäure, Chlorcalcium u. dergl. m. In gewissen Fällen, wenn die Amyloiddegeneration hochgradig ist, erhält man schon nach Jodbehandlung violette Färbung (Friedreich, Kyber); möglicher Weise steht das mit der Anwesenheit einer organischen Säure in den Geweben, welche die Schwefelsäure der typischen Reaction ersetzt, im Zusammenhange. Stärkemehl bläut sich unter dem Einflusse von Jod, die Cellulose gibt dieselbe Reaction wie Amyloid, doch muss das Reagens energischer einwirken (unter Anderem ist dabei die Anwendung von starker Schwefelsäure geboten). Glykogen färbt sich mittelst Jod intensiv weinroth; die Färbung ändert sich unter Einfluss von Schwefelsäure nicht. Die *Corpora amylacea*, die im Gehirn, in den Lungen und in der *Prostata* angetroffen werden und in Form von Körnern, die den Stärkekörnern ähnlich sind, auftreten, färben sich bei Jodbehandlung intensiv braunroth; die Färbung ändert sich bei Nachbehandlung mit Schwefelsäure nicht.

Wir haben uns an dieser Reaction länger aufgehalten, da sie für die ganze Lehre über Amyloidentartung von fundamentaler Bedeutung ist. Jetzt wollen wir noch einige anderen gebräuchlichen Reactionen aufzählen. Mit Carmin färben sich amyloid-entartete Theile in frischem Zustande nur sehr schwach. Ist das Präparat mit Chromsäure behandelt worden, dann färben sich die amyloid-entarteten Theile mit Carmin schneller und intensiver als die normalen (Kyber). Sehr brauchbar sind auch zur Erkennung des Amyloids die violetten basischen Anilinfarben. Cornil schlug das Methylviolett vor, Jürgens — das Jodviolett. Schwache wässerig-alkoholische Lösungen dieser Farbstoffe färben die normalen Gewebe resp. Zellenkerne blau-violett, während die amyloid-entarteten Theile rubin-roth erscheinen. Nach erfolgter Tinction werden die Schnitte in Wasser gewaschen und in Glycerin untersucht. Alkohol wirkt auf die Färbung der amyloid-entarteten Theile in dem Sinne, dass sie mehr oder minder entfärbt erscheinen. Will man das Präparat zum Dauerpräparat machen, so muss man es in essigsaures Kali (1 : 2) einschliessen. Obige Reaction gelingt ebenso an frischen wie an mit Alkohol fixirten Präparaten. Interessant ist es, dass eine ähnliche Rothfärbung manchmal auch in der Grundsubstanz der Knorpel und im Follikelinhalt der *Gl. thyreoidea* zu Tage tritt. Pflanzenstärke und Fett färben sich mit diesen Farbstoffen nicht; Cellulose wird gebläut. Bemerkt muss noch werden, dass die vorläufige Behandlung mit Müller'scher Flüssigkeit die Klarheit der Reaction trübt; so färbt sich nach langem Aufenthalt in Müller'scher Lösung auch das Fett mit Anilinfarben (Israel). Heschl und Curschmann haben auch Methylgrün vorgeschlagen, und Stilling — Jodgrün. Normale Gewebe werden von diesem Farbstoffe grün tingirt, amyloid-entartete — blau. Als Reagens auf Amyloid wird auch das Safranin namhaft gemacht. Beachtenswerth ist es, dass das Safranin hier die gleiche Metachromasie bietet wie bei den Becherzellen des Salamanderdarmes: die amyloid-entarteten Theile werden mit wässerigen und alkoholischen Safraninlösungen orangeroth gefärbt, die normalen rosaroth. Chromsäure-Präparate sind dabei unbrauchbar. Essigsäure vernichtet die Differenzirung. Es kommt dabei wieder die Behauptung von Morochowetz unwillkürlich in den Sinn, dass Nuclein, Mucin und Amyloid eins und dasselbe sind.

Siebente Vorlesung.

Die Amyloidmetamorphose (Schluss). — **Die wachsartige Umwandlung.**

M. H.! Die ersten Daten über die chemische Natur der Amyloidsubstanz, die in den Geweben als pathologisches Product auftritt, sind im Beginn der 50er Jahre gewonnen worden. In einem Artikel vom 4. September 1853 theilte Virchow mit, dass es ihm endlich nach vielen Bemühungen gelungen ist, im menschlichen Gehirn und Rückenmark eine Substanz „mit der chemischen Reaction der Cellulose“ zu entdecken. Diese Angabe betraf die jetzt allgemein bekannten *Corpora amylacea*, deren physiologischer Charakter zweifelhaft schien. Eben an diesen *Corpora amylacea*, glückte auch Virchow die mikrochemische Reaction mit Jod und Schwefelsäure: unter Einwirkung von Jod trat hellbläuliche Färbung ein, die bei nachfolgendem Schwefelsäurezusatz in schönes Violett überging, welches von der Cellulose bekannt ist. Von dieser Zeit an ist Virchow's Aufmerksamkeit stets auf die Frage über die Natur und Entstehungsweise dieser Substanz, welche solch' eine beachtenswerthe Reaction gibt, gerichtet gewesen; dank den Arbeiten von Virchow und seiner Schule existirt jetzt in der Wissenschaft die Lehre über Amyloidentartung.

Die Virchow'sche Entdeckung hat im Beginn sowohl unter den Pathologen wie auch unter den normalen Biologen grosse Aufregung erzeugt. Bemerkenswerthe historische Einzelheiten darüber sind in Kyber's Arbeit zusammengestellt worden. Man darf nicht vergessen, dass diese Entdeckung zeitlich mit dem Suchen nach Cellulose im thierischen Organismus zusammenfiel. Im Jahre 1846 bestätigte die Autorität der Pariser Academie die werthvollen Untersuchungen von C. Schmidt, Kölliker und Loewig, die gefunden haben, dass bei den Tunicaten ein erheblicher Theil des Körpers aus Cellulose besteht. Somit war ein Unterschied zwischen den thierischen und pflanzlichen Organismen aufgehoben. Im Sinne der zu jener Zeit herrschenden Ideen arbeitete auch der berühmte Cl. Bernard, dem es gelungen ist, in den thierischen Geweben eine Art Amylum, das sogenannte Glycogen zu entdecken. Es war nun von grosser Wichtigkeit, die Virchow'sche Entdeckung von demselben Standpunkte aus zu würdigen. Anfänglich betrachtete Virchow die neuentdeckte Substanz als eine Art von Cellulose, d. h. als eine stickstofffreie Substanz. Im weiteren Verlaufe der Untersuchungen überzeugte er sich aber, dass diese Substanz auch die Xanthoproteïnreaction gibt. Er bemerkte dieses bei seinen Untersuchungen an der sogenannten Sago-Milz, d. h. an der Milz, die der amyloiden Entartung verfallen ist, wobei die lymphoiden Zellen, welche die Milzfollikel füllen, in solide Klümpchen verwandelt erscheinen. Da die Entartung von den Eiweissstoffen der Zelle ausgeht, so äusserte Virchow auch die Vermuthung, dass die untersuchte Substanz wohl auch Stickstoff in dieser oder jener Form enthalten müsse. Dessen ungeachtet nennt Virchow die betreffende Entartung „Cellulosemetamorphose der Zellen“. Auf diese Weise entstanden schon bei den ersten Versuchen, die Natur der Amyloidsubstanz näher kennen zu lernen, gewisse Zweifel über die Berechtigung das Amyloid zu den Kohlehydraten zuzuzählen.

Der von Virchow für die Pathologie neu entdeckten Substanz drohte noch von anderer Seite Gefahr. Man muss hier vorbemerken, dass für die pathologischen Anatomen und für die Kliniker der Amyloidprocess keine absolute Neuheit war. So finden wir schon in der Litteratur des XVII. Jahrhunderts (Bonetus) Angaben über sogenannte verholzte Milz. In den neueren Zeiten war die Amyloidmetamorphose als eine Allgemeinerkrankung betrachtet und unter dem Namen von Speck-Dyskrasie bekannt. In dieser Form finden wir die Lehre über Amyloidumwandluug z. B. bei Rokitansky. Es ist leicht verständlich, dass Virchow's Angaben mit den traditionellen Anschauungen in Conflict treten mussten. Als Repräsentant dieser letzteren trat Meckel auf, der unabhängig von Virchow die Fähigkeit des Amyloids, die Jod-Schwefelsäure-Reaction zu geben, constatirt hatte. Meckel war der Meinung, dass die Amyloidsubstanz den Fettsubstanzen zugerechnet werden, und demgemäss die Amyloidentartung eine andere Benennung erhalten müsse. In dieser Meinung bekräftigte Meckel hauptsächlich die von ihm entdeckte Reaction des Cholesterins, die der Amyloidreaction in einem gewissen Grade ähnlich ist: auch hier gibt Jod in Verbindung mit Schwefelsäure eine eigenartige bläuliche Färbung. Dieser Gegner von VIRCHOW hat auf seine Untersuchungen viel Arbeit aufgewandt und in anatomisch-pathologischer Hinsicht kann man in ihnen auch jetzt noch viel Werthvolles finden; die Ansichten von MECKEL waren aber in mancher Hinsicht abenteuerlich. Hauptsächlich wirft man ihm vor, dass er viele gänzlich verschiedene Sachen zusammenwarf: so z. B. stellt er die Cholesteringallensteine mit der Amyloidentartung zusammen. Es ist leicht verständlich, dass dieses die Bedeutung von MECKEL's Arbeiten schmälerte; andererseits setzte auch VIRCHOW seine Untersuchungen fort und benutzte jede Gelegenheit, um die Befunde seiner Gegner einer eingehenden Kritik zu unterwerfen.

Es ist mir hier unmöglich, Ihnen die höchst lehrreiche Geschichte des Gegenstandes ausführlich wiederzugeben; nur das Allerwichtigste sei hervorgehoben. Vor Allem muss darauf hingewiesen werden, dass VIRCHOW, noch vor Beginn der Polemik mit MECKEL, wohl gestand, dass seine „Menschen-Cellulose“ mit der „Pflanzen-Cellulose“ nicht identisch ist; diesen Gedanken äussert er auch in seinen polemischen Schriften. Trotzdem der Meister ein gutes Beispiel von Vorsichtigkeit gab, herrschte in den damaligen Arbeiten ein Gewirr von Widersprüchen, das zum Theil durch ungeschickte Anwendung der VIRCHOW'schen Reaction, zum Theil aber durch Voreiligkeit der theoretischen Schlüsse erzeugt war. Indem VIRCHOW mehrmals die Amyloidfrage wieder aufnahm, klärte er die eigenen und fremden Ansichten über den Gegenstand immer mehr auf. Bei dieser Gelegenheit hat er auch die Stellen im Organismus verzeichnet, in welchen die Amyloidsubstanz mit aller Sicherheit nachgewiesen werden kann; hierzu gehören: das Nervensystem, die Leber, die Milz, die Nieren, die oft alle gleichzeitig vom krankhaften Processe befallen werden. VIRCHOW wies auch deutlich darauf hin, dass die Amyloidentartung am öftesten bei chronischen Erkrankungen des knöchernen Skeletts (*caries* und *necrosis* grosser Knochen), welche mit Cachexie, Wassersucht und Albuminurie verbunden sind, auftritt. In Betreff solcher Fälle nahm man an, dass entweder die Knochenerkrankung in denselben zur Bildung von Amyloidsubstanz führt, welche dann verschiedene Gewebe infiltrirt (Metastase), oder aber dass eine allgemeine Nutritionsstörung eintritt, welche die Gewebe selbst zur Amyloidentartung *sensu proprio* prädisponirt (idiopathische Erkrankung). Auf Grund einiger Beobachtungen neigte sich VIRCHOW mehr zu Gunsten der ersteren Hypothese. Wichtig ist ferner zu notiren, dass weitere Beobachtungen die

Abwesenheit von Amyloidentartung bei Knochenerkrankung und, umgekehrt, die Anwesenheit von Amyloidentartung ohne Knochenerkrankung bewiesen haben. Je mehr das casuistische Material anwuchs, desto mehr überzeugte man sich, dass die Zahl der Organe und Gewebe, die der Amyloidentartung unterliegen können, eine sehr grosse ist. Virchow hielt dabei noch an der Ansicht fest, dass die Amyloidsubstanz oder eine dieselbe erzeugende Verbindung unter pathologischen Verhältnissen im Blute und in den Organsäften kreist; von hier aus tritt die *materia peccans* in die Gewebe ein. Es gelang ihm jedoch weder im Blute noch in den Organsäften diese hypothetischen Substanzen zu entdecken. Ebenfalls konnte Virchow aus der Amyloidsubstanz keinen Zucker erhalten (weder mittelst Ptyalin, noch mittelst Schwefelsäurebearbeitung).

Das war der Stand der Lehre von der Amyloidsubstanz, als die Arbeiten von Kekulé (Gent) und C. Schmidt (Dorpat) fast gleichzeitig (1859) erschienen.

Kekulé untersuchte eine Milz, die er von Friedreich erhalten hatte und die von einer syphilitischen Frau stammte; ausser den gewöhnlichen Veränderungen fand sich darin ein umfangreicher Theil des Parenchyms durch einen Schollen von Amyloidsubstanz ersetzt. Die Analyse dieses Falles zeigte, dass die besagte Milz viel Cholesterin enthielt, doch hing die Reaction mit Jod und Schwefelsäure von dem Cholesteringehalte nicht ab; Substanzen, die ihrer chemischen Natur nach der Stärke oder der Cellulose nahe stünden, wurden in der Milz nicht gefunden. Kekulé stellte die Amyloidsubstanz möglichst rein dar und unterwarf sie der Elementaranalyse, deren Ergebnisse folgende waren: C — 53,58%, H — 7,00%, N — 15,04%. Auf Grund dieser Analyse und bei Berücksichtigung der Daten von Dumas und Cahours über Eiweissstoffe schloss Kekulé, dass die von ihm untersuchte Amyloidsubstanz zur Gruppe der Eiweissstoffe gehört.

C. Schmidt analysirte die an Amyloidkörperchen reiche *plexus chorioidei* und eine amyloid-entartete Milz. Zucker gelang es ihm nicht zu entdecken, und Zahlenwerthe, die er bei der Elementaranalyse für den Stickstoff fand, erschienen denen sehr nahestehend die für Eiweissstoffe schon bekannt waren. Sein Schluss ist folgendermaassen formulirt worden: das sogenannte thierische Amyloid ist wenigstens in diesem Falle ein stickstoffreiches Albuminoid, und nicht ein stickstoffloses Kohlehydrat, das der Kategorie der Cellulose zugerechnet werden könnte.

Für die albuminoide Natur des Amyloids sprach sich auch Friedreich aus. Er protestirte ebenfalls gegen eine Veränderung der Benennung im Gegensatz zum Vorschlag von C. Schmidt. In der That, es liegt auch kein Grund vor, die Benennung zu ändern. Man darf nur nicht vergessen, dass „Amyloid“ — „der Stärke ähnlich“, nicht „Stärke“ bedeutet; die Aehnlichkeit der Amyloidsubstanz mit der Stärke ist nur eine äussere, sie beruht auf der Reaction, nicht aber auf der elementaren Zusammensetzung.

Somit haben sich die Ansichten über Amyloid, dank den Arbeiten von Kekulé und C. Schmidt, wesentlich umgestaltet. Eine weitere Vervollständigung der chemischen Kenntnisse lieferte die Untersuchung von Kühne und Rudnew, die im Jahre 1865 publicirt worden ist. Die Genannten haben gefunden, dass die Amyloidsubstanz vom Magensafte nicht verdaut wird; diese Eigenschaft wurde von ihnen zum Zwecke der Scheidung der Amyloidsubstanz von anderen Eiweissstoffen, die vom Magensafte verdaut werden, verwandt. Bei Untersuchung des möglichst reinen, bei 120° C. getrockneten Amyloids überzeugten sich Kühne und Rudnew, dass es 15,53% Stickstoff und 1,3% Schwefel enthält; ausserdem fanden sie 0,79% Asche, die aus phosphorsaurem Kalk und Magnesia bestand. Ferner überzeugten sie sich, dass mit Amyloid die Xanthoproteïnreaction, die Millon’sche und die Biuretprobe gelingen; alle diese Reactionen beweisen, dass das Amyloid in der That in die Kategorie der Eiweissstoffe gehört. Kühne und Rudnew wiesen auch darauf hin, dass das Amyloid sich in Ammoniak löst und bei Verdampfung aus der Lösung wieder unverändert mit der typischen Reaction erhalten werden kann. Unter Einwirkung von starken Mineralsäuren bildet sich aus dem Amyloid — Syntonin. In verdünnten Alkalien quillt die Amyloidsubstanz auf, in concentrirten — löst sie sich und verwandelt sich beim Kochen in Albuminat. Bemerkenswerth ist auch der Umstand, dass das Amyloid sehr widerstandsfähig gegen faulige Zersetzung ist.

Von neueren Arbeiten will ich hier nur diejenigen von Modrzejewski, Weyl und Kostjurin nennen. Ersterer fand, dass das Amyloid den anderen Eiweissstoffen gleich beim Kochen mit verdünnter Schwefelsäure unter anderen Zerfallsprodukten auch Leucin und Tyrosin liefert; der zweite entdeckte, dass bei der Fäulniss des Amyloids Phenol, Indol, flüchtige Fettsäuren und eine Substanz, welche die Lieben’sche Reaction mit Jodoform gibt, sich bildet. Der dritte der genannten Autoren sucht zu beweisen, dass die Widerstandsfähigkeit des Amyloids etwas übertrieben worden ist: wird das amyloidentartete Gewebe — fein zertheilt — längere Zeit mit Wasser, angesäuertem (HCl) Alcohol und Aether gekocht, so wird es dem Einflusse des Magensaftes, wenn derselbe nur in grossen Quantitäten angewandt wird, zugänglich. Beachtenswerth ist es auch, dass das aus der Lösung mittelst Alkalien gefällte Amyloid, welches in Form von fein-flockigem, lockerem, gelblichem Niederschlag erhalten wird, sowohl mit Jod wie mit Gentiana-violett die characteristische Reaction erkennen lässt.

Resumiren wir nun Alles, was bisher gesagt worden ist, so können wir den Schluss formuliren: die Amyloidsubstanz ist von eiweissartiger Natur, sowohl ihrer Elementarzusammensetzung, wie auch mehreren Reactionen und gewissen Zerfallsprodukten nach; nur in gewissen Beziehungen, speciell durch ihre Reaction mit Jod und Schwefelsäure, unterscheidet sie sich von den typischen Eiweissstoffen. Von diesem Standpunkte aus ist auch ihre Widerstandsfähigkeit gegen Magensaft und Fäulniss von gewissem Belang.

Es fragt sich nun: ist das Amyloid ein chemisches Individuum und haben wir nicht das Recht, die Existenz verschiedener Arten von Amyloidsubstanzen anzunehmen?

Eine Beantwortung dieser Fragen ist zur Zeit noch äusserst schwierig. Beachtet man, dass in verschiedenen Fällen das Amyloid nicht vollständig gleiche Reactionen gibt, so könnte man annehmen, dass wir es nicht mit einer und derselben Substanz, sondern mit einem Gemische oder mit verschiedenen Arten von Amyloidsubstanzen zu thun haben. Die Reaction mit Jod und Schwefelsäure liesse sich durch Beimischung dieses oder jenes Kohlehydrates zu den Amyloidmassen erklären. Die *corpora amylacea* geben manchmal die characteristische Reaction, manchmal aber nicht; man darf auch nicht vergessen, dass es gewissen Forschern (Paulizky) gelang, aus den *corpora amylacea* unter Einfluss des Speichels Zucker zu erhalten. Derartige Thatsachen sind indessen noch zu spärlich an der Zahl, um voraussagen zu dürfen, in welchem Sinne die oben gestellten Fragen beantwortet sein werden; bis jetzt besitzen wir nur Andeutungen, die in der Zukunft wohl eine eben solche Beurtheilung erfahren werden, wie zur Zeit, dank hauptsächlich den Arbeiten von Landwehr, die Fragen über Schleim und Colloid. Sei dem wie ihm wolle, es darf kaum bezweifelt werden, dass wir Recht haben, die Amyloidsubstanz resp. Amyloidsubstanzen den Eiweissstoffen zuzuzählen und dass dementsprechend die Amyloidentartung den Eiweissmetamorphosen zugerechnet werden kann.

Was nun die Bedingungen betrifft, unter welchen die Amyloidsubstanz im Körper entsteht, so müssen zwei Kategorien von Fällen unterschieden werden: einerseits kann der Entartungsprocess allgemein sein, viele Organe und Gewebe befallen, andererseits nur local auftreten. Wie Sie bald sehen werden, führt uns die Untersuchung der Entstehungsbedingungen des Amyloids zu ziemlich interessanten Schlüssen; bekennen müssen wir jedenfalls, dass das bezügliche thatsächliche Material es uns nicht erlaubt, die fundamentalen Factoren des Processes klarzustellen: über empirische Verallgemeinerungen hinauszugehen ist heutzutage noch unmöglich.

Der erste Schluss, der sich aus der Beurtheilung der Fälle von allgemeiner Amyloidentartung ergibt, lautet folgendermaassen: die Amyloidentartung ist keine primäre, sondern eine secundäre Erscheinung. Zwar spricht sich Cohnheim für die Möglichkeit der Entstehung dieser Entartung ohne jegliche primäre Erkrankung aus, doch wird diese Ansicht bei weitem nicht von Allen getheilt. Ferner, die primären Erkrankungen, die den Organismus zur Amyloidentartung prädisponiren, sind meistentheils chronische Krankheiten, die die Gesammternährung sehr merklich herabsetzen. Zur Kategorie dieser Erkrankungen gehören die Tuberculose, die Scrophulose, die Syphilis, chronische Knocheneiterungen (*caries* und *nekrosis* in ihren verschiedenen Formen), chronische Eiterungen im Darmcanale (chronische Dysenterie) und in den weiblichen inneren Genitalien, chronische Formen der Malaria resp. die Malaria-Kachexie, bösartige Geschwülste des Magens und der weiblichen Genitalien, chronische Nephritis, chronischer Alcoholismus, Leukämie. Man soll nicht glauben, dass die allgemeine Amyloidentartung, die sich in Folge der genannten Krankheiten einstellt, in einzelnen Fällen keine Eigenthümlichkeiten darbiete. So z. B. bei Knochenerkrankungen werden am öftesten und am schnellsten die Nieren befallen (Frerichs), bei der Malaria-Kachexie leidet am meisten die Milz (Frerichs) u. s. w. Allerdings sollen die hier zur Beobachtung kommenden Beziehungen nicht allzusehr schematisirt werden. So macht man z. B. darauf aufmerksam, dass die Abhängigkeit des Amyloidprocesses von chronischen Nephritiden noch nicht als endgültig festgestellt gelten kann: es ist höchst wahrscheinlich, dass die chronische Nephritis selbst eine secundäre Erkrankung gleich der Amyloidentartung darstellt, während die primäre Ursache in Syphilis oder dergleichen liegt (v. Recklinghausen). Es wäre auch falsch, Alles von Erschöpfung des Organismus abhängig zu machen, ohne die Vorstellung der Erschöpfung weiter zu zergliedern. In der That wissen wir ja, dass bei reinen Formen des Hungerns, die experimentell leicht herzustellen sind, die Amyloidentartung in den Geweben nicht zur Beobachtung kommt. Zweifelsohne zwingt uns dieser negative Umstand, bei Beurtheilung der Bedeutung, welche der Erschöpfung als solcher zuzuschreiben ist, äusserst vorsichtig zu sein. Es drängt sich hier uns der Gedanke auf, dass wir in allen aufgezählten Fällen mit irgend welchen specifischen Ursachen zu thun haben. Auch wäre es sehr natürlich, diesem Gedanken länger nachzugehen, da in sehr vielen von diesen primären Erkrankungen der Organismus mit specifischen Infectionen oder Intoxicationen zu kämpfen hat.

Die locale Amyloidentartung ist bei einigen Neubildungen der Lymphdrüsen im Auge (hauptsächlich bei eigenthümlichen trachomähnlichen Auswüchsen an der Bindehaut), in gewissen Abtheilungen des Respirationsapparates, in Blutgerinnseln (bei *hämatocele*) u. s. w. beobachtet worden. Alle diese Fälle von localer Amyloidentartung haben jedenfalls bei weitem nicht den practischen Werth, welcher mit Recht dem allgemeinen Amyloidprocesse zukommt, der den Organismus unzweifelhaft zu Grunde richtet; dagegen hat die locale Amyloidentartung eine grosse theoretische Bedeutung, und zwar hauptsächlich dadurch, dass eben bei ihrem Studium diejenigen Daten erhalten worden sind, welche erlauben, wenigstens mit einem gewissen Grade von Berechtigung, über die intracelluläre Entstehung der Amyloidsubstanz zu sprechen.

Es kommt nun die Frage an die Reihe, ob alle Gewebe der Amyloidentartung unterliegen können. Diese Frage verdient die grösste Aufmerksamkeit von Seiten der Pathologen. Wäre es nachgewiesen, dass alle Gewebe mit gleicher Leichtigkeit vom Amyloidprocesse betroffen werden, so würde dieses gewissermaassen zu Gunsten der Annahme plaidiren, dass die Gewebselemente sich hier eigentlich passiv verhalten — mit anderen Worten, es würde dabei die Ansicht, wonach Alles auf Infiltration, nicht auf Degeneration zurückzuführen sei, viel an Wahrscheinlichkeit gewinnen. Zur Zeit kann man aber schon sagen, dass diese Annahme der Wirklichkeit nicht entspricht: bei weitem nicht alle Gewebe können dem Amyloidprocess unterliegen. v. Recklinghausen, dessen Autorität in diesen Fragen wohl keinem Zweifel unterliegt, vertheilt die Amyloidentartung nach den Geweben folgendermaassen. Am öftesten haben wir die Amyloidentartung in den Gefässwänden (hauptsächlich in der *muscularis*), in den glatten und quergestreiften Muskeln (Uterus, Magen, Herz, Darmtractus [*muscularis mucosae*, Muskelelemente der Darmzotten]), im Lymphgewebe (Lymphdrüsen, Milz), in der Leber, in den Nieren (Bindegewebe, *tunica propria* der Harncanälchen), im Bindegewebe der Darmschleimhaut beobachtet; seltener wird von dem Processe das Magen- und Darmepithel befallen; die Epidermis, die Hautdrüsen, das Lungengewebe, das Knochengewebe, das eigentliche Nervengewebe u. a. werden nie von der Amyloidentartung heimgesucht. Hinzufügen wollen wir noch, dass auch Neubildungen nicht frei von Amyloidentartung sind. So entwickelt sich Amyloidentartung in Fibromen, Granulomen etc. Endlich ist locale Amyloidentartung auch in Narben constatirt worden.

Sie sehen also, dass der Verschiedenheit der Bedingungen, unter welchen die Amyloidentartung zu Stande kommt, auch eine Verschiedenartigkeit der Gewebe resp. Organe, in welchen der Process beobachtet wird, entspricht. Zu welchen Schlüssen in Betreff des Entwickelungsmechanismus dieses Processes wir auch kommen werden, ist schon jetzt die Annahme berechtigt, dass dieser Mechanismus in jedem einzelnen Falle seine specifischen Eigenthümlichkeiten aufweisen muss. Es ist kaum wahrscheinlich, dass die Amyloidentartung des Bindegewebes, des Muskel- oder Epithelgewebes nach einem und demselben Typus verläuft. Ich kann nicht umhin, bei dieser Gelegenheit daran zu erinnern, dass die schleimige Metamorphose in so sehr ähnlichen Elementen, wie die Becherzellen des Magens und des Darmes es sind, auf verschiedene Weise zu Stande kommt.

Welche Betrachtungen ergeben sich nun aus den Daten der mikroskopischen Analyse?

In Betreff dieser Daten muss vorerst eine allgemeine Bemerkung gemacht werden. Es unterliegt keinem Zweifel, dass die feinere Morphologie des Amyloidprocesses (speciell seiner Anfangsstadien) noch nicht genau erkannt ist. Dieses mag dadurch erklärt werden, dass bis jetzt zu diesen Untersuchungen hauptsächlich Sectionsmaterial verwerthet wurde, und nur in kleinerem Maasse die frischen bei Operationen erhaltenen Theile. Dementsprechend hatten es die Forscher hauptsächlich mit späteren Phasen der Umwandlung zu thun. Leider können wir gegenwärtig noch nicht die Amyloidentartung nach Belieben künstlich erzeugen. Die Hoffnung ist aber nicht ausgeschlossen, dass wir früher oder später diese Lücke der experimentellen Technik ausgefüllt sehen werden. Ich will mir erlauben, hier die interessante Beobachtung von Birch-Hirschfeld anzuführen. Dieser Forscher beobachtete bei einem Kaninchen, das mit dem Eiter eines Knaben, welcher an Knochencaries litt und — was hier hauptsächlich beachtenswerth ist — einige Monate darauf an Amyloidentartung starb, eine sehr ausgedehnte subcutane Eiterung, und nach dem Tode, welcher nach sechs Wochen eintrat, das völlig characteristische Bild der Amyloidmetamorphose in der Milz. Möglicherweise wird es bei systematischer Ausarbeitung solcher Fälle gelingen, eine Methode der künstlichen Erzeugung von Amyloidentartung im Organismus zu gewinnen.

Resumiren wir nun in aller Kürze die mikroskopischen Daten, so müssen wir vor Allem bemerken, dass der Process an den Wänden der arteriellen Capillaren, welche die Blutzufuhr zu der betreffenden Partie besorgen, beginnt; von hier aus verbreitet sich der Process auf die eigentlichen Capillaren einerseits und auf die grösseren Arterien andererseits; auf die kleinen Venen geht der Process meistentheils nicht über.

Sind nun die Gefässe schon ziemlich stark befallen, dann beginnt auch das Parenchym des betreffenden Organes, seine specifischen zelligen Elemente, zu leiden. Auf diese Weise greift wohl gewöhnlich der Process in Fällen von allgemeiner Amyloidentartung um sich. In den Gefässwänden entdeckt das Mikroskop die augenfälligsten Veränderungen in der *media,* doch ist oft auch die *intima,* d. h. das Endothel betroffen. Demgemäss verengt sich auch das Gefässlumen. In den Nieren gesellen sich zu den Gefässveränderungen auch Veränderungen in der *membrana propria* der Harnkanälchen und manchmal auch in dem Epithel; dabei entwickeln sich nicht selten in den Kanälchen eigenthümliche Cylinder, die mit dem Harn hinausbefördert werden. In der Milz fallen mit den Gefässen auch die lymphoiden Zellen den Veränderungen anheim. Man versichert, dass in den Milzfollikeln alle Uebergangsstadien von normalen Lymphoidelementen zu kernlosen Amyloidschollen von verschiedener Grösse zu sehen sind. Auch in der Leber findet man nicht selten ähnliche Schollen. Nach der Meinung der einen pathologischen Anatomen entstehen dieselben aus metamorphosirten Leberzellen, nach der von anderen sind es Theile amyloidentarteter Gefässwände (Capillaren).

Dieses ist das gewöhnliche Schema, welches in den Lehrbüchern zu finden ist. Ohne einstweilen in die Betrachtung der anderen Daten einzugehen, wollen wir nun dieses Schema vom Standpunkte der Hypothesen über Infiltration und über Degeneration beurtheilen.

Da die Entartung am leichtesten die Gefässwände angreift, so nahm man an, dass die Amyloidsubstanz primär im Blute enthalten sein müsse und dass sie von hier aus in die Gefässwände, welche nun von verändertem Blute bespült werden, gelange. Gegen diese Annahme kann man aber Vieles einwenden. Vor Allem wird, wie schon bekannt, die Amyloidsubstanz im Blute nicht gefunden. Dann wäre es unerklärbar, warum die Intima, die eigentlich zuerst von der Infiltration betroffen werden sollte, so oft verschont bleibt und die Entartung direct in der Media beginnt. Ferner dürfen auch die Fälle nicht vergessen werden, in welchen die Gefässe im geringen Maasse betroffen worden sind, während das umgebende Gewebe hochgradige Amyloidumwandlung erlitten hat. Nach Böttcher ist die Gefässerkrankung keine nothwendige Vorbedingung der Amyloidentartung des Leberparenchyms: die Leberzellen können amyloidentartet sein, ohne dass die Gefässe gleiche Alterationen aufweisen. Somit zeigt es sich, dass die Hypothese, welche Alles auf Infiltration zurückzuführen strebt, kaum begründet ist. Jedenfalls steht es fest, dass sie keine Ansprüche auf eine universelle Gültigkeit erheben darf.

Zu Gunsten der anderen Hypothese, welche in der Amyloidmetamorphose eine Degeneration sehen will, mögen folgende Erwägungen beigebracht werden. Erstens wissen wir, dass bei Weitem nicht alle Gewebe und Organe die Amyloidmetamorphose erleiden. Diese Thatsache ist, dem oben Gesagten gemäss, viel einfacher im Sinne einer Degeneration, als im Sinne einer Infiltration zu erklären. Zweitens sind Fälle beschrieben worden (Kyber), in welchen in der Muscularis der Vene bald diffus metamorphosirte Partien, bald aber nur entartete Zellenleiber oder Zellenkerne gefunden wurden. Ebenso im *omentum majus* fand man in den Fettzellen manchmal nur die Kerne amyloid metamorphosirt, manchmal aber auch das sie umgebende Protoplasma. Bei dieser Gelegenheit wollen wir noch bemerken, dass die Kerne dabei etwas vergrössert, mehr glänzend und homogen erscheinen. Offenbar ist solch' eine elective Verbreitung des Processes viel leichter mit der Hypothese von der Degeneration, als mit derjenigen von der Infiltration zu vereinbaren. Drittens sprechen zu Gunsten des degenerativen Charakters die oben angeführten Beobachtungen von Böttcher und Anderen, die keine directe Beziehung zwischen den Gefäss- und Parenchymveränderungen finden konnten. Viertens sind hier auch die Fälle von rein localer Amyloidentartung, die schon oben erwähnt worden sind, als Stützen dieser Hypothese anzuführen.

Dieses sind die Hauptargumente, die für die degenerative Natur der amyloiden Umwandlung sprechen. Man darf sich indessen nicht beeilen, diese Hypothese als alleinseligmachend zu erklären. Zu den schon oben angeführten Bemerkungen glaube ich hier noch einige Thatsachen hinzufügen zu sollen, um zu zeigen, welch' grosse Schwierigkeiten auf diesem Gebiete noch zu bewältigen sind. Die Amyloidschollen werden oft in den Intercellularspatien zwischen den eigentlichen Gewebselementen vorgefunden; dieses gab Anlass zur Annahme, dass die Amyloidsubstanz in dieser oder jener Form in die Gewebslücken durchsickert und sich dort consolidirt. Ferner erscheinen die Amyloidschollen sehr oft vollständig homogen, ohne die leiseste Andeutung einer typischen Cellular-Structur autzuweisen. Man sollte glauben, dass, wenn diese Schollen in der That Zellenabkömmlinge sind, sie wenigstens hin und wieder Reste der Zellenstructur besitzen müssen. Sehr schwer sind auch vom Standpunkte der Degenerationshypothese die Fälle zu erklären, in welchen der Uebergang von den amyloidmetamorphosirten zu den normalen Theilen ein allmählicher ist. Es hat den Anschein, als ob das Gewebe von einem von Aussen kommenden Stoffe durchtränkt werde, wobei der Strom des pathologischen Productes alle angetroffenen Elemente, wie Kerne, Zellen, Bindegewebsfibrillen, dünne Reticulumfäden etc., mit einem Worte, Alles was auf dem Wege liegt, überfluthe. Endlich muss auch das in Betracht gezogen werden, dass die amyloidmetamorphosirten Theile manchmal, sowohl was ihre Morphologie, als auch was ihre physikalischen Eigenschaften betrifft, vollständig normal erscheinen (Kyber), und nur die Anwendung eines speciellen Reagens überzeugt uns, dass hier Ablagerung von abnormen Producten stattgefunden hat.

In Betreff aller dieser Bemerkungen, welche die Berechtigung der Degenerationshypothese einschränken, könnte man zwar die Unzulänglichkeit der morphologischen Daten anführen: es ist in der That sehr wahrscheinlich, dass bei genauerer mikroskopischer Untersuchung die meisten dieser Einschränkungen den grössten Theil ihrer Triftigkeit einbüssen würden. Sei dem wie ihm wolle, Wunder kann es nicht nehmen, wenn sich die Forscher weder mit der Infiltrationshypothese, noch mit der Degenerationshypothese allein begnügen. Um aus den Schwierigkeiten herauszukommen, schlägt man einen Mittelweg vor. Ich will hier Ihre Aufmerksamkeit auf v. Recklinghausen's Worte lenken, der sich über die uns hier beschäftigende Frage folgendermaassen äussert:

„Ich habe mir daher die Hypothese gebildet, dass aus den Zellen des Organs homogenes Material austritt und, von dem Gewebssaft, indirect von dem Blute bespült, wie die Schleimklumpen anschwillt und zusammenfliesst, um sich dabei in Knollen, Balken oder Netze, selbst in Membranen und Röhren zu formen. Will man diesen Vorgang als eine Art Gerinnung auffassen und der Fibrinbildung parallelisiren, so würde ich dem nicht widersprechen, vorausgesetzt, dass man diese Art der Gerinnung durch das Zusammentreten von Bestandtheilen der Gewebselemente mit Theilen des Blutes zu Stande kommen lässt."

Ich führe hier diese Worte an, um zu zeigen, wie mannigfaltige Gesichtspunkte schon versucht worden sind. Kann aber die v. Recklinghausen'sche Hypothese, welche ein Analogon derjenigen bildet, die zur Erklärung der sog. Coagulationsnekrose herangezogen worden ist, befriedigen? Freilich können wir dieser Hypothese Scharfsinn nicht absprechen; allein directe, einfache und eindeutige Beweise zu Gunsten derselben lassen sich nicht leicht anführen: sie ist *ad hoc* erdacht worden und folgt nicht unmittelbar aus den Thatsachen.

Wie wir sehen, hat die Lehre von der Morphologie der amyloiden Umwandlung einen mühevollen Weg durchgemacht. Es wäre ein völlig ungerechtfertigtes Wagniss, mit einem Schlage alle die Knoten, deren so viele sich auf diesem Gebiete angesammelt haben, durchschneiden zu wollen. Andererseits möchte ich Sie aber nicht unter dem Eindrucke dieser frucht- und hoffnungslosen Bestrebungen lassen. Es scheint nicht unmöglich, mit Hülfe gewisser in der Litteratur zerstreuter Andeutungen, die wir hier noch nicht berührt haben, auf einem breiteren Weg herauszukommen.

Verschiedene Forscher haben beim Studium einzelner Fälle von Amyloidmetamorphose bemerkt, dass die Amyloidsubstanz in den Zellen in Form von besonderen hyalinen Sphäroiden entsteht. Hierzu gehören die Angaben von Klebs, Leber u. A. Es würde schwer fallen, von einer Anreihung dieser Sphäroide an die uns schon bekannten Schleim- und Colloidsphäroide Abstand zu nehmen; weiter unten werden wir wieder gleichen Sphäroiden bei der hyalinen Degeneration begegnen, wobei Sie auch erfahren werden, dass man zur Zeit die Amyloidentartung der Kategorie der hyalinen Umwandlungen zuzurechnen geneigt ist. Auch die Schlussbemerkung über das Safranin in der letzten Vorlesung dürfte hier in Erinnerung gebracht werden.

All' dieses ist freilich ungenügend, um eine bestimmte Hypothese klar zu formuliren; aber dieses ist auch nicht unser Ziel. Es ist nur wichtig, dass diese Andeutungen unsere Gedanken wieder den Zellenkernen mit ihren Hyalosomen, Hyalosphären, ihrem Nucleïn u. s. w. zuwenden. Nicht minder belangreich ist auch der Umstand, dass mit der Hervorhebung dieser Amyloidsphäroide wir uns gleichzeitig eine ganz bestimmte Aufgabe für zukünftige Untersuchungen feststellen, ohne über die technischen Hülfsmittel hinauszugehen.

Was die allgemeine pathologische Bedeutung der Amyloidmetamorphose für die Thätigkeit der Organe betrifft, so wird diese Bedeutung gewöhnlich folgendermaassen definirt. Die Amyloidumwandlung der Gefässwände muss zu einer Ernährungsstörung der Gewebselemente führen, selbst wenn die letzteren der Metamorphose nicht mit unterliegen sollten: einerseits verändern sich dabei die Transsudationsverhältnisse, andererseits findet unmittelbares Zusammenpressen der Parenchymzellen statt. Hier wollen wir noch an die Fortsätze der amyloidentarteten Gefässwände erinnern, welche die Atrophie der angrenzenden Theile herbeiführen; nach der Ansicht einiger pathologischen Anatomen sollen dieses die einzigen Veränderungen im Parenchym sein. Selbstverständlich wird dabei die Function des Organs leiden. So muss von Seiten der Nieren Störung der Harnabsonderung, von Seiten der Leber Störung der Gallensecretion mit den darauf folgenden Veränderungen in der Fettresorption, dem Auftreten von übelriechenden Fäces u. s. w. erwartet werden. Die Amyloidentartung der Milz wird Abweichungen in der Blutbildung (verschiedene Formen von Anämie, Hydrämie u. s. w.) verursachen. Der Amyloidprocess in den Darmwänden führt zu Resorptionsstörungen und erzeugt chronische Diarrhöe, die der Medication hartnäckig widersteht.

Zum Schluss muss noch Einiges über die Geschwindigkeit, mit welcher der Amyloidprocess sich zu entwickeln pflegt, gesagt werden. KYBER behauptet auf Grund seiner Erfahrungen, dass schon im Laufe weniger Wochen der Process sich merklich ausdehnen kann. Selbstverständlich nimmt die Entwickelung der Metamorphose in jeder einzelnen Zelle viel weniger Zeit in Anspruch. Die Ausgänge der Amyloidumwandlung näher zu beschreiben halte ich für überflüssig. Zweifelsohne, ist der gewöhnliche Ausgang ein unwiderrufliches Zugrundegehen der Gewebselemente, ein unwiderruflicher Tod der Gewebe. Die Resistenzfähigkeit der Amyloidsubstanz macht die Annahme seiner Resorption wenig wahrscheinlich, obgleich in einzelnen Fällen von localer Amyloidentartung Resorption der metamorphosirten Theile doch beobachtet worden ist (RÄHLMANN).

Es ist schon erwähnt worden, dass in den letzten Zeiten eine Tendenz bemerkbar wird, gewisse Arten von Eiweissmetamorphose, die sich durch Ablagerung verschiedenartiger hyaliner Producte in den Geweben auszeichnen, in ein einheitliches Ganze zusammenzufassen. Nachdem wir nun die Amyloidmetamorphose besprochen haben, müssen wir noch das ganze Material überblicken, aus welchem sich die Lehre von der hyalinen Metamorphose entwickelt hat. Hierbei werden wir auch Gelegenheit haben, den Rest näher zu studiren, welcher nach Ausscheidung der genau untersuchten Arten von Eiweissmetamorphosen, die unser bisheriges Thema bildeten, übrig bleibt.

Wir wollen mit der wachsartigen oder ZENKER'schen Metamorphose beginnen.

ZENKER fand im Jahre 1864 beim Studium der Muskeln von Ileotiphikern eigenthümliche Veränderungen in den unteren Enden der geraden Bauchmuskeln, in den *adductores femoris* und in dem Diaphragma. Schon für das unbewaffnete Auge ist die Anwesenheit von Veränderungen erkennbar: die Muskeln sind trocken, blass, gräulich, leicht zerreissbar, den Fischmuskeln ähnlich. Die mikroskopische Untersuchung entdeckt ein sehr charakteristisches Bild: während einige Muskelfasern noch ihre gewöhnliche Streifung beibehalten, bestehen andere aus einer homogenen Substanz, welche an weisses Wachs erinnert und in Form von verschieden grossen Schollen auftritt. Oft findet man auch in einer und derselben Faser abwechselnd normale und veränderte Abschnitte. Die Schollen nehmen sehr häufig die Form von sphärischen Klümpchen an, was sich durch eine Art Zusammenziehung erklären lässt; ist eine ganze Reihe solcher Schollen aneinandergefügt, so macht die Muskelfaser den Eindruck eines Rosenkranzes. Analoge Veränderungen sind von ZENKER auch bei vielen anderen Kranken gefunden worden.

Die Muskelkerne verhalten sich nicht immer gleich. Allem Anschein nach geht ein Theil derselben zu Grunde, während die anderen energisch proliferiren und wohl dem Zwecke der Regeneration dienen.

Weitere pathologisch-anatomische Untersuchungen und Nachforschungen in der älteren Litteratur überzeugten bald, dass die Wachsmetamorphose keine specifische Eigenthümlichkeit des Abdominaltyphus bildet. Auch bei anderen schweren fieberhaften Erkrankungen kann man gleiche Bilder finden (L. POPOFF). Die Wachsmetamorphose wird auch in traumatisch lädirten, im Zustande des Tetanus sich befindenden Muskeln u. s. w. beobachtet. Man weist auch darauf hin, dass in der Umgebung von Muskeltrichinen und von den in die Muskeln eingewachsenen Neubildungen die Muskelfasern der ZENKER'schen Metamorphose unterliegen.

Diese schon an und für sich grosse Beobachtungsreihe wurde später noch durch die Ergebnisse experimenteller Untersuchungen vervollständigt, wobei es sich herausstellte, dass unter sehr verschiedenen Bedingungen in den Muskeln gleiche Veränderungen eintreten können, wie die von ZENKER bei Ileotyphus beobachteten. So hat sich die temporäre Ischämie (Massenligatur der ganzen Extremität eines Hundes oder Kaninchens) in den Händen gewisser Forscher als ein sicheres Mittel bewährt, künstlich die ZENKER'sche Metamorphose hervorzubringen (HEIDELBERG, STRAHL, RACHMANINOW u. A.). Bei der mikroskopischen Untersuchung lebender Froschzungen, welche traumatischen Insulten, der Erwärmung auf 45—60° C., der Reizung mit starkem faradischen Strome, der Einwirkung von Silbernitratlösungen u. s. w. unterworfen waren, wurden ebenfalls Bilder gefunden, die den von ZENKER beschriebenen ähnlich sind (WEIHL). Aus diesen Beispielen sehen wir, welch' verschiedenen Momenten die Forschung eine Bedeutung zugemessen hat: eine Verallgemeinerung hier zu versuchen wäre sehr schwer, wenn man sich mit der Annahme nicht begnügt, dass in allen angeführten Fällen die Muskeln einfach zu Grunde gehen, getödtet werden.

Bedeutungsvoll vom Standpunkte der VIRCHOW'schen Lehre von den physiologischen Vorbildern ist der Umstand, dass die ZENKER'sche Metamorphose auch bei den Atrophien des Muskelgewebes, welche im Organismus zu physiologischen Zwecken auftreten, zur Beobachtung kommt (so z. B. die Veränderungen im Larvenschwanze bei Abstossung desselben [WAGENER] u. d. m.). Es ist aber zu bedauern, dass auch hier die Entstehungsweise der wachsartigen Schollen nicht genau festgestellt ist (vgl. die Controversen über Sarkolyten und Sarkoplasten [SIGM. MAYER, PANETH u. A.]). Uebrigens kann ich nicht umhin, Sie auf die in verschiedenen Organen periodisch auftretenden Umwandlungen aufmerksam zu machen: dieses ist noch ein sehr wenig bebautes Gebiet, es verspricht aber sehr viel in der Zukunft zur Erklärung des functionellen Zusammenhanges zwischen verschiedenen Organen des Körpers beizutragen. MIESCHER-RÜSCH hat unter Anderem gezeigt, dass beim Lachs die periodische Reifung der Sexualelemente mit degenerativen Veränderungen in einem Theile des Muskelapparates verbunden ist; seiner Meinung nach werden die Substanzen, die sich dabei aus den Muskelstructuren loslösen, zum Aufbau der Sexualelemente verbraucht, welche zu dieser Zeit stark anwachsen, obgleich die Thiere hungern. Ich will nicht damit sagen, dass bei dem Lachs der Process der Muskelentartung den Charakter der ZENKER'schen Metamorphose besitzt, ich möchte nur auf den Parallelismus der erwähnten Vorgänge Nachdruck legen. Von den MIESCHER-RÜSCH'schen Beobachtungen ausgehend, könnten wir uns wohl vorstellen, dass auch unter pathologischen Verhältnissen den ersten Anstoss zu Entartungen im Muskelapparate Veränderungen weit entfernter Organe geben können, auf welche die Aufmerksamkeit der Forscher gar nicht gerichtet war. Es ist sehr wichtig, die Möglichkeit eines derartigen Mechanismus nicht auszuschliessen: nur bei einer unbefangenen Fragestellung können wir vor fruchtloser und einseitiger Schematisirung gesichert sein.

Die ZENKER'sche Metamorphose hat Anlass zu vielen Hypothesen gegeben. ZENKER selbst war der Meinung, dass den Grund der von ihm beschriebenen Veränderungen die Entstehung einer besonderen Colloidsubstanz abgiebt; später hat man sich doch überzeugt, dass wir auch hier mit eiweissartigen Stoffen zu thun haben. Es wäre völlig überflüssig, in die Besprechung der Mechanismen einzugehen, welche die Bildung der besprochenen Schollen verursachen. In der That gewinnen wir dabei nichts, wenn wir mit den Einen annehmen, dass bei der ZENKER'schen Metamorphose Alles auf Gerinnung des Myosins *intra vitam* zurückzuführen ist, oder mit den Anderen die primäre Veränderung der elastischen Eigenschaften, welche die Muskeln zu Zerreissungen prädisponirt; nicht viel weiter führt uns auch die Identificirung der ZENKER'schen Metamorphose mit der Leichenstarre der Muskeln. Zu Gunsten einer jeden dieser Ansichten liessen sich diese oder jene Beweise heranziehen, doch würden wir uns dabei ausschliesslich im Gebiete von Vermuthungen bewegen.

Achte Vorlesung.

Die netzig-fibrinöse Umwandlung. — Die Coagulationsnekrose. — Die hyaline Entartung. — Allgemeine Bemerkungen über die albuminösen Metamorphosen.

M. H.! Die Untersuchungen von Zenker haben die Aufmerksamkeit auf eine Gruppe von Veränderungen gelenkt, die früher etwas im Schatten blieb. Zum klaren Verständniss des weiteren Schicksals der von diesem Forscher angeregten Fragen ist es nothwendig, einige Einzelheiten über die netzig-fibrinöse Umwandlung und über die Coagulationsnekrose hier anzuführen. Ich werde mich bemühen, möglichst wenig in die nebensächlichen Détails einzugehen, die zur Zeit fast nur noch eine historische Bedeutung haben — das Wichtigste allein soll hier berührt werden, um die Entstehung der Lehre von der hyalinen Entartung, welcher der zweite Theil dieser Vorlesung gewidmet wird, zu erklären.

Bei der Untersuchung der Schleimhaut der Athmungswege bei Croup und Diphtheritis kam Wagner (1866) zu interessanten Schlüssen in Bezug auf die dabei in den epithelialen Elementen eintretenden Veränderungen. Das Wesen der Wagner'schen Beobachtungen besteht in Folgendem. Die Epithelzellen quellen auf und werden trübe. In den peripheren Zellenabschnitten entstehen Höhlungen, die entweder leer sind, oder aber einen Inhalt besitzen. Die Höhlungen werden immer grösser und zahlreicher, verbreiten sich auf den ganzen Zellenleib und confluiren mit einander, wobei die Zellengrenzen kein Hinderniss bilden. Der Inhalt dieser Höhlungen erinnert manchmal an den Physalideninhalt; wir finden hier unter Anderem Eiterkörperchen, freie Kerne u. d. m. Die Zellenkerne verschwinden für gewöhnlich. Je weiter der Process vor sich geht, desto mehr verändert erscheinen die optischen Eigenschaften der Zellenreste, welche die Balken des auf diese Weise an Stelle des Epithels entstehenden Netzes bilden: die noch nicht zu Grunde gegangenen Zellenbrücken sind nicht mehr trübe, sondern glänzend, den Fäden von geronnenem Fibrin ähnlich. Der Physalideninhalt unterliegt ferner der fettigen oder körnig-albuminösen Metamorphose und verschwindet.

Das erwähnte Netz und einige wenig charakteristische Reactionen genügten Wagner zur Beschreibung dieser netzigen Metamorphose unter dem Namen einer fibrinösen Umwandlung. Den bestimmten Hinweis auf die Art der Entstehung von Fibrinmassen in diesem Falle finden wir bei WAGNER nicht. Die späteren Forscher, die WAGNER's Befunde von ihrer factischen Seite völlig bestätigten, konnten dem Fibrin nicht die Bedeutung zumessen, welche ihm in einer fibrinösen Metamorphose zukommen müsste. Am meisten Anklang haben die Ansichten von COHNHEIM und WEIGERT gefunden, die sich bemüht haben, ihre Hypothese von der Coagulationsnekrose mit der Fibringerinnung in Zusammenhang zu setzen; doch werden die Ansichten auch dieser Forscher jetzt von verschiedenen Seiten bestritten. Bevor ich zur Wiedergabe der Hypothese von COHNHEIM und WEIGERT übergehe, glaube ich noch den Umstand hervorheben zu sollen, dass die von WAGNER beschriebenen Bilder auch künstlich herzustellen sind. So hat z. B. ZAHN bei Kaninchen analoge Veränderungen nach Einführung von Ammoniak in die Trachea gesehen, welches eine Art von künstlichem Croup erzeugt. Es wäre erwünscht, die ZAHN-schen Versuche an der Hand neuerer Untersuchungsmethoden und bei Beachtung der neuesten Fortschritte der normalen Cytologie nachzuprüfen.

Das Hauptverdienst bei der Ausarbeitung der Lehre über die Coagulationsnekrose gehört unstreitig WEIGERT, dessen theoretische Anschauungen von der Autorität COHNHEIM's sanctionirt worden sind. Den nächsten Anlass zur Entstehung dieser Lehre gaben WEIGERT's Untersuchungen über die Veränderung der Haut bei Pocken. Es zeigte sich dabei, dass gewisse Elemente des MALPIGHI'schen Netzes bei diesem Processe ihrer Kerne verlustig werden, so dass es dann weder mit Hülfe von Kerntinctionen, noch bei Anwendung der chemischen Kern-Reagentien ihre Anwesenheit zu constatiren gelingt. Die Zellenleiber verändern sich auch: sie werden mehr oder weniger glänzend, glasartig. In dieser Weise veränderte Partien können leicht auf dem Fond des normalen Gewebes erkannt werden, da sie sich anders als die normalen vielen Farbstoffen gegenüber verhalten. Die Grösse dieser Partien ist ziemlich verschieden.

Später stellte es sich heraus, dass gleiche Veränderungen auch in vielen anderen Fällen zu finden sind, hauptsächlich aber dann, wenn, kraft dieser oder jener Circulationsstörung, der Zutritt von Nährmaterial gehemmt ist. Ausser solchen Fällen, die in den Nieren, in der Milz, im Herzmuskel u. s. w. zu beobachten sind, werden die gleichen Bilder auch in schnell wachsenden Geschwülsten (myelogene Sarcome), wo die Vascularisation nicht gleichen Schritt mit der Neubildung zelliger Elemente hält, angetroffen. Ferner ist das Gleiche in Geweben, die der Einwirkung gewisser chemischer Agentien und pathogener Mikrobien (Diphtheritis, Croup, Dysenterie) unterworfen worden sind, anzutreffen.

Aus den angeführten Daten erhellt es, dass das Charakteristische in Weigert's Beobachtungen der Kernschwund ist. Natürlich gehen hier dem Kernschwunde verschiedene morphologische und chemische Veränderungen in der Kernstructur voraus. Es darf auch nicht vergessen werden, dass die aufgequollenen und — meistentheils, doch nicht immer — glasig veränderten Zellen unter einander confluiren und unförmliche Massen bilden, die am Ende an Stelle des normalen Gewebes auftreten. In dieser Weise erfolgt örtlicher Gewebstod mit Verlust aller Charaktere der normalen Structur.

Es fragt sich nun: was uns eigentlich dazu bewegt, in diesem Abschnitte unserer Vorlesungen über die Coagulationsnekrose zu sprechen? wäre es nicht eher am Platze, über die Einzelheiten dieses Processes dann zu referiren, wenn wir über den Tod der Zellen reden werden?

In der That ist eine derartige Frage billig, und wir werden auch zum Kernschwund, zur Homogenisirung der Zellenleiber und zu den anderen Veränderungen, die wir hier nur beiläufig berühren, noch zurückkehren: alle betreffenden Thatsachen, insofern sie als Material zur Aufstellung der Lehre vom Tode der Zelle dienen, können hier wohl bei Seite gelassen werden. Aber man muss daran festhalten, dass auch bei der Coagulationsnekrose dem Tode der Zelle eine gewisse Zeit vorausgeht, während welcher die in ihr vor sich gehenden Veränderungen nicht dem Typus entsprechen, nach welchem das todte physikalisch-chemische Substrat der Zelle seine Veränderungen durchmacht. In diesem Sinne ist die Coagulationsnekrose kein *unicum* in der Reihe der degenerativen Processe; wir wissen ja, dass auch bei anderen Degenerationen der Metamorphosencyklus der Zellen sehr oft mit ihrem Tode endet. Die Eigenthümlichkeit des betreffenden Falles besteht nur darin, dass hier der Ausgang in den Tod der Zellen viel schneller und viel öfter stattfindet, als in vielen anderen Fällen. Welcher Art diese einleitenden degenerativen Veränderungen sind, ist nicht leicht zu beantworten: die Metamorphosen werden hier mehr vorausgesetzt, als direct bewiesen. Sei dem wie ihm wolle, wir haben noch einen wichtigen Grund, an dieser Stelle über Coagulationsnekrose zu sprechen. Es darf nicht ausser Acht gelassen werden, dass wir Daten zur Lehre über die hyaline Entartung sammeln, und dass wir in Cohnheim und Weigert die Hauptvertheidiger der Hypothese vom Antheile der Fibringerinnung in den Erscheinungen des pathologischen Lebens der Zelle erblicken müssen.

Wie stellt man sich nun den Gang der Umwandlungen bei der Coagulationsnekrose vor?

Cohnheim und Weigert glauben, dass unter dem Einflusse dieser oder jener ungünstigen Einwirkungen die Zellen die Fähigkeit verlieren, ihren Globulingehalt zu wahren. Beim Zellentode wird ausser Globulin auch eine dem Fibrinferment ähnliche Substanz frei. Die Lymphe, welche diese Elemente umspült, enthält unter Anderem auch das Fibrinogen. Bei der Aufeinanderwirkung der besagten Substanzen findet Fibrinbildung ebenso statt, wie das bei der Blutgerinnung der Fall ist. Der Unterschied von der typischen Fibringerinnung besteht nur darin, dass hier die Gerinnung in den Gewebselementen, nicht ausserhalb derselben vor sich geht. Die Verschiedenheit der dabei sich bildenden Producte vom Blutfibrin erklärt sich — ausser dem eben angeführten Umstande — auch durch die variablen Quantitäten von Substanzen, aus welchen sich das Fibrin in den betreffenden Gewebspartien bildet; selbstverständlich spielt dabei auch der relative Wassergehalt der Gewebe und viele andere, die Gerinnung fördernde oder hemmende Umstände, eine Rolle. Sie sehen also, dass die Betrachtungen von Cohnheim und Weigert sich unmittelbar an die bekannte Theorie von Al. Schmidt über Blutgerinnung anlehnen. Wir haben aber keinen genügenden Grund, dem Beispiele dieser Gelehrten zu folgen. Ist es denn bewiesen, dass wir bei der Coagulationsnekrose mit Fibrin zu thun haben? Wir müssen gestehen, dass bis jetzt diese Frage im positiven Sinne nicht beantwortet werden kann. Zwar hat Weigert unlängst auf eine besondere Färbungsmethode des Fibrins hingewiesen (Behandlung mittelst Alkohol, Färbung mit concentrirter Gentianaviolettlösung in Anilinwasser, Auswaschen mit der Gram'schen Flüssigkeit und mit Anilinöl; dabei bleiben nur fibrinöse Producte und Mikroorganismen gefärbt), doch kann diese Methode eine gute physikalisch-chemische Charakteristik nicht ersetzen, und eine solche besitzen wir bisher noch nicht. Auch gibt diese Weigert'sche Methode keine positiven Ergebnisse bei der Untersuchung von Gewebspartien im Zustande der Coagulationsnekrose: sie ist nur zum Nachweis des in Form von Fäden auftretenden Fibrins mit Erfolg anzuwenden.

Doch geben wir zu, dass der Ausgangspunkt richtig ist und dass in der That bei der Coagulationsnekrose in den Zellen sich Fibrin ablagert. Folgt aber daraus, dass hier der Gerinnungsprocess nach dem mit so viel Geschick und Ausdauer von Al. Schmidt vertheidigten Schema sich abspielt? Auch diese Frage kann nicht positiv beantwortet werden. Es genügt ein Hinweis darauf, dass die Theorie von Al. Schmidt jetzt einen Kampf mit verschiedenen anderen Theorien, welche in gleichem Maasse eine factische Unterlage haben, durchmachen muss. Es wäre gar nicht empfehlenswerth, ohne directe Veranlassung, eine pathologische Hypothese mit einer physiologischen, die ihre Berechtigung noch nicht endgültig bewiesen hat, zu verbinden. Könnten bei den Erscheinungen, welche in die Kategorie der Coagulationsnekrose eingereiht werden, stricte Beweise zu Gunsten der Theorie von Al. Schmidt gefunden werden, dann wäre es wohl erlaubt, diese Theorie als Grundstein aller weiteren Betrachtungen zu legen, ohne Gefahr zu laufen, einen *circulus vitiosus* zu erzeugen. Um das Gesagte zu erläutern, will ich mich auf die Untersuchungen von Hammarsten berufen, der die Ansicht vertheidigt, wonach nur zwei Substanzen — das Fibrinogen und das Fibrinferment — zur Fibrinbildung nöthig sind; was die fibrinoplastische Substanz betrifft, so soll sie, vielen anderen Substanzen gleich, nur die Ausscheidung des Fibrins in seiner unlösbaren Form befördern. Ferner behauptet Hammarsten, dass bei der Fibrinbildung das Fibrinogen sich in zwei Substanzen spaltet (vielleicht zwei Isomere); die eine wird zur Fibrinbildung verwendet, die andere ist ein besonderes Globulin. Wollten wir diese Theorie auf die Lehre von der Coagulationsnekrose übertragen, so müssten wir das ganze Cohnheim-Weigert'sche Schema umändern; eine schwere Arbeit wäre dieses jedenfalls nicht, insofern wir keine thatsächlichen Beweise statt theoretischer Erwägungen verlangen.

Wir wollen hier auch nicht die vorhandenen physikalisch-chemischen Daten über das Fibrin des Einzelnen auseinandersetzen; folgende Bemerkungen werden wohl genügen. Das aus dem Blute erhaltene Fibrin ist in Wasser, Alkohol und Aether unlöslich; in verdünnten Mineralsäuren (am besten in 0,1—0,3 $^0/_0$ HCl) quillt es sehr stark auf; ebenfalls in verdünnten Alkalien. Nach Austrocknen wird das Fibrin brüchig, zerreibt sich in Pulver, doch bleibt dabei die Fähigkeit, in Säuren aufzuquellen, erhalten. Beim Erwärmen in Wasser bei 75 ^{0} C. „gerinnt“ das Fibrin — es wird trübe, weisslich, wenig elastisch; bei dieser Umwandlung nimmt auch seine Fähigkeit, der verdauenden Einwirkung des Pepsins zu widerstehen, zu. Je nach den Bedingungen der Fibrinbildung ist auch sein Verhältniss zu den Salzen verschieden (von diesem Standpunkte aus unterscheidet Denis drei Arten von Fibrin: „fibrine concrète pure“, „fibrine concrète modifiée“ und „fibrine globuline“). Die Lösung von Wasserstoffsuperoxyd wird von frischem Fibrin zerlegt, wobei Sauerstoff frei wird; gekochtes Fibrin äussert diese Wirkung nicht. Bei Erwärmung mit verdünnten Alkalien löst sich das Fibrin unter Bildung von Albuminat; bei entsprechender Bearbeitung mit Mineralsäuren findet Bildung von Acid-Albumin statt.

Die oben angedeuteten Umstände erschöpfen noch nicht all' die Schwierigkeiten, auf welche die Lehre von der Coagulationsnekrose stösst. Es bleibt unbegreiflich, warum der Gerinnungsprocess in so enger Verbindung mit dem Kernschwund stehen sollte. KLEBS sucht diese Schwierigkeit dadurch zu beseitigen, dass er den Kernschwund als einen Process *sui generis* betrachtet, der die Coagulationsnekrose manchmal begleitet, manchmal aber nicht. Es ist jedoch leicht ersichtlich, dass, indem wir den Kernschwund als für die Coagulationsnekrose nicht charakteristisch ansehen, wir nur aus einem Uebel in das andere verfallen: die Grenzen der Coagulationsnekrose werden schwankend und von der ganzen Lehre bleiben nur noch blosse Andeutungen.

Zum Schlusse nun noch einige Worte über die Ergebnisse der experimentellen Untersuchungen. In der Reihe der Versuche, welche als Bestätigung der COHNHEIM-WEIGERT'schen Hypothese angeführt werden, nehmen diejenigen von LITTEN einen hervorragenden Platz ein. Dieser Forscher verschloss auf eine gewisse Zeit die *arteriae renales* bei Kaninchen, unterbrach dann den Verschluss und schnitt nach Verlauf eines mehr oder minder bedeutenden Zeitraumes die Nieren zum Zwecke der mikroskopischen Untersuchung heraus. LITTEN fand, dass das Bild der Coagulationsnekrose in den epithelialen Elementen nur dann auftritt, wenn der ischämische Zustand weder zu lang noch zu kurz gedauert hat und wenn, nach Aufheben des Arterienverschlusses, den von der Ischämie getroffenen Zellen die Möglichkeit gewährt wird, mit Gewebssaft resp. Lymphe durchtränkt zu werden. Zu analogen Ergebnissen ist vor Kurzem auch LAGODOWSKY gelangt. Der Verschluss der *arteriae renalis* dauerte bei seinen Versuchen 2 — 3 — 4 Stunden; die Thiere wurden am 2. — 10. Tage nach dem Versuche getödtet; ein Versuchsthier ist selbst sechs Wochen nach der Operation getödtet worden. Mikroskopische Veränderungen treten hauptsächlich in der Rinde ein; sie betreffen vor Allem das Epithel der gewundenen Kanälchen. Die Kerne sind in diesen Zellen verschwunden; die veränderten Zellenleiber zeichnen sich durch starke Affinität zu den Farbstoffen aus. Der Kernschwund tritt successive ein; ein gleicher gradueller Gang ist im ganzen Processe zu bemerken. Die Glomeruli werden ebenfalls betroffen. Schon eine zweistündige Ischämie genügt, damit zwei Tage nach Wiederherstellung der Circulation das Epithel der Glomeruli im Zustande einer deutlichen Coagulationsnekrose gefunden werde. Schwerer geht das Endothel zu Grunde; noch energischer widersteht dem Einflusse der Ischämie das interstitielle Bindegewebe. In der Niere des Kaninchens, welches noch sechs Wochen nach Entfernung der Ligatur gelebt hatte, ist eine deutliche Verkalkung der nekrotischen Partien constatirt worden.

Wie interessant diese experimentellen Daten an und für sich auch sein mögen, sie liefern doch Nichts streng definitives zu Gunsten der hier besprochenen Hypothese. LAGODOWSKY sagt auch ausdrücklich, dass er die Bezeichnung „Coagulationsnekrose“ nur der Bequemlichkeit halber gebraucht. In der That können die Veränderungen, welche unter gewissen Verhältnissen durch temporäre Ischämie erzeugt werden, vom Standpunkte der Coagulationshypothese erklärt werden; doch ebenso leicht könnte Alles auf das Spiel anderer Faktoren zurückgeführt werden, z. B. auf die Auslaugung der Zellenbestandtheile durch den Gewebssaft. Eine directe Nothwendigkeit, sich der COHNHEIM-WEIGERT'schen Hypothese anzuschliessen, liegt auch hier nicht vor.

Der Unvollkommenheit der vorausgegangenen Skizze ungeachtet reicht das Mitgetheilte aus, um die Ueberzeugung zu gewinnen, wie nachtheilig es wäre, sich mit den bisherigen Lehren von den verschiedenen fibrinoiden Umwandlungen zu begnügen. Wir finden darin weder eine klare chemische Charakteristik, noch mehr oder weniger genau bestimmte Morphologie. Seit ZENKER's Untersuchungen beschäftigen sich mehrere Forscher mit einer bestimmten Gruppe von Umwandlungen, die zur Ablagerung von Eiweissstoffen in den Geweben führen; doch sind diese Eiweissstoffe unter die uns bis jetzt bekannten pathologischen eiweissartigen Producte nicht unterzubringen. Bei einem historischen Rückblicke könnte man sich jedenfalls leicht überzeugen, dass auch schon vor ZENKER Bilder ähnlich denen, die wir vor Kurzem geschildert haben, gesehen worden sind. Es darf daher nicht bezweifelt werden, dass reale Gründe zur Erweiterung der Lehre von der Eiweissmetamorphose stets in mehr als genügender Anzahl vorlagen. Die zahlreichen Controversen und die gleich zahlreichen missglückten Versuche, die Entwickelung der Lehre von den fibrinoiden Metamorphosen zu fördern, mussten endlich veranlassen, das vorhandene Material von einem neuen, weiteren und weniger anmassenden Standpunkte zu betrachten. Mit einem Worte, es musste der Wunsch rege werden, in diesem Material die allgemeinsten Merkmale aufzufinden in der Hoffnung, dass das Studium dieser Merkmale es schliesslich erlauben wird, sich über alle Einzelheiten zu erheben, welche, wie es schien, die Sache nur compliciren. Unter dem Einflusse solcher Ideen begann Ende der siebziger Jahre die Entwickelung der Lehre von der sog. hyalinen Entartung. In Betreff dieser Lehre hat zweifelsohne v. RECKLINGHAUSEN das Wichtigste geleistet. Dieser Forscher concentrirte seine Aufmerksamkeit auf den eigenartigen optischen Eigenschaften der Producte, welche in den Geweben bei der ZENKER'schen Metamorphose, bei der netzig-fibrinösen Umwandlung von WAGNER und bei der COHNHEIM-WEIGERT'schen Coagulationsnekrose gefunden werden; v. RECKLINGHAUSEN ist selbst noch etwas weiter gegangen; er hielt es für möglich, auch die Amyloidentartung in eine Gruppe mit der genannten zu vereinigen, obwohl uns in diesem Falle ausser der optischen Charakteristik auch noch eine nicht geringe Anzahl von chemischen Untersuchungen vorliegt. Ohne die Frage näher zu erörtern, welche chemischen Eigenschaften die eigenartigen Producte aller dieser Umwandlungen aufweisen, und ohne darauf zu achten, dass diese Producte bei Weitem nicht immer hyalin sind, glaubte doch v. RECKLINGHAUSEN berechtigt zu sein, dasjenige, was seine Vorgänger von einander zu trennen versuchten, als ein einheitliches Ganze aufzufassen.

Nun wollen wir sehen, aus welchen wesentlichen Elementen die v. RECKLINGHAUSEN'sche Lehre besteht. Die hyaline Entartung charakterisirt sich nach v. RECKLINGHAUSEN durch die Bildung des sog. Hyalins. In den Lehrbüchern der physiologischen Chemie werden Sie die chemische Charakteristik der Substanz finden, welche von den Chemikern „Hyalin“ genannt wird (HOPPE-SEYLER versteht unter Hyalin diejenige Substanz, welche die Echinokokkenwand bildet). Man soll aber nicht glauben, dass das v. RECKLINGHAUSEN'sche Hyalin dieser Charakteristik vollständig entspricht. v. RECKLINGHAUSEN hat seine Terminologie weniger mit Rücksicht auf die Anforderungen der Chemiker, als einer anschaulichen Darstellungsweise halber vorgeschlagen. Man muss dabei auch im Auge behalten, dass die Bezeichnungen „das Hyalin“ und „hyalinartig“ schon seit langer Zeit in der Histologie Anwendung finden. v. RECKLINGHAUSEN versteht unter Hyalin eine Substanz (resp. Substanzen) von eiweissartiger Natur, welche vor Allem von den verwandten Stoffen sich durch ihr optisches Verhalten, durch ihre homogene Beschaffenheit, durch ihr grosses Lichtbrechungsvermögen auszeichnet. Dann nennt er unter den Unterscheidungsmerkmalen das Verhalten der hyalinen Massen gewissen in der histologischen Technik gebräuchlichen Farbstoffen gegenüber. Carmin, Picrocarmin, weniger Hämatoxylin, in hohem Grade aber Eosin und Säurefuchsin färben das Hyalin sehr intensiv; Säuren lassen das Hyalin unberührt, so dass die Behandlung der Gewebe selbst mit starker Essig- oder Schwefelsäure in Verbindung mit den genannten Färbungen das beste Mittel abgibt, um die hyalin-entarteten Gewebe von den normalen zu unterscheiden. Die Amyloidreaction gelingt in der Regel nicht. Bei Bearbeitung von frischen Geweben mit Ammoniak werden die normalen Partien blass und aufgehellt, während die hyalinen Massen erst nach langer Einwirkung etwas aufquellen und gleichzeitig an Deutlichkeit und Glanz verlieren. Einer der Schüler von v. Recklinghausen — Wieger — hat die Charakteristik des Hyalins durch Hinweise auf sein Verhalten den Lösungsmitteln u. A. gegenüber zu vervollständigen gesucht. Es zeigte sich, dass die hyaline Substanz im Wasser, in Kochsalzlösungen, in Aether und Chloroform unverändert bleibt. Die Millon'sche Reaction gelang nicht immer. Wir wollen übrigens keinen Nachdruck auf diese Détails legen, da augenscheinlich die charakteristischen Merkmale, welche dem einen Falle von Hyalinentartung zukommen, für andere Fälle sehr leicht als nicht zutreffend sich aufweisen können. Nicht ohne Grund hebt v. Recklinghausen selbst die optischen Eigenschaften des Hyalins hervor und berücksichtigt verhältnissmässig wenig seine chemischen Eigenschaften. Jedenfalls erlauben die bislang bekannten Reactionen noch nicht, den dem Hyalin im chemischen System gehörenden Platz genau zu bestimmen. Es wäre sogar gewagt zu behaupten dass es eine Substanz von ausschliesslich eiweissartiger Natur ist. Nach v. Recklinghausen's Meinung ist es leicht möglich, dass das Hyalin in verschiedenen Fällen hyaliner Metamorphose seine Besonderheiten darbietet und dass es keine einfache chemische Verbindung, sondern ein Gemisch ist. Wir werden hier unwillkürlich daran erinnert, was bei der schleimigen und colloiden Umwandlung gesagt worden ist, dass nämlich auch dort Gemische, und nicht chemisch einfache Körper die Degenerationsproducte bilden. Diese Analogie ist hier umsomehr gerechtfertigt, als vom Standpunkte v. Recklinghausen's die colloide Metamorphose im engeren Sinne des Wortes auch zur Kategorie der hyalinen Entartungen gerechnet werden kann. Es sei hier bemerkt, dass keine scharfe Grenze auch zwischen Hyalin und Fibrin durchzuführen ist. Nach v. Recklinghausen wäre es ebenfalls schwer, eine Trennung des Hyalins von Amyloid zu bewerkstelligen: es ist möglich, dass das Hyalin und das Amyloid sehr nahestehende Substanzen sind, die nur verschiedenen Phasen eines und desselben Processes entsprechen. Es müssen hier die Beobachtungen eines anderen Schülers von v. Recklinghausen, nämlich diejenigen von Stilling, citirt werden, welcher den Uebergang hyaliner Schollen in amyloide beschreibt (beide wurden in einem und demselben Organe beobachtet). Wild hat auch ähnliche Bilder verzeichnet. Er untersuchte die Organe einer 56jährigen Frau und bemerkte an den serösen Oberflächen des Darmkanals und der Harnblase diffuse und plaqueartige Verdickungen von fibröser Consistenz; inmitten des fibrösen Gewebes aber sah er halbdurchscheinende Inselchen. Bei der mikroskopischen Untersuchung erblickte er Schollen, welche in ihren centralen Theilen die

Amyloidreaction aufwiesen, während ihre Peripherie dem Hyalin zugerechnet werden musste. Man erhält also den Eindruck, als ob das Amyloid sich aus dem Hyalin entwickele. Aus alledem sehen Sie, wie weit die Bezeichnung „Hyalin“ und wie dehnbar ihre chemische Qualification ist.

Was die Morphologie der hyalinen Entartung betrifft, so ist sie selbstverständlich auch sehr variabel; es wäre überflüssig, hier alles das wieder anzuführen, was bereits oben bei der Besprechung der zur Kategorie der hyalinen Metamorphose gerechneten Processe angedeutet worden ist. Es muss hier nur das hervorgehoben werden, was v. Recklinghausen als am meisten charakteristisch für die Morphologie der in Rede stehenden Entartung ansieht. Dieser Forscher sagt nämlich, dass man bei Bearbeitung von Wanderzellen, von Epithelien oder Krystalllinsen mit Salzlösungen ganze Haufen von Hyalinkugeln erhält; gleiches entsteht bei Behandlung dieser Gewebe mit concentrirter Harnstofflösung (es wird auch die Wirkung von mässigem continuirlichem Druck angeführt). An den Zellen entstehen anfangs Auswüchse, welche sich vom Zellenleibe abtrennen und dann unter einander verschmelzen. Das Hyalin entsteht also meistentheils in Form von verschieden grossen Kugeln, es kann aber auch andere Formen annehmen (in den postmortalen Blutgerinnseln in den Lebervenen). Rücksichtlich der experimentellen Daten sei noch Folgendes notirt. Wird ein Frosch auf einige Tage des Wassers beraubt oder in .3—4 procentiger Salzlösung gehalten, so erscheinen im Blute des noch lebenden Thieres eigenartige Schollen einer hyalinen Substanz — wahrscheinlich Producte hyaliner Umwandlung von morphologischen Blutelementen. Was in den Zellenkernen bei diesen Umwandlungen vor sich geht, kann zur Zeit noch nicht genau formulirt werden. Bei Wild finden wir die Bemerkung, dass die Kerne sehr lange erhalten bleiben; andere Autoren behaupten gerade das Gegentheil — so z. B. geht aus Wieger's Beobachtungen hervor, dass der Kernschwund der hyalinen Umwandlung der Zellen vorausgeht. Beim Studium der hyalinen Metamorphose in den Lymphdrüsen fand dieser Forscher neben amorphen kernlosen hyalinen Schollen auch solche Zellen, deren Kerne ganz peripher am Rande der Zellen lagen; es kam auch vor, dass die hyalinen Schollen mit freien Kernen mittelst protoplasmatischer Fäden in Verbindung standen. Auf Grund dieser Bilder äussert der Genannte auch die Vermuthung, dass die Entstehung des Hyalins in dieser oder jener Weise mit der Trennung des Zellenkernes vom Zellenleibe zusammenhänge. Analoge Befunde constatirte ebenfalls Cornil in seinen „tubercules colloïdes“.

v. Recklinghausen macht eine lange Aufzählung der Stellen, wo, und der Verhältnisse, unter welchen die hyaline Entartung beobachtet werden kann. Wir werden diese Aufzählung hier nicht wiedergeben, da sie schon, wenigstens in ihren wesentlichen Zügen, uns aus dem Inhalte der vorausgehenden Vorlesungen bekannt ist. Nur Folgendes möchte ich betonen: Gull und Sutton haben gefunden, dass bei den von der Bright'schen Krankheit Heimgesuchten das Gefässsystem vielfach von der hyalinen Umwandlung befallen wird. Ferner ist hyaline Umwandlung in den Gehirncapillaren bei Hydrophobie zu beobachten; die hyalinen Massen lagern sich dabei auch in den perivasculären Lymphräumen ab (Benedikt, Wassiljeff u. A.). Es sei hier auch bemerkt, dass nach Holschewnikoff (unter Leitung von v. Recklinghausen) in einem Falle von heerdweiser Hyalinbildung in der Umgebung von Gehirngefässen die Hyalinkörner in genetische Verbindung mit den endothelialen (oder anderen) Elementen gebracht werden mussten. Ein Organ, in welchem nach den Beobachtungen von A. Rudnew und vielen Anderen ziemlich oft und in ihrer typischesten Form die Hyalinumwandlung auftritt, ist das Auge. A. Rudnew hat unter Anderem hyaline Schollen in der Chorioidea gefunden und hielt sie für das Product einer besonderen colloiden Metamorphose der Leukocyten. Bei der Untersuchung der chronischen Naphthalinvergiftung an Kaninchen hat Kolinski hyaline Entartung in den Augenhäuten der vergifteten Thiere gefunden. So konnten in einem Falle an den äquatorialen Theilen der Chorioidea und der Netzhaut die einzelnen Elemente dieser Gebilde nicht mehr unterschieden werden; beide Häute bildeten eine einheitliche, stark glänzende, homogene, glasartige Masse, welche stellenweise durch mehr oder minder grosse Spalten unterbrochen war. Diese Masse färbte sich ziemlich gut mit Böhmer's Hämatoxylin, schwächer mit Eosin und Säurefuchsin. Die verschiedenartigen Elemente der Gefäss- und Netzhaut sind hier durch den Entartungsprocess unter Bildung einer glasartigen Substanz mit einander verschmolzen. Analoge Veränderungen sind von Kolinski auch in der Magen- und Darmschleimhaut gesehen worden. Am Auffallendsten ist dabei die *muscularis mucosae* verändert: sie ist nämlich in eine homogene, glänzende Masse verwandelt, in welcher nur stellenweise deutliche Spuren der früheren Structur anzutreffen sind.

Wie in den vorigen Fällen, so bliebe uns auch hier noch einige Worte über die Umwandlung der Intercellularsubstanzen zu sagen. In der That sind Fälle von hyaliner Metamorphose nicht nur in den Zellen, sondern auch in der intercellularen Grundsubstanz beschrieben worden; der Mechanismus der dabei stattfindenden Veränderungen ist aber leider bis jetzt noch sehr wenig bekannt. Man weiss selbst nicht, ob die hyalinen Producte dabei *in loco* entstehen, oder aber das Resultat einer besonderen pathologischen Transsudation bilden.

Indem wir diese Vorlesung abschliessen, führen wir gleichzeitig auch die lange Serie der Eiweissmetamorphosen zu Ende. Wir dürfen wohl sagen, dass je weiter wir in dieser Uebersicht fortschreiten, desto klarer die Verwandtschaft der degenerativen Processe mit den nekrobiotischen zu Tage tritt. In der That kehren die Zellen, die sich im Zustande der körnigen Eiweissmetamorphose befinden, ziemlich leicht zur Norm zurück; dagegen ist die Zelle, die der Coagulationsnekrose resp. einer der Formen der Hyalinentartung verfallen ist, meistentheils dem Tode preisgegeben — wir müssen also dabei tiefergreifende Störungen des Lebensprocesses der Zelle annehmen. Beinahe gleichberechtigt wäre auch eine andere Behauptung: wir sehen, dass in allen Fällen von Eiweissmetamorphose, wie verschieden ihre Producte auch sein mögen, der Zellenkern nicht ohne Antheil an den im Zellenleibe sich abspielenden Umwandlungen bleibt. Manchmal kommt dem Kerne selbst eine bestimmende und einleitende Rolle zu. Endlich soll nicht verschwiegen werden, dass die letzten Glieder dieser Metamorphosenreihe uns viel öfter veranlasst haben, die Spärlichkeit der feineren morphologischen Untersuchungen zu beklagen. Wir verloren so zu sagen die Zelle mit ihrer höchst kunstvollen Structur mehr und mehr aus den Augen und suchten unwillkürlich unsere Betrachtungen gröberen Elementen, weniger zergliederten Formen anzupassen. Dabei konnten Sie sich überzeugen, wie wenig die pathologischen Histologen und nach ihnen auch die allgemeinen Pathologen von den Schätzen der normalen Zellenbiologie Gebrauch machen. Es ist aber zu hoffen, dass bei der weiteren Ausarbeitung der betreffenden Lehren das genaue Studium der Zellenstructuren — wobei sowohl die feinere Morphologie wie die physikalisch-chemischen Verhältnisse berücksichtigt werden — uns vom Ballaste unnützer Hypothesen befreien und unser Verständniss der sich in der Zelle abspielenden Lebensvorgänge vertiefen wird.

Neunte Vorlesung.

Die fettige Metamorphose. — Die fettige Degeneration.

M. H.! Das Studium der Eiweissmetamorphose hat es zur Genüge dargethan, dass ihre Producte höchst mannigfaltig sind. Obgleich wir nicht wenige Gründe zur Annahme besitzen, dass bei der fettigen Metamorphose, zu deren Besprechung wir jetzt schreiten, ebenfalls verschiedene Kategorien aufgestellt werden können; nichtsdestoweniger werden die Erscheinungen der fettigen Metamorphose von den meisten Pathologen als etwas Einheitliches beschrieben, was sich mit der Dürftigkeit der diesbezüglichen Daten erklären lässt. Ich halte es doch für angezeigt, Ihre Aufmerksamkeit gleich hier darauf zu richten, dass auch die „fettige Metamorphose" als eine Genusbezeichnung zu gelten hat, und dass aller Wahrscheinlichkeit nach in der nächsten Zukunft der Pathologe in der Lage sein wird, die Lehre von der fettigen Metamorphose in eine weniger allgemeine Form zu fassen.

Als fettige Metamorphose der Zellen bezeichnet man alle diejenigen Fälle, in welchen die Zellen einen erhöhten resp. die Norm übersteigenden Fettgehalt aufweisen. Mit anderen Worten, es gehören hierher die Fälle, wo die Zellen, welche normalerweise fettlos sind, Fett enthalten und wo die Zellen, welche normal fetthaltig sind, mit Fett überfüllt erscheinen.

Schon längst sahen sich die Pathologen, hauptsächlich Dank den Arbeiten von Virchow, genöthigt, zwei Grundtypen der fettigen Metamorphose zu unterscheiden: die fettige Degeneration und die fettige Infiltration. Weiter unten werden Sie sehen, dass eine Grenze zwischen diesen beiden Typen zu stecken oft sehr schwer fällt; diese Unterscheidung muss indessen aufrecht erhalten bleiben, da sie auf Thatsachen und vollständig berechtigtem Raisonnement begründet ist. Schon bei der Schilderung verschiedener Formen von Eiweissmetamorphose haben wir die Bezeichnung Infiltration im Gegensatze zu Degeneration gebraucht. Wir wissen, dass Degeneration dort angenommen wird, wo dieses oder jenes pathologische Product, welches den Zellenleib ausfüllt, durch Umwandlung der normalen Zellenbestandtheile *in loco* entstanden ist. Dagegen wird als Infiltration der Fall betrachtet, wenn die pathologischen Producte nicht von vorn herein in der krankhaft veränderten Zelle, sondern irgend wo anders entstanden sind. Ganz in demselben Sinne werden diese Bezeichnungen auch in der Lehre von der fettigen Metamorphose angewandt. Da vom Standpunkte der allgemeinen Pathologie der Zelle das grösste Interesse an die Degeneration, nicht an die Infiltration gebunden ist, so wollen wir uns auch vorerst bei den Erscheinungen der Degeneration aufhalten.

Die erste Frage, welche beim Studium der fettigen Degeneration zu berücksichtigen wäre, ist die nach der chemischen Natur derjenigen pathologischen Producte, welche bei diesem Processe in den Zellen zu finden sind; dann müssen einige Worte über die quantitativen Verhältnisse im Vergleich mit der Norm gesagt werden. Da der Charakter der pathologischen Producte bei der fettigen Infiltration im Wesentlichen derselbe ist, so wollen wir, um das Material nicht allzusehr zu zersplittern, die eben gestellte Frage gemeinsam für beide Typen der fettigen Metamorphose besprechen.

Wir behalten es uns vor, später zur Morphologie der fettig metamorphosirten Zellen zurückzukehren, und wollen hier nur eine morphologische Grundthatsache notiren: die Fettsubstanzen erscheinen für gewöhnlich in den Zellen resp. Zellenleibern in Form von Körnchen und Tropfen, welche scharfe Contouren und gewisse Beziehungen zum auf- und durchfallenden Lichte besitzen; die Dimensionen und die Zahl dieser Körnchen in den Zellen sind höchst mannigfaltig. Um die fettige Natur der in besagter Form in den Zellen auftretenden Gebilde darzuthun, greift man zu verschiedenen Reagentien. Die fettigen Partikelchen lösen sich sehr leicht in Aether, Benzin, Chloroform. Um die Wirkung der Lösungsmittel nachzugehen, behandelt man gewöhnlich die Präparate folgendermaassen: vor Allem werden sie in absolutem Alkohol entwässert, um die nachfolgende Durchtränkung mit Aether zu erleichtern; dann kommen die Schnitte in Aether, worauf sie wieder in Alkohol gebracht werden; zur mikroskopischen Untersuchung schliesst man die Präparate in Wasser oder Glycerin. Selbstverständlich muss dieser Untersuchung das Studium desselben Gewebes bei Erhaltung des in ihm vorhandenen Fettes vorausgehen. Statt Aether kann man Chloroform oder ein Gemisch von Aether und Chloroform anwenden. 1procentige Essigsäure, die Eiweisskörnchen aufhellt, wirkt auf die Fettkörnchen als solche nicht ein; letztere treten zwar nach Essigsäurebehandlung schärfer hervor, doch hängt dieses von der Einwirkung des Reagens auf die Eiweissstoffe des unveränderten Protoplasmas resp. auf die Eiweisshüllen der Fettpartikelchen und vielleicht auch von anderen Umständen ab. Aetzkali und Aetznatron wirken ebenfalls auf die Fettpartikelchen nicht ein; die Verseifung der Fette tritt erst nach längerem Erwärmen ein. Eine grosse Bedeutung für das Studium der fettigen Metamorphose besitzt die Ueberosmiumsäure, welche das Fett mehr oder minder intensiv schwarz färbt; gewöhnlich wird 1procentige Ueberosmiumsäurelösung angewandt. Starke Schwefelsäure löst die Pigmente, die manchmal in Formen auftreten, welche an Fettkörnchen erinnern; auf das Fett übt sie keine Wirkung aus. Die Alkannawurzel färbt das Fett roth; ätherische Oele vernichten die Alkannafärbung. Ferner wird auch Chinolinblau gebraucht; dieser Farbstoff löst sich in verdünntem Alkohol und färbt das Fett dunkelblau; um die anderen Bestandtheile der Präparate zu entfärben, ist eine 40procentige Aetzkalilösung vorgeschlagen worden. Begnügt man sich mit der Untersuchung frischer Präparate nicht, so greift man zur Fixirung, und zwar mittelst Ueberosmiumsäure; auch kann zum gleichen Zwecke MÜLLER'sche Flüssigkeit verwendet werden. Man muss nicht ausser Acht lassen, dass bei der Untersuchung der Schnitte in stark lichtbrechenden Flüssigkeiten (z. B. Glycerin, Canadabalsam u. a. m.) die Fettkörnchen blasser erscheinen als in frischen Geweben, so dass sie leicht unbemerkt bleiben.

Bei der fettigen Metamorphose, sei es, dass sie in Form von Degeneration oder in der von Infiltration auftritt, haben wir, wie gesagt, in den meisten Fällen mit denselben Fettsubstanzen zu thun. Nur unter besonderen Verhältnissen, wenn nämlich in den Organismus künstlich Fette eingeführt werden, welche normal in demselben nicht vorhanden sind, haben wir Gelegenheit, in den Geweben die Anwesenheit von abnormen Fetten zu constatiren. Leider sind wir noch sehr arm an genauen Analysen der fettigen Producte der pathologischen fettigen Umwandlungen. Es ist auch leicht begreiflich, auf was für Missdeutungen wir uns hier zu fassen haben. Es ist zweifelsohne verhältnissmässig leicht, ein Gewebe von Fett zu befreien und das erhaltene Fett einer weiteren Analyse zu unterwerfen; doch verliert man dabei die Möglichkeit zu entscheiden, von wo her, d. h. aus welchen Theilen des betreffenden Gewebes, diese oder jene Portionen Fett stammen.

Wir besitzen schon Hinweise darauf, dass bei der Fettmetamorphose die Hauptrolle das Tristearin und das Tripalmitin und in einzelnen Fällen auch das Trioleïn spielen. Bei hochgradiger Fettmetamorphose findet man Margarinsäurekrystalle sowohl in- wie ausserhalb der Zellen (in den Zellen sind sie gewöhnlich erst *post mortem* sichtbar). Diese Krystalle erscheinen als zu Bündeln vereinigte gekrümmte Nadeln; manchmal gruppiren sie sich radiär um einen centralen Punkt und bilden kugelige Massen. CHEVREUL nahm die Existenz einer besonderen Margarinsäure an; später hat aber HEINTZ bewiesen, dass ein Gemisch aus 10 Procent Stearinsäure und 90 Procent Palmitinsäure die gleichen Eigenschaften besitzt wie die Margarinsäure. G. LIEBIG berichtet, dass das von ihm aus fettig entarteten Femoralmuskeln erhaltene Fett auch nach Abkühlung flüssig blieb und viel Oleïn enthielt. Ob bei der fettigen Metamorphose eine Rolle auch Glyceride von niedrigeren Homologen der Stearin- und Palmitinsäure (z. B. das Tributyrin — $C_3H_5(C_4H_7O)_3O_3$ — das in der Milch enthalten ist) spielen, ist noch nicht mit Bestimmtheit festgestellt.

Wie dieses schon im Beginne unseres Cursus erwähnt wurde, stossen wir in pathologischen fettenthaltenden Geweben auf gewisse andere Substanzen, welche das Fett meistentheils begleiten, so z. B. auf die Cholesterinkrystalle, die besonders oft in Detritusmassen, welche aus dem Zerfall weisser und rother Blutkörperchen entstehen (ZIEGLER), enthalten sind. Ausser Cholesterin ist auch das Lecithin zu nennen, worüber später noch Einiges zu sagen ist. Was die Fettquantitäten, welche bei der fettigen Degeneration in den Geweben zu finden sind, betrifft, so müssen folgende Daten notirt werden, die durch Untersuchungen verschiedener Forscher gesammelt worden sind.

Nach PERLS enthält die normale menschliche Leber:

	Wasser	Fettfreie feste Bestandtheile	Fett
I.	77·3 Procent	20·7 Procent	2·0 Procent
II.	77·1 „	19·5 „	3·4 „

Natürlich sind dieses nur relative Zahlenwerthe. Manchmal enthält die Leber mehr (bis 6 Proc.) Fett und weniger (etwa 17·5 Proc.) fester fettfreier Bestandtheile. Wenn wir nun zu den Zahlenwerthen übergehen, welche bei fettiger Degeneration erhalten worden sind, so sehen wir, dass hier der Fettgehalt die normalen Werthe übersteigt, jedoch nicht in bedeutendem Grade, dagegen der Gehalt an festen fettfreien Bestandtheilen gesunken ist; dabei bemerkt man auch, dass je mehr Fett, desto weniger andere feste Bestandtheile vorhanden sind. Der Wassergehalt schwankt im Allgemeinen nach beiden Richtungen. Als Illustration dazu führe ich einige Angaben von PERLS über die acute gelbe Leberatrophie an:

	Wasser	Feste fettfreie Bestandtheile	Fett
Fall I. ($2^1/_2$ j. Kind)	76·9 Procent	15·5 Procent	7·6 Procent
„ II. (Erwachs.)	81·6 „	9·7 „	8·7 „

Was die fettige Degeneration des Herzens betrifft, so hatte PERLS Gelegenheit, eine grössere Untersuchungsreihe zusammenzustellen, der wir Folgendes entnehmen:

Normale Herzen:	Wasser	Feste fettfreie Bestandtheile	Fett
I.	79·6 Procent	18·7 Procent	1·7 Procent
II.	79·8 „	17·92 „	2·28 „
Fettig degenerirte Herzen:			
I.	79·7 „	15·84 „	4·46 „
II.	77·7 „	18·4 „	3·90 „
III. (Phosphorvergiftung)	78·1 „	16·2 „	5·1 „
IV. (ebenfalls)	78·8 „	16·34 „	5·56 „

Die allgemeinen Ergebnisse aus diesen analytischen Daten stimmen mit denen überein, welche bereits oben für die Leber mitgetheilt wurden. Natürlich sind noch weitere Untersuchungen zur endgültigen Lösung der Frage, wie sich der relative Gehalt an Wasser, Fett und festen Bestandtheilen verändert, nothwendig. Dabei muss man im Auge behalten, dass in diesem Falle wie in anderen ähnlichen die Bezeichnung „Fett“ im Allgemeinen alle Substanzen umfasst, die mit Aether extrahirt werden, also ausser den eigentlichen Fetten auch das Cholesterin, das Lecithin, das Cerebrin, die Fettsäuren, gewisse Pigmente u. d. m. Es wäre ebenfalls erwünscht, die Bezeichnung „feste fettfreie Bestandtheile“ näher zu präcisiren. Für uns wäre es besonders wichtig, zu erfahren, wie sich der Gehalt an stickstoffhaltigen resp. eiweissartigen Substanzen verändert, was nur durch Stickstoffbestimmungen nach Kjeldahl und Stutzer, nicht aber durch Bestimmung der festen Bestandtheile im Allgemeinen zu erzielen ist.

Ausser den Perls'schen Untersuchungen glaube ich hier auch die Ergebnisse von Hösslin's Analysen verzeichnen zu sollen. Dieser Forscher verfügte über eine Reihe von Fällen von Lungenschwindsucht, Infectionskrankheiten und anderen erschöpfenden Leiden. Zur Untersuchung kamen das Herz, die Skelettmuskeln, die Leber und die Lungen; in allen Fällen war der Wassergehalt, der Gehalt an festen Bestandtheilen im Allgemeinen und der an ätherlöslichen Stoffen bestimmt; Hösslin vergleicht seine Daten mit den Zahlenwerthen, die er bei der Untersuchung der Organe eines gesunden Mannes, welcher durch Sturz umgekommen ist, erhalten hat. Sicherer wäre es zweifelsohne, Durchschnittswerthe, welche bei der Analyse einer grossen Anzahl gesunder und krankhaft veränderter Organe erhalten worden sind, zu vergleichen, wobei die Durchschnittswerthe aus quantitativ gleichen Reihen berechnet werden sollten. Man darf ja nicht vergessen, dass selbst unter sog.

normalen Verhältnissen die Zusammensetzung eines und desselben Organs bei verschiedenen Individuen ziemlich bedeutende Schwankungen aufweist. Als Beispiel davon könnte ich die von mir an Tauben, welche sich unter vollständig gleichen Lebensbedingungen befanden, eruirten Daten anführen. Doch ungeachtet aller dieser Einschränkungen sind die Angaben von Hösslin einer gewissen Beachtung würdig; alle seine Zahlenwerthe werde ich hier indessen nicht aufzählen, sondern nur die von mir berechneten Durchschnittswerthe.

Normales Individuum (Mann von 27 Jahren):

	Wasser	feste Bestandtheile	Fett
Muskeln	76·72 Procent	23·28 Procent	0·92 Procent
Herz	80·25 „	19·75 „	1·70 „
Leber	75·80 „	24·20 „	2·50 „
Lunge	84·25 „	15·75 „	0·93 „

Phthisische Individuen (*phthisis pulmonum*):

	Wasser	feste Bestandtheile	Fett
Muskeln	80·73 Procent	19·27 Procent	1·50 Procent
Herz	81·15 „	18·85 „	2·67 „
Leber	75·02 „	24·98 „	8·90 „
Lunge	83·20 „	16·80 „	2·17 „

Fiebernde Kranke (Fälle von acuter gelber Leberatrophie, acuter Phosphorvergiftung, croupöser Pneumonie, Abdominaltyphus, Cerebrospinalmeningitis und catarrhaler Pneumonie):

	Wasser	feste Bestandtheile	Fett
Muskeln	77·13 Procent	22·87 Procent	2·49 Procent
Herz	79·05 „	20·95 „	3·88 „
Leber	71·38 „	28·62 „	12·05 „
Lunge	80·67 „	19·33 „	1·82 „

Die oben von uns gemachten Bemerkungen verbieten uns, weitgehende Schlussfolgerungen auf Grund dieser Zahlenwerthe zu bauen. Nur das Eine dürfen wir wohl behaupten, dass nämlich in allen angeführten Organen der Fettgehalt gestiegen ist, während der Gehalt an Wasser und festen Bestandtheilen nach beiden Richtungen hin schwankt. Höchst wahrscheinlich ist es auch, dass der relative Fettzuwachs in verschiedenen Organen ein verschiedener ist und es für jeden einzelnen Körpertheil eine so zu sagen specifische Grenze gibt.

Sehr bemerkenswerth sind auch die Analysen von Weyl und Apt. Diese Forscher haben den Fettgehalt in den Organen von Phthisikern und anderen Kranken bestimmt. Ich will hier nur die Daten für das Herz und die Leber nennen. Indem WEYL und APT einen Fettgehalt von 3·7 Procent für die Leber und 2·2 Procent für den Herzmuskel als Norm betrachten (die Organe sind hier in frischem, feuchtem Zustande gedacht), finden sie, dass bei den fieberhaften Processen und bei den Erkrankungen, bei welchen der Sauerstoffverbrauch reducirt ist, der Fettgehalt dieser Organe merklich steigt. Im Mittel kann man annehmen, dass beim Fieber der Fettgehalt der Leber 12 Procent, der des Herzens 8·9 Procent beträgt. Bei vermindertem Sauerstoffverbrauch finden wir für die Leber 13·8 Procent, für das Herz 7·15 Procent.

Noch einige Daten über den relativen Fettgehalt von fettig entarteten Geweben seien hier angeführt.

Bei der fettigen Entartung von Medullarcarcinomen, die dabei einer Erweichung unterliegen, und von Scirrhen wurden von ROBIN und VERDEIL folgende Zahlenwerthe gefunden:

I.	Medullarcarcinom der *orbita*	4·18	Proc. Fett
II.	Medullarcarcinom der *regio parotidea* . . .	1·56	„ „
III.	*Scirrhus mammae* bei einer jungen Frau . .	2·00	„ „
IV.	*Scirrhus dorsi* bei einem Manne	8·05	„ „

Dabei muss noch notirt werden, dass in diesen Neubildungen, wie gewöhnlich in Cancroïden, das Fett meistens von Cholesterin begleitet wird.

BÖTTCHER gibt folgende Daten für das Herz an:

I.	Normale (resp. mehr oder weniger normale) Herzmuskeln enthalten auf 100 Theile der Trockensubstanz . .	7·24—12·91	Proc. Fett
II.	Fettig entartete Herzmuskeln . .	10·00—11·38	„ „
	Bei hochgradiger fettiger Entartung . . .	16·73	„ „

Der STOLNIKOW'schen Arbeit über die Phosphorvergiftung entnehmen wir die Thatsache, dass der Gehalt an Substanzen, die mittelst Aether extrahirbar sind, in der Leber von Fröschen, welche der chronischen Phosphorvergiftung unterworfen werden, erheblich wächst (und zwar im Verhältniss 1 : 1·66, 1 : 2·10, 1 : 2·05 u. s. w.), und dass dieses Anwachsen je nach der Nahrung und je nach dem der Fettkörper entfernt ist oder nicht, verschieden ist. STOLNIKOW berechnete auch den Lecithingehalt und überzeugte sich, dass auch dieser bei der Phosphorvergiftung in der Leber stark zunimmt, und dass das mit Aether aus solchen Lebern Extrahirte selbst zum grössten Theile aus Lecithin bestehen kann. Hier wird es auch am Platze sein, daran zu erinnern, dass schon im Jahre 1879 DASTRE und MORAT dargethan haben, dass sehr oft auf Grund der äusseren Gestalt und der Ueberosmiumsäurereaction Lecithin für Fett gehalten wird (unter anderem auch bei der Phosphorvergiftung).

Endlich will ich mir erlauben, Ihnen Einiges über die noch nicht publicirten Untersuchungen von KNASTER zu berichten. Zwei möglichst gleiche männliche Kaninchen (Gewicht 1604 und 1674 ^{g}) werden vollständigem Hungern ausgesetzt. Am 6. Hungertage, da die Thiere schon etwa 20 Procent ihres Körpergewichts verloren hatten, wurde das eine Thier mit Phosphor vergiftet (0·03 ^{g} *per os*). Der Tod erfolgt nach 36 Stunden, worauf auch das andere Kaninchen, das als Controlthier diente, getödtet wird. Zur Untersuchung gelangten: Herzmuskel, Leber, *mm. glutei* (2 Portionen).

Die Durchschnittswerthe der analytischen Daten sind in folgender Tabelle dargestellt.

Hungernde Kaninchen.

	Wasser	Feste Bestandtheile	Fettfreie feste Bestandtheile	Fett
	Procent	Procent	Procent	Procent
	A. Controlthier.			
Mm. glutei	77·38	22·62	22·18	0·44
Herz	80·36	19·64	18·22	·1·42
Leber	71·81	28·19	23·12	5·07
	B. Mit Phosphor vergiftetes Thier.			
Mm. glutei	77·74	22·26	22·03	0·23
Herz	80·70	19·30	15·78	3·52
Leber	76·63	23·37	16·55	6·82

Ausser den Thatsachen, auf welche ich Sie soeben aufmerksam machte, könnten hier auch die Ergebnisse anderer Untersuchungen verwerthet werden; ich will dieses aber nicht thun, da die bezüglichen Angaben uns nicht viel zu der Erkenntniss der Mittel, welche die Natur bei Erzeugung des Fettes unter pathologischen Bedingungen anwendet, verholfen haben würden. Um dem Verständniss dieser Mittel näher zu treten, müssen wir die Processe der fettigen Entartung auch von anderen Seiten betrachten, obgleich wir schon *a priori* sagen können, dass bei dem Aufsuchen von brauchbarem Material keine allzu reiche Ernte hier zu erwarten ist.

Bei dem Studium der verschiedenen Degenerationen beschäftigten sich die Forscher sehr eingehend mit der Frage, auf welche Weise aus den Eiweissstoffen der Zelle diese oder jene Degenerationsproducte zu Stande kommen. Demgemäss nimmt auch in der Lehre von der fettigen Degeneration die Frage nach der Entstehung der Fette aus den Eiweissstoffen eine hervorragende Stelle ein. Hier muss noch eine Bemerkung eingeflochten werden. Wenn wir einerseits für die fettige Degeneration schon gewisse Andeutungen besitzen, dass die charakteristischen fettigen Producte in den Zellen aus den Eiweissstoffen entstehen, so sind wir andererseits bei weitem nicht so reich an Beweisen, dass auch bei anderen Metamorphosen die Eiweissstoffe eine gleiche Rolle spielen. Mit anderen Worten, wir müssen gestehen, dass die Formel, wonach die Eiweissstoffe der Zelle das Ausgangsmaterial für die pathologischen Degenerationsproducte bilden, selbst noch einer sicheren Begründung bedarf. So lange die Zelle als ein kernhaltiges „Protoplasmaklümpchen“, und so lange das „Protoplasma“ als eine Art Lösung von Eiweissstoffen betrachtet wurde, war noch möglich, die Aufgabe gewissermaassen zu vereinfachen. Wir wissen aber, dass die Zeit, da solche Anschauungen herrschten, längst vorüber ist. Schon die dürftigen Angaben, welche in den ersten Vorlesungen zu finden sind, genügen, um den Versuch zu rechtfertigen, die oben gegebene Formel einer radicalen Prüfung zu unterziehen. Es liegt auf der Hand, dass bei der Untersuchung der Entstehungsweise von Degenerationen alle möglichen Beziehungen zwischen den Degenerationsproducten und den verschiedenen Substanzen, aus welchen die Zellen bestehen, in Betracht gezogen werden sollen; ferner ist es auch klar, dass dabei nicht nur die mikrochemischen Daten, sondern auch die feinen morphologischen Structureigenthümlichkeiten zu berücksichtigen sind.

Bei der fettigen Entartung tritt, wie gesagt, die genetische Abhängigkeit der pathologischen Producte deutlicher hervor, als in anderen Fällen. Füglich wollen wir hier nur die Frage erörtern, ob im Allgemeinen aus den Eiweissstoffen Fette entstehen können, und ob sie bei der fettigen Degeneration aus denselben in der That entstehen. In den vorausgegangenen Vorlesungen haben wir verschiedener pathologischer Producte eiweissartiger Natur gedacht; aus leicht verständlichen Gründen stellen wir dabei stillschweigend die sehr wahrscheinliche Hypothese auf, dass die pathologischen Eiweissproducte nur eine Modification der normalen Eiweissbestandtheile der Zellen sind. Daher brauchten wir die Frage nach der Genese dieser pathologischen Producte nicht eingehender zu besprechen, obgleich auch auf diesem Gebiete eine ganze Reihe von Fragen einer pathologisch-chemischen Ausarbeitung harrt.

Die gegenwärtige Physiologie lässt die Möglichkeit der Bildung von Fetten aus sehr verschiedenem Material im Organismus zu. Man nimmt erstens an, dass das von uns in den thierischen Geweben und Organen vorgefundene Fett nichts anderes als das Nahrungsfett ist. Man gibt zweitens zu, dass Kohlehydrate Fettbildner sein können. Drittens weist man auf die Eiweisssubstanzen der Nahrung als auf die Quelle der Fettablagerungen im Körper hin. Es wäre hier nicht am Platze, uns in Einzelheiten in Betreff der ersten zwei Punkte einzulassen; wir werden uns mit der Uebersicht der Thatsachen begnügen, die zur Aufstellung der dritten These Anlass gegeben haben.

Fr. Hofmann sammelte die Eier von *Muscida vomitoria* von den Leichen, auf welchen sie während des Sommers in grossen Quantitäten niedergelegt werden. In einem Theile der Eier wurde der Fettgehalt bestimmt; ein anderer Theil ist auf reines Kalbsblut mit definirtem Fettgehalt übertragen worden. Nachdem die Larven genügend gross gewachsen waren, wurde auch in ihnen der Fettgehalt festgestellt. Es ergab sich, dass in denselben einige Mal so viel Fett enthalten war, als in den Eiern und in dem Blute, welches zur Ernährung diente. Eine einfache Berechnung zeigte, dass die Quantität des Zuckers im Blute nicht genügen könnte, um diesen Fettgehalt zu erzeugen; dabei muss noch beachtet werden, dass der nutritive Vorrath des Blutes bei Weitem nicht erschöpft war. Es bleibt also nur der Schluss übrig, dass das in den Larven gefundene Fett auf Kosten der Eiweisssubstanzen entstanden ist.

Ferner seien hier die berühmten Versuche von Pettenkofer und Voit citirt. Indem sie ihre Hunde mit grossen Quantitäten von möglichst fettfreiem Fleisch ernährten und mittelst specieller Methoden die Einnahmen und Ausgaben im Stoffwechsel massen, fanden die Münchener Forscher, dass der Stickstoff des eingeführten Fleisches sich in dieser oder jener Form in den Excreten wiederfand, während dasselbe über den Kohlenstoff des Fleisches nicht gesagt werden konnte. Wie es die Deductionen und die Berechnungen der genannten Forscher gezeigt haben, lagert sich dieser Kohlenstoff im Körper, und zwar in Form von Fett, ab.

Weiter müssen die Beobachtungen von Subbotin und Kemmerich herangezogen werden, welche zeigen, dass bei exclusiver Fleischkost die Milchsecretion nicht still steht, sondern im Gegentheil ihr *maximum* erreicht.

Ziemlich zahlreiche Analysen (Voit, Kühn, Fleischer) haben ebenfalls dargethan, dass die Nahrung der Kühe weniger Fett enthält, als ihre Milch. Man muss daraus schliessen, dass die Fettbildung in der Milch durch die Zerlegung des Nahrungseiweisses gedeckt wird.

Dann wollen wir auch Hoppe-Seyler's Untersuchungen gedenken.

Dieser Forscher berechnete den Caseïn- und Fettgehalt frisch aufgefangener Milch, liess dieselbe einige Zeit stehen und analysirte sie dann noch einmal; dabei fand er, dass der Fettgehalt gestiegen war, der des Caseïns dagegen — gesunken.

In gleichem Sinne sprechen auch BLONDEAU's Untersuchungen. Durch die Analyse der Roquefort-Käse im frischen Zustande und zwei Monate darauf wurde bewiesen, dass im Laufe dieser Zeit der Caseïngehalt um die Hälfte gesunken, während der Fettgehalt merklich gestiegen war. Die Schlüsse von BLONDEAU werden übrigens jetzt bestritten.

VIRCHOW untersuchte die sog. Adipocire, die sich bei längerem Verbleiben von Leichen im Wasser bildet; diese Untersuchungen erlauben es anzunehmen, dass aus den Eiweissstoffen des Muskelgewebes die ammoniakalischen und die Kalkseifen entstehen. Sicher sind indessen auch diese Beobachtungen nicht. ZILLNER und Andere glauben, dass es sich bei der Adipocire-Bildung um Uebertragung von Fett, und nicht um Neubildung desselben aus Eiweiss handelt (es sei auch notirt, dass DUCLAUX energisch die Schlüsse von E. VOIT bestreitet, welcher nach längerer Maceration von Muskeln in Kalkmilch einen Zuwachs an Fetten gesehen hat).

Nach BURDACH steigt bei der Entwickelung der Eier von *Limnaeus stagnalis* (eine Art der Lungenschnecken) der Fettgehalt um das drei- bis vierfache. Eine Zusammenstellung dieser Thatsache mit der oben in Betreff der Larven von *Muscida vomitoria* angeführten wird nicht ohne Bedeutung sein. Es ist ebenfalls bekannt, dass Bienen bei ausschliesslicher Eiweiss- und Zuckernahrung Wachs produciren können (FISCHER).

Ausser den angeführten Beobachtungen findet man in der Litteratur noch viele Andeutungen zerstreut, welche dafür sprechen, dass im thierischen Organismus und auch ausserhalb desselben aus den Eiweissstoffen unter gewissen Bedingungen sich fettige Producte abspalten. Bedauernswerth ist es, dass selbst die hier genannten Beobachtungen nicht in allen Beziehungen einwandfrei sind; in noch höherem Grade würde sich diese Bemerkung auf die von uns bei Seite gelassenen Befunde beziehen. Trotzdem bleibt es in hohem Maasse wahrscheinlich, dass die Fette aus den Eiweissstoffen entstehen können und auch wirklich entstehen. Zahlreicher Bemühungen ungeachtet besitzen wir aber bis jetzt keine genaue Kenntniss darüber, auf welchem chemischen Wege die Umbildung der Eiweissstoffe in Fette vor sich geht. BUNGE äussert sich darüber folgendermaassen: „Eine chemische Erklärung der Bildung von Fett aus Eiweiss ist vorläufig nicht möglich. Jedenfalls dürfen wir uns den Process nicht so einfach vorstellen, als würde das Fett gleichsam als ein präformirtes Radical von dem riesengrossen Eiweissmolecule abgespalten. Es handelt sich um tiefgreifende Spaltungen, Umwandlungen und darauffolgende Synthesen, über deren Verlauf wir vorläufig auch nicht einmal Vermuthungen aufstellen können.“ Im Anschluss an diese Worte will ich nur noch an das in der zweiten Vorlesung über Fette Gesagte erinnern.

Durch welche Thatsachen wird nun die fettbildende Rolle der Eiweissstoffe unter pathologischen Verhältnissen bei der fettigen Entartung bewiesen?

Directe Beobachtungen an Geweben, die im Organismus sich befinden, würden hier weniger nützlich sein, als das mehr complicirte Studium des gesammten Stoffwechsels. So z. B. existiren Beobachtungen von CHAUVEAU, wonach die Gewebe des Hodens bei Unterbindung der zuführenden Gefässe, also bei Abschluss der normalen Zufuhr von Nährmaterial und Sauerstoff, sich in Fett umwandeln. Ferner ist es bekannt, dass WAGNER bei Einführung in die Peritonealhöhle lebender Thiere von Muskelstückchen und von geronnenem Eiweiss eine Einkapselung derselben und Umwandlung in Fett zu constatiren vermochte. Es ist indessen leicht einzusehen, dass diese Beobachtungen eine sehr verschiedene Deutung zulassen. Es wäre z. B. äusserst schwer, die Vermuthung zu beseitigen, dass unter den genannten Verhältnissen das Fett ebenso durch Infiltration hineingelangen, wie durch Degeneration entstehen kann; was hier der eine und was der andere Process zu Stande bringt, lässt sich nicht ohne Weiteres ermitteln. Eine viel tiefere Einsicht gestatten die Versuche mit einigen giftigen Substanzen, welche in den Zellen des Organismus eigenartige Nutritionsstörungen erzeugen und am Ende zur Bildung fettiger Producte führen. Von diesem Standpunkte aus haben die Untersuchungen des Stoffwechsels bei der Phosphorvergiftung eine eminente Bedeutung. Aus den zahlreichen Versuchen, welche in dieser Richtung gemacht worden sind, wählen wir vor Allem diejenigen von BAUER zur Besprechung. Dieser Forscher arbeitete an Hunden; er definirte vorerst bei hungernden Thieren die Stickstoff- und Kohlensäure-Ausscheidung und den Sauerstoffverbrauch. Dann vergiftete er sie mit Phosphor, welcher in kleinen Portionen im Laufe von einigen Tagen *per os* eingeführt oder in Oellösung unter die Haut eingespritzt wurde. Es stellte sich heraus, dass dabei die Stickstoffausscheidung um das Zweifache anwächst, während die Kohlensäureausscheidung und der Sauerstoffverbrauch auf die Hälfte sinken. „Wir finden demnach bei der Phosphorvergiftung zwei von einander unabhängige Veränderungen im Stoffumsatz: erstens eine Mehrzersetzung des Eiweisses und zweitens eine geringere Sauerstoffaufnahme und Fettzersetzung“ (BAUER).

Als die Thiere nach einigen Tagen starben, fand man bei der Section allgemeine fettige Entartung. So z. B. enthielt in einem Falle die trockene Muskelsubstanz 42·4 Procent Fett, die trockene Leber — 30 Procent, während unter normalen Verhältnissen die erste bei Hunden 16·7 Procent und die zweite 10·4 Procent Fett aufweisen. Es ist also klar, dass bei der Phosphorvergiftung eine Retention der beim Zerfall der Eiweissstoffe gebildeten Fette stattfindet. Man könnte glauben, dass hier das Fett einfach in die Muskeln und in die Leber aus der fettreichen Subcutis übertragen worden ist; es hungerten aber die Versuchsthiere zwölf Tage, bevor sie vergiftet wurden, und starben erst am 20. Tage des Hungerns; andererseits ist es aber bekannt, dass bei Hunden am zwölften Hungertage das Fett fast vollständig aus der Subcutis und aus dem Mesenterium verschwunden ist. Zu gleichen Ergebnissen kam schon im Jahre 1865 Storch, welcher unter Panum's Leitung gearbeitet hat. Dieser Forscher experimentirte ebenfalls an hungernden Hunden, bei welchen er im Harn den Harnstoff (nach Liebig) und die Phosphorsäure bestimmte. Bei der Phosphorvergiftung beobachtete er einen Zuwachs der Harnstoffquantität *pro die;* dabei sollen die Versuchsthiere nicht gefiebert haben. In Betreff der Phosphorsäure kam es zu keinen bestimmten Ergebnissen. Auch der Umstand muss hervorgehoben werden, dass ausser der Zunahme von Harnstoff in gewissen Fällen von Phosphorvergiftung auch abnorme Producte der Stickstoffmetamorphose im Harn gefunden wurden, so z. B. Leucin und Tyrosin (Kohts). Manchmal bewirkt aber die Phosphorvergiftung die genannten Abweichungen in Bezug auf den Harnstickstoff nicht: es wurde selbst ein Sinken der Stickstoffausscheidung beobachtet, was, wie es scheint, in gewisser Beziehung zur Dosis des Giftes steht. Höchst auffallend sind die Schwankungen nach beiden Richtungen hin in der Stickstoffausscheidung bei Arsenvergiftung, die sich der Phosphorvergiftung ähnlich äussert. So z. B. sind nach den Versuchen von v. Böck bei kleinen Arsengaben die von hungernden Hunden ausgeschiedenen Harnstoffmengen geringer, als unter normalen Verhältnissen. Nach Gäthgens und Kossel steigt die Stickstoffausscheidung bei Vergiftung mit mehr oder minder bedeutenden Arsengaben. Es ist sehr wahrscheinlich, dass der allgemeine Mechanismus der Veränderungen, die bei der Vergiftung mit den genannten Substanzen vor sich gehen, ein und derselbe ist, was schon angesichts der chemischen Aehnlichkeit des Arsens und des Phosphors wohl bemerkenswerth ist.

Ohne die anderen Vergiftungen, bei welchen ähnliche Veränderungen im Organismus stattfinden, hier anzuführen, können wir schon auf Grund des Gesagten als feststehend gelten lassen, dass in den Fällen von pathologischer fettiger Entartung die Fette in der That durch Spaltung der Eiweissstoffe des Körpers entstehen. Wir verhehlen es uns aber nicht, dass durch das Studium des allgemeinen Stoffwechsels wir in keiner Weise die Einzelheiten des Processes in Voraus zu nennen vermögen. Welche Eiweissstoffe der Spaltung und den nachfolgenden Umwandlungen unterliegen, in welchem Maasse in diesen Processen die Eiweisssubstanzen des Kernes und des Zellenleibes theilnehmen, worin das *primum movens* der pathologischen Abweichungen in der Nutrition liegt, in welchem inneren Zusammenhange mit den Veränderungen in den verschiedenen Organen und Geweben die im Harn entdeckten Veränderungen in der Ausscheidung der stickstoffhaltigen Producte stehen, wandert nicht das in den einen Gewebselementen entstandene Fett in andere über und werden somit die degenerativen Erscheinungen nicht von Infiltrationsvorgängen complicirt u. s. w. — alle diese Fragen stehen noch offen. Es könnten doch einige derselben klarer formulirt und der Lösung näher gebracht werden, wenn man ausser der Bestimmung des allgemeinen Stoffwechsels auch andere Untersuchungsmethoden anwenden würde.

Gehen wir jetzt zu den anderen Daten über, auf welchen die Lehre von der fettigen Entartung fussen soll, so haben wir vor Allem folgende Frage zu beantworten: unter welchen natürlichen Bedingungen und in welchen Organen entwickelt sich die fettige Entartung?

Die klinischen, pathologisch-anatomischen und experimentellen Daten zeigen, dass die fettige Entartung am häufigsten in nachstehenden Fällen zur Entwickelung gelangt.

Erstens — bei verschiedenen Infectionskrankheiten, die gewöhnlich mit mehr oder minder intensivem Fieber verlaufen. Die fettige Entartung wird bei diesen Erkrankungen als eine sehr charakteristische Erscheinung betrachtet, geht hier oft Hand in Hand mit der körnigen Eiweissmetamorphose und betrifft am leichtesten die parenchymatösen Organe (Leber, Nieren u. s. w.) und den Neuro-Muskelapparat. Zweitens — bei Intoxicationen mit Arsen, Wismuth, Antimon, Mineralsäuren, Alkohol, Aether, Chloroform, Kohlenoxyd, Pyrogallussäure und hauptsächlich mit Phosphor, dessen Einwirkung in diesem Sinne die energischeste und von uns schon bei Besprechung der experimentellen Arbeiten von Bauer und Anderen hervorgehoben worden ist. Drittens — bei der gelben Leberatrophie, die von Fettmetamorphose nicht nur der Leber, sondern auch anderer Organe begleitet wird. Die Ursache dieser räthselhaften Erkrankung ist bis jetzt noch nicht genau ermittelt; man vermuthete auch hier Phosphorvergiftung, doch erwies sich dieses als unrichtig. Viertens — bei der perniciösen progressiven Anämie. Die fettige Entartung tritt hier besonders deutlich in den Muskelelementen des Herzens hervor, obgleich auch andere Organe nicht verschont bleiben. Auch hier ist die eigentliche Aetiologie unklar, was sich natürlich in den Versuchen, die fettige Metamorphose zu erklären, ebenfalls kundgibt. Endlich — fünftens — kommt eine ganze Reihe von Fällen localer fettiger Entartung, wie z. B. in Geschwülsten u. dergl. Wenn wir diese Erscheinungen „locale" nennen, so wollen wir damit gleichzeitig andeuten, dass ihre Ursache nicht in den allgemeinen Bedingungen der Lebensthätigkeit des Organismus, sondern in speciellen Störungen der nutritiven Function einzelner Zellengruppen liegt. Diese Bemerkung schalte ich hier ein, damit die Bezeichnung „allgemeine fettige Metamorphose" nicht den Gedanken erwecke, dass bei dem allgemeinen Process die Veränderungen sich über den ganzen Organismus erstrecken, alle Organe und Gewebe ergreifen müssen. Wie Sie später sehen werden, ist für uns die Frage nicht gleichgültig, welche Zellenarten am meisten zur fettigen Degeneration prädisponirt erscheinen. Diese oder jene Lösung der Frage kann auf unsere theoretischen Anschauungen von wesentlichem Einflusse sein.

Den Fällen von pathologischer fettiger Degeneration reihen sich die Veränderungen an, welche ein Attribut des Greisenalters bilden. Bekanntlich wird im Greisenalter schon unter normalen Verhältnissen in verschiedenen Körpertheilen fettige Degeneration nachgewiesen. Man könnte darin das nächste physiologische Vorbild des in Rede stehenden Processes in seiner allgemeinen Form erblicken. Weiter werden wir auch noch Gelegenheit haben, der örtlichen physiologischen fettigen Degeneration Erwähnung zu thun.

Zehnte Vorlesung.

Die fettige Degeneration (Schluss).

M. H.! Wenn wir genau den Charakter der Bedingungen, unter welchen die fettige Metamorphose in ihrer allgemeinen Form sich entwickelt, studiren, so bemerken wir leicht, dass der Entwickelungsmechanismus des betreffenden Processes auf das Spiel einiger Fundamentalfactoren zurückgeführt werden kann. In der That, so verschiedenartig auch die Fälle sind, welcher ich in der letzten Vorlesung gedacht habe, kann in ihnen doch vieles Gemeinsame constatirt werden. Versuchen wir es nun, mit diesen Fundamentalfactoren der fettigen Metamorphose etwas näher bekannt zu werden.

Vor Allem muss darauf aufmerksam gemacht werden, dass in sehr vielen Fällen wir das Recht haben, über Störungen in dem Gaswechsel, über ungenügende Sauerstoffaufnahme und über gesunkene Kohlensäureausscheidung zu reden. Es taucht also die Frage auf: wie wirkt die Störung der Athmung auf den Organismus zurück? Die Untersuchungen von Fränkel und Geppert, welche Thiere in sauerstoffarmen Räumen hielten oder auf eine andere Weise die Sauerstoffzufuhr zu dem Organismus verminderten, haben gezeigt, dass unter solchen Verhältnissen eine bedeutende Steigerung des Eiweisszerfalls stattfindet, welche sich durch erhöhte Harnstoffausscheidung manifestirt; dabei lagert sich der stickstofffreie Rest im Körper wahrscheinlich in Form von Fett ab. Zu gleichen Ergebnissen kamen auch andere Forscher, obgleich natürlich kleine Controversen nicht vermieden werden konnten. Als Beispiel sei Albitzki angeführt, welcher nur bei sehr bedeutender Sauerstoffarmuth der Athmungsluft (Sauerstoffgehalt von 9 Procent und noch weniger) eine merkliche Steigerung der Harnstoffausscheidung, und zwar erst am nächsten Tage nach dem Versuche, eintreten sah. Bei der Section der Versuchsthiere (Hunde) fand Albitzki die Leber-, Nierenzellen u. s. w. ungewöhnlich glänzend oder trübe. Trotzdem meint der Genannte, dass der erhöhte Zerfall das Blut und nicht andere Gewebe betrifft. Wie wir auch diese Meinungsverschiedenheiten beurtheilen mögen, der Fundamentalschluss bleibt unzweifelhaft. In gleichem Sinne sprechen auch die Versuche mit Kohlenoxydvergiftung, bei welcher der Sauerstoff des Oxyhämoglobins durch Kohlenoxyd ersetzt wird, und die Versuche mit pyrogallussaurem Natrium. Weniger klar tritt der erwähnte Umstand bei der Vergiftung mit Salzen schwerer Metalle, Mineralsäuren, Phosphor, Arsen, Antimon u. s. w. zu Tage. Zwar besitzen wir directe Hinweise darauf, dass bei einigen von diesen Vergiftungen der Kohlensäuregehalt im Blute sinkt (Hans Meyer); doch muss noch näher erklärt werden, in welchen gegenseitigen Beziehungen hier die fettige Metamorphose und die Gaswechselstörung stehen. Zwei Vermuthungen sind hier zulässig: einerseits ist es denkbar, dass unter dem Einflusse der angeführten Agentien der Gaswechsel primär gestört wird, andererseits kann man auch zugeben, dass sich primär der Gang der physikalisch-chemischen Umwandlungen in den Geweben modificirt, und nur in Folge dessen die Quantität der Substanzen, welche das Oxyhämoglobin zu reduciren im Stande sind, subnormal wird. Eine genaue Abschätzung dieser beiden Möglichkeiten würde uns zu weit führen und ich will deshalb nur auf ihre nahezu gleiche wissenschaftliche Berechtigung hinweisen.

In Verbindung mit der Frage von der Bedeutung der Athmungsstörungen muss die Frage nach der Bedeutung der Blutverluste gestellt werden. Wenn es richtig ist, dass eine primäre Störung des Sauerstoffverbrauchs zu erhöhtem Eiweisszerfall führt, so haben wir ja volle Berechtigung, vorauszusetzen, dass unter dem Einflusse von Blutentziehungen, welche die Zahl der rothen Blutkörperchen im Organismus vermindern, der Stickstoffumsatz ebenfalls gesteigert sein wird. In der That zeigen auch directe Versuche, dass dieser theoretische Schluss bis zu einem gewissen Grade richtig ist. So fand Bauer bei der Untersuchung des Stickstoffumsatzes an zwei Hunden, deren einer ernährt wurde, während der andere hungerte, dass bei einem Blutverluste von etwa $^1/_4$ der gesammten Blutmasse die Stickstoffausscheidung durch die Nieren merklich steigt. Was den Gaswechsel betrifft, so haben ebenfalls Bauer's Versuche festgestellt, dass in den ersten Zeiten nach den Blutentziehungen keine bedeutenden und constanten Störungen im Sauerstoffverbrauche und in der Kohlensäureausscheidung constatirt werden können und dass erst etwa 20 Stunden nach dem Blutverluste der Gaswechsel zu sinken beginnt; die Unterdrückung des Gaswechsels hielt *ca.* drei Tage an. In zwei Versuchen an Ratten und in einem am Hunde hatte ich auch Gelegenheit, mich davon zu überzeugen, dass bald nach mässigen Blutentziehungen der Sauerstoffverbrauch selbst etwas steigt, wobei es gleichgültig ist, ob das Thier die gewöhnliche Luft oder ein Gasgemisch mit 80—90 Procent Sauerstoff einathmet. Schon aus diesen Thatsachen ist es wohl zu ersehen, wie complicirt die Folgen sind, welche Blutentziehungen im Organismus nach sich ziehen. Es wäre zweifelsohne gewagt, bei Blutverlusten Alles durch primäre Gaswechselstörung erklären zu wollen; aller Wahrscheinlichkeit nach ist diese Störung nur der Ausdruck einer der vielen functionellen Veränderungen, die insgesammt den Mechanismus der uns beschäftigenden Erscheinung bestimmen. Jedenfalls ist es von grossem Interesse, dass bei den Versuchen mit Blutentziehungen schon längst Gewebsveränderungen mit dem Charakter von fettiger Degeneration bemerkt worden sind. Darauf weist unter Anderem Tschudnowski hin, welcher seine Versuchsthiere bedeutenden und mehrfachen Blutentziehungen unterwarf. Nach Ponfick und Perl soll die Wirkung von Anämie resp. von Blutverlusten besonders deutlich am Herzen wahrnehmbar sein. Es ist auch bekannt, dass unter dem Volke bis jetzt die Ueberzeugung von der Nützlichkeit des „zu Ader Lassens", das zur Verfettung des Organismus prädisponirt, landläufig ist.

Weiter müssen wir einige Worte über den Einfluss des Hungerns sagen; auf die Wirkung dieses Factors kann man wenigstens zum Theil viele Erkrankungen, welche mit fettiger Degeneration verbunden sind, zurückführen. Versuche mit vollständigem Hungern sind bereits mehrmals vorgenommen worden, und schon oft haben die Experimentatoren den Umstand hervorgehoben, dass bei allgemeiner vollständiger Inanition in vielen Organen degenerative Veränderungen zu Tage treten. Am meisten Gewicht legt auf diesen Umstand Manasseïn, welcher fettige Entartung im Herzmuskel, im Epithel der Harnkanälchen u. s. w. gefunden hat. Am Menschen ist das Bild des reinen Hungerns selten zu beobachten; es kann auch nicht verwundern, wenn die Befunde der pathologischen Anatomen nicht vollständig mit den Versuchsergebnissen übereinstimmen. Für uns bleibt jedenfalls nur die Thatsache von Wichtigkeit, dass nämlich das vollständige Hungern den Anstoss zu einem derartigen Zerfall von Eiweissstoffen abgibt, welcher die Ablagerung des stickstofffreien Restes in Form von Fett in den Geweben verursacht.

Endlich muss auch die Frage nach der Wirkung der hohen Temperatur, einer der Haupterscheinungen des Fiebers, erörtert werden. Die Kliniker vertheidigen bis jetzt, hauptsächlich unter dem Einflusse von Liebermeister, die hochwichtige Bedeutung dieses Factors, welcher unter Anderem die Widerstandsfähigkeit des Herzens bei fieberhaften Infectionskrankheiten bestimmt. In der That bestätigen Litten's Versuche mehr oder weniger die klinischen Anschauungen in dieser Hinsicht. Litten hielt Meerschweinchen in erwärmter Luft (35—40° C.) und konnte sich bei der nachfolgenden mikroskopischen Untersuchung ihrer Gewebe überzeugen, dass schon nach $1\frac{1}{2}$—2tägigem Erwärmen der Thiere Zeichen der fettigen Entartung erscheinen; gelang es, einige Tage lang die Thiere bei erhöhter Temperatur zu erhalten, dann war auch das Bild der fettigen Degeneration viel deutlicher. Die Versuche von Kostjurin an Hunden und Kaninchen führten diesen Forscher zu ähnlichen Ergebnissen. Wir müssen also annehmen, dass die hohe Temperatur an und für sich schon genügt, um fettige Entartung zu bewirken. Angesichts dieser Thatsachen können wir auch nicht die Angabe bezweifeln, dass bei den oben erwähnten Versuchen eine verminderte Kohlensäureausscheidung constatirt worden ist. Doch müssen hier gewisse einschränkende Bemerkungen beigefügt werden. Die äussere Erwärmung eines Thieres kann nicht mit der Erwärmung identificirt werden, welche bei fieberhaften Processen, die durch Infection erzeugt sind, stattfindet. Zwar sind die Ursachen des Fiebers bei den Infectionskrankheiten noch nicht in genügendem Maasse klargestellt; jedenfalls darf man schon jetzt positiv behaupten, dass bei der Infection resp. beim Infectionsfieber die Hauptrolle den Producten der Lebensthätigkeit derjenigen Bakterien, welche als Ursache der bezüglichen Krankheiten gelten, zukommt. Da die parasitäre Theorie für jede typische Infectionskrankheit die Existenz eines specifischen Infectionskeimes (Bakterie) voraussetzt, so muss man demgemäss einräumen, dass die Producte der Lebensthätigkeit der pathogenen Bakterien bei verschiedenen Infectionskrankheiten wohl verschieden sein werden. Es liegt auf der Hand, dass auch die Wirkungsweise dieser Producte nicht immer eine und dieselbe sein kann. Weiter wissen wir aus der Fieberlehre, wie mannigfaltige Eigenthümlichkeiten der Stoffwechsel — sowohl in Bezug auf die stickstoffhaltigen, wie auch auf die stickstofflosen Substanzen — im fiebernden Organismus darbietet, Eigenthümlichkeiten, die wir nicht *in toto* bei den Versuchen mit äusserer Erwärmung herzustellen vermögen. All' dieses führt uns zur Voraussetzung, dass bei näherer Untersuchung von Organen und Geweben der an Infectionskrankheiten Verstorbenen wir nicht die Eintönigkeit der Veränderungen beobachten werden, welche wohl da wäre, wenn Alles auf die Erhöhung der Körpertemperatur zurückgeführt sein könnte. Klebs hält auch mit Recht daran fest, dass wir in der That keine solchen einförmigen Ergebnisse zu erhalten pflegen. Wenn die fettige Entartung z. B. bei den Pocken sehr stark ausgedrückt ist, so wird sie andererseits bei pneumonischen Processen, Milzbrand, asiatischer Cholera und Diphtheritis schon viel schwächer. Zwar kann man nicht verneinen, dass der Unterschied in den Ergebnissen auch von der Dauer des Fiebers abhängig sei — es ist ja bekannt, dass die Dauer der Infectionskrankheiten, selbst in acut verlaufenden Fällen, sehr verschieden ist. Es unterliegt aber keinem Zweifel, dass auch bei gleicher Dauer der infectiösen fieberhaften Processe die degenerativen Veränderungen doch nicht gleich intensiv sind.

Es ist schon von uns darauf hingewiesen worden, dass die fettige Entartung am deutlichsten in einigen parenchymatösen Organen autritt. Die allertypischsten Bilder werden in der Leber constatirt. Nicht selten ist auch das Muskelsystem befallen. Im Allgemeinen kann man — ohne den Thatsachen Gewalt anzuthun — behaupten, dass die fettige Degeneration ein sehr weites Verbreitungsgebiet — vielleicht ein noch weiteres Gebiet als die körnige Eiweissmetamorphose — umfasst. Cohnheim macht übrigens eine gewisse

Ausnahme für das Nervengewebe. Er meint, dass der Process, welcher als fettige Degeneration der Nervenzellen und Fasern bezeichnet wird, ein Process *sui generis* ist; dabei macht er darauf aufmerksam, dass wir im Nervengewebe grosse Quantitäten Lecithin antreffen, aus welchem sich das Fett etwa ebenso abspaltet, wie in anderen Fällen aus den Eiweissstoffen. Mir will es scheinen, dass wir doch keinen genügenden Grund haben, die Möglichkeit von fettiger Degeneration der Nervenelemente in Abrede zu stellen. Wie schon gesagt, ist es sehr wahrscheinlich, dass es mehrere Arten von fettiger Degeneration gibt in Uebereinstimmung damit, was wir von der Eiweissmetamorphose wissen. Es kann ja das Fett in verschiedener Weise in den Geweben entstehen, und die Eiweissstoffe sind nicht die einzigen Fettbildner. Im Anschluss daran will ich eine interessante Beobachtung von Stolnikow notiren: dieser Forscher fand, dass bei Ernährung von Fröschen mit Pepton die Fettbildung in den Leberzellen mit ziemlich bedeutendem Zuwachs von Lecithin einhergeht, während bei Ernährung mit Zucker die Fettbildung von Lecithinzuwachs nicht begleitet wird.

Bei der Besprechung der Frage nach dem Verbreitungsgebiete der fettigen Entartung wird es wohl nützlich sein, noch einen Umstand in Betracht zu ziehen. Sie werden bald erfahren, über welche morphologischen Daten die Lehre von der fettigen Entartung verfügt. Von denselben ausgehend neige ich mich unter Berücksichtigung des Vorhergesagten zur Annahme, dass die wesentliche Rolle bei dem Processe der fettigen Entartung den uns schon bekannten *granula,* d. h. den Körnchen, an welche wir uns bereits bei der Erklärung der körnigen Eiweissmetamorphose wenden mussten, zukommt. Von diesem Standpunkte aus erhält die unzweifelhafte Thatsache, dass die fettige Degeneration am deutlichsten dort ausgeprägt ist, wo auch die körnige Eiweissmetamorphose zu erscheinen pflegt, eine grosse Bedeutung. Wir sind noch nicht berechtigt, zu behaupten, dass das Verbreitungsgebiet beider Entartungen unbedingt das gleiche ist; eine solche Identität ist uns einstweilen auch nicht nothwendig. Altmann's Untersuchungen zwingen zur Annahme, dass die *granula* allen Zellen zukommen. Dieses genügt, um das äusserst weite Verbreitungsgebiet der fettigen Umwandlung wie der körnigen Eiweissmetamorphose entsprechend zu würdigen.

Um das Verständniss der nachfolgenden Auseinandersetzungen zu erleichtern, muss ich hier noch eine Bemerkung einfügen, die im Zusammenhange mit der Frage von der Bildung fettiger Producte aus Eiweissstoffen steht. Ich habe schon gesagt, dass die Eiweissstoffe eine ganze Reihe complicirter Umwandlungen durchmachen müssen, ehe aus ihnen Fett gebildet wird. Ist es nun nicht möglich, wenigstens einzelne Phasen dieses hochwichtigen Processes näher kennen zu lernen? Abgesehen von den Einzelheiten, welche für uns kein directes Interesse haben, will ich auf die Meinung von HOPPE-SEYLER hinweisen, welcher sich auf Grund specieller Versuche zu Gunsten der Ansicht ausspricht, wonach bei der Bildung von Fetten aus Eiweissstoffen als Zwischenglieder Kohlehydrate entstehen können, und zwar in erster Linie Glykogen und Milchzucker. Derselbe Forscher hat gezeigt, dass bei der Einwirkung von Natronkalk auf milchsaures Salz bei hoher Temperatur (250—300 ^{0}) Fettsäuren mit hohem Moleculargewicht gebildet werden, und dass bei der Wirkung von Fäulniss auf Glycerin in Gegenwart von kohlensaurem Kalk nicht nur Butter-, sondern auch Capronsäure sich bildet. Sie sehen also, dass sich vor uns ein Weg ebnet, der aus einigen Etappen besteht. Natürlich sind das nur schwache Andeutungen dessen, was sich in Wirklichkeit abspielt; doch haben selbst diese Andeutungen einen hohen Werth für die allgemeine Pathologie der Zelle. Weiter unten, wenn wir über Kohlehydrat-Degeneration sprechen werden, wird es Ihnen auch klar, in welchem Sinne diese Andeutungen zu verwerthen sind. Hier wollte ich Sie nur mit der Idee von der Verwandtschaft der beiden Processe, die wir fettige und Kohlehydrat-Degeneration nennen, vertraut machen.

Bei Uebersicht der morphologischen Daten wird es am Besten sein, mit den Beobachtungen über die physiologische fettige Degeneration zu beginnen. Bei dieser Gelegenheit erlaube ich mir noch einmal auf die Unzulänglichkeit der Bezeichnung „Degeneration" hinzuweisen. Von einer physiologischen Degeneration zu reden, scheint auf den ersten Blick wohl befremdend, da es unter physiologischen Bedingungen eigentlich keinen Raum für degenerative Veränderungen geben sollte. Diese Bemerkung ist nicht nur auf die fettige Degeneration, sondern auch auf andere Degenerationsarten anwendbar; die schleimige Entartung z. B. kommt ja nicht ausschliesslich unter pathologischen Verhältnissen zu Stande. Es wäre völlig überflüssig, Nachdruck auf diese Unzulänglichkeit der Bezeichnung zu legen, wenn dieselbe nicht Anlass zu Missverständnissen geben würde; Missverständnisse sind aber nur zu oft entstanden. Wir wollen dieses näher erörtern. Bekanntlich besitzen gewisse Organe nur eine temporäre Bedeutung für den Organismus; um solche Organe fortzuschaffen, setzt die Natur verschiedene degenerative Processe, unter Anderem auch die fettige Degeneration, ins Spiel. So z. B. verliert der Uterus, nachdem er von der Frucht befreit wird und zur Norm zurückkehrt, einen grossen Theil seiner Muskelsubstanz vermittelst der fettigen Degeneration u. d. m.

In diesem und in vielen anderen Fällen besitzen die degenerativen Vorgänge einen unzweifelhaft physiologischen Sinn; ihrem Wesen nach unterscheiden sie sich aber gar nicht von den pathologischen Degenerationen. Darf man nun auf Grund dieses letzteren Umstandes die postpuerperale Involution des Uterus u. d. m. als pathologische Vorgänge ansprechen? Gewiss nicht. Doch haben in anderen vollständig analogen Fällen einige Forscher das directe Gegentheil behauptet, wie z. B. in der Lehre von der Menstruation.

Die typische fettige Degeneration mit physiologischem Charakter findet in Drüsen, die fettige Producte, fettige Secrete ausscheiden, statt. Hierzu gehören z. B. die Talg- und Milchdrüsen. Was die ersten betrifft, so beobachteten einige Forscher (R. Heidenhain) Schrumpfung resp. Tod der Kerne der epithelialen Drüsenzellen bei der Secretion. Es scheint, dass auch in den Harder'schen Drüsen Aehnliches vor sich geht. Nach den Untersuchungen von Wendt entsteht hier das fettige Secret durch Ausstossen von Fettkörnchen aus den hohen Cylinderzellen, in welchen sie auf diese oder jene Weise entstanden sind; das Protoplasma und der Kern der Zellen gehen dabei gewöhnlich nicht zu Grunde; dieses geschieht nur bei sehr stürmischer Secretion. Auf welche Art die Fettkörner resp. Tropfen entstehen, erhellt nicht aus Wendt's Untersuchungen. Man kann nur sagen, dass in den Talgdrüsen Bilder zur Beobachtung gelangen, welche denen sehr nahe stehen, die bei der pathologischen fettigen Degeneration, wenn der ganze Zellenleib von Fettkörnchen durchsetzt ist und die ganze Zelle zerfällt, zu sehen sind. Daraus folgt schon, wie wünschenswerth es wäre, die Bilder der normalen fettigen Degeneration eingehender zu erforschen, den Process der Fettsecretion näher morphologisch zu beleuchten. In der allerletzten Zeit hat darüber höchst beachtenswerthe Daten Altmann, welcher in Gemeinschaft mit Krehl und Metzner gearbeitet hat, geliefert. Einstweilen wollen wir nur dasjenige notiren, was Altmann in den Talgdrüsen, welche grosse Conglomerate in der *plica inguinalis* bei Kaninchen bilden, und in denjenigen, welche um den After beim Meerschweinchen liegen, gefunden hat. Bei Bearbeitung der Präparate mit Ueberosmiumsäure überzeugte sich Altmann, dass hier die Drüsenzellen mit Körnchen vollgepfropft sind, welche an ihrer Peripherie mehr oder minder stark mit Osmium geschwärzt werden; alle möglichen Uebergangsstadien sind zu finden, wobei in jeder Zelle die einen oder die anderen Formen überwiegen. Ausserdem konnten immer Körnchen nachgewiesen werden, die ganz schwarz erschienen, vollständig mit Osmium geschwärzt waren. Im optischen Querschnitt erscheinen die Körner mit fettig metamorphosirter Peripherie als schwarze Ringelchen. Diejenigen Körnchen, welche am meisten fettreich geworden sind, gehen direct ins Secret über; in den weiteren Ausführungsgängen fliessen die grösseren Körner zusammen und bilden ein schmieriges, fettes Secret. In der Umgebung der Drüsen sind keine geformten Fettpartikelchen zu beobachten; man muss also annehmen, dass das Fett den Zellen im gelösten und gespaltenen Zustande zugeführt wird. ALTMANN zieht eine zweite Möglichkeit aber nicht in Betracht: es ist ja nicht ausgeschlossen, dass der Process der Fettbildung, indem er in dieser oder jener Weise mit *granula* zusammenhängt, auf eine eigenartige Metamorphose der Eiweissstoffe, aus welchen *granula* selbst bestehen, zu reduciren ist. ALTMANN hat diesen Standpunkt wahrscheinlich darum ausser Acht gelassen, weil er hauptsächlich mit der Untersuchung der Fettresorption und der intermediären Umwandlungen derselben beschäftigt war. Jedenfalls ist es schon hochwichtig, dass der Process der Bildung des fettigen Secrets in Zusammenhang mit genau bestimmten morphologischen Structurelementen, mit den *granula,* deren allgemeine Bedeutung von uns schon besprochen worden ist, gestellt wird. ALTMANN's Beobachtungen müssen wir auch darum eine grosse Tragweite zumessen, weil dieser Forscher in das Bereich seiner Untersuchungen Talgdrüsen der verschiedensten Thiere gezogen und überall in den eben beschriebenen Bildern ähnliche Verhältnisse gefunden hat. Unter Anderem hat er auch die HARDER'schen Drüsen studirt. Aeusserst interessant ist der Umstand, dass beinahe jede Thierart ihre specifischen Eigenthümlichkeiten sowohl in Betreff der Secreteigenschaften, wie auch in Betreff der Secretbildung aufweist. Was die Milchdrüsen anlangt, so finden wir auch hier für uns sehr wichtige Andeutungen. Vor Allem wollen wir uns bei der Arbeit von NISSEN aufhalten, welcher die Milchdrüsen bei Thieren während der Lactation untersucht hat. Ueber die Entstehung der Fettkörnchen resp. Tropfen gibt diese Arbeit wenig Aufschlüsse; sie ist aber wegen der darin beschriebenen Kernveränderungen bemerkenswerth. Nach NISSEN bietet die Drüsenzelle, welche an der Secretbildung theilnimmt, eine eigenartige Chromatinanordnung im Kerne: das Chromatin zieht sich an die Peripherie des Kernes zurück, wo es in Form von Segmenten erscheint; manchmal trennen sich die Segmente ab und wir finden dann neben dem Kerne Chromatinkügelchen und dergleichen Elemente. Auch kommt es vor, dass wir in einer und derselben Zelle zwei Kerne finden: der eine erscheint dann normal, während der andere die beschriebene Chromatingruppirung darbietet und in einer Art von Höhlung, welche von verändertem

Protoplasma erfüllt ist, liegt. Es drängt sich dabei der Verdacht auf, dass hier Kerntheilung stattgefunden hat: der eine der jungen Kerne bleibt *in loco* zum Zwecke der Regeneration, während der andere allmählich zum Zwecke der Secretion zerstört wird; geht keine Kerntheilung der Kernzerstörung voraus, dann erfolgt wahrscheinlich auch keine Regeneration der Zelle und der Verlust wird durch Theilung der von diesem Processe nicht angegriffenen Zellen ausgeglichen. Der nächste Zweck aller dieser Metamorphosen besteht nach Nissen in der Ausscheidung der Nucleïnelemente aus dem Kerne. In der That ist nach Hammersten das Caseïn ein besonderes Nucleoalbumin und Nissen glaubt, dass das Milchcaseïn eben auf die beschriebene Weise sein Nucleïn erhält. Welche Rolle der Kern in Bezug auf die eigentliche Fettmetamorphose spielt, dieses bleibt doch durch Nissen's Arbeit unaufgeklärt. Ebensowenig haben die älteren Arbeiten von Stricker und Schwarz diese Seite des Processes beleuchtet. Nach Stricker können die Colostrumkörperchen bei 40 ° C. ihre Form ändern; dabei nähern sich die Fettkörnchen der Peripherie der Zelle und werden ausgestossen. Schwarz behauptet, dass sich von den Colostrumkörperchen Theilstücke abtrennen können, welche bewegungsfähig sind und ihre Form ändern; auch er hat, gleich Stricker, Ausstossung von Fettkörnchen beobachtet. In den oben genannten Untersuchungen von Altmann finden wir auch Einiges über die Milchdrüsen. Hier trifft man in den Drüsenzellen gewöhnlich ein grosses, fettbeladenes Körnchen an; manchmal ist solch' eine Fettkugel von typischen *granula* umgeben, welche sich mit Fuchsin (nach Altmann's Methode) färben und von der Ueberosmiumsäure nicht geschwärzt werden. Die Fettkugel liegt an der Peripherie, am oberen Ende der Zelle. Nachdem diese Kugel in das Secret übergegangen ist, setzt sich an ihre Stelle ein anderes *granulum* u. s. w. Die grössten Dimensionen haben die Fettkugeln der Mäuse.

Aus den angeführten morphologischen Daten sehen wir, dass bei der physiologischen Fettsecretion in den Talg- und Milchdrüsen die Fettbildung nicht in gleicher Weise vor sich geht, was auch nicht Wunder nehmen darf, da ja bekanntlich auch die Eigenschaften der bezüglichen fettigen Secrete verschieden sind. Die Fettbildung in den Zellen ist keineswegs ein solcher Process, der in allen Körpertheilen identisch wäre: nur der Grundplan scheint derselbe zu bleiben, während in den Details immer verschiedenartige Schwankungen möglich sind.

Was bieten nun die pathologischen Fälle von fettiger Degeneration in Betreff ihrer feineren Morphologie?

Ich habe schon erwähnt, dass auch hier wir einer Ablagerung

von Fett in Form von Tropfen, Körnchen, Kügelchen begegnen. Ist damit aber die morphologische Seite des Processes erschöpft?

Einen Versuch, diese Frage zu beantworten, liefert die Arbeit von STOLNIKOW (aus dem Laboratorium von GAULE) über die Vorgänge in der Froschleber bei der chronischen Phosphorvergiftung. Nach seinen Beobachtungen hebt der Process der fettigen Degeneration mit Veränderungen in den Kernen an, welche unregelmässig contourirt werden. Der Kern scheint Fortsätze auszusenden, welche in den Zellenleib dringen und von ziemlich grossen, ungefärbt gebliebenen, bläschenförmigen Körperchen erfüllt sind; ähnliche, jedoch kleinere Körperchen sind auch an der Peripherie des Kernes zusammen mit Karyosomen zu finden. Die Kernfortsätze sind nicht selten in der Richtung nach dem Zellenleibe offen, so dass die Vermuthung vom Austritte der erwähnten farblosen Körperchen und der Karyosomen in das Zellenprotoplasma nahe liegt. Manchmal erzeugt das ganze Bild den Eindruck, als ob der Kern geborsten wäre. Gleichzeitig mit den genannten Elementen treten auch die Plasmosomen aus dem Kerne aus, doch gewöhnlich nicht vereinzelt, sondern in Verbindung mit Karyosomen und farblosen Bläschen. Alle diese Gebilde gruppiren sich äusserst verschiedenartig und ihre weiteren Umwandlungen gestalten sich ziemlich complicirt. Es muss nämlich gesagt werden, dass im Protoplasma der Leberzellen beim Frosche eigenartige Gebilde gefunden worden sind, welche bei der bekannten vierfachen Färbung Nigrosin aufnehmen und — falls sie grössere Dimensionen erreichen — Andeutungen einer inneren Structur bieten. Sie scheinen geschichtet zu sein und erinnern an die von OGATA im Pancreas des Frosches gesehene Nebenkerne; ihr Unterschied von den letzteren besteht nur in der Färbung. STOLNIKOW äussert die Vermuthung, dass diese geschichteten Gebilde nichts anderes sind, als eigenthümlich zusammengewundene Elemente, welche in oben beschriebener Weise aus dem Kerne herausgetreten sind. Zwar ist die Färbung eine andere; aber dieses kann durch Veränderungen der chemischen Structur, welche nach dem Austritt aus dem Kerne stattgefunden haben, erklärt werden. Damit sind die Umwandlungen aber noch nicht abgeschlossen. Allmählich, kraft dieser oder jener Ursachen, entstehen in den geschichteten Gebilden kleine Körnchen, die ihrerseits wieder aus diesen geschichteten Gebilden austreten und das Zellenprotoplasma erfüllen. Somit stellt es sich heraus, dass die in den Zellen anzutreffenden Körnchen vom Kerne abstammen. Aus den Körnchen wird endlich das Fett erhalten.

In den spätesten Stadien der Phosphorvergiftung sieht man einen Theil der Leberzellen vollständig verschwinden und ihre Stelle von

Gefässen und Pigmentmassen resp. Pigmentzellen eingenommen. Ausserdem findet man eine grosse Anzahl safranophiler Körnchen, welche entweder frei liegen, oder von einer unbedeutenden Menge nigrosinophilen Protoplasmas umgeben sind. Allem Anschein nach verwandeln sich die freiliegenden safranophilen Körner in Pigment und die von Protoplasma umgebenen sind wohl die letzten Reste der Leberzellen. Bei dem Studium etwas früherer Vergiftungsphasen fand der Verfasser sehr grosse Plasmosomen in den Kernen; er nimmt an, dass diese Plasmosomen aus dem Kerne austreten, um sich bald in Pigmentschollen zu verwandeln. Die Zelle selbst unterliegt, wie es scheint, nur dann der Pigmentmetamorphose, wenn sie durch die Bildung der erwähnten grossen Plasmosomen vollständig erschöpft ist. Verfasser glaubt, dass den Kern immerfort Keime verlassen, welche alle Tendenz haben, sich in neue Zellen zu verwandeln, doch nicht alle dieses Ziel erreichen (es kann übrigens auch Etwas an die mehrkernigen Riesenzellen erinnerndes erhalten werden). Während des ganzen Versuches mit der Phosphorvergiftung scheinen die Zellen fortwährend Anstrengungen zu machen, um eine neue gesunde Generation zu erzeugen; da aber immer neue und neue Phosphorgaben verabreicht werden, so führen diese Anstrengungen zum genannten Ziele nicht; jede neue Zellengeneration geräth in schlechtere Existenzbedingungen, als die vorausgegangene, da sie einerseits von vergifteten Eltern stammt, andererseits auch selbst vergiftet wird.

Wir wollen nun die weiteren Angaben von Stolnikow einstweilen bei Seite lassen und zu den Befunden anderer Forscher übergehen. Sehr oft wird darauf hingewiesen, dass bei der fettigen Degeneration die Zellenkerne wesentliche Veränderungen erleiden. So finden wir z. B. bei Klebs dergleichen Hinweise; nach der Ansicht des Genannten wird dabei der Nucleïn- resp. Chromatingehalt der Kerne geringer. Er hat dieses in der Leber und in den Nieren constatiren können. Der Chromatinschwund kann nach ihm primär und secundär sein: den primären erklärt er durch directen nekrotisirenden Einfluss von giftigen Substanzen, den secundären — durch Ueberfüllung der Zellen mit Fett, was Störungen ihrer Lebensthätigkeit nach sich zieht. Beachtenswerth sind auch die Versuche von Ziegler und Obolonsky, welche die in der Leber und in den Nieren von Hunden und Kaninchen nach Phosphor- und Arsenvergiftung zum Vorschein kommenden Veränderungen studirten. Am schärfsten ausgeprägt sind die nach Phosphorvergiftung in der Leber entstehenden Metamorphosen. Zugleich mit der Fettablagerung haben die genannten Forscher Deconstitution und Schwund der Zellenkerne gesehen, wobei die Chromatinsubstanz im ganzen Zellenleibe in Form von Kügelchen zerstreut war. Es sind auch Fälle notirt worden, wo die Kerne ihre Fähigkeit, sich zu färben, eingebüsst haben, während im Protoplasma die das Safranin intensiv aufnehmenden Körner auftauchten, u. d. m. Es sei auch die schon citirte Arbeit von Tschetweruchin erwähnt, welcher in der Leber von Ileotyphikern gefunden hat, dass die fettige und die körnige Eiweissmetamorphose der Zellen mit morphologischer und chemischer Deconstitution der Kerne verbunden ist. Seiner Meinung nach hängt die Verschiedenheit der degenerativen Kernveränderungen bei der einen und der anderen Degeneration nicht so viel vom chemischen Charakter der Entartung, wie von der Intensität und der Dauer des Krankheitsprocesses, ab. Was die feineren Veränderungen im Zellenleibe betrifft, so wird es wohl von Nutzen sein, das über die Muskeln Bekannte anzuführen. O. Weber behauptet, dass bei der fettigen Degeneration quergestreifter Muskeln die Fettkörnchen in regelmässigen Reihen der Querstreifung entsprechend zu liegen kommen. In anderen Fällen gruppiren sich wieder die Fettkörnchen um den Kern herum oder der Länge der Fasern nach. Wir sehen also, dass ausser den Befunden bei der Phosphorvergiftung noch andere Thatsachen zur Sicherung des Gedankens von dem Antheil der Kerne an der fettigen Degeneration beitragen; wir sehen auch, dass das Auftreten des Fettes in Form von Körnchen, welche gewissen präexistirenden Structurelementen des Zellenleibes entsprechen, nicht nur durch die Beobachtungen an den Drüsenzellen, sondern auch durch den Charakter der Muskelveränderungen motivirt werden kann. Schon viel dunkler bleibt die Frage nach dem inneren Zusammenhange der Kern- und Zellenleibveränderungen: möglicherweise erfolgt der Chromatinschwund u. s. w. mehr oder weniger unabhängig davon, was sich im Zellenleibe abspielt; es kann aber auch nicht die Möglichkeit von andersartigen Beziehungen ausgeschlossen werden.

Schon längst hat man darauf hingewiesen, dass die Fettsubstanz, die bei der fettigen Degeneration in den Zellen entsteht, ein Zwischenstadium durchläuft, in welchem sie dem Protagon oder dem Vitellin ähnlich ist; in diesem Zustande soll das Fett an eine eiweissartige oder wenigstens stickstoffhaltige Substanz gebunden sein, wodurch es auch in den gewöhnlichen fettlösenden Flüssigkeiten unlöslich wird. Es genügt aber, eine Säure oder ein Alkali einwirken zu lassen, um die Anwesenheit von ätherlöslichem Fett darzuthun. Solchen Auseinandersetzungen begegnen wir z. B. bei Gautier. Um den Sinn der Zusammenstellung mit dem Vitellin verständlich zu machen, muss ich daran erinnern, dass diese Substanz, die z. B. im Eigelb und in der Krystalllinse zu finden ist, zur Kategorie der Globuline gehört;

im reinen Zustande ist sie indessen nicht darstellbar, da sie immer eine Beimischung von Lecithin enthält. Wollen wir das Vitellin vom Lecithin befreien, so wird dabei ersteres in einen unlöslichen (geronnenen) Zustand übergeführt. Was das Protagon betrifft, so haben Diakonow's Untersuchungen dargethan, dass dieser Stoff, welcher einen Bestandtheil der Gehirnsubstanz bildet, ein Gemisch aus zwei Körpern ist, deren einer Stickstoff und Phosphor, der andere keinen Phosphor enthält. Ersterer ist das uns schon bekannte Lecithin, letzterer — das Cerebrin. Analoge Vermuthungen finden wir in Stolnikow's Arbeit. Dieser Forscher überzeugte sich, dass in der That die Fettkörnchen in den Zellen nur nach Einwirkung von schwacher Essigsäure oder nach dem Absterben der Zellen in 0·6procentiger Kochsalzlösung hervortreten (letzteres kann auch von der Bildung einer Säure abhängig sein). Dieser Umstand führt den Verfasser zu dem Schlusse, dass das Fett hier an eine Substanz gebunden ist, welche durch Säuren zerstört wird. Da andererseits chemische Analysen gezeigt haben, dass bei grosser Menge von geschichteten Gebilden in den Leberzellen die Leber auch grosse Quantitäten von Lecithin enthielt, so war die Annahme plausibel, dass das Fett unter dem Einfluss von Säure eben aus dem Lecithin befreit wird. Dass das Lecithin als Material zur Fettbildung hier dienen kann, wird durch folgenden Versuch von Hoppe-Seyler illustrirt: wird eine ätherische Lecithinlösung mit Wasser, welches etwas Schwefelsäure enthält, geschüttelt, so nimmt das Wasser schwefelsaures Cholin auf, während in der Aetherlösung freie Distearin-, Dipalmitin- oder Dioleïn-Glycerinphosphorsäure bleibt.

In Zusammenhang mit diesen Angaben steht die allgemeine Folgerung von Stolnikow in Betreff der Fettdegeneration bei der Phosphorvergiftung. Unter dem Einflusse des in den Organismus eingeführten Phosphors steigt die Nucleïnbildung an, d. h. die Bildung jenes Stoffes im Kern, welcher am reichsten an Phosphor ist und zum Aufbau der Chromatinelemente dient. Die Nucleïnmassen wandern aus dem Kerne in das Protoplasma über. Unter neuen Existenzbedingungen werden die aus dem Kerne stammenden Elemente zerstört resp. verändert, wodurch auch die Färbungsdifferenzen entstehen. Dabei geht der Phosphor in eine andere Substanz, nämlich in das Lecithin über. Hier steht aber der Process nicht still. Der Zerfall soll weiter vor sich gehen: der Phosphor spaltet sich vollständig von der organischen Substanz ab und mischt sich in Form irgend eines phosphorsauren Salzes dem Zellensafte bei, während die organische Substanz in Form von Fett frei wird.

Wie lehrreich diese complicirten Betrachtungen auch sind, eine endgültige, entscheidende Bedeutung haben sie nicht. Einerseits entstehen gewisse Missverständnisse in Betreff vieler morphologischer Détails, die sehr verschiedene Deutungen zulassen, andererseits bleibt es ja fraglich, ob man berechtigt ist, ein bestimmtes mikroskopisches Bild mit den Ergebnissen der chemischen Analyse eines ganzen Organs zu verbinden. Jedenfalls muss man zugeben, dass der Ausgangspunkt der ganzen Hypothese, die in Abhängigkeit von der Einführung von Phosphor in den Organismus erhöht gedachte Nucleïnbildung, dem in Rede stehenden Processe einen zu exclusiven Charakter verleiht. Ganz natürlich drängt sich die Frage auf: welcher Art der Degenerationsmechanismus ist, wenn wir andere Gifte, andere Substanzen einführen, die nicht so direct wie der Phosphor mit der Structur des Nucleïns verbunden werden können? All' dieses macht die Nachprüfung der Versuche mit Phosphor und mit anderen Giften höchst erwünscht.

Auf Grund von Altmann's Untersuchungen könnte man annehmen, dass der Process der fettigen Degeneration in pathologischen Fällen mit Veränderungen in der Lebensthätigkeit der *granula* verknüpft ist. Hier muss ich daran erinnern, dass nach Altmann die *granula* ihre eigene vitale Individualität besitzen und die fundamentalen Structurelemente der Zelle sind. Er meint, dass die Körnchen die Fähigkeit haben, das den Zellen in gelöstem Zustande zugeführte Fett synthetisch zu assimiliren, wobei dieselben, wenn sie auch von Fett vollständig durchdrungen sind, ihre vitalen Eigenschaften nicht einbüssen. Diese Hypothese erklärt den ganzen Sachverhalt ziemlich einfach; man darf aber nicht vergessen, dass die Entstehungsweise der *granula* selbst noch unbekannt ist.

In der Lehre von der körnigen Eiweissmetamorphose habe ich schon darauf aufmerksam gemacht, dass nach der Ansicht von Gaule und einigen von seinen Schülern die Zymogenkörnchen durch Zerfall von extranuclear gewordenen Plasmosomen entstehen. Möglicherweise sind also die *granula* am Ende auch abhängig vom Kerne. Wenn es sich herausstellen sollte, dass bei der Fettdegeneration die Fettbildung in der That an die Altmann'schen Körnchen gebunden ist, so würde es auch klar werden, warum der fettigen Degeneration so oft die körnige Eiweissmetamorphose vorausgeht und warum die Verbreitungsgebiete beider so verwandt sind. Zur Zeit wäre es, wie Sie sehen, noch zu schwer, alle morphologischen Daten mit den physikalisch-chemischen und klinischen resp. experimentellen Thatsachen in Zusammenhang zu bringen. Indessen kann es nicht unbemerkt bleiben, dass wir in sehr vielen Fällen — wenigstens in den wesentlichen Punkten — die innere Beziehung zwischen allen diesen Daten durchschauen können.

Man darf hoffen, dass eine systematische Ausarbeitung aller eben angedeuteten Fragen zu einer vollständigen Theorie der fettigen Degeneration führen wird, worin sowohl die Morphologie wie der Chemismus und die functionellen Störungen ihren Platz finden werden.

Nun wollen wir noch einige Worte über den Zeitraum, welcher die Entwickelung der fettigen Degeneration beansprucht, sagen. Wie es scheint, kann dieser Process sehr schnell vor sich gehen. Dafür sprechen die Versuche mit Vergiftungen. Im gleichen Sinne sind die Experimente von Leidesdorf-Stricker zu deuten, welche schon 24 Stunden nach Hirnbeschädigung bei jungen Hühnern in der Rindenschicht einzelne Zellen mit körnig-fettigem Inhalte gefunden haben. Ferner weisen Uhle und Wagner darauf hin, dass man in den Epithelzellen der Mundschleimhaut u. s. w., ebenso wie in der Haut, eine gleichfalls sehr rasche Entwickelung von degenerativen Veränderungen findet (z. B. bei den variolösen Entzündungen).

Der Ausgang der fettigen Degeneration kann ein zweifacher sein: entweder schreitet der Process bis zur vollständigen Zerstörung der morphologischen Elemente fort, oder aber steht er still und geht zurück. Welche Bedingungen das Zustandekommen des günstigen Ausganges beeinflussen, ist fraglich. Im Detritus, der manchmal milchigflüssig ist, findet man für gewöhnlich Fetttropfen, verschiedene krystallinische Gebilde, Eiweisskörner, Zellenreste u. s. w. Die Gewebe, welche gleichzeitig der fettigen und der körnigen Eiweissmetamorphose verfallen sind, verwandeln sich manchmal in käsige Massen (käsige oder caseöse Umwandlung). Diese Massen, welche bei sehr verschiedenartigen pathologischen Processen entstehen, waren früher als für gewisse Krankheitsformen (z. B. für die Tuberculose) specifisch betrachtet. Nach Virchow's Ansicht können aber sehr verschiedene Gewebe eine käsige Umwandlung erleiden, besonders diejenigen, welche gefässarm und zellenreich sind. Gewisse Thiere, z. B. Kaninchen zeigen eine besondere Prädisposition zur käsigen Metamorphose, während dieselbe bei anderen Thierarten viel schwerer entsteht. Beim Menschen existiren auch sehr schroffe individuelle Verschiedenheiten in Betreff des Zustandekommens von käsiger Metamorphose.

Der Einfluss der fettigen Degeneration auf die verschiedenen Functionen der Zelle tritt besonders deutlich in den Fällen hervor, wo der Degeneration Elemente des Muskel- oder Nervenapparates unterworfen sind. Die fettige Degeneration von Muskelelementen hebt ihre Contractilität auf. Die fettige Entartung der Ganglienzellen kann paralytische Erscheinungen hervorrufen u. s. w. Es sind auch diejenigen Fälle leicht zu beurtheilen, in welchen Drüsenzellen der Degeneration unterliegen: die Entartung des Nierenparenchyms z. B. erzeugt Albuminurie. Dass bei der fettigen Entartung der Gefässwände ihre Widerstandsfähigkeit gegen den Blutdruck leidet, unterliegt keinem Zweifel. Wie einfach alle diese Andeutungen auch scheinen mögen, so muss man bei der Beurtheilung der ihnen zu Grunde liegenden Thatsachen doch sehr umsichtig zu Werke gehen. Als Beispiel nehmen wir die Herzparalyse bei der croupösen Pneumonie. Wie bekannt, ist dieses eine fieberhafte Infectionskrankheit und es wäre sehr leicht, sich die Herzparalyse als Folge der fettigen Entartung des Herzmuskels zu denken. Für manche Fälle wäre dieses auch zutreffend. Doch haben WINOGRADOW's Untersuchungen gezeigt, dass bei der croupösen Pneumonie sich Veränderungen in den Herzganglien bei verhältnissmässig unbedeutenden Läsionen des Herzmuskels entwickeln können.

Elfte Vorlesung.

Die Fettinfiltration. — Die Kohlehydratdegeneration.

M. H.! Wir haben schon oben auseinandergesetzt, aus welchen Gründen die fettige Degeneration von der Fettinfiltration getrennt wird. Doch ist diese theoretisch richtige Trennung nicht immer practisch durchführbar. Zwar legen die pathologischen Anatomen Nachdruck darauf, dass bei der Fettinfiltration das Fett in den Zellen in Form von grösseren Tropfen zu erscheinen pflegt, als das bei der gleichnamigen Degeneration der Fall ist; aber dieselben Autoren verhehlen gleichzeitig nicht, dass die Initialphasen beider Processe von einander nicht zu unterscheiden sind. Der Umstand, dass die Möglichkeit einer Combination beider Processe in einer und derselben Zelle zugelassen wird, vergrössert noch die auf diesem Gebiete herrschende Unklarheit der Begriffe. Es kann demgemäss auch nicht Wunder nehmen, dass bei der Deutung der bezüglichen Bilder oft erhebliche Widersprüche entstehen: der eine Forscher ist geneigt, Infiltration dort anzunehmen, wo ein anderer von Degeneration spricht, und umgekehrt. In meinen weiteren Auseinandersetzungen hoffe ich Ihnen zu zeigen, dass gewisse Fälle theoretisch als Uebergänge der Infiltration zur Degeneration gedeutet werden können. All' dieses muss bei Beurtheilung sehr vieler Litteraturangaben im Allgemeinen und derjenigen Zahlenwerthe im Besonderen, welche die Zusammensetzung verfetteter Organe illustriren, nicht ausser Acht gelassen werden.

Vor Allem will ich hier die analytischen Daten über den Fettgehalt der Leber bei der Fettinfiltration anführen. An der Leber müssen wir uns schon darum aufhalten, weil dieses Organ so zu sagen die typische Stätte für Entwickelung der Fettinfiltration ist. Folgende Zahlenwerthe gibt PERLS, welchen wir schon oben Gelegenheit hatten zu citiren:

	Wasser	Feste fettfreie Bestandtheile	Fett
I.	61·57 Procent	14.45 Procent	23·98 Procent
II.	48·60 „	10·50 „	40·90 „
III.	51·90 „	17·40 „	30·70 „

Im ersten der obigen Fälle war Lungenphthise, im zweiten und dritten Alkoholismus vorhanden. Es ist leicht ersichtlich, dass der Fettgehalt der Leber in allen Fällen ein sehr bedeutender war; es bleibt nur fraglich, inwiefern hier über reine Fettinfiltration die Rede sein könnte. Jedenfalls lassen sich aus der Zusammenstellung dieser Daten mit denen über die normalen und fettig degenerirten Lebern folgende Schlüsse ziehen: erstens, enthält die fettinfiltrirte Leber mehr Fett als die normale und die fettig degenerirte; zweitens, nimmt bei der Fettinfiltration der Wassergehalt sehr beträchtlich ab; drittens, sinkt die Quantität der festen fettfreien Bestandtheile ebenfalls, jedoch nicht sehr stark und jedenfalls weniger als bei der fettigen Degeneration. Aus alledem kann nun der allgemeine Schluss abgeleitet werden, dass bei der Fettinfiltration das Wasser vom Fette verdrängt wird, während bei der Degeneration das Fett sich an Stelle der Eiweissstoffe setzt.

Unter welchen Bedingungen findet nun Fettinfiltration statt?

Bei der Beantwortung dieser Frage müssen in erster Linie die Fälle von Fettleibigkeit erwähnt werden, bei welchen eine Fettablagerung in sehr vielen bindegewebigen und anderen Elementen vorhanden ist. Die Fälle von allgemeiner Fettsucht fesseln schon längst die Aufmerksamkeit der Theoretiker und der Practiker, und in der allgemeinen Pathologie des Stoffwechsels wird eine grosse Zahl von Hypothesen vorgetragen, welche das Wesen der zu Obesitas führenden Veränderungen im Organismus erklären sollen. Hier ist es meines Dafürhaltens nicht der Ort, diese Hypothesen wiederzugeben, da vom Standpunkte der allgemeinen Pathologie der Zelle aus ihnen eine Belehrung kaum zu schöpfen ist. Ich möchte nur hervorheben, dass die Fettsucht zweifelsohne im Zusammenhange mit constitutionellen Eigenschaften der

Gewebselemente, welche durch Vererbung übergegeben werden können, steht. Es wäre auch sehr erwünscht, die uns hier beschäftigende Frage experimentell bearbeitet zu sehen, wobei der Antheil desjenigen Factors, welcher auf Wechselwirkung der Organe beruht, gewürdigt werden müsste. Wir wissen z. B., dass die Castration die Gewebe zur Verfettung prädisponirt; es könnten auch andere Factoren aufgezählt werden, die zum gleichen Ergebnisse führen. Welche innere Beziehung hier zwischen den Erscheinungen besteht, bleibt jedoch unaufgeklärt.

In zweiter Linie könnten wir etwa solche Fälle stellen, wie die starke Entwickelung von Fettgewebe bei der Atrophie von Drüsen und Muskeln. So z. B. finden wir manchmal statt einer normalen Bauchspeicheldrüse einen Fettklumpen, der nur durch seine äussere Form an Pancreas erinnert; vom Parenchym bleiben nur noch Spuren übrig, alles Andere ist von Fettgewebe eingenommen. Aehnliche Erscheinungen sind bei der sog. Pseudohypertrophie der Muskeln zu sehen u. s. w. Zur Zeit ist es noch unmöglich, in befriedigender Weise zu erklären, warum eben die Atrophie von Drüsen- und Muskelelementen in gewissen Fällen eine bedeutende Fettinfiltration des wuchernden bindegewebigen Stromas nach sich zieht. Für die Pathologie der Zelle sind derartige Fälle doch nicht minder lehrreich, wie z. B. die Fälle von cyanotischer Leberatrophie, bei welcher, wie bekannt, einerseits unter dem Einflusse der Stauung Atrophie der epithelialen Elemente der Leber, andererseits Wucherung des bindegewebigen Stromas stattfindet. Es sind also allem Anschein nach die Existenzbedingungen der verschiedenen Gewebselemente, aus welchen sich ein Organ zusammensetzt, sehr verschieden, so dass Einwirkungen, welche für eine Kategorie von Zellen verderblich sind, für Zellen einer anderen Kategorie fördernd (oder vielleicht weniger verderblich) sein können. Es liesse sich hier auch der Umstand heranziehen, dass der Tod der einen Gewebselemente Raum für die Entwickelung der anderen schafft; es liegt aber auf der Hand, dass selbst mit dieser Annahme an der Sache nichts geändert wird.

Unter den Umständen, welche die Entwickelung der Fettinfiltration im Körper, speciell in der Leber begünstigen, werden gewöhnlich auch gewisse chronische Erkrankungen, welche von Dyspnoë resp. von Störungen im Gaswechsel begleitet werden, namhaft gemacht; auch einige chronische Vergiftungen (Alkoholvergiftung etc.) gehören hierher. Ich will nicht leugnen, dass dieses zum Theil richtig ist, muss aber daran erinnern, dass die angeführten Factoren auch eine gewisse Rolle bei der Entstehung der fettigen Degeneration spielen. Was bei einem Phthisiker oder bei einem alten Potator zur fettigen Infiltration, was zur fettigen Degeneration gehört, ist in den meisten Fällen kaum zu entscheiden.

Eine allgemeine Uebersicht der eben aufgezählten Bedingungen, unter welchen Fettinfiltration entstehen soll, bewegt uns zum Schlusse, dass der Mechanismus der Fettinfiltration auf Erhöhung der Fähigkeit der Zellen, Fett, welches in letzter Instanz von fettigen oder anderen Nahrungsbestandtheilen stammt, aufzufangen und aufzuhalten, beruht. So z. B. ist das in den Zellen bei allgemeiner Fettsucht anzutreffende Fett vor Allem Nahrungsfett, da unter den genannten Verhältnissen die Nahrung gewöhnlich in Quantitäten, welche der vom Organismus gelieferten Arbeit nicht entsprechen, aufgenommen wird. Es ist aber bekannt, dass nicht nur die viel Nahrung zu sich nehmenden Personen fettleibig werden: bei erblicher Disposition rettet selbst eine mässige Diät vor Fettsucht nicht. Wir müssen hier also an besondere Bedingungen denken, welche in grösserem Maasse, als das *normaliter* der Fall ist, das Fett vor Verbrennung schützen. Weiter unten werden Sie sich überzeugen, dass noch eine andere Annahme berechtigt ist: denkbar ist es in der That, dass das Wesen der Fettinfiltration, wenigstens in gewissen Fällen, in einer erhöhten Fähigkeit der Zellen Fett zu synthetisiren liegt, was seinerseits die Zufuhr von diesen oder jenen Fettcomponenten, nicht vom fertigen Fett, zu den Zellen voraussetzt.

Die morphologischen Daten über pathologische Fettinfiltration sind nicht besonders zahlreich. Im Anschluss an das uns schon Bekannte will ich nur noch sagen, dass auch bei der Fettinfiltration wir manchmal die Kerne verändert finden; gewöhnlich verdrängt der grosse Fetttropfen den Kern an die Peripherie der Zelle, was eine Formveränderung des Kernes verursacht; ausserdem färben sich die Kerne gewöhnlich mit Kernfarbstoffen sehr intensiv, was Manchen zur Annahme verleiten dürfte, dass in solchen mehr oder wenig zusammengedrückten Kernen die Fäden der Kerngerüste einander genähert sind.

Ein sehr günstiges Object zur Untersuchung der Kerne fettig infiltrirter Zellen bietet der sog. Fettkörper der Frösche. Bei der Untersuchung der in Sublimat fixirten Präparate aus diesem Organ bemerken wir bei Anwendung gewisser zusammengesetzter Tinctionen leicht, dass die Kerne in Bezug auf ihre Morphologie bei Weitem nicht gleichartig sind. Neben mehr oder weniger zusammengedrückten Kernen bleiben auch die gewöhnlichen ellipsoiden Kerne bestehen. Das Verhalten der Kerne den Farbstoffen gegenüber ist auch verschieden: die einen fixiren z. B. sehr begierig das Hämatoxylin, die anderen das Safranin u. s. w. Man könnte auch auf Unterschiede in der inneren Structur der Kerne hinweisen. All' dieses zwingt uns zur

Annahme, dass den verschiedenen Phasen des Lebens fettig infiltrirter Zellen entsprechend die Zellenkerne eine ganze Reihe von Umwandlungen durchmachen. Der Zukunft ist es vorbehalten, zu entscheiden, ob ein innerer Zusammenhang zwischen der Verfettung des Zellenleibes und den mikroskopisch wahrnehmbaren Kernveränderungen in der That existirt.

Die zur Entwickelung der pathologischen Fettinfiltration nöthige Zeit unterscheidet sich wahrscheinlich nicht bedeutend von der zur Entstehung der physiologischen Infiltration nöthigen. Von diesem Standpunkte sind die Beobachtungen von Frerichs von Belang, welcher systematisch die Fettablagerung in der Leber von Hunden, denen zur gewöhnlichen Nahrung 15—30 g Fett täglich beigemischt wurden, studirte. Frerichs schnitt nach einander kleine Leberstückchen heraus und unterwarf sie der mikroskopischen Untersuchung. Schon nach 24 Stunden konnten in den Zellen kleine Fettpartikelchen nachgewiesen werden, nach drei Tagen — Fetttropfen, und nach acht Tagen waren die Zellen schon vollständig mit Fett angefüllt.

Was den Ausgang der Fettinfiltration betrifft, so wird gewöhnlich angenommen, dass der Process rückgängig werden kann, wobei die Zelle zur Norm gelangt, nachdem sie manchmal ein besonderes Zwischenstadium passirt (eine Art seröser Atrophie). Ueber den Mechanismus des Austretens des Fettes aus den mit Fett infiltrirten Zellen können wir einstweilen nur Vermuthungen äussern. Möglicherweise werden hier dieselben Mittel ins Spiel gesetzt, wie in den Zellen der Milchdrüsen u. dergl. Wahrscheinlicher ist es doch, dass hier kein Ausstossen von Fetttropfen als solchen stattfindet: man muss annehmen, dass das Fett zerfällt (Krystalle von Fettsäuren) und seine Componenten, indem sie weitere Umwandlungen erleiden, von den Zellen in dieser oder jener Weise verbraucht oder ausgeschieden werden. Dass die Gewebe im Allgemeinen die Fähigkeit besitzen, Fett zu spalten, ist durch Lüdy's Versuche an ausgeschnittenen Organen bewiesen worden.

Ueber den Einfluss der Fettinfiltration auf die verschiedenen Functionen der Zelle äussert sich die Mehrzahl der Forscher im Allgemeinen günstig, obgleich keine direct beweisenden Thatsachen darüber anzuführen sind. So weist z. B. Virchow darauf hin, dass bei der Fettinfiltration der Leber die Gallenabsonderung ungestört vor sich geht. Natürlich, wenn die Fettinfiltration hochgradig wird, muss auch die Lebensthätigkeit der Zellen leiden. Als Beispiel sei das Fettherz angeführt: Fettablagerungen im Herzmuskel und auf seiner Oberfläche können schon in rein mechanischer Weise die Thätigkeit des Herzens beschränken.

Das physiologische Vorbild der Fettinfiltration ist die Verfettung der Epithelzellen der Darmschleimhaut bei Fettnahrung; zu derselben Kategorie gehört wohl auch die Infiltration der Leberzellen unter gleichen Bedingungen u. d. m. Für die Erklärung des Mechanismus der pathologischen Fettinfiltration sind die Untersuchungen über das Eindringen des Nahrungsfettes in die Zellen von grösster Tragweite; darum wollen wir uns auch bei ihnen aufhalten.

Bis jetzt wird noch über die Form, in welcher das Fett unter normalen Ernährungsbedingungen in die Gewebselemente eintritt, und über die Zellen, welche dabei eine Hauptrolle spielen, gestritten. Die einen Forscher huldigen mehr der Ansicht, dass das Fett von den Zellen in geformtem Zustande resp. in kleinen Tropfen aufgenommen wird, welche im Darm bei Emulgirung des Fettes gebildet werden. Andere vertreten den entgegengesetzten Standpunkt: sie nehmen an, dass die neutralen Fette vorerst — hauptsächlich unter dem Einflusse des Pancreasfermentes — gespalten werden müssen und dass das Fett in die Zellen nur in gelöstem und gespaltenem Zustande eintritt. Ferner glauben die Einen, dass die Fettaufnahme von den cylindrischen Epithelzellen besorgt wird, welche dabei eigenartige Nebenapparate ins Spiel setzen (Thanhofer, Wiedersheim u. A.); während die Anderen glauben, dass die Einführung des Nahrungsfettes in den Organismus durch active Betheiligung der Wanderzellen, welche durch die Epithelschicht auf die Darmschleimhautoberfläche austreten und erst fettbeladen in die Tiefe der Gewebe zurückkehren, zu Stande kommt (Zawarykin, Schäfer). Es kann nicht unsere Aufgabe sein, hier alle die widerspruchsvollen Ansichten im Einzelnen zu beurtheilen; ich will nur das Wahrscheinlichste und das zur Aufklärung der synthetischen Function der Zelle am meisten Beitragende hervorheben.

Sehr viele Beobachtungen bestätigen die Thatsache, dass das Fett nicht in Form von Tropfen von den cylindrischen Epithelzellen aufgenommen wird. Bei der mikroskopischen Untersuchung finden wir gewöhnlich kein Fett in dem Theile der Zelle, welcher dem Darminhalt unmittelbar anliegt: der sog. Cuticularsaum ist meistentheils fettfrei (Krehl). Bei der Untersuchung des Darmrohrs der im Intestinalcanal der Katze parasitisch lebenden *Ascaris mystax* hatte ich Gelegenheit, das Vorhandensein von Körnchen — augenscheinlich fettiger Natur — in den tieferen Zellenabschnitten zu constatiren; der innere, mit deutlichen haarförmigen Fortsätzen versehene Zellentheil war körnchenfrei. Ferner muss im Auge behalten werden, dass man bei vorsichtiger Bereitung von Querschnitten durch den ganzen Darm kleiner Thiere, z. B. von *Triton taeniatus,* keine Fettemulsion in der Nachbarschaft der Epithelzellen gefunden hat (Krehl). Dabei wollen wir noch bemerken, dass gewisse Forscher selbst die Bildung von resorbirbarer Fettemulsion im Darm in Abrede stellen (Cash und Munk). Weiter könnte man sich noch darauf berufen, dass auch andere fein vertheilte Substanzen von den Darmepithelzellen gewöhnlich nicht aufgenommen werden. Bemerkenswerth sind gleichfalls die nachstehenden Befunde von Krehl; derselbe hat sich bei der Untersuchung des Säugethierdarmes überzeugt, dass bei der Fettresorption in den Epithelzellen nicht nur vollständig von Osmium geschwärzte Körnchen gefunden werden — er sah auch solche Körnchen, an welchen nur die Peripherie geschwärzt war, so dass im optischen Querschnitt schwarze Ringelchen, wie die in der letzten Vorlesung besprochenen, erhalten wurden; die unveränderten centralen Theile der Körnchen geben die specifische Fuchsinfärbung. Neben fettig-metamorphosirten *granula* sind auch vollständig unveränderte angetroffen worden. Analoge Befunde constatirte O. Schultze bei der Resorption von Methylenblau aus dem Darme. Erwähnenswerth ist auch der Umstand, dass Krehl unter dem Epithel beim Frosch keine Fetttröpfchen entdecken konnte. All' dieses führt Altmann zu der Annahme, dass das Fett in gelöstem und gespaltenem Zustande resorbirt wird und dass die *granula* die Fähigkeit besitzen, es synthetisch zu assimiliren; um das Fett weiter nach anderen Körpertheilen zu transportiren, unterwirft die Zelle es nochmals einer Spaltung. Dass das neutrale Fett in der That im Darmcanale gespalten wird, zeigen unter Anderem I. Munk's Experimente. Aus den Untersuchungen dieses Forschers will ich hier folgenden lehrreichen Fall anführen.

I. Munk fütterte einen Hund, der beim vorausgegangenen Hungern 32 Procent seines Körpergewichts verloren hatte, während vierzehn Tage mit mässigen Quantitäten von magerem Fleisch und möglichst grossen Quantitäten von aus Hammeltalg bereiteten Fettsäuren; der Hund nahm an Gewicht zu und wurde, als die Gewichtszunahme 17 Procent erreicht hatte, getödtet. Im Unterhautzellgewebe und in den Eingeweiden fand man viel Fett, welches die Eigenschaften des Hammelfettes besass und von demjenigen verschieden war, welches gewöhnlich im Körper des Hundes anzutreffen ist. Daraus folgt, dass die Fettsäuren resorbirt werden und dass sich aus ihnen synthetisch im Körper Fett bildet. Hinzufügen wollen wir noch, dass schon im Jahre 1876 Perewosnikow der Meinung Ausdruck gab, dass die neutralen Fette im Darm in Glycerin und Fettsäuren, welche mit den Alkalien des Darmsaftes Seifen bilden, zerfallen. Auf diese Weise werden die in Wasser unlöslichen Fette in wasserlösliche Verbindungen umgewandelt, welche dann schon leicht durch Diffusion in die Epithelzellen eindringen können. Perewosnikow's Ergebnisse sind von Will (in Grünhagen's Laboratorium) nachgeprüft und völlig bestätigt worden. Endlich muss noch erwähnt werden, dass Walther (in Ludwig's Institut) einige Versuche von I. Munk wiederholt und gefunden hat, dass in der Lymphe des *ductus thoracicus* bei einem Hunde, welcher nach einer kurzdauernden Inanition mit Fettsäuren genährt worden, der Gehalt an neutralen Fetten bedeutend gestiegen ist; nach den Angaben dieses Forschers soll übrigens schon im Darmlumen die Synthese der Fette beginnen.

Sie sehen also, dass die Fähigkeit der Zellen, Fettsäuren resp. Seifen aufzunehmen und Fett zu synthetisiren, kaum bezweifelt werden kann. Demgemäss müssen wir auch unter die Bezeichnung „Fettinfiltration“ nicht nur die Fälle, in welchen die Zellen fertiges Fett aufnehmen, sondern auch diejenigen, in welchen sie nur über die Fettcomponenten verfügen, rubriciren. Da die Fälle der ersten Art von Vielen selbst vollständig negirt werden, wenigstens in sofern dies physiologische Umstände betrifft, so haben wir desto mehr Recht, die Fälle der zweiten Art so zu behandeln, wie wir es gethan haben. Wir dürfen aber nicht vergessen, dass, wenn wir diesen Gesichtspunkt wählen, wir gleichzeitig der fettigen Infiltration einen vom traditionellen etwas verschiedenen Charakter einräumen: es tritt also die Zelle bei der Fettinfiltration, ebenso wie bei der fettigen Degeneration, in einer höchst activen Rolle vor uns auf. Es wird hiermit gewissermaassen ein Uebergang von der Infiltration zur Degeneration angebahnt.

Im physikalisch-chemischen Schema der Zelle habe ich schon darauf hingewiesen, dass neben den Eiweissstoffen und den Fetten auch die Kohlehydrate, und zwar Glycogen und Traubenzucker als typische Repräsentanten, zu den Bestandtheilen der Zellen gehören. Berücksichtigen wir das relative Gewicht der Leber und ihren Procentgehalt an Glycogen, welcher in Abhängigkeit von der Nahrung und von anderen Bedingungen variirt, so können wir sagen, dass unter normalen Verhältnissen in der Leber 28—280 ^{g} Glycogen enthalten ist; in den Muskeln, wo der Glycogengehalt ebenfalls schwankend ist, kann man denselben auf 28—104 ^{g} schätzen. Der Zuckergehalt des Blutes übersteigt im Mittel beim Menschen nicht 0·2 Procent, so dass die Zuckerquantität im Blute eines 65 ^{k} schweren Mannes etwa 10 ^{g} beträgt; auch die Leber enthält gewöhnlich einige Grammzehende von Zucker (Frerichs). Wenn wir alle Kohlehydrate des Organismus als Zucker berechnen, so werden auf je 1 Kilo Körpergewicht 1·6—8·5 ^{g} Zucker entfallen (Böhm und Hoffmann); für einen 65 ^{k} schweren Menschen wird die Gesammtquantität von Kohlehydraten, auf Zucker berechnet, 104 — 552 ^{g} betragen. Ausser den genannten findet man im Organismus auch andere Kohlehydrate; hierher gehören: der Milchzucker ($C_{12}H_{22}O_{11} + H_2O$), der ein Bestandtheil der Milch ist, das Inosit ($C_6H_{12}O_6 + 2H_2O$), welches in den Muskeln, in den Lungen, Leber, Milz, Nieren und Gehirn gefunden wird, das Dextrin ($C_6H_{10}O_5$), welches man im Harn von Diabetikern, die der Karlsbader Trinkkur unterworfen wurden, constatirt hat (Reichard) u. s. w. Ich habe auch schon erwähnt, dass bei der Umwandlung von Glycogen in Traubenzucker eine ganze Reihe von Zwischenproducten entsteht, deren Existenz von vielen Autoren festgestellt worden ist; zum leichteren Verständniss der nachfolgenden Auseinandersetzungen sei noch hinzugefügt, dass einige dieser Zwischenproducte in vielen Beziehungen dem Glycogen ähnlich sind, sich von ihm aber dadurch unterscheiden, dass sie die charakteristische Jodreaction nicht geben.

Die lange Reihe von Eiweiss- und Fettmetamorphosen, bei welchen als pathologisches Product Eiweissstoffe oder Fett auftreten, hat uns schon in genügendem Maasse zur Annahme von Metamorphosen, bei welchen als Product der pathologischen Umwandlung Kohlehydrate erscheinen, vorbereitet. Es ist auch in den letzten Jahren eine Lehre aufgetaucht, die derjenigen von der Fettmetamorphose analog ist, nämlich die Lehre von der Kohlehydratmetamorphose der Gewebe. Gewisse Andeutungen in Bezug auf diese Umwandlung finden wir bereits in den älteren Arbeiten; doch ist diese Lehre erst von Paschutin, welchem im Allgemeinen eine bedeutende Rolle in diesem Abschnitte der Pathologie der Zelle zukommt, klar formulirt worden.

Die Kohlehydratmetamorphose charakterisirt sich, wie ihr Name zeigt, durch Ablagerung von Glycogen und von einigen anderen Kohlehydraten in den Geweben. Zur genauen Feststellung der Existenz dieser Metamorphose gehört der Beweis, dass erstens Glycogen unter pathologischen Verhältnissen in solchen Körpertheilen zur Bildung gelangt, wo es *normaliter* nicht vorhanden ist, und dass zweitens der Glycogengehalt in den für gewöhnlich glycogenhaltigen Organen unter pathologischen Verhältnissen über die Norm steigen kann. Sehen wir nun, von welchen Thatsachen dieser Beweis erbracht wird; die Ergebnisse der mikroskopischen Untersuchung seien dabei vor Allem berücksichtigt.

Ein dankbares Object für die Untersuchung der Morphologie der Glycogenmetamorphose und für die bezüglichen mikrochemischen Reactionen bietet dasjenige Organ, in welchem wir schon unter normalen Verhältnissen relativ viel Glycogen finden — die Leber, welche seit Claude Bernard's Forschungen nicht ohne Berechtigung als die Hauptstätte der Glycogenbildung im Körper betrachtet wird. Wir können sagen, dass die Leber mit ihrer Function der Glycogenbildung das physiologische Prototyp der Glycogenmetamorphose darstellt. Untersuchen wir die Leber eines hungernden Thieres, so finden wir in den Zellen nur kleine Körnchen, welche keine Glycogenreaction aufweisen; es werden auch Netzstructuren, wie wir schon in den ersten Vorlesungen auseinandergesetzt haben, constatirt. Ganz anders ist das Bild, wenn die Leber von einem gut genährten Thiere stammt. 12 bis 24 Stunden nach der Fütterung finden wir beim Betrachten der mittelst Alkohol gehärteten Leberschnitte (Untersuchung in 0·6 procent. NaCl-Lösung) in den Zellen ziemlich grosse Schollen oder Körner, welche einen eigenthümlichen Glanz besitzen und beinahe den ganzen Zellenleib einnehmen; bei Behandlung der Schnitte mit einer Lösung von Jodjodkalium bemerken wir, dass diese Gebilde dabei eine braunrothe Färbung, welche sich bei nachträglicher Bearbeitung mit Schwefelsäure nicht ändert, annehmen. Nach kurzer Zeit lösen sich aber die Schollen in der Untersuchungsflüssigkeit; auch darin ist also die Substanz, aus welcher sie bestehen, mit dem Glycogen, welches ebenfalls in den zur Untersuchung angewendeten Flüssigkeiten gelöst wird, identisch. In dem Maasse, als das Glycogen verschwindet, treten die gewöhnlichen Structuren in den Zellen zum Vorschein — wir erkennen die Netze, kleine Körnchen u. s. w. Von Seiten des Kernes sind keine besonderen Veränderungen zu bemerken; man kann nur sagen, dass er schärfer hervortritt und mit einem deutlichen Kernkörperchen versehen ist (Heidenhain). Nicht immer kommt auch das Glycogen in Form von Schollen vor: es kann auch mehr regelmässig im ganzen Zellenleibe vertheilt sein, und zwar in dem Gebiete, welches dem Paramitom entspricht. Nach der Meinung einiger Forscher (Frerichs, Ehrlich) ist das Glycogen in den Zellen stets an einen besonderen Glycogenträger gebunden, welcher chemisch von ihm verschieden ist. Dadurch wird auch die ungleichmässige Färbung der cellularen Einschlüsse mit Jod erklärt: während die einen derselben rothbraun gefärbt sind, erscheinen die anderen gelb oder weisen Uebergänge vom Gelben zum Rothbraunen auf. Woraus der Glycogenträger besteht, ist schwer zu entscheiden. Frerichs glaubt, dass er entweder ein Kohlehydrat (z. B. das thierische Gummi von Landwehr), oder ein Eiweissstoff sei; auf Kosten dieses Trägers eben soll das Glycogen entstehen. Meiner Ansicht nach wäre es für die einheitliche Auffassung der in den Zellen vor sich gehenden Metamorphosen von grösster Wichtigkeit, diese Frage genauer zu beleuchten. Bis zu einem gewissen Grade ist die Annahme zulässig, dass Glycogenträger die uns schon bekannten *granula* sind; hier spielen sie möglicherweise eine ähnliche Rolle, wie bei der fettigen Degeneration. Es sei auch noch bemerkt, dass das Glycogen in verschiedenen Körpertheilen verschieden fest gebunden ist: aus der Leber ist es leicht mit Wasser zu extrahiren, aus dem Knorpelgewebe ist es schon schwerer und aus geschichtetem Epithel fast gar nicht extrahirbar. Auf Grund dieser Thatsachen stellt man die Vermuthung auf, dass der Charakter des Trägers wahrscheinlich nicht überall derselbe ist.

Die Morphologie der pathologischen Kohlehydratmetamorphose ist noch wenig studirt worden. Die wichtigsten Aufschlüsse bieten die Arbeiten von Frerichs und Ehrlich, welche die Veränderungen in den Geweben bei dem Diabetes und in gewissen anderen Zuständen untersucht haben. Auch diese Forscher haben hauptsächlich die Jodreaction in Anwendung gebracht; doch modificirten sie dieselbe in dem Sinne, dass sie der Jodlösung etwas Gummi arabicum zusetzten, wodurch die lösende Wirkung des Reactivs auf das Glycogen geschwächt wurde. Die Präparate waren gewöhnlich in Alkohol gehärtet, in Celloïdin eingebettet und in Schnittserien zerlegt, welche aus dem Weingeist direct in das genannte Reactiv gebracht waren. Ausser der Untersuchung von Leichenorganen (in gewissen Fällen war die Section schon einige Minuten nach dem Tode vorgenommen) haben sie auch Studien an Leberstückchen, welche lebenden Individuen mittelst Troicart entnommen waren, vorgenommen. Alle Einzelheiten, welche für die Lehre vom Diabetes als solche von Wichtigkeit sein können, will ich hier unberücksichtigt lassen und nur das hervorheben, was für unsere Zwecke Beachtung verdient. Am beständigsten fanden Frerichs und Ehrlich die Kohlehydratmetamorphose in den Nieren: an der Grenze zwischen der Rinden- und Markschicht kann man schon makroskopisch mittelst Jodreaction braunrothe Streifen zum Vorschein bringen, welche den glycogen-entarteten Henle'schen Schleifen entsprechen. Die Epithelzellen sind in dem genannten Gebiete vergrössert und scharf contourirt, das Protoplasma ist homogen und die Kerne sind intact. Unter dem Einflusse der Jodlösung erscheinen in den Zellen braunroth gefärbte, verschieden grosse Schollen; ausserdem treten auch Gebilde auf, welche sich gelb färben oder Uebergänge vom Gelben zum Braunrothen darbieten. Unter normalen Verhältnissen enthalten die genannten Nierenpartien fast gar kein Glycogen. Was die Leber betrifft, so war hier der Glycogengehalt nicht mehr so beständig. In einem der zwei Fälle, in welchen man Leberstückchen vom Lebenden extrahirt hatte, war Glycogen gefunden, während sich im zweiten keine Spur davon entdecken liess. Höchst beachtenswerth ist der Umstand, dass das Glycogen in den Leberzellen manchmal in Form von neben den unveränderten Kernen liegenden Sphäroïden erscheint; es kommt auch vor, dass die Glycogenablagerung um das Kernkörperchen geschieht, so dass man über glycogene Entartung von Kernen sprechen kann. In der Diabetikerleber sind unter Anderem auch folgende Bilder constatirt worden: an Stelle des Kernes der Leberzelle sieht man eine Art Vacuole, welche ein sichelförmiges, der Vacuolenwand anliegendes, sich mit Jod braun färbendes Gebilde enthält. Die genannten Autoren haben auch das Blut von Diabetikern und anderen Kranken untersucht; es stellte sich heraus, dass die morphologischen Blutelemente, ausser wenigen Leukocyten, kein Glycogen enthalten; sie fanden übrigens Glycogen in Form von kleinen Tropfen auch im Blutplasma. Frerichs und Ehrlich überzeugten sich ebenfalls, dass die Eiterkörperchen meistentheils im Zustande der glycogenen Entartung sich befinden. In dem Pancreas, der Milz, im Knochenmarke und in den Lymphdrüsen wurde kein Glycogen entdeckt. Im Herzmuskel der Diabetiker war Glycogen in ziemlich grosser Quantität nachweisbar, und zwar in Form von Tropfen und anderen Gebilden. In den Lungen bei Pneumonie, welche sich auf diabetischem Boden entwickelt hatte war Glycogen im Exsudate in Form von Körnern und Kügelchen auch leicht wahrnehmbar; auffallender Weise waren auch hier Elemente, welche die erwähnten sichelförmigen, sich mit Jod bräunenden Gebilde enthielten, vorhanden (allem Anschein nach sind dieses veränderte Leukocyten, durch deren Zerfall die Körnchen und Kügelchen entstehen). Bei nichtdiabetischer Pneumonie waren die Befunde ähnlich, obgleich der Glycogengehalt geringer ausfiel. Die Erscheinungen der Kohlehydratmetamorphose sind auch bei *erysipelas phlegmonosum,* hartem Schanker u. d. m. constatirt worden.

Aus dem Gesagten erhellt es, dass in der That Glycogen an solchen Stellen unter pathologischen Verhältnissen zur Ablagerung gelangt, wo es *normaliter* nicht gefunden wird (vor Allem sind hier die Nieren zu nennen), und dass es in Organen, die diesen Stoff gewöhnlich besitzen, in erhöhter Quantität angetroffen wird (z. B. im Herzmuskel). Uebrigens ist es klar, dass mikroskopische Untersuchungen allein nicht genügen können, um die betreffende Metamorphose zu begründen. Man darf nicht vergessen, dass die mikrochemische Jodreaction manchmal im Stiche lässt (Paschutin). Auch ist es äusserst schwer, nach mikroskopischen Bildern über die Quantität von Glycogen resp. Kohlehydraten, welche nur makrochemisch genau zu bestimmen ist, zu urtheilen. Wir ersehen daraus, wie erwünscht makrochemische Analysen zur Ergänzung der mikrochemischen Daten wären. Und es sind geradezu die wichtigsten Beweise für die Existenz von Kohlehydratdegeneration durch Paschutin mittelst makrochemischer Analysen von Organen und Geweben auf Glycogen erbracht worden.

Man hat sich oft die Aufgabe gestellt, die Vertheilung des Glycogens in den Organen und Geweben aufzuklären, und heutzutage kann es schon als festgestellt gelten, dass das Glycogen in den meisten Organen zu finden ist. Eine Ausnahme bildet das Gehirn, in welchem weder beim Menschen, noch bei Thieren Glycogen angetroffen worden ist. Verhältnissmässig weniger ist die Frage nach dem Glycogengehalt der einzelnen Organe unter pathologischen Bedingungen studirt worden; nur in Betreff des Diabetes hat man ein etwas grösseres Material gesammelt. Die vorhandenen Daten sind jedenfalls noch sehr widerspruchsvoll, was darin seine Erklärung findet, dass die Untersuchungsobjecte von Leichen stammten, und es ist ja bekannt, dass das Glycogen oft unmittelbar nach dem Tode zerstört wird. Es gelang jedoch Paschutin, auf Grund aller vorhandenen Daten den Schluss zu formuliren, dass das Gehirn der Diabetiker in Betreff des Kohlehydratgehaltes eine der ersten Stellen einnimmt. Schon daraus ist es ersichtlich, wie fruchtbar die makrochemische Analyse verschiedener Organe beim Diabetes sein kann. Ich will hier auch die neuen Untersuchungen von Abeles anführen, welcher den Glycogengehalt der Organe von Diabetikern (Leichenmaterial) bestimmt hat. Die betreffenden Präparate kamen in seine Hände mehrere Stunden nach dem Tode. Die Gesammtzahl seiner Beobachtungen beläuft sich auf fünf. In zwei Fällen waren die untersuchten Organe glycogenfrei, in den anderen drei Fällen — die Kranken starben unter den Erscheinungen des diabetischen Koma — waren die Ergebnisse positiv. Die Zahlenwerthe des Verfassers werden wir nicht nennen, da sie angesichts der Verluste, mit welchen die Glycogengewinnung verbunden war, auf Genauigkeit keinen Anspruch machen können. Abeles fand, dass das Gehirn von den unter den Erscheinungen des diabetischen Koma gestorbenen Kranken sehr reich an Glycogen ist. Er verbindet diesen Umstand nicht unmittelbar mit dem Koma, sondern glaubt, dass der besagte Glycogenreichthum für den Diabetes im Allgemeinen charakteristisch ist; das Koma hat nur die Bedeutung, dass der Tod schnell herbeigerufen wird und das Glycogen keine Zeit hat, mittlerweile aus den Organen zu entweichen. Die Leber erwies sich glycogenhaltig, während die Muskeln frei von ihm waren. Es wurden auch unbedeutende Quantitäten Glycogen in der Milz und im Pancreas, aber nicht in den Hoden gefunden. Den Untersuchungen von Krawkow (einem Schüler von Paschutin) müssen wir endlich die Bemerkung entlehnen, dass in Betreff des Glycogengehaltes das Knorpelgewebe erwachsener Kaltblüter dem embryonalen Knorpelgewebe der Warmblüter nahe steht. Bei den Diabetikern ist der Kohlehydratgehalt des Knorpelgewebes bedeutend verändert: es enthält Zucker, und bei geeigneter Behandlung mit schwachen Säuren bekommen wir eine gegenüber der Norm gesteigerte Zuckermenge. KRAWKOW behauptet, dass der gebildeten Zuckermenge nach das Knorpelgewebe von Diabetikern dem embryonalen Knorpelgewebe ähnlich ist.

Jetzt wollen wir noch über die Ergebnisse, zu welchen PASCHUTIN auf Grund seiner Untersuchungen gelangt ist, referiren. Vor Allem prüfte er die Gewebe gesunder Rinderembryonen, junger und erwachsener Hunde. PASCHUTIN resumirt seine Schlüsse folgendermaassen: „das Skelett, besonders sein Knorpeltheil, ist immer ziemlich reich an Glycogen; dasselbe betrifft selbst in noch höherem Grade auch die Muskeln; dagegen enthält das Gewebe der Nervencentren im gesunden Zustande kein Glycogen — höchstens nur in frühen Stadien des Embryonallebens können darin Spuren desselben entdeckt werden; Haut und Lunge enthalten es immer, und zwar in grosser Quantität im Embryonalleben, in kleiner — im postembryonalen; der Magendarmtractus ist bei Embryonen reich an Glycogen, während er, wie es scheint, bei Erwachsenen sehr arm daran ist; die Nieren sind in frühen Stadien des intrauterinen Lebens sehr reich an Glycogen, dann sinkt der Glycogengehalt und nach der Geburt sind nur noch Spuren desselben, und dieses auch nicht immer, vorhanden; die Milz ist nie glycogenreich; die Leber entwickelt Glycogen ziemlich spät, bleibt aber für das ganze Leben das glycogenreichste Organ“. Ferner suchte PASCHUTIN aufzuklären, wie sich der Glycogengehalt unter pathologischen Verhältnissen verändert. Am interessantesten wäre es, diese Frage in Bezug auf den Diabetes zu bearbeiten; von der Leichenuntersuchung sind indessen keine befriedigenden Resultate zu erwarten und den Diabetes künstlich hervorzurufen sind wir bis jetzt noch nicht im Stande. Darum griff auch PASCHUTIN zur Injection verschiedener reizender Substanzen (wie z. B. Crotonöl und Ammoniak) in die Lunge, die Hoden, das Gehirn; ausserdem rieb er Crotonöl in die Haut ein oder begoss letztere mit kochendem Wasser, injicirte in die peripheren Arterienabschnitte Chloroform u. d. m. Die Analyse der betreffenden Organe überzeugte PASCHUTIN, dass in allen diesen Fällen der Glycogengehalt gestiegen war; selbst im Gehirn wurde das Glycogen nachgewiesen (bei zweien von fünf Hunden). Die Untersuchung des Eiters aus einem experimentell erzeugten Abscess liess darin kein Glycogen entdecken; in einem frischen pleuritischen Exsudate war indessen ziemlich viel Glycogen gefunden. Im Anschluss daran wird es wohl am Platze sein hinzuzufügen, dass auch andere Forscher, wie KÜHNE und SOTNITSCHEWSKY.

in entzündeten Organen Glycogen bemerkt haben. In Leukocyten entdeckte Hoppe-Seyler Glycogen, dagegen konnte er in bewegungslosen Eiterkörperchen keines finden. Auf Grund aller seiner Erfahrungen über den Glycogengehalt gesunder und kranker Gewebe folgert Paschutin, dass unter normalen Verhältnissen etwa $^9/_{10}$ unseres Körpers Glycogen in dieser oder jener Quantität enthalten; unter pathologischen Umständen steigt der Glycogengehalt bedeutend; ausserdem ändert sich dabei auch seine Vertheilung in den Organen und Geweben: es kann selbst dort entdeckt werden, wo es *normaliter* fehlt. Somit dürfen wir wohl sagen, dass von makrochemischer Seite die Anforderungen, welche wir im Beginn dieser Besprechung der Kohlehydratdegeneration gestellt haben, erfüllt sind.

Welcher Mechanismus liegt nun der Kohlehydratumwandlung zu Grunde? Diese Frage soll in der nächsten Vorlesung erörtert werden.

Zwölfte Vorlesung.

Die Kohlehydratmetamorphose (Schluss). — **Die pathologische Verhornung.** — **Die Pigmentumwandlung.**

M. H.! Weder von der klinischen, noch von der experimentellen Seite sind die Bedingungen, unter welchen die pathologische Kohlehydratumwandlung aufzutreten pflegt, genau festgestellt worden; demzufolge müssen unsere Erwägungen, die auf den Mechanismus des besagten Processes Bezug haben, sich hauptsächlich auf verschiedene Analogien und physiologische Thatsachen stützen.

Vor Allem sollen wir uns fragen: haben wir bei der Kohlehydratumwandlung mit einem Vorgange von degenerativer Natur, oder mit einem Infiltrationsprocesse zu thun?

Vergebens würde man nach einer einheitlichen Antwort auf diese Frage suchen. Paschutin neigt zur Annahme eines degenerativen Charakters unserer Umwandlung; gleicher Ansicht ist auch Klebs. Bei Frerichs und Ehrlich tritt uns indessen der Gedanke von der Infiltration entgegen. Uebrigens muss bemerkt werden, dass dem Gegensatze von Degeneration und Infiltration nicht immer gebührend Rechnung getragen wird. So finden wir z. B. bei Frerichs „glycogene Entartung", „Infiltration mit Glycogen" als gleichwerthige Ausdrücke gebraucht, woraus geschlossen werden könnte, dass die Glycogenentartung auf Infiltration mit Glycogen beruhe.

Sicherlich wäre es etwas leichter, sich aus all' diesen Widersprüchen herauszuarbeiten, wenn wir über genaue physiologische Thatsachen in Betreff der Herkunft des Glycogens und seiner weiteren Schicksale im Körper unter normalen Bedingungen verfügen würden. Wie gross die Bemühungen der Forscher nach dieser Richtung hin auch waren, wissen wir leider bislang noch nicht, ob das Glycogen primär in einigen wenigen Organen entstehe und von dort in andere Körpertheile gelange, oder ob seine Production an derjenigen Stelle stattfinde, an welcher wir dasselbe jedesmal constatiren. Es würde gegenwärtig schwer fallen, daran zu zweifeln, dass der Hauptstrom des Traubenzuckers, welcher sich im Darmtractus aus den Kohlehydraten der Nahrung bildet, von der Leber festgehalten wird, deren Zellen die Fähigkeit, diesen Zucker auf synthetischem Wege zu Glycogen zu verarbeiten, inne wohnt; allein es darf ja daraus noch nicht gefolgert werden, dass der ganze Vorrath an Zucker, welchen der Darm liefert, auf diese Weise von der Leber fixirt werde (Bunge). Aller Wahrscheinlichkeit nach besitzen ausser der Leber noch andere Organe die Kraft, das Glycogen synthetisch aus Zucker, welcher die Leber ohne besondere Veränderungen passirte, zu bilden. Auf Grund mannigfacher Versuche, auf deren Einzelheiten ich mich hier nicht einlassen werde, muss auch die Annahme für höchst plausibel gehalten werden, dass das in diesem oder jenem Organe immobilisirte Glycogen, das Leberglycogen aber insbesondere, von Neuem mobilisirt resp. der allgemeinen Körperökonomie zur Verfügung gestellt werden könne. Angesichts der Thatsache, dass in der Regel Glycogen im Blute nicht vorgefunden wird, — übrigens habe ich ja auf das von Frerichs und Ehrlich Beobachtete hingewiesen — muss die Möglichkeit eingestanden werden, dass bei dieser Mobilisirung das Glycogen unter dem Einflusse eines speciellen Fermentes in Traubenzucker wieder übergeht. Der Gedanke von diesen alternirenden Analysen und Synthesen darf uns nicht befremden, da auch die intermediären Umwandlungen der Fette, selbst vielleicht diejenigen der Eiweisskörper, mit gleichen Processen zusammenhängen. Es sei indessen wie es wolle, wir dürfen aus all' den hierhergehörenden Beobachtungen den Schluss ziehen, dass verschiedene Zellenelemente unter pathologischen Bedingungen sich mit Glycogen infiltriren können. Selbstverständlich ist der Ausdruck „Infiltration“, sofern es sich unter den genannten Umständen um Synthese des Glycogens aus dem Traubenzucker, welcher den Zellen zugeführt wird, handelt, nur bedingt zu gebrauchen. Im vorliegenden Falle setzt offenbar der Infiltrationsprocess eine höchst active Betheiligung der Zelle voraus —

es lässt sich hier nicht Alles auf die alleinige Aufnahme des bereits präformirten Productes reduciren. Mit ähnlichen Anschauungen sind wir schon bei der Besprechung der Fettmetamorphose bekannt geworden. Ist denn nichtsdestoweniger Infiltration im strengsten Sinne des Wortes möglich? Wenn der von FRERICHS und EHRLICH stammende Hinweis, dass im Blutplasma Körnchen gesehen werden können, welche die Glycogenreaction geben, richtig ist, so wäre es gar nicht schwer, sich zur bejahenden Antwort auf die vorliegende Frage zu entscheiden; jedoch glaube ich, dass wir uns mit ähnlicher Schlussfolgerung gar nicht zu beeilen brauchen. Bezeichnend ist der Umstand, dass nach Angaben derselben Autoren die Formelemente des Blutes vorwiegend frei von Glycogen sind. Mit anderen Worten, selbst solche Elemente, wie die weissen Blutkörperchen, welche mit der allbekannten Tendenz fein zerstückelte Partikeln in sich aufzunehmen ausgestattet sind, besitzen keine besondere Neigung zum Auffangen von Glycogen. Es wäre schwer, sich mit dem Gedanken zu befreunden, dass andere Zellen des Körpers in dieser Beziehung viel gieriger als die Leukocyten sind. Demnach fällt die allgemeine Schlussfolgerung rücksichtlich der Infiltration *sensu strictiori* ziemlich ungünstig aus.

Was die Entstehung des Glycogens in den Zellen durch Degeneration anlangt, so will ich Sie vor Allem auf die Möglichkeit paralleler Entwickelung der Degeneration und Infiltration aufmerksam machen; allerdings müssen wir uns hier unter Infiltration den Fall denken, wo die Zelle, kraft ihrer synthetischen Thätigkeit, sich auf Kosten des ihr gelieferten Materials mit Glycogen bereichert. Schon aus den in früheren Vorträgen angeführten Thatsachen wäre es leicht, die Ueberzeugung zu gewinnen, dass bei aller Triftigkeit einer Gegenüberstellung der Degenerationsprocesse den Infiltrationsprocessen dennoch keine hinreichenden Gründe vorhanden sind, um diese Vorgänge als einander ausschliessende aufzufassen. Es ist daher angezeigt, zur Besprechung der Frage, aus welchen Zellenbestandtheilen das Glycogen als Product pathologischer Degeneration entstehen könne, überzugehen.

Indem wir die noch recht streitigen Angaben über die chemischen Processe, durch welche die Bildung der Kohlehydrate aus Eiweissstoffen bewerkstelligt wird, bei Seite lassen, werden wir nur hervorheben, dass, den Untersuchungen der Physiologen nach, Kohlehydrate aus Eiweiss im Organismus sich bilden können. Vielleicht hat PFLÜGER Recht, wenn er annimmt, dass zunächst eine Spaltung des Eiweissmolecüls stattfindet und dass erst dann die Zellen aus den Fragmenten durch Synthese Kohlehydrate aufbauen; möglicherweise sind auch andere Gesichtspunkte zulässig. Jedenfalls ist es für uns von Belang, dass die Eiweissstoffe der Nahrung den Zuwachs resp. die Production des Glycogens in der Leber zu bewirken vermögen. Es ist z. B. bekannt, dass bei ausschliesslicher Fütterung der Hühner mit ausgekochtem Fleisch ein ziemlich erheblicher Gehalt an Glycogen in der Leber constatirt wird (Naunyn). Auf ähnliche Weise wird bei ausschliesslicher Fütterung des Hundes mit ausgewaschenem Rinderfibrin — zur Zeit, wo in Folge langdauernden Hungerns die Leber ihr Glycogen fast vollständig eingebüsst hat, — eine starke Zunahme dieses Stoffes in der Leber festgestellt (v. Mering). Beim Citiren dieser Beobachtungen bemerkt Bunge mit Recht, dass das Wesen der Sache hier durch Bildung des Glycogens aus Eiweissstoffen sich am ungezwungensten erklären lässt. Als Ergänzung dieser Versuche könnten wir noch eine lange Reihe anderer Untersuchungen anführen, die geeignet wären, das Gesagte zu bestätigen. Ich will nur noch Cl. Bernard nennen. Derselbe brachte Fliegeneier auf Fleisch, aus welchem Glycogen oder Glykose selbst in minimalen Quantitäten nicht zu extrahiren war, und beobachtete eine ungestörte Entwickelung der Maden, die bei dieser Fleischkost in ihrem Körper grosse Glycogenquantitäten anhäuften; analoge Ergebnisse wurden erzielt, wenn die Eier auf gekochtes Hühnereiweiss gebracht waren. Auch in Betreff der höheren Thiere kommt Cl. Bernard zum Schlusse, dass die ausschliessliche Fleischdiät die Glycogenproduction zu unterhalten im Stande ist. Ferner wissen wir, dass die leimgebenden Substanzen Glycogenablagerung verursachen können. Von grossem Interesse sind ebenfalls die Versuche von Seegen, dessen Ansicht nach der Zucker in der Leber durch Umwandlung von Peptonen entstehen kann. Dieser Forscher stellte unter Anderem auch Versuche an ausgeschnittener Leber an. Nachdem er dieses Organ zerstückelt hat, wurde dasselbe eine Zeit lang in arteriellem Blute, welchem Peptone hinzugefügt waren, liegen gelassen; andererseits vermischte er die auf gleiche Weise zerstückelte Leber mit Blut ohne Peptone. Man fand, dass in derjenigen Portion, welche Peptone enthielt, mehr Zucker vorhanden war. Aus leicht begreiflichen Gründen kann man die besagten Versuche nicht für vollkommen einwandsfrei halten (es ist in der That denkbar, dass hier die Rolle der Peptone eine indirecte ist); ich berufe mich aber auf diese Experimente, um Ihre Aufmerksamkeit auf die allgemeine Form der Versuche an ausgeschnittenen Organen zu lenken. Wir dürfen hoffen, dass beim Experimentiren an Organen, welche aus dem Zusammenhange mit anderen Theilen des Thierkörpers befreit wurden, die Lösung vieler Fragen über die Topographie des physiologischen Chemismus (Pflüger) gelingen werde, was auch auf die Lehre von der Degeneration günstig rückwirken muss. Möglicherweise, dass auch das von Stolnikow empfohlene Faradisiren der ausgeschnittenen, zerriebenen und mit Blut vermengten Theile berufen ist, nach der angedeuteten Richtung hin uns Dienste zu erweisen. Ich habe z. B. gefunden, dass beim Faradisiren der dem Hunde entnommenen, zerstückelten und mit Blut vermischten Leber der Gehalt an Glycogen resp. an Allem, was bei entsprechender Bearbeitung mit Salzsäure in Zucker übergeht, bedeutend ansteigt.

Aus dem Gesagten ersehen wir, dass es in Fällen pathologischer Kohlehydratmetamorphose gar nicht so paradox wäre, die Möglichkeit einer Bildung des Glycogens und anderer Kohlehydrate aus den Eiweissstoffen der Zelle anzunehmen. Eine ganz andere Frage ist es wiederum: entwickelt sich die Kohlehydratmetamorphose wirklich nach demjenigen Typus, welcher dieser Voraussetzung entspricht? Dass zur Verwirklichung des in Rede stehenden Processes unter pathologischen Verhältnissen, wie wahrscheinlich sein Vorkommen im Allgemeinen auch sein mag, ganz specielle bestimmende Momente existiren müssen, unterliegt wohl keinem Zweifel, da das Glycogen nicht nur dem Zerfall der Eiweisskörper sein Dasein zu verdanken braucht. Direct beweisende Thatsachen, auf welche wir im vorliegenden Falle uns stützen könnten, sind nicht bekannt. Ziemlich grosses Aufsehen haben indessen in der letzten Zeit die Beobachtungen von v. Mering gemacht. Der Genannte hat eine Reihe sehr lehrreicher Versuche mit dem Einverleiben eines Glykosides — Phloridzins ($C_{21}H_{24}O_{10} + 2H_2O$) bei Thieren angestellt. Unter dem Einflusse der Vergiftung (1 g pro 1 k Körpergewicht) scheiden die hungernden Hunde im Laufe einiger Tage mit dem Harne grosse Quantitäten Zucker aus, indem sie ihren Vorrath an Kohlehydraten erschöpfen. Wenn man nun denselben Thieren abermals Phloridzin beibringt, so beginnt von Neuem Glykosurie, wobei so grosse Massen Zucker secernirt werden, dass von einer Deckung derselben mit den Zerfallsproducten des Phloridzins allein nicht einmal die Rede sein kann. Der Gehalt an Zucker im Harne steigt bis auf 19 Procent an. Daraus haben wir also zu schliessen, dass der Zucker vorwiegend auf Kosten der Eiweissstoffe hier gebildet wurde, wiewohl es nicht leicht erklärbar ist, aus welchen Gründen eigentlich die Eiweisskörper nach einer so ungewöhnlichen Richtung hin zu zerfallen begonnen haben, oder durch welche Bedingungen beeinflusst die weitere Oxydation des Zuckers im Körper aufgehalten worden ist. Das Phloridzin offenbart die erwähnte Wikung sowohl beim Einführen *per os*, oder unter die Haut, als auch bei unmittelbarer Einspritzung ins Blut. Bei Anwendung des Phloretins ($C_{15}H_{14}O_5$) wird ebenfalls Glykosurie beobachtet. Hier möchte ich gelegentlich in Erinnerung bringen, dass beim Kochen mit verdünnten Säuren das Phloridzin in Glykose und Phloretin zerfällt. Andere Glykoside, welche von v. Mering geprüft wurden, erwiesen sich als unwirksam. Wir wollen noch bemerken, dass nach Quinquaud bei der durch Phloridzin hervorgerufenen Glykosurie der Zuckergehalt des Blutes nicht erhöht ist. Sée und Gley behaupten, dass das Antipyrin nicht allein beim spontanen Diabetes, sondern auch bei Vergiftungen mit Phloridzin eine hemmende Wirkung auf die Zuckerausscheidung entfaltet.

Den obigen Erklärungen gemäss ist der Begriff von der Degeneration mit den Eiweissstoffen der Zelle keineswegs unzertrennbar verbunden. Wir sind berechtigt, auch dort von Degeneration zu sprechen, wo die Producte der Entartung durch irgend welche Umwandlungen anderer Zellenbestandtheile entstehen. In Anbetracht dessen wäre angezeigt, der Frage, ob das Glycogen sich aus Fetten bildet, näher zu treten. Der bei Weitem grösste Theil der Beobachter spricht sich dahin aus, dass beim Einbringen der Fette in den Organismus ein Anwachsen des Glycogens in der Leber nicht bemerkt wird. Aus diesem Grunde allein jeden Zusammenhang zwischen Fetten und Kohlehydraten leugnen zu wollen, ist indessen nicht zulässig. Wir verfügen über Angaben, wonach bei fettreichen Thieren der Glycogengehalt der Leber für gewöhnlich unerheblich ist. Auch sei hinzugefügt, dass Pavy die Möglichkeit einer Bildung des Fettes aus Glycogen einräumt.

Wenn wir alle aufgezählten Thatsachen noch einmal flüchtig überblicken, gelangen wir zu dem allgemeinen Schlusse, dass die sich auf Kohlehydratmetamorphose beziehende Hypothese nicht allein vom Standpunkte morphologischer, mikro- und makrochemischer Untersuchungen, sondern auch vom Gesichtspunkte allgemein physiologischer Vorstellungen über die Schicksale der Kohlehydrate im lebenden Körper gerechtfertigt werden kann. Bei künftigen Untersuchungen wird man sich die Aufgabe stellen müssen, diejenige Rolle, welche dieser Metamorphose im pathologischen Leben zufällt, genau zu präcisiren. Paschutin vindicirt der Kohlehydratumwandlung eine eingreifende Bedeutung in dem krankhaften Processe, welcher unter dem Namen *diabetes mellitus* bekannt ist. Man nimmt an, dass der soeben genannte krankhafte Zustand wesentlich auf einem gesteigerten Zerfall der Eiweissstoffe im Körper unter Bildung pathologischer Kohlehydratproducte beruhe. Zu Gunsten dieser Annahme spricht am meisten die Thatsache, dass die

Harnstoffausscheidung bei Diabetikern in der Regel stark erhöht ist, wobei recht oft die Quantität des Harnstoffes, welche aus den eingeführten Eiweissstoffen der Nahrung gebildet werden konnte, von derjenigen Menge, die mit dem Harne abgeht, überholt wird. Da ich in der allgemeinen Pathologie des Stoffwechsels mich über *diabetes mellitus* eingehender auszulassen hoffe, so will ich mich hier mit dieser Andeutung begnügen. Uebrigens kann ich nicht umhin zu bemerken, dass die Pathogenese des Diabetes durch die Kohlehydratmetamorphose als solche zweifelsohne nicht erschöpft wird. Es ist blos darauf hinzudeuten, dass die Formen des Diabetes recht mannigfaltig und zahlreich sind und dass vom Standpunkte der Kohlehydratumwandlung es noch dahingestellt bleiben muss, weshalb die Zerstörung des Zuckers im Organismus des Diabetikers so auffallend gesunken ist. Wie dem auch sei, dieser Hinweis auf die Rolle der pathologischen Kohlehydratmetamorphose verdient schon darum unsere vollste Beachtung, weil wir durch die bezügliche Hypothese veranlasst werden, nach Quellen der Glykosurie nicht nur in der Leber, wie das noch heutzutage so häufig zu geschehen pflegt, sondern auch in verschiedenen anderen Körpertheilen zu suchen.

Es wäre von grosser Wichtigkeit, noch zu erwägen, ob die Kohlehydratmetamorphose mit diesen oder jenen Störungen der Function des Zellenkernes in irgend welchem Zusammenhange steht. Die uns bereits bekannten morphologischen Thatsachen reichen zur Lösung dieser Aufgabe nicht aus. Ich will mich indessen auf die Beobachtungen von Schmitz und Klebs berufen, welche zeigen, dass die Bildung von Cellulose in den Pflanzenzellen vom Kerne abhängig ist. Sollte es bei genauerer Untersuchung gelingen, eine Beziehung zwischen dem Auftreten der Kohlehydratmetamorphose und den Veränderungen in Zellkernen wahrzunehmen, so würde damit ein folgereicher Schritt zur Erklärung jener maassgebenden Rolle, welche dem Kerne im Leben der Zelle zu Theil wird, gemacht.

Die Kohlehydratumwandlung, auf welche wir beim Diabetes stossen, ist offenbar eine allgemeine Form dieser Metamorphose. Auf Grund gewisser Analogien darf auch das Vorhandensein rein localer Formen der Kohlehydratdegeneration angenommen werden. Vielleicht, dass die Fälle von Kohlehydratentartung der Eiterkörperchen hierher gehören. Ich kann mir nicht versagen, an dieser Stelle den Umstand zu verzeichnen, dass man in manchen pathologischen Neubildungen Glycogen gleichfalls nachgewiesen hat. So fand Hoppe-Seyler Glycogen in einem Papillom, Paschutin in einem Adenosarkom; lehrreich ist auch das von Langhans gesammelte Material. Es ist übrigens zweifelhaft, ob das in diesen Fällen constatirte Glycogen nicht mit der erhöhten Wucherung der Zellenelemente in irgend einem Connex steht: wir wissen ja längst, dass die Embryonalgewebe sehr reichhaltig an Glycogen sind.

Nicht die ganze Menge von Kohlehydraten, welche unter pathologischen Bedingungen zur Bildung kommt, wird vom Körper festgehalten: die besagten Stoffe werden vielmehr auf diese oder jene Weise, z. B. durch Nieren in Form von Traubenzucker, ausgeschieden; man hat auch im Harne Glycogen beobachtet (Leube). Die Intensität der Melliturie wird begreiflicherweise je nach dem Grade der Kohlehydratmetamorphose verschieden sein müssen.

Bei der allgemeinen Uebersicht der physikalisch-chemischen Structur der Zelle wurde erläutert, dass die Gewebe, abgesehen von den Eiweissstoffen, Fetten und Kohlehydraten, noch aus anderen Stoffen, wie z. B. verschiedenen Eiweissderivaten, bestehen. Nachdem wir in früheren Vorträgen mannigfache Abweichungen der nutritiven Function der Zelle kennen gelernt haben, bei denen pathologische Producte von eiweiss-, fett- oder kohlehydratartigem Charakter erzeugt werden, müssen wir nunmehr unsere Aufmerksamkeit denjenigen Umwandlungen zuwenden, bei denen als Degenerations- resp. Infiltrationsproducte Stoffe auftreten, die weder der Kategorie wahrer Eiweissstoffe, noch der Gruppe von Fetten und Kohlehydraten zugezählt werden können. Vor Allem wollen wir einige Worte über die Verhornung sagen.

Wie bekannt enthält der lebende Organismus eine ganze Reihe von Bildungen hornartigen Charakters, zu denen die Epidermis, Nägel, Klauen, Hufen, Federn, Haare u. d. m. gehören. In all' diesen Gebilden findet man eigenthümliche, mit dem gemeinschaftlichen Namen Keratin bezeichnete Stoffe. Unter Keratin wird im Allgemeinen derjenige Rest verstanden, welcher bei Behandlung der Hornbildungen mit gewissen Lösungsmitteln zurückbleibt. Um diesen Rest zu gewinnen, wird folgendermaassen verfahren: die fein zerstückelten Horngebilde extrahiren wir mit Wasser, Alkohol, Aether und verdünnten Säuren und unterwerfen die zurückgebliebenen Stoffe mitunter der Pepsin- und Tripsinverdauung. Wie es aus dem Gesagten erhellt, fehlen uns jegliche Gründe um zu glauben, dass der mittelst des geschilderten Verfahrens aus den Horngebilden erhaltene Rest einen Stoff von einfacher und constanter Zusammensetzung darstelle. Keratine verschiedener Provenienz erweisen sich bei eingehender Analyse in der That als nicht identische Körper, man darf sie in Folge dessen für keine einheitliche, genau präcisirte chemische Verbindungen halten. Behufs näherer Erläuterung will ich eine Tabelle (vgl. S. 172) wiedergeben; dieselbe ist der

Drechsel'schen Monographie entnommen worden. Alle Keratine sind verhältnissmässig reich an Schwefel (2·22—5·4 Proc.). Beim Kochen mit verdünnter Schwefelsäure liefern sämmtliche Keratine Leucin ($C_6H_{13}NO_2$) und eine ansehnliche Menge — bis 5 Procent — Tyrosin ($C_9H_{11}NO_3$). Beim Kochen mit concentrirter Salzsäure und Zinnchlorür werden Zersetzungsproducte, wie Glutamin- und Asparaginsäure, Leucin, Tyrosin, Ammoniak und Schwefelwasserstoff erhalten (Horbaczewski). Diese und manche andere Reactionen gaben zu der Annahme Veranlassung, dass die Keratine keine besondere Gruppe von Verbindungen bilden, dass sie vielmehr zu den Eiweissstoffen gehören. Morochowetz behauptet, dass sie aus den eigentlichen Eiweissstoffen durch Wasserverlust entstehen. Der Ansicht von Drechsel nach wird mit dieser Hypothese der hohe Gehalt des Keratins an Schwefel nicht erklärt; sie bleibt uns die Antwort auf die Frage, warum die Keratine bedeutend mehr Tyrosin abgeben, gleichfalls schuldig. Der genannte Forscher stellt sich die Keratinbildung aus Eiweissstoffen folgendermaassen vor: es wird einerseits ein Theil des Sauerstoffes im Eiweissmolecül durch Schwefel ersetzt (dem entsprechend verhält sich das Keratin zum Eiweiss wie Thiacetsäure [$C_2H_3O\cdot SH$] zur Essigsäure [$C_2H_3O\cdot OH$]), andererseits aber substituirt sich ein Theil des Leucins oder einer anderen Amidosäure durch Tyrosin; in sonstigen Beziehungen bleibt die Structur des Eiweissmolecüls unverändert. Ferner darf nicht unbeachtet gelassen werden, dass alle Horngebilde eine Beimengung von Mineralstoffen enthalten. Die Menge der Asche schwankt, selbst bei gleichartigen Hornbildungen, innerhalb ziemlich weiter Grenzen. Im Allgemeinen findet man 0·3 bis 2 Procent Asche; der grösste Theil derselben wird von Eisen und Kieselsäure gebildet. Da das Keratin in verschiedenen Fällen eine verschiedene Zusammensetzung aufweist, so ist es unmöglich, eine allgemein gültige Formel für dasselbe aufzustellen. Folgende Zahlen können nach Schäffer als Mittelwerthe angenommen werden: C = 50 Procent, H = 7 Procent, N = 17 Procent, O = 22 Procent und S = 4 Procent.

Zusammensetzung des Keratins.

Procent	Nach Scherer (Epidermis der menschlichen Fusssohle)	Nach v. Laer (menschliche Haare)	Nach Scherer (Wolle)	Nach Mulder (Kuhhaare, weisse)	Nach Scherer (menschliche Nägel)	Nach Mulder (Pferdehuf)	Nach Scherer (Büffelhorn)	Nach Scherer (Federspule)	Nach van Kerkhoff (Fischbein)	Nach Mulder (Schildpatt)
C	51·04	50·65	50·65	50·5	51·09	51·10	51·9	52·4	51·86	54·89
H	6·80	6·36	7·03	6·9	6·82	6·77	6·7	7·2	6·87	6·56
N	17·23	17·14	17·71	16·8	16·90	17·28	17·3	17·9	15·71	16·77
S	—	5·00	—	5·4	—	4·60	—	—	3·60	2·22

Die Keratine sind, wie das gelegentlich ihrer Darstellungsweise bereits oben hervorgehoben wurde, in Wasser, Alkohol, Aether, schwachen Säuren u. d. m. nicht löslich. Der Schwefel hängt mit anderen Elementen im Keratin recht locker zusammen. Die Keratine lösen sich beim Erwärmen der Horngebilde unter dem Drucke einiger Atmosphären im Papin'schen Kessel auf; gleiches findet auch beim Kochen mit starken Alkalien und Säuren, unter Anderem auch mit Essigsäure, statt.

Das physiologische Vorbild der Hornmetamorphose erblicken wir vorerst in der Verhornung des Hautepithels, welches, wie bekannt, in zwei Hauptschichten zerfällt — in das *stratum Malpighii* und das *stratum corneum*. Die obere epidermoidale Schicht stösst sich fortwährend ab und wird ebenso fortwährend seitens der tieferen Schicht ersetzt. Indem die Zellen der letzteren allmählich ihre Kerne und Stacheln einbüssen, trocknen sie gleichsam ein und wandeln sich zu Hornschüppchen um, welche keine wahren Eiweissstoffe mehr enthalten. Mit Rücksicht auf die feineren morphologischen Vorgänge möge Folgendes notirt werden. In den oberflächlichen Reihen der epithelialen Zellen, die der Malpighi'schen Schicht angehören, finden wir eigenthümliche, stark lichtbrechende, in Wasser, Alkohol und Aether unlösliche, mit Karmin und Hämatoxylin sich intensiv färbende Körnchen. Die Substanz, aus welcher diese Gebilde zusammengesetzt sind, trägt den Namen Eleïdin (Ranvier) oder Keratohyalin (Waldeyer). Uebrigens behauptet Buzzi, dass Eleïdin und Keratohyalin zwei differente Stoffe sind. Der Meinung dieses Forschers nach ist das Eleïdin weder ein flüchtiges Oel (Ranvier), noch ein Cholesterinfett (Lanolin); höchst wahrscheinlich soll dasselbe ein Glycerinfett sein. Das Eleïdin erscheint in Form von extracellular liegenden Tröpfchen. Was das Keratohyalin anbelangt, so ist dasselbe, dem v. Recklinghausen'schen Hyalin gleich, augenscheinlich von albuminöser Natur. Die Körnchen des Keratohyalins kommen intracellular zu liegen. Es ist anzunehmen, dass die innerhalb der Zellen beobachteten Körnelungen in gewissem Zusammenhange mit der Verhornung stehen. Aus den Untersuchungen Zabludowski's, welcher den Verhornungsprocess an dem Schnabel der Vögel und an den Klauen der Schweine studirt hat, geht hervor, dass im Inneren der Zelle zunächst die tropfenartigen Gebilde auftreten. Seiner Ansicht nach bestehen diese Tröpfchen aus einer halbflüssigen Masse, welche nachträglich hart und so zu eigentlicher Hornsubstanz wird. Nach und nach füllen sich die Zellen durch Bildung immer neuer Tröpfchen und folgende Umwandlung derselben mit Hornmassen an. Die Kerne schrumpfen allmählich, werden undeutlich und verschwinden schliesslich vollständig. Ich muss Sie noch darauf aufmerksam machen, dass die verhornten Zellen untereinander keineswegs zusammenfliessen: beim Bearbeiten mit Alkalien quellen diese Elemente auf und nehmen die Form von Ellipsoiden an; dabei wird ihr gegenseitiger Zusammenhang dermaassen gelockert, dass die Zellen isolirt werden können.

Es liegt mir fern, entscheiden zu wollen, in welcher Beziehung die Keratohyalinkörnchen von Buzzi, die tröpfchenartigen Gebilde Zabludowski's und die *granula* von Altmann zu einander stehen. Doch will es mir dünken, dass wir in Erwartung weiterer Untersuchungen einen gewissen Grad von Zusammengehörigkeit aller dieser Elemente annehmen dürfen, ohne Gefahr, grosse Fehler dabei zu begehen. Jedenfalls lässt es sich nicht bezweifeln, dass die Körnchen des Eleïdins resp. des Keratohyalins bei pathologischen Vorgängen von Belang sind: ich hatte Gelegenheit, deutliche Körnelungen in bezüglichen Abschnitten eines Hautkrebses zu beobachten, wenn ich auch nicht behaupten will, dass die Hornmassen durch Confluiren dieser körnigen Gebilde zu Stande kommen (Präparate von Raum).

Ungemein wichtig wäre es auch, die Theilnahme des Zellenkernes an diesem Processe zu beleuchten. Ich will hier nur die Untersuchungen von Mertsching erwähnen, welcher zu dem Schlusse gelangt, dass das Keratohyalin sowohl in normalen als auch pathologischen Horngebilden nichts Anderes als ein Product des Kernzerfalls ist. Auch möchte ich notiren, dass nach Mertsching das Keratohyalin den körnigen Pigmenten, welche in der Haut und in den Haaren vorhanden sind, recht nahe steht. Auch Pigmente sollen Producte des Kernzerfalls sein. Ohne das fernere Schicksal dieser Lehre voraus zu bestimmen, sei es nur bemerkt, dass nach Kühne der Process der hornigen Umwandlung demjenigen der schleimigen Metamorphose gleichgestellt werden kann; es ist uns ja wohl bekannt, welche Bedeutung dem Kerne, wenigstens in manchen Fällen dieser letzteren Umwandlung, gehört.

Die Verhornung, dieser beständige Begleiter der normalen Lebensthätigkeit des Organismus, erreicht manchmal abnorme Grade von Entfaltung. So können denn an verschiedenen Theilen der Körperoberfläche verdickte, an Hornsubstanzen reiche Partien (Schwielen u. d. m.) auftreten. Man darf im Allgemeinen sich dahin äussern, dass bei verschiedenen Hauterkrankungen der Verhornungsprocess eine eben solche Stellung einnimmt, wie die schleimige Umwandlung bei Affectionen der Schleimhäute; als Beispiel möge *ichthyosis* dienen. Von der genannten Metamorphose werden auch die Geschwülste, die sich nach dem Typus der Epidermis entwickeln, heimgesucht (die sogen. Keratosen LEBERT's). Mitunter begegnen wir der hornigen Metamorphose auch in den tief im Körper gelegenen Geweben, wie das z. B. in den Ovarialtumoren oft zu geschehen pflegt. Schliesslich wollen wir hier noch der *„globes épidermiques“* gedenken, auf welche man in Epitheliomen und anderen Geschwülsten stösst. Es ist von Interesse, dass bei Anwendung der oben genannten vierfachen Färbung sich die *„globes épidermiques“* mehr oder weniger intensiv roth mit einem Stich ins Orange färben; dieselbe Tinction nehmen zu gewisser Zeit ihrer Entwickelung auch die verhornten epidermoidalen Schüppchen an. Ob sich der Verhornungsprocess in den *„globes épidermiques“* nach demselben Typus abspielt, wie in der normalen Epidermis, ist schwer zu sagen; eine deutliche Körnelung habe ich in den Elementen der *„globes épidermiques“* nicht wahrnehmen können. Es sei noch bemerkt, dass den Untersuchungen von BLASCHKO zu Folge in allen Horngebilden die fibrilläre Structur der Zellenkörper durch alle Phasen des Verhornungsprocesses verfolgt werden kann; was aber die Körnchen anbetrifft, so treten dieselben nur als temporäre Elemente und bei Weitem nicht in allen Horngeweben auf.

Ueber das weitere Schicksal der verhornten Gebilde soll kein Zweifel aufkommen: Alles zwingt uns zur Behauptung, dass die kernlosgewordenen verhornten Zellen nicht mehr lebensfähig sind.

Die hornige Umwandlung veranlasst uns, von histologischer Substitution VIRCHOW's zu reden. Die Beobachtungen von VOLKMANN und SCHUCHARDT zeigen, dass bei *ozaena* das Flimmerepithel der Nasenhöhle durch Plattenepithel, welches der Verhornung anheim fällt, ersetzt wird. Aehnliches ist uns auch von der Uterusschleimhaut bekannt (ZELLER). Der intimste Mechanismus beim Zustandekommen dieser Fälle von Metaplasie bedarf übrigens einer eingehenden Untersuchung. In der letzteren Zeit ist von POSNER eine Reihe sehr wichtiger Beobachtungen geliefert worden, welche sich auf Verhornung von Elementen sowohl ektodermaler, als auch ento- resp. mesodermaler Abstammung beziehen. Indem POSNER Verhornungen des vorderen Theiles der Harnröhre schildert, bemerkt er, dass das Auftreten von Keratohyalin bei Stricturen auch hier vom Schwunde der Kerne begleitet wird. Die ersten Tröpfchen dieses Stoffes treten zu allererst in der nächsten Nähe des Kernes auf, am häufigsten in der unmittelbaren Nachbarschaft seiner Pole. Diesem Forscher nach soll ein Theil des Kernsaftes in Gestalt von Tröpfchen in das Zellenprotoplasma heraustreten, wo sie sich zu Keratohyalin umwandeln. Aehnliche Befunde verzeichnet der Genannte auch gelegentlich einer Untersuchung der verhornten Partien der vorgefallenen Vaginalschleimhaut. Ferner wollen wir nicht unerwähnt lassen, dass Versuche, Schleimhauttheile auf Hautwunden zu transplantiren u. d. m., angestellt wurden. Man beobachtete in den transplantirten Theilen nicht selten den Verhornungsprocess (Czerny, Wölfler u. A.).

Nun wollen wir die Pigmentumwandlung ins Auge fassen, welche, wie das schon aus ihrer Benennung hervorgeht, auf Ablagerung von Farbstoffen resp. von Pigmenten in den Geweben beruht.

Wie mannigfaltig die im thierischen Organismus vorgefundenen Pigmente auch sein mögen, kann man wohl behaupten, dass sie zweierlei Bedeutung haben: die einen Farbstoffe spielen zweifelsohne eine wichtige Rolle in der vitalen Thätigkeit der Zelle, die anderen erscheinen als Auswurfstoffe. Zur ersten Kategorie müssen Substanzen wie Hämoglobin, Netzhautroth u. a. m., zur zweiten aber die Farbstoffe des Harnes, der Galle u. s. w. hinzugerechnet werden. Auch diejenigen Pigmente, die wir bei Pflanzen antreffen, könnten in diese beiden Kategorien untergebracht werden: wir wollen hier einerseits an das Chlorophyll und verschiedene Chromatophoren, andererseits aber an chromogene Bakterien erinnern. Auf die Détails der erwähnten Gruppirung, sowohl als auf die Aufzählung einer ganzen Reihe von Farbstoffen, werde ich mich nicht einlassen. Es versteht sich übrigens von selbst, dass sogar diejenigen Farbstoffe, welche vom physiologischen Standpunkte aus zu einer gemeinschaftlichen Kategorie gehören, differente Eigenschaften zur Schau tragen können. Es genügt als Beispiel das Oxyhämoglobin zu nennen: je nach der Beschaffenheit des Blutes, aus welchem dasselbe dargestellt wird, tritt das Hämoglobin in dieser oder jener krystallinischen Form auf, wobei seine Krystalle in wechselndem Grade wasserhaltig erscheinen.

Wir können also das Vorhandensein verschiedener Arten von Pigmentmetamorphose nicht bestreiten. Demgemäss hätten wir die Lehre von der besagten Umwandlung, wie das bei der Eiweissmetamorphose bereits geschehen ist, in einige besondere Abschnitte getheilt vortragen sollen. Es wäre aber für den Physiologen und Pathologen unbequem, ihr Material wegen unzulänglicher Ausarbeitung der Lehre von den Pigmenten in physikalisch-chemischer Hinsicht in allzu grosse Anzahl kleiner Gruppen zu zerlegen. Aus dem Nachfolgenden werden Sie jedoch ersehen, dass wir schon jetzt in der Lage sind, gewisse Arten der Pigmentmetamorphose, wenigstens ihren Hauptzügen nach, zu charakterisiren.

Eine allgemeine Durchmusterung der Erscheinungen, welche bei

bei der Bildung von Pigmenten beobachtet werden, führt uns zur Ueberzeugung, dass der bezügliche Process sich unter zwei uns wohl bekannten typischen Formen abwickeln kann; einerseits dürfen wir von Erscheinungen der Pigmentinfiltration, andererseits aber von denjenigen der Pigmentdegeneration reden. Diesem Schema entsprechend wollen wir auch die wichtigsten Thatsachen gruppiren.

Den einfachsten Fall der Pigmentinfiltration haben wir dann vor uns, wenn die am genannten Processe theilnehmenden Farbstoffe dem Körper nicht gehören, sondern von aussen in denselben eingedrungen sind. Hierher gehört zuvörderst die sog. Argyria, welche durch die anhaltende Einverleibung pharmakologischer Silberpräparate bedingt wird. Am augenfälligsten färbt sich bei Argyria die Haut (nämlich bräunlich-grau), doch bleiben auch die inneren Organe von dieser Pigmentirung keineswegs verschont. Das Silber schlägt sich in der Grundsubstanz der Gewebe, in der Kittsubstanz der Endothelien und in den Saftkanälchen nieder, und zwar in Gestalt von feinen Körnchen. Die Untersuchungen von Frommann und Versmann gestatten uns, die bezeichneten Körnchen als aus Silberalbuminat bestehend zu betrachten. Zu dieser Kategorie müssen auch verschiedene Fälle von Tätowirung der Haut, Eindringen des Kohlenstaubes in die Athmungswege u. a. m. gerechnet werden.

Bedeutend grösseres allgemein-pathologisches Interesse beanspruchen diejenigen Pigmentinfiltrationen, welche auf abnormer Vertheilung im Körper seiner normalen Pigmente beruhen. Als das am meisten demonstrative Beispiel einer solchen Pigmentinfilration kann die Verfärbung der Gewebe bei der Gelbsucht (*icterus*) dienen. Es gibt, wie wir wissen, vier Gallenfarbstoffe: Bilirubin ($C_{16}H_{18}N_2O_3$), Bilifuscin ($C_{16}H_{18}N_2O_3 + H_2O$), Biliverdin ($C_{16}H_{18}N_2O_3 + H_2O + O$) und Biliprasin ($C_{16}H_{18}N_2O_3 + H_2O + O + H_2O$) (Städeler). Das Hauptpigment der Galle ist das Bilirubin. Die Abstammung desselben von den Blutfarbstoffen wird gegenwärtig für höchst wahrscheinlich gehalten; man darf auch nicht unerwähnt lassen, dass die Gallenpigmente in der Leber selbst erzeugt werden. Die Versuche von Minkowski, Naunyn u. A. zeigen, dass nach Entfernung der Leber der Gänse- und Entenharn keine Gallenpigmente aufweist. Die genannten Forscher haben ferner nachgewiesen, dass durch Intoxication mit einigen Giften, wie z. B. Arsenwasserstoff u. a. m., die Secretion der Galle stark angeregt wird. Beim Vergleichen der Gans, bei welcher man die Leber exstirpirt hat, mit einer anderen, deren Leber intact geblieben war, haben sich Minkowksi und Naunyn überzeugen können, dass, während im Urine der ersteren bei Vergiftung mit Arsenwasserstoff sich keine Gallenpigmente nachweisen liessen, im Urine der zweiten dieselben in wahrnehmbarer Menge auftraten; ferner hat es sich herausgestellt, dass das entleberte Thier unverändertes Hämoglobin ausscheidet. Ausserdem wollte es den angeführten Autoren nicht gelingen, im Blute der Thiere, welche ihrer Leber beraubt waren, Gallensäuren zu finden. Die Gallenfarbstoffe, welche bei der Gelbsucht ins Blut und in die Gewebssäfte übergehen, färben hauptsächlich die Grundsubstanz der Gewebe; in Zellen sind die Gallenpigmente nur bei hochgradiger Gelbsucht vorhanden. Lebende, normale Zellen besitzen offenbar die Fähigkeit, der icterischen Verfärbung Widerstand zu leisten; vermuthlich wird das in die Zelle hineindringende Pigment recht schnell zerstört (Klebs). Die bei Gelbsucht in den Zellen beobachteten Pigmente erscheinen in Gestalt von braungelben Körnchen; ob die letzteren irgend etwas Gemeinschaftliches mit den Altmann'schen Körnchen haben, ist schwer zu sagen. In krystallinischer Form (in Form rubinrother rhombischer Täfelchen nämlich) wird das Bilirubin bei *icterus neonatorum* in Geweben abgeschieden. Hierzu gehören die sog. Bilirubininfarcte der Nieren, wobei die Krystalle des in Rede stehenden Pigmentes vorwiegend in Harncanälchen zu liegen kommen; bei erwähntem Leiden können Bilirubinkrystalle auch im Blute ermittelt werden. Zum Nachweise von Gallenpigmenten bedient man sich der Gmelin'schen Reaction (HNO_3 mit geringer Beimischung von Stickoxyde). Löwit gibt folgende Anweisungen zum Gebrauche dieser Reaction bei mikroskopischer Untersuchung der Froschleber. Härtungsmittel müssen durchaus vermieden werden. Am zweckmässigsten bedient man sich zerzupfter Präparate; der Zerzupfung muss jedoch das Ausspritzen der Leber mit Pacini'scher Flüssigkeit, in welcher darauf das Organ 12—24 Stunden behufs Maceration verbleiben soll, vorausgehen. Die Gmelin'sche Probe wird an den entweder in Pacini'scher Flüssigkeit, oder in gleichen Theilen von Glycerin und concentrirter wässriger Salicylsäurelösung isolirten Zellen ausgeführt; man kann sie auch bei den an Objectgläser angetrockneten Elementen nach vorheriger Benetzung derselben mit Wasser anwenden. Die Reaction selbst besteht, wie bekannt, in dem characteristischen Farbenspiele, welches durch die oxydirende Wirkung der Salpetersäure verursacht wird. In manchen Fällen tritt zuerst die grüne, darauf die rothe und schliesslich die grünlich-graue oder schwach gelbe Farbe auf; mitunter erfolgt übrigens eine vollständige Entfärbung (man bekommt den Eindruck, als ob das Pigment an einen Träger gebunden wäre). In anderen Fällen zeigt sich nach der grünen die schmutzig gelbe Farbe, welche durch die blaue oder violette ersetzt wird; zum Schluss erhalten wir auch hier bald einen leicht gelben Ton, bald aber eine totale

Entfärbung. Der Farbenwechsel erfolgt für gewöhnlich sehr rasch. LÖWIT bemerkt, dass das Farbenspiel niemals den ganzen Zellenleib ergreift: dasselbe scheint nur auf gewisse Einschlüsse angewiesen zu sein, welche grösstentheils Körnchenform besitzen.

Von hervorragender Wichtigkeit können für die Pigmentinfiltration auch der Blutfarbstoff und seine Derivate sein.

Nach HOPPE-SEYLER ist die Zusammensetzung des Oxyhämoglobins die folgende: C — 53·85 Procent, H — 7·32 Procent, N — 16·17 Procent, S — 0·39 Procent, Fe — 0·43 Procent, O — 21·84 Procent. Wenn wir durch die wässrige Oxyhämoglobinlösung einen Strom von Wasserstoff leiten, erhalten wir das reine oder reducirte Hämoglobin; ähnliche Umwandlung kann ebenfalls mittelst solcher reducirenden Substanzen, wie Schwefelammonium u. s. w., erreicht werden. Gleich hier sei angeführt, dass ausser des Oxyhämoglobins noch eine andere Verbindung des Hämoglobins mit Sauerstoff, nämlich das Methämoglobin, existirt; ob dasselbe mehr oder weniger Sauerstoff enthält als das Oxyhämoglobin, ist noch nicht endgültig entschieden. Beim Erwärmen der wässrigen Hämoglobinlösung, ganz besonders aber unter Hinzufügen von Säuren oder Alkalien, zerfällt das Hämoglobin: es entsteht unter Anderem Hämochromogen, welches bei Sauerstoffzutritt in Hämatin, beim Mangel an Sauerstoff in das eisenfreie Hämatoporphyrin übergeht. Die Zusammensetzung des Hämatins ist aus der Formel: $C_{68}H_{70}N_8Fe_2O_{10}$ ersichtlich. Mit Salzsäure bildet das Hämatin unter gewissen Bedingungen eine Verbindung, welche den Namen Hämin ($C_{68}H_{70}N_8Fe_2O_{10} + 2HCl$) trägt. Sowohl das Hämatin und Hämochromogen, als auch Bilirubin werden unter dem Einflusse starker reducirender Substanzen zu Hydrobilirubin, welches mit Urobilin, dem Urinfarbstoffe, identisch ist. Das Bilirubin aus Hämatin zu erhalten ist übrigens nicht gelungen. All' dem Gesagten fügen wir noch hinzu, dass die gelbliche Farbe des Plasmas und Serums des Blutes von der Anwesenheit eines speciellen gold-gelben Pigmentes (Lutein?), dessen Eigenschaften man noch nicht genügend erforscht hat, abhängt.

Wiewohl sich die Chemiker mit den soeben aufgezählten Stoffen eingehend befasst haben, erscheinen die Schicksale des Hämaglobins und seiner Derivate im Körper nach mancher Richtung hin noch immer in ein tiefes Dunkel gehüllt. Selbst unsere Ansichten über die Natur des Hämoglobins stehen nicht endgültig fest. So müssen, nach STRUVE, die Oxyhämoglobinkrystalle als Krystalle eines farblosen Eiweissstoffes aufgefasst werden, welcher sich mechanisch mit sehr kleinen, aber ausserordentlich constanten Mengen eines Farbstoffes oder mehrerer Farbstoffe gefärbt hat. Der eiweissartige Grundstoff besitzt die Eigenschaften des Globulins, die Färbung wird aber hauptsächlich durch zwei schwache Säuren, die Hämatin- und Häminsäure, bedingt. Ihren Eisengehalt haben die Krystalle des Hämoglobins gerade diesen constanten Beimengungen zu verdanken; auch gewisse spektroskopische Erscheinungen, welche bei bezüglicher Untersuchung des Blutes zu Stande kommen, werden durch dieselben hervorgerufen. Die mehr oder weniger präcise empirische Formel für die Häminsäure lautet: $C_{35}H_{32}N_4FeO_5$. Wenn wir alle färbenden Substanzen als identisch mit Häminsäure auffassen, bekommen wir, auf Angaben von Preyer und Hüfner gestützt, für die Globulinkrystalle folgende Formel: $C_{188}H_{309}N_{50}SO_{58}$ oder $C_{200}H_{331}N_{53}SO_{62}$.

Abgesehen vom Blute treffen wir Hämoglobin auch im Muskelgewebe. Wie das Kühne gezeigt hat, können wir den Muskel durch Waschen vom Blute befreien und finden doch im Muskelplasma Hämoglobin. Uebrigens ist das Hämoglobin des Muskelgewebes nicht isolirt worden.

Die lebenden Zellenelemente färben sich nicht mit dem Blutfarbstoffe unmittelbar. Wenn wir bei Section die Innenfläche der Gefässe gefärbt finden, so haben wir hier sicherlich eine Leichenerscheinung vor uns. Selbstverständlich ist eine diffuse Färbung auch im lebenden Organismus möglich, aber nur in abgestorbenen Theilen, oder in Theilen, deren Lebensthätigkeit stark darniederliegt.

Die Umwandlungen des Blutfarbstoffes können vom Standpunkte der Lehre von der Pigmentirung am zweckmässigsten in Blutextravasaten verfolgt werden. Ein Theil der im Extravasate vorhandenen Blutkörperchen schrumpft und zerfällt, wodurch bräunliche körnige Massen entstehen; aus den letzteren stammt das braun-gelbliche, nachträglich dunkel werdende, amorphe Pigment. Die zerfallenden rothen Blutkörperchen bewahren noch anfangs ihre Fähigkeit, sich mit Eosin zu färben (Klebs, Koliński). Aus dem anderen Theile wird der Farbstoff ausgelaugt und im gelösten Zustande entweder resorbirt, oder unter verschiedene Zellenelemente, in welchen in Folge dessen bräunlichgelbe Körnchen auftreten, vertheilt. Uebrigens macht der ausgelaugte Farbstoff seine weiteren Umwandlungen am meisten ausserhalb der Zellen durch, wobei aus der genannten Lösung bräunlich-gelbe oder rubinrothe Krystalle in Gestalt von rhombischen Tafeln und Nadeln ausfallen (Hämatoidin). Endlich können die rothen Blutkörperchen der Blutextravasate von den Wanderzellen, welche ihre Beute zu kleinen Körnchen des braunen Pigmentes verarbeiten, entweder *in toto* oder in einzelnen Fragmenten aufgenommen werden.

Alle diese Hämoglobinderivate, welche beim Studium von Extravasaten zur Beobachtung kommen, werden gegenwärtig in zwei Kategorien getheilt. Die einen enthalten Eisen, die anderen sind davon frei. Die ersten tragen den Namen Hämosiderine, die zweiten — Hämatoidine (NEUMANN). Hämosiderine entstehen namentlich dort, wo der Blutfarbstoff der Einwirkung anderer lebender Zellenelemente unterworfen wird, Hämatoidine aber an denjenigen Stellen, wo der aus rothen Blutkörperchen ausgelaugte Farbstoff sich selbst überlassen ist. Man darf ferner nicht verschweigen, dass manche Hämosiderine farblos sind und dass sie mit der Zeit ihres Eisens verlustig werden können (M. SCHMIDT). Zur Feststellung des Eisens in Pigmenten bedient man sich des Ferrocyankaliums (des gelben Blutlaugensalzes) und Salzsäure, wobei eine blaue Färbung zu Stande kommt (PERLS); auch die Anwendung von Schwefelammonium, welches die eisenhaltigen Objecte schwärzt, ist zweckmässig (QUINCKE). Nach NEUMANN wäre folgendes Verfahren am besten zu empfehlen: die Schnitte werden mit GRENACHER'schem Boraxcarmin, welcher einige Tropfen von Ferrocyankaliumlösung enthält, tingirt; darauf sind diese Schnitte mit Glycerin, welches mit Salzsäure angesäuert wurde, zu behandeln. Die Löslichkeit der Hämatoidine in Chloroform, Aether und Schwefelkohlenstoff und ihre Unlöslichkeit in Wasser und Alkohol gehören auch zur Charakteristik derselben. Ausserdem lösen sich die Pigmente in Natron- und Kalilauge nicht; wohl aber in concentrirter Schwefelsäure. Die Kohlenpartikel bleiben in Schwefelsäure unverändert. Was die Ansicht anbetrifft, wonach das Hämatoidin und Bilirubin identisch sein sollen (BRÜCKE), so ist sie noch heute fraglich. So viel lässt sich nur sagen, dass es an Beweisen *pro* und *contra* nicht fehlt. Man weist unter Anderem auch darauf hin, dass in Blutextravasaten der Placenta von Hündinnen neben Bilirubin und Lutein auch Biliverdin auftritt.

Abgesehen von den Blutaustritten *per rhexin* wird das Material zur Infiltration der Gewebe mit Blutpigmenten auch in denjenigen Fällen geliefert, in welchen Diapedese der rothen Blutkörperchen in grösserem oder geringerem Maasse statt hat. Damit erklären sich die Pigmentirungen, welche man bei Stasen und anderen Zuständen, von denen Diapedese ins Leben gerufen wird, constatirt.

Wohin führt die Pigmentinfiltration? Die Antwort muss offenbar je nach der Art des Pigmentes eine verschiedene sein. In einigen Fällen kann zugegeben werden, dass von dem Eindringen der Pigmente in die Zelle der Lebensthätigkeit derselben keine Nachtheile erwachsen; in den anderen aber kann ein umgekehrtes Verhältniss eintreten. Man vergesse nicht, dass die mobilen Elemente sich der rothen Blutkörperchen oder ihrer Trümmer auf active Weise bemächtigen; die Annahme liegt nahe, dass diese „Erytrophagen“ ihre Beute als Nährmaterial verbrauchen. Doch möchten wir auch den Umstand hervorheben, dass nach BOUCHARD das Bilirubin giftig ist. Es wäre sicherlich ein Irrthum, die zwei entsprechenden Infiltrationsreihen in ein Schema zu zwängen. Analoge Erwägungen sind auch in anderen ähnlichen Fällen statthaft.

Dreizehnte Vorlesung.

Die Pigmentmetamorphose (Schluss). — **Die minerale Umwandlung.** — **Die Verkalkung.**

M. H.! Die in der letzten Vorlesung angeführten Daten lassen keinen Zweifel über die Möglichkeit von Pigmentinfiltration bestehen. Was kann nun über Pigmentdegeneration im engeren Sinne dieses Wortes gesagt werden?

Indem wir auch hier den Ausdruck „Degeneration" in derselben Bedeutung auffassen, in welcher wir ihn wiederholt angewandt haben, können wir, etwa auf die Beispiele von Leberzellen gestützt, behaupten, dass die Pigmentdegeneration ebenfalls ihr physiologisches Vorbild besitzt. Wie verschieden die Ansichten über die Bildung von Gallenpigmenten in den Leberzellen auch sein mögen, zweifellos bleibt es jedenfalls, dass diese Pigmente ein Product der Lebensthätigkeit der Leberzellen darstellen, welches intracellulär gebildet wird. Wenn wir gewöhnlich in den Leberzellen keine grossen Pigmentmassen finden, so hat dieses seinen Grund in der raschen Beförderung der Pigmente nach den Gallengängen hin. Es ist also der in den Leberzellen vor sich gehende Process mit demjenigen zu vergleichen, welcher in den fettbereitenden Zellen gewisser Drüsen stattfindet. Wie diese Drüsenzellen ein Beispiel der physiologischen fettigen Degeneration sind, so können auch, natürlich *cum grano salis,* die Leberzellen als Beispiel der physiologischen Pigmentdegeneration dienen. Gleiches gilt auch für einige andere Erscheinungen der physiologischen Pigmentirung. Aus den genauen Untersuchungen von MAASS über die körnigen Pigmente des menschlichen Körpers ist es ersichtlich, dass die Pigmentirung der Nieren, des Herzens, der Nebennieren u. s. w., welche in einem gewissen Alter zu Stande kommt, mit der Lebensthätigkeit der betreffenden Zellen zusammenhängt: das Pigment entsteht in den Zellen selbst, es wird nicht in dieselben von Aussen eingeführt.

Gehen wir zu den pathologischen Erscheinungen über, so muss vor Allem die Pigmentdegeneration der rothen Blutkörperchen Erwähnung finden. In deutlichster Form tritt diese Degeneration bei der Malariainfection hervor, welche, wie dieses schon längst bekannt ist, Melanämie und nachträglich Pigmentirung vieler Organe (Milz, Lymphdrüsen, Leber, Knochenmark, Nervensystem u. s. w.) erzeugt. Es wurde viel über die Entstehungsweise des schwarzen Pigmentes — Melanins, welches für Melanämie bei Malaria charakteristisch ist, gestritten. Während die Einen glaubten, dass das Pigment sich ursprünglich ausserhalb des Gefässsystems bildet und erst secundär ins Blut gelangt, vertheidigten die Anderen nicht minder energisch den Gedanken, dass es im Blute selbst entsteht. Ich halte es für überflüssig, alle diese Controversen wiederzugeben, da dank den neueren Untersuchungen (Laveran, Marchiafava, Celli, Golgi u. A.; von unseren Forschern seien Sacharow und Chenciński genannt) die Frage nach der Malaria-Melanämie auf einen ganz neuen Boden gestellt wurde. Es sind nämlich im Blute von Malariakranken in Oertlichkeiten, wo diese Krankheit endemisch ist, eigenartige Parasiten — *Haemoplasmodium malariae (Haematomonas malariae, Haematophilum malariae* u. s. w.) gefunden worden. Diese Parasiten, allem Anschein nach Sporozoën, haben ihren Sitz hauptsächlich in den rothen Blutkörperchen und weisen je nach ihrem Entwickelungsstadium höchst mannigfaltige Formen auf. Uebrigens sind auch ausserhalb der Blutkörperchen im Blute Malariakranker bewegliche, geisseltragende, parasitäre Gebilde constatirt worden. Inwiefern die Malariaparasiten einen constanten Befund ausmachen, kann man schon nach den Untersuchungen von Councilman beurtheilen, welcher das Hämoplasmodium in dieser oder jener Form in 150 Fällen von Malaria kein einziges Mal vermisst hat. Ohne die einzelnen Formen dieser Parasiten des Näheren zu beschreiben, will ich nur bemerken, dass bei seiner Entwickelung in den rothen Blutkörperchen Melaninkörnchen entstehen. Ganz natürlich taucht hier die Vermuthung auf, dass diese Körnchen ein Product der Lebensthätigkeit des Parasiten sind und auf Kosten des Blutpigmentes gebildet werden, wobei letzteres, wenn der Parasit in seiner fortschreitenden Entwickelung das ganze Blutkörperchen eingenommen hat, vollständig schwindet. Leider ist die physikalisch-chemische Charakteristik des bei Malaria entstehenden Melanins noch keineswegs abgeschlossen (so ist z. B. bis jetzt nocht nicht bekannt, ob es eisenhaltig ist oder nicht). Wir müssen also bekennen, dass selbst in diesem, wie es scheint, verhältnissmässig so einfachem Falle die Frage nach der Pigmentdegeneration bei Weitem noch nicht gelöst ist.

In Anbetracht der Umstände, durch welche die feine histologische Blutuntersuchung erschwert wird, darf es nicht befremden, dass die hier formulirten Ansichten über das Zustandekommen der Malaria-Melanämie sehr energisch bestritten worden sind. Manche Forscher erheben Widerspruch gegen parasitäre Natur derjenigen Gebilde, welche von den Vertretern der parasitären Theorie als einzelne Entwickelungsstadien der Parasiten betrachtet werden. Ohne anzweifeln zu wollen, dass im Blute von Malariakranken die rothen Blutkörperchen oft eine eigenartige Vacuolisirung aufweisen, deuten einige Forscher doch darauf hin, dass diese Vacuolisirung nicht ausschliesslich bei der Malaria zu finden ist, sondern dass bei perniciöser Anämie, Skorbut u. d. m. Vacuolen in den rothen Blutkörperchen ebenso deutlich auftreten (Wierjuschsky). Im Allgemeinen besitzen augenscheinlich die rothen Blutkörperchen unter Bedingungen, die zum Verlust des Hämoglobins führen, eine sehr ausgeprägte Neigung zur Vacuolenbildung. Nikolsky beobachtete bei Fröschen nach subcutanen Injectionen von Chlorammonium und anderen Verbindungen die Entstehung von Vacuolen in den rothen Blutkörperchen; die Vacuolen erscheinen anfangs als kleinste farblose Pünktchen, die dann untereinander zusammenfliessen und grössere durchsichtige Kügelchen bilden. Analoge höchst bemerkenswerthe Angaben finden wir bei Gaule, welcher die Wirkung von Substanzen aus der Lupetidinreihe (Lupetidin [bimethylirtes Piperidin], Copellidin [symmetrisches Trimethylpiperidin], Parpevolin [symmetrisches Aethyllupetidin], symmetrisches Propyllupetidin und symmetrisches Isobuthyllupetidin) auf das Froschblut studirt hat. Es stellte sich heraus, dass eine gewisse Zeit nach der Vergiftung in den rothen Blutkörperchen sphärische Vacuolen entstehen, welche, wie es scheint, auf einen localen Hämoglobinverlust zurückzuführen sind; die Zahl, die Grösse und die Anordnung sind je nach der angewandten Substanz verschieden (am zahlreichsten erscheinen die Vacuolen nach Lupetidinvergiftung; mit dem Anwachsen der Alkoholradicale wird die Vacuolisation immer spärlicher).

Bei mikroskopischer Untersuchung frischen Blutes überzeugte sich Gaule, dass die Vacuolenbildung in den rothen Blutkörperchen mit dem Austritt von stark lichtbrechenden, durch Zusammenkleben grosse Haufen bildenden Körnchen verbunden ist. Es wäre irrthümlich, die Vacuolen als frei von jeglichem Inhalte zu betrachten: nach Gaule sind es bläschenförmige Gebilde, welche ihrerseits nachträglich auch aus den Blutkörperchen ins Plasma übergehen. Es sind auch für eine jede der genannten toxischen Substanzen typische Kernveränderungen constatirt worden. Aus diesen Beobachtungen geht hervor, dass den rothen Blutkörperchen in der That die Fähigkeit innewohnt, eine ganze Reihe äusserst complicirter Umwandlungen einzugehen, demgemäss kann auch die Abschätzung der Befunde am Blute der Malariakranken nicht immer einwandfrei sein.

In zweiter Linie wollen wir diejenigen Pigmentdegenerationen nennen, welche in Neubildungen, hauptsächlich in Sarkomen, anzutreffen sind. Die Eigenschaften der Pigmente, welche hier gefunden werden, sind schon etwas besser bekannt. NENCKI isolirte unter Anderem aus metastatischen Melanosarkomen ein besonderes Pigment, welches er Phymatorhusin genannt hat. Die Zusammensetzung dieses Pigmentes ist folgende: C — 53·58 — 53·28 — 53·10 Procent; H — 4·21 — 3·87 — 3·82 Procent; N — 10·59 — 10·06 — 11·01 Procent; S — 10·04 — 11·05 Procent. Das Phymatorhusin enthält also kein Eisen, dagegen aber viel Schwefel (übrigens war in gewissen Fällen der Schwefelgehalt viel geringer, als oben angegeben). Das Pigment ist in Alkohol, Wasser und Aether unlöslich, löst sich in Ammoniak, Aetzalkalien und kohlensauren Alkalien auf; in Essigsäure, in schwachen Mineralsäuren und in saurem Harn ist es auch etwas löslich. Das schwarze, von NENCKI aus Pferdemelanosen isolirte und Hippomelanin genannte Pigment hat eine andere Zusammensetzung, und zwar: C — 53·67 — 53·52 — 55·6 — 55·52 Procent; H — 3·84 — 3·92 — 3·74 — 3·90 Procent; N — 10·48 — 10·87 Procent; S — 2·76 — 2·98 — 2·78 — 2·81 Procent. Das Hippomelanin ist in Alkalien gar nicht oder nur sehr schwer löslich; das gleiche kann man über verdünnte Säuren sagen. Es seien hier noch die Ergebnisse von OPPENHEIMER angeführt, welcher einige Fälle von Melanosarkomen studirt hat, um die Quellen der Melaninbildung zu enthüllen. Nach den Untersuchungen dieses Forschers steht in einer Reihe von Fällen die Pigmentbildung mit den localen Kreislaufsverhältnissen im Zusammenhange; in einer anderen Reihe von Fällen sind die Gefässe daran gar nicht betheiligt. In der ersten Gruppe ist das Melanin höchst wahrscheinlich ein Derivat des Hämoglobins, in der letzteren — ein eigenartiges Product der Lebensthätigkeit derjenigen Zellen, deren Wucherung zur Geschwulstbildung führt. Das in den letztgenannten Melanosarkomen zu findende Melanin ist, wie die Analyse gezeigt hat (BERDEZ, NENCKI), eisenfrei, dagegen ziemlich schwefelreich; seine Zusammensetzung kann durch folgende Formel ausgedrückt werden: $C_{42}H_{36}N_7S_3O_3$. Gewisse Gründe erlauben es anzunehmen, dass das in der ersten Gruppe von Geschwülsten enthaltene Melanin eisenhaltig ist. Um doch endgültig die Existenz von zwei Melaninarten festzustellen, sind noch weitere Analysen nothwendig. Das unlängst aus melanosarkomatösen Knoten der Leber von Brandl und Pfeiffer isolirte Melanin wies folgende Zusammensetzung auf: C — 53·87 Procent, H — 4·20 Procent, N — 10·56 Procent, S — 3·63 Procent, Fe — 0·52 Procent, O — 27·25 Procent. Wie Sie sehen, ist dieses Pigment ebenfalls vom Phymatorhusin und vom Hippomelanin verschieden. Interessant ist dabei der Umstand, dass das Blut des betreffenden Kranken hämoglobin- und blutkörperchenarm war.

Die angeführten Daten genügen, um die Möglichkeit einer verschiedenartigen Deutung der Bilder, welchen wir in den melanotischen Geschwülsten begegnen können, voraussetzen zu dürfen. Doch ist es klar, dass in gewissen Fällen das Vorhandensein von Pigmentdegeneration *in optima forma* sich wohl nicht negiren lässt. Ausser den Eigenschaften des Melanins (wenigstens in gewissen Fällen) sprechen dafür auch die morphologischen Daten. Ich will mich hier auf einige Befunde berufen, welche ich beim Studium eines Falles von Melanosarkom (das Object wurde mit Sublimat fixirt und nach der uns schon bekannten Methode vierfach gefärbt) gemacht habe. Die Zellenkerne dieses Melanosarkoms waren ungewöhnlich reich an Plasmosomen, welche oft sehr grosse Dimensionen erreichten; dagegen konnten hier beinahe nie deutliche Karyosomen beobachtet werden. An den pigmentreichen Stellen sind Kerne entweder gar nicht vorhanden, oder sehr klein, unregelmässig contourirt und enthalten keine Plasmosomen. Beim Vergleich verschiedener Partien der Geschwulst kann man sich den Gang der Sache folgendermaassen vorstellen. Die Kerne der Sarkomzellen sind anfangs nicht allzureich an Chromatinsubstanz, welche zur Bildung des Chromatingerüstes verwendet wird und bei der bekannten vierfachen Färbung mit Hämatoxylin blauviolett gefärbt erscheint; diese Kerne wachsen allmählich an und produciren immer mehr und mehr Plasmosomen, wobei sie auch immer reicher an hämatoxylophilem Chromatin werden. Nachträglich wird die blauviolette Kernfärbung von der röthlichen Safraninfärbung ersetzt; die leuchtend rothen Plasmosomen treten jetzt schon weniger deutlich hervor, da der Unterschied zwischen ihrer Färbung und derjenigen des Gerüstes weniger scharf geworden ist; man erhält den Eindruck, als ob die Substanz, aus welcher die Plasmosomen bestehen, auch im ganzen Kerne vertheilt wäre. Indem die Plasmosomen nach und nach an Grösse zunehmen, verlieren allmählich ihre Contouren die frühere Schärfe, wobei auch die genannte Tinctionsdifferenz zwischen den Kernkörperchen und dem Kerngerüst mehr und mehr zum Ausgleich kommt. Etwa um diese Zeit treten in der Umgebung der Kerne kleine braune

Pigmentkörnchen auf. Endlich nimmt man an Stelle der Kerne verschieden grosse, unregelmässige Pigmentschollen wahr. Wie es scheint, geht dabei ein Theil der Kerne zu Grunde. Bleiben die Kerne verschont, so setzt dies, allem Anschein nach, das Freiwerden der Plasmosomen voraus, wonach die Kerne in den Besitz ihres hämatoxylophilen Chromatins zurückgelangen. Jedenfalls pflegen die Zellen bei einer hochgradigen Pigmentdegeneration abzusterben. Die Pigmentkörnchen, welche in den Zellenleibern gefunden werden, besitzen eine annähernd sphärische Form und erinnern an die uns bekannten *granula;* im Laufe der Zeit verschmelzen solche Körnchen zu unregelmässigen Schollen von dunkelbrauner Farbe. In den Kernen der Sarkomzellen sind auch manchmal kolbenförmige Nucleolen zu beobachten. Selbstverständlich will ich nicht behaupten, dass alle Theile des von mir skizzirten Schemas bei der Untersuchung anderer pigmentirter Geschwülste volle Bestätigung erfahren müssen; ich glaube aber, dass der Gedanke von der Theilnahme des Kernes an der Pigmentdegeneration einer weiteren Ausarbeitung werth ist; das Gleiche gilt auch von der Annahme, dass die Träger des Pigmentes, welches unter Mitwirkung der Kerne erzeugt wird, die *granula* sind, welche es in dieser oder jener Weise assimiliren. Ein Hinweis darauf, dass die Pigmentbildung in irgend einem Zusammenhange mit den Plasmosomen steht, ist schon von Ellenberger gemacht worden; eine ähnliche Vermuthung finden wir auch bei Stolnikow, welcher die Leberpigmentirung in späteren Phasen der Phosphorvergiftung in Abhängigkeit von plasmosomenähnlichen Gebilden stellt. Was die Rolle der *granula* betrifft, so finden wir darüber interessante Aufschlüsse bei Altmann, welcher die Meinung äussert, dass die Pigmentkörnchen nichts anderes als *granula* sind, die Pigment gebildet haben; die Pigmentirung ersetzt hier so zu sagen die künstliche Fuchsinfärbung, so dass die Pigmentzellen ohne specielle Behandlung das Grundprincip der Zellenleibstructur illustriren.

Eine höchst räthselhafte Erscheinung bildet die Pigmentirung der Haut, welche eins der bedeutendsten Symptome der von Addison im Jahre 1855 beschriebenen Krankheit ist. Sehr oft ist bei derselben diese oder jene Erkrankung der Nebennieren notirt worden; nicht minder oft sah man auch den Bauchsympathicus befallen (Eulenburg, Guttmann u. A.). Man stellte die Hypothese auf, dass in den Nebennieren entweder ein besonderes Pigment, welches nachträglich in die tieferen Epidermisschichten übergeht, oder aber ein Melanogen, welches erst unter dem Einflusse des Lichtes sich in Melanin verwandelt, gebildet werde. Die experimentelle Entfernung der Nebennieren liefert aber keine bestimmten Ergebnisse: in den einen Versuchen sah man nachfolgende Pigmentirung eintreten (Tizzoni), in den anderen nicht.

Aus den neuen Untersuchungen von Karg über die Pigmentirung von weissen, auf Neger transplantirten Hautstückchen erhellt, dass das Pigment den Epithelzellen durch Vermittelung von Bindegewebszellen, welche mit ihren Fortsätzen ganze Netze bilden, zugeführt wird. Solange diese Netze noch nicht entwickelt sind, scheinen die Epithelzellen schlecht genährt zu sein: die Epitheldecke ist manchmal äusserst dünn; die Zellenkerne färben sich schwach; in dem Zellenleibe erscheinen Vacuolen und Fetttropfen als Degenerationsmerkmale. Sobald die genannten Pigmentzellen auftreten, ändert sich das Bild vollständig: die karyokinetischen Bilder werden häufiger u. s. w. Vielleicht werden derartige Versuche eine Antwort auf diejenigen Fragen ermöglichen, welche bezüglich der Addison'schen Krankheit auftauchen. In der That liegen auch hier die Pigmentkörnchen zum Theil in den Epithel-, zum Theil in den Bindegewebszellen, deren verästelte pigmentirte Fortsätze zwischen die Epithelzellen dringen (v. Kahlden). Ob übrigens alles hier in der That auf Pigmentinfiltration zurückzuführen sei, werden erst weitere Untersuchungen darthun. Zur Zeit kann die Hypothese vom degenerativen Charakter des Processes, welcher möglicherweise unter dem Einfluss der veränderten Innervation sich entwickelt, nicht als definitiv ausgeschlossen gelten.

Zur Kategorie der Pigmentdegeneration kann auch der Zustand, welcher unter dem Namen brauner Atrophie bekannt ist, gerechnet werden. Die Zellen erscheinen dabei kleiner und enthalten braune Pigmentkörner. Die braune Atrophie wird in Muskeln (besonders im Herzmuskel), in der Leber und in Nervenganglien beobachtet, und zwar hauptsächlich im Greisenalter, obgleich sie auch bei jungen Subjecten anzutreffen ist. Das Verhältniss der Pigmentirung der atrophischen Elemente zur normalen Färbung der betreffenden Theile ist noch nicht genügend klargestellt.

Zum Schluss wollen wir noch Einiges über das Luteïn (Thudichum), ein gelbes Pigment, welches zum ersten Male in den gelben Körpern der Eierstöcke gefunden worden ist, mittheilen. Irrthümlicher Weise war dieses Pigment mit dem Hämatoidin identificirt. Ausser den gelben Körpern wurde es auch in dem Fettgewebe, in der Milch u. a. m. beobachtet. Unter pathologischen Verhältnissen findet man Luteïn in Eierstockgeschwülsten und in Transsudaten. Das Luteïn enthält kein Eisen und wahrscheinlich auch keinen Stickstoff. Wir sind gewissermaassen zur Annahme berechtigt, dass das Luteïn aus Fetten, nicht aus Eiweissstoffen entsteht.

Bei dem Studium des Zustandekommens verschiedener Umwandlungen waren wir nicht in der Lage, genau zu ermitteln, auf welchem Grundmechanismus alle diese Metamorphosen beruhen. Unsere Kenntnisse sind auf diesem Gebiete übrigens derartig, dass wir auch in Betreff der normalen nutritiven Function in einer gleich schwierigen Lage uns befinden. Man könnte zwar auf die Anwesenheit von Fermenten in den Geweben hinweisen; aber die Rolle dieser Fermente selbst unter normalen Verhältnissen noch so unklar, bietet unter pathologischen Verhältnissen noch viel mehr Räthselhaftes. Die Frage von der pathologischen Bedeutung der Fermente will ich hier des Näheren nicht erörtern; eine allgemeine Bemerkung sei indessen erlaubt: es ist sehr wahrscheinlich, dass wenigstens gewisse Störungen der nutritiven Zellenfunction von den Störungen in Fermentationsvorgängen resp. von den Störungen in der Bildung und der eigenartigen physikalisch-chemischen Thätigkeit der Fermente in den Zellen abhängen.

Die Forschungen der letzteren Jahre haben gezeigt, dass zahlreiche chemische Reactionen ebenso mächtig von einigen anorganischen Verbindungen wie von den Fermenten beeinflusst werden. Die einschlägigen Erscheinungen sind zwar noch nicht sorgfältig genug erforscht; man kann aber schon jetzt behaupten, dass im thierischen und pflanzlichen Organismus dank der Anwesenheit von manchen Salzen gewisse physikalisch-chemische Processe vor sich gehen können, welche ohne diese Salze in gegebenen Verhältnissen undenkbar wären. Hochwichtig ist dabei der Umstand, dass schon minimale Quantitäten von Salzen den Gang der chemischen Reactionen wesentlich bestimmen können. So hat Gustavsohn gezeigt, dass bei Anwesenheit von kleinen Bromaluminiummengen die Fähigkeit des Wasserstoffes aromatischer Kohlenwasserstoffe, durch Brom ersetzt zu werden, sehr bedeutend steigt. Reactionen, die nur bei 300° stattfinden konnten und dabei mehrere Tage lang dauerten, gehen in Anwesenheit von Bromaluminium beinahe momentan, bei gewöhnlicher Temperatur, selbst bei 0° und unter 0°, vor sich. Später klärte sich, dass man in Gegenwart kleiner Mengen auch anderer Salze, wie Chloraluminium, Chlorzink, Chlormagnesium u. dergl. m., verschiedene organische Verbindungen von höchst complicirter Structur aus einfacheren erhalten kann, wobei wieder die Reactionen sich sehr leicht und bei verhältnissmässig niedriger Temperatur abwickeln. Gustavsohn meint, dass dabei das Salz eine Verbindung mit dem organischen Körper eingeht, und dass erst diese neue Verbindung, welche andere Eigenschaften als ihre Componenten besitzt, in die Reaction der Synthese tritt. Nach Schluss der Reaction wird das Salz wieder frei und, nachdem es sich von Neuem mit einer anderen Portion organischer Substanz verbunden hat, führt es diese in die synthetische Reaction ein u. s. w. Die Sache geht hier also in derselben Weise vor sich, wie bei der von Wurtz untersuchten Wirkung des Papaïns auf Fibrin. Demgemäss können wohl die mineralen Verbindungen mit den Fermenten zusammengestellt werden. Daraus folgt aber noch nicht, dass die Bedeutung der anorganischen Substanzen im normalen und pathologischen Leben der Zelle ausschliesslich auf dieser fermentähnlichen Wirkung beruhe. Ich betone diese Wirkungsweise von Salzen nur darum, weil sie zum Theil mit dem eben über Fermente Gesagten, zum Theil aber mit den weiter zu besprechenden Thatsachen in Zusammenhang steht. Bei der Schilderung derjenigen Störungen der nutritiven Function der Zelle, bei welchen als Product der pathologischen Metamorphose abnorme resp. überflüssige minerale Verbindungen auftreten, wird es wohl von Nutzen sein, daran festzuhalten, dass der Wirkungskreis der mineralen Salze viel breiter ist, als dieses gewöhnlich vermuthet wird; ausser der rein mechanischen Bedeutung, welche der Durchtränkung von Geweben mit gewissen Salzen zukommt, besitzen dem Gesagten gemäss die Salze noch eine andere Function, welche viel enger mit den Lebenserscheinungen der Zellen verbunden ist.

Auf Grund der normalen Daten ist es vorauszusehen, dass die mineralen Bestandtheile der Zelle bei den Nutritionsstörungen sehr mannigfaltige Veränderungen erleiden können; doch entspricht das thatsächlich Festgestellte unseren aprioristischen Erwartungen nicht. Die Gruppe der mineralen Umwandlungen ist bis jetzt sehr wenig erforscht worden und nur in Betreff derjenigen mineralen Metamorphose, welche als Verkalkung allgemein bekannt ist, besitzen wir etwas sichere Daten. Die hier und da zerstreuten Notizen über die anderen mineralen Umwandlungen kann man zur Zeit noch nicht genau in der allgemeinen Pathologie der Zelle rubriciren; wir wollen sie auch ausser Acht lassen und unsere volle Aufmerksamkeit nur der Kalkmetamorphose schenken.

In den verkalkten Geweben finden wir einen mehr oder minder bedeutenden Gehalt an kohlensaurem und phosphorsaurem Kalk, zu welchen sich noch oft die entsprechenden Magnesiumsalze gesellen. Die mit Kalk durchsetzten Gewebe sind härter, als die normalen, was dem Process auch den Namen von Versteinerung zugezogen hat. Bei der mikroskopischen Untersuchung bekommen wir differente Bilder zu Gesicht und zwar je nachdem die Salze in Körnchenform oder aber in inniger Verbindung mit der organischen Grundsubstanz diffus vertheilt erscheinen. Am meisten charakteristisch ist jedenfalls die erste Form. Die Körnchen sind verschieden gross, sphärisch oder eckig; bei durchfallendem Licht und entsprechender Aufstellung des Mikroskops sind die Ränder dunkel und der centrale Theil stark glänzend, bei auffallendem Lichte erscheinen sie eigenthümlich weiss. Im Vergleich mit Eiweisskörnchen sind die Kalkkörnchen schärfer contourirt und stärker glänzend; die Eiweissreactionen gelingen natürlich an ihnen nicht. Von den Fetttropfen sind sie zu unterscheiden durch ihre Unlöslichkeit in Alkohol und Aether, durch ihr starkes Lichtbrechungsvermögen, welches bei der Untersuchung in Glycerin oder Canadabalsam nicht minder deutlich hervortritt, und hauptsächlich durch ihr Verhalten gegen Säuren und Farbstoffe. Bei Behandlung mit Essig- oder Salzsäure erfolgt Aufhellung des Präparates, wobei in dem Maasse, als die Kalkablagerungen aufgelöst werden, die Zellenstructuren zum Vorschein gelangen. Je grösseren Antheil an der Verkalkung der kohlensaure Kalk hat, desto mehr Kohlensäurebläschen entwickeln sich bei Behandlung mit Essigsäure. Bei Bearbeitung mit reiner Schwefelsäure sind leicht Gypskrystalle in Form von dünnen, kurzen Nadeln zu erhalten. Hämatoxylin und schwach alkalische Purpurinlösungen färben die Kalkablagerungen blau resp. roth (Litten). Verdünnte Lösungen von Grenacher'schem Hämatoxylin sind ebenfalls bei der Untersuchung verkalkter Gewebe sehr brauchbar: Neuberger hat z. B. in den nach Aloïn- und Wismuthvergiftung *(Bismuthum subnitricum)* verkalkten Nieren seiner Versuchsthiere gefunden, dass die dunklen Kalkmassen, welche meistentheils an den Rändern der Kalkcylinder liegen, sich braunröthlich tingiren, während das übrige Nierengewebe eine mattblaue Färbung aufweist; der krystallinisch glänzende Kalk bleibt ungefärbt. Bemerkenswerth ist es, dass der oxalsaure Kalk, welcher in den Nieren der mit Oxalsäure vergifteten Thiere in krystallinischer Form abgeschieden wird, sich nach Neuberger mit Hämatoxylin nicht färbt. Gottschalk empfiehlt eine Doppelfärbung mit Pikrocarmin und Gentianaviolett; die unveränderten Zellenleiber (Epithelzellen) färben sich gelb, die Kerne — intensiv blau; die verkalkten Partien sind dunkelroth oder violett und von mineralem Glanz. Unter dem Einflusse von Aetzalkalien werden die verkalkten Gewebe etwas aufgehellt, doch erleiden dabei die Kalkkörnchen keine wesentlichen Veränderungen.

Was die Fundorte der Kalkkörnchen betrifft, so entdeckt sie das Mikroskop sowohl in den Zellenleibern, wie auch in der Zwischensubstanz. Bei hochgradiger Verkalkung kann die Structur der Zelle vollständig verdeckt werden. Nicht selten sind die Kalkmassen verhältnissmässig sehr gross, was auf allmähliches Zusammenfliessen der Körnchen hinweist. Die Frage nach den Kernveränderungen bei der Verkalkung wird nicht eindeutig beantwortet; es wird übrigens gewöhnlich angenommen, dass bei hochgradiger Verkalkung die Zellenkerne zu Grunde gehen. VERWORN behauptet, dass für die Bildung der Kalkschale bei den Foraminiferen die Mitwirkung des Kernes unentbehrlich ist (Versuche an *Polystomella crispa*).

Die Beantwortung der Frage nach dem Verhältniss der Kalkverbindungen zu den anderen Bestandtheilen der Zelle ist auch nicht so einfach. Höchst wahrscheinlich haben wir es bei der Verkalkung mit verschiedenen mineral-organischen Verbindungen zu thun. Unter normalen Verhältnissen sind ja auch die mineralen Bestandtheile mit den organischen wenn nicht immer, so doch nicht selten chemisch verbunden. Als Beispiel führe ich die Seealgen an, welche grosse Quantitäten von Jodsalzen enthalten. Obgleich die Pflanze von grossen Wassermengen umgeben ist, dennoch werden die leicht löslichen Jodverbindungen aus ihr nicht ausgelaugt; selbst durch Kochen dieser Algen mit Wasser gelingt es nicht, sie von den Jodverbindungen zu befreien. Nur wenn die organische Substanz der Algen durch Verbrennen zerstört worden ist, können die Jodverbindungen aus der Asche mit Wasser extrahirt werden. In gleicher Weise sind auch die phosphorsauren Salze nicht selten mit den Eiweissstoffen verbunden. „Behandeln wir Mehl mit Wasser, sagt GUSTAVSOHN, so löst sich mit einem Theile der Eiweissstoffe auch ein Theil der darin enthaltenen, in Wasser unlöslichen phosphorsauren Kalk- und Magnesiasalze. Der übrige Theil der phosphorsauren Salze, der im Mehl vorhanden ist, kann aber selbst durch Einwirkung von Salzsäure, in welcher dieselben löslich sind, nicht aufgelöst werden. Das so behandelte Mehl enthält immer noch phosphorsaure Salze und Eiweissstoffe; da aber bei diesen Manipulationen die organische Substanz leichter extrahirt wird, als die phosphorsauren Salze, so ist nach Salzsäurebehandlung der Procentsatz des Mehls an diesen Salzen höher als vorher“. Bemerkenswerth sind auch die Untersuchungen von DANILEWSKY, wonach die nächsten Derivate von Albuminen sich in dieselben verwandeln, wenn sie mit phosphorsaurem Kalk Verbindungen eingehen. Ueber die uns hier beschäftigenden mineral-organischen Verbindungen ist noch Folgendes zu notiren: ihr organischer Paarling erleidet mitunter sehr wesentliche Umwandlungen (gibt z. B. einen Theil seiner Elemente in Form einer einfacheren Verbindung ab), doch bleibt er mit der mineralen Substanz verbunden. Wir möchten demnach mit GUSTAVSOHN sagen: „in der Natur kann man wohl die organisirte Welt von der mineralen trennen, aber das Organische vom Mineralen abzusondern ist meistentheils äusserst schwer".

Unter welchen Bedingungen und in welchen Körpertheilen kommt nun die Kalkmetamorphose zu Stande?

Vor Allem sei daran erinnert, dass der physiologische Prototyp dieses Processes die Verkalkung der Knochen ist. Wie bekannt, findet in den sog. Verknöcherungspunkten Ablagerung einer aus Kalksalzen bestehenden feinkörnigen Masse statt. Die Kalksalze scheinen dabei die Grundsubstanz des Knorpels und seine Zellenkapseln zu imprägniren. Diesem Processe geht noch eine besondere Veränderung der Knorpelsubstanz voraus. Der junge, noch nicht verkalkte Knorpel färbt sich mit Hämatoxylin nicht; entkalken wir aber einen jungen, schon verkalkten Knorpel, so sind die Beziehungen seiner Grundsubstanz zum Hämatoxylin ganz andere: sie fixirt diesen Farbstoff begierig (Streltzow). Aehnliches wird auch unter pathologischen Umständen beobachtet.

Weiter sei bemerkt, dass im Greisenalter viele Knorpel (hauptsächlich die Kehlkopf- und Rippenknorpel) und die Arterienwände der Verkalkung anheimfallen. Obgleich hier die Verkalkung zur Ursache von pathologischen Erscheinungen werden kann, bewegen wir uns in diesen Fällen noch im Bereiche der Physiologie: schon die Häufigkeit dieser Verkalkungen im Greisenalter spricht dafür, dass sie für den alternden Organismus eine Art Norm bilden.

Die eigentlich pathologische Kalkmetamorphose constatiren wir in folgenden Fällen.

Erstens, entwickelt sich der Verkalkungsprocess oft in Geweben, welche der Coagulationsnekrose unterworfen waren, resp. in Geweben, deren Ernährung zuvörderst gestört worden ist. Am deutlichsten tritt dieses in den Nieren nach temporärem Verschluss der Nierenarterie zum Vorschein (Litten, Werra u. A.). Die Versuche an Hunden und Kaninchen zeigen, dass nach Entfernung der Ligatur, welche $1^1/_2$ — 2 Stunden und selbst noch weniger die Arterie verschlossen hielt, die Epithelzellen der Niere im Laufe der nächsten 24 Stunden der Coagulationsnekrose unterliegen, wobei gleichzeitig auch der Verkalkungsprocess beginnt und binnen sehr wenigen Tagen einen sehr hohen Grad erreicht. Man muss also schliessen, dass die Zellen, deren Ernährung durch temporäre Unterbindung des blutzuführenden Gefässes gestört worden ist, eine Neigung zum Aufhalten von abnorm grossen Mengen von Kalksalzen aufweisen. Dieses setzt gewisse Veränderungen ihrer physikalisch-chemischen Eigenschaften voraus. In der That berichtet Litten über folgenden interessanten Umstand. Die normalen Zellen und Kerne besitzen nach Alkoholhärtung beinahe keine Affinität zum Indigocarmin (in neutralen oder alkalischen Lösungen), während die Zellen im Zustande der Coagulationsnekrose mit diesem Farbstoffe sehr intensiv gefärbt werden. In dem Maasse als der Verkalkungsprocess sich entwickelt, sinkt die Fähigkeit der Gewebe, Indigocarmin aufzunehmen; es genügt aber, den Kalk zu entfernen, und wir überzeugen uns bald, dass die verkalkten Elemente sich ebenso gegen diesen Farbstoff verhalten, wie die nekrotischen vor der Verkalkung. Man erhält den Eindruck, als ob bei der Coagulationsnekrose sich aus dem Structurverbande gewisse Stoffe befreien, welche zu den Kalksalzen resp. zu einigen Farbstoffen grosse Affinität besitzen. Eine ähnliche Neigung zur Verkalkung finden wir auch in anderen Fällen von Coagulationsnekrose (z. B. bei der Sublimatvergiftung nach KAUFMANN u. s. w.), obgleich es irrthümlich wäre zu behaupten, dass die Coagulationsnekrose unter allen Umständen zur Verkalkung führe. Offenbar schliesst die Coagulationsnekrose nicht immer alle Vorbedingungen der Verkalkung ein: mit anderen Worten, die Zustände, welche unter dieser Bezeichnung zusammengefasst werden, sind in verschiedenen Fällen verschieden, wie gross die Aehnlichkeitszüge auch sein mögen. Dabei muss der allgemeine Zustand des Organismus, hauptsächlich der grössere oder geringere Reichthum des Blutes an Kalkverbindungen, gleichfalls in Betracht gezogen werden.

Zweitens, ist die Verkalkung eine ziemlich häufige Erscheinung in gefässarmen Geschwülsten. Hierzu gehören die Verkalkungen von Fibromen, Enchondromen, Myomen, Lymphomen (bei der Perlsucht) u. s. w. Tuberculöse und gummöse Geschwülste verkalken verhältnissmässig selten; gleiches gilt auch für epitheliale Geschwülste. Die Versuche, künstlich eine Verkalkung von Tuberkeln zu erzeugen, haben bis jetzt zu keinen befriedigenden Ergebnissen geführt, was sehr zu bedauern ist, da ein Steinpanzer um das Tuberkel wohl der Verbreitung des Uebels vorbeugen könnte. Vom Gesichtspunkte der allgemeinen Pathologie sind diese Versuche jedoch nicht bedeutungslos; sie beweisen, dass es nicht genügt, grosse Quantitäten von Kalkverbindungen in den Magen einzuführen, um eine Fixirung des Kalkes in diesen oder jenen Gewebselementen zu erzielen. Zwar liesse sich entgegnen, dass man in den bezüglichen Versuchen den Kalk in schwer resorbirbaren Präparaten eingeführt hat; doch werden wir später sehen, dass in Fällen, wo das Blut unzweifelhaft überreich an Kalkverbindungen ist, die Verkalkung manchmal fehlen kann.

Drittens, entwickelt sich die Kalkmetamorphose leicht in gewissen entzündlichen Producten, wenn dieselben in schlechte Ernährungsbedingungen gestellt sind. Verschiedene Pseudomembranen und dergleichen Producte, welche sich auf dem Wege der Entzündung gebildet haben, verlieren mit der Zeit ihre Gefässe und fallen dann der Verkalkung anheim. Zu dieser Kategorie gehören auch die Kalkablagerungen bei chronischen Entzündungen der Arterienwände, der Herzklappen u. s. w.

Viertens, entwickelt sich der betreffende Process in Folge von Bakterieninvasion. So sind z. B. Nierenverkalkungen bei Diphtheritis des Darmes, des Schlundes und des Kehlkopfes, bei Scharlach (Litten) beobachtet worden. Allem Anschein nach sind diese Fälle — wenigstens zum Theil — in gleicher Weise, wie die Verkalkungen nach temporärem Verschluss der Nierenarterien, also durch Coagulationsnekrose, zu erklären. Klebs weist indessen darauf hin, dass bei Injection von Choleratoxin in die Gefässe von Kaninchen Verkalkungserscheinungen in den Nieren auftreten, während beim Menschen nur eine einfache Nekrose des Epithels zu beobachten ist. Zweifelsohne muss auch hier wiederholt werden, dass nicht alle Nekrosen gleichwerthig sind.

Fünftens, ist die Kalkmetamorphose auch in solchen Fällen beschrieben worden, wo gewisse Theile des Skeletts Nutritionsstörungen erlitten haben, welche mit dem Freiwerden von Kalkverbindungen einhergegangen sind. Hierzu gehören Virchow's, Küttner's und Litten's Beobachtungen. So hat Virchow in einem Falle, wo beinahe alle grossen Knochen von Krebsknoten befallen waren, Verkalkungen in den Lungen, in den Nieren und an der Magenschleimhaut gefunden. In welcher Form dabei die Kalkverbindungen im Blute kreisen und warum sie sich in den einen Geweben ablagern, in den anderen nicht — bleibt unaufgeklärt. Verschweigen dürfen wir jedenfalls nicht, dass bei der Osteomalacie, wenn die Knochen in kurzer Zeit sehr grosse Kalkmengen verlieren, doch keine Verkalkungen entstehen. Klebs äussert die Vermuthung, dass hier die Kalkverbindungen im Blute und in den Geweben in einer leicht löslichen Form kreisen, was ihre Ablagerung in festen Massen erschwert.

Sechstens, wollen wir die Fälle namhaft machen, wo die Kalkverbindungen sich in alten Thromben, in stagnirendem Caverneninhalt, in Kapseln, welche Parasiten umgeben, u. d. m., ablagern. Von unserem Standpunkte aus sind jedoch die diesbezüglichen Beobachtungen von untergeordnetem Interesse.

Aus dieser Aufzählung erhellt, dass das Verbreitungsgebiet der Kalkmetamorphose ein sehr weites genannt zu werden verdient. Ob nun der Weite dieses Gebietes die Tiefe unseres Verständnisses der Gesetzmässigkeiten, welchen es unterliegt, entspricht — werden wir in der nächsten Vorlesung erfahren.

Vierzehnte Vorlesung.

Die Verkalkung (Schluss). — **Die seröse Durchtränkung. — Die Störungen in der Vermehrungsfunction der Zellen. — Die Karyokinese unter pathologischen Verhältnissen.**

M. H.! „Trotz der enormen Verbreitung der pathologischen Verkalkungen in unserem Organismus gehören dieselben noch den dunkelsten Gebieten der gesammten Pathologie; auf Schritt und Tritt begegnen wir hier Hypothesen, welche, so verlockend sie auch erscheinen mögen, einer kritikvollen Prüfung nicht Stand halten . . .“ So spricht in einer von seinen Arbeiten Litten, welcher sich viel mit der Erforschung der Verkalkung beschäftigt hat, und es wäre heutzutage kaum möglich, diesen Worten, welche im Jahre 1881 niedergeschrieben worden sind, Etwas mehr erfreuliches hinzuzufügen. Wir wollen es jedenfalls versuchen, wenigstens einige Schlüsse zu formuliren, welche den Entstehungsmechanismus dieser Metamorphose, wenn nicht erklären, so doch charakterisiren können.

Auf Grund der schon besprochenen Daten kann man behaupten, dass in der weitaus grössten Mehrzahl der pathologischen Fälle diejenigen Zellenelemente zu verkalken pflegen, welche schon vorher gewisse Störungen der nutritiven Function erlitten haben. Es wird demgemäss behauptet, dass die Verkalkung der Zellen uns meistens als ein secundärer Process entgegentritt. Wäre dabei Alles auf Ausscheidung von Salzen als solchen zurückzuführen, so hätten wir Recht, eine der gewöhnlichen Veränderungen in den Lösungsbedingungen dieser Salze anzunehmen. Doch ist solch' eine Ansicht hier kaum zutreffend. Viel wahrscheinlicher ist es, dass wir bei der Verkalkung hauptsächlich mit der Ablagerung von den zur Zeit noch wenig studirten mineral-organischen Verbindungen zu thun haben. Diese Annahme complicirt in hohem Grade unsere Aufgabe und ein einfacher Hinweis auf die veränderten Löslichkeitsbedingungen einer freien anorganischen Verbindung genügt hier nicht.

Betrachten wir näher die Ernährungsstörungen, welche die Zelle zur Verkalkung prädisponiren, so finden wir, dass die häufigste Form dieser Störungen, die Coagulationsnekrose, Nichts derartiges besitzt, was zur Verkalkung mit Nothwendigkeit führen würde. Man sieht sich also veranlasst, anzunehmen, dass dabei verschiedene Nebenumstände, welche die Coagulationsnekrose in gewissen Fällen compliciren, mit im Spiele sein müssen. Eine ziemlich wichtige Rolle wäre, aus leicht verständlichen Gründen, dem Gehalte des Blutes an Kalkverbindungen hier zuzuschreiben. Man darf aber auch nicht vergessen, dass die Coagulationsnekrose nicht die einzige Form von Nutritionsstörung ist, welche von Verkalkung begleitet zu werden pflegt. Dieses wird, abgesehen von gewissen pathologischen Fällen, auch noch durch das in der vorausgehenden Vorlesung hervorgehobene Vorbild der Verkalkung nahe gelegt. Es scheint, das das Wesen der Sache in der Entstehung von Verbindungen, welche eine specielle Affinität zu den Mineralsäuren aufweisen, liegt. Den Besonderheiten jedes einzelnen Falles gemäss können diese neuentstehenden Verbindungen sehr verschieden sein, was neben dem wechselnden Gehalte des Blutes resp. des Gewebssaftes an Salzen die Mannigfaltigkeit in der Zusammensetzung verkalkter Gewebspartien zu erklären hilft.

Wie tief die vorausgegangene Nutritionsstörung sein muss, um die Verkalkung möglich zu machen, ist nicht ganz genau zu bestimmen; es unterliegt jedenfalls keinem Zweifel, dass die Ablagerung von Salzen in den Zellen noch lange vor dem endgültigen Zugrundegehen derselben beginnt. Später werde ich einige Beweise anführen, die es darthun, dass auch das weitere Schicksal der Kalkablagerungen von dem Grade der primären Nutritionsstörung der Zellen abhängig ist, obgleich selbstverständlich hier ebenfalls ein genaues Kriterium fehlt.

Der Mangel an zuverlässigen Daten über die Natur derjenigen Verbindungen, welchen wir bei der Verkalkung begegnen, erlaubt uns nicht, die Frage zu lösen, ob der betreffende Process ausschliesslich auf Infiltration oder auf Degeneration beruht. Da der Zuwachs der mineralen Bestandtheile der bezüglichen Verbindungen am leichtesten bei erhöhter Zufuhr gewisser Salze stattfinden könnte, so denkt man vor Allem an Infiltration. Dadurch wird auch der Umstand erklärt, warum wir so oft die Pathologen statt „Verkalkung“ die Bezeichnungen „Kalkimprägnation“, „Kalkinkrustation“ u. d. m. gebrauchen hören. Ich habe aber nicht ohne Grund betont, dass in den mineral-organischen Verbindungen der organische Theil wesentliche Veränderungen erleiden kann, ohne die Fähigkeit zu verlieren, den betreffenden anorganischen Paarling zu binden. Wäre es denn nicht möglich anzunehmen, dass wenigstens in gewissen Fällen von

Verkalkung das Freiwerden von kalkhaltigen Producten auf inneren Veränderungen der mineral-organischen Verbindungen, welche schon *normaliter* in den Zellen vorhanden sind, beruht — Veränderungen, welche, der stärkeren oder schwächeren Salzzufuhr ungeachtet, die Ausscheidung der betreffenden Stoffe im festen Zustande bedingen? Sie sehen also, dass von diesem Gesichtspunkte aus die Frage am Platze wäre, welche gewöhnlich bei Besprechung anderer Umwandlungen gestellt wird; man könnte nämlich fragen, auf Kosten welcher normalen Bestandtheile der Zelle die pathologischen Kalkproducte entstehen. Es wäre noch verfrüht, eine bestimmte Antwort auf diese Frage geben zu wollen; wir begnügen uns auch nur damit, dieselbe gestellt zu haben, und der Zukunft bleibt es vorbehalten, den degenerativen Charakter des Verkalkungsprocesses endgültig aufzuklären.

Beim Studium des Entstehungsmechanismus der Kalkumwandlung soll es nicht unberücksichtigt bleiben, dass die verschiedenen Theile des Zellenorganismus sich in Betreff der Ernährungsfunction different verhalten. Es werden lehrreiche Angaben über die Ganglienzellen verzeichnet, welche bei traumatischen Läsionen, bei sog. Erweichungen, bei Poliomyelitis u. s. w. verkalken (Virchow, Friedländer u. A.). Nach Roth's Beobachtungen werden bei der Verkalkung von Purkinje-schen Zellen aus der Kleinhirnrinde nicht alle Fortsätze gleichmässig ergriffen: während diejenigen, welche in der Richtung zur Peripherie resp. zur *pia* verlaufen, Kalk aufgenommen haben, bleibt der centrale, zur weissen Substanz gerichtete Fortsatz verschont. Das Gebiet des Kernes ist auch in den Ganglienzellen anfangs von pathologischer Kalkablagerung frei. All' dieses weist darauf hin, dass die Zelle kein einheitliches Ganze ist, welches auf ein Mal mit allen seinen Theilen den Weg pathologischer Veränderungen betritt.

Was kann nun über den Ausgang der Verkalkung gesagt werden? Sehr oft sind die verkalkten Partien für den Organismus unwiderruflich verloren. Die Erfahrung lehrt, dass dieses Schicksal diejenigen verkalkten Gewebselemente ereilt, welche vorerst verhältnissmässig tiefeingreifende Störungen erfahren haben. Offenbar darf in den Fällen, wo die Verkalkung auf dem Boden einer bis zu ihrem natürlichen Ausgange fortgeschrittenen Coagulationsnekrose entstanden ist, über *restitutio ad integrum* keine Rede sein. Ganz anders, wenn die Störungen der Lebensthätigkeit derjenigen Elemente, welche verkalken, minder bedeutend sind: stellen wir diese Elemente unter günstige Ernährungsbedingungen, so gelingt es uns, den Weg zur Restitution ihnen zu eröffnen. Zur Bekräftigung des Gesagten mögen die Versuche von Werra, welcher gleich Litten die Folgen der Unterbindung der Nierenarterie studirt hat, dienen. Dieser Forscher behauptet, dass die Kalkumwandlung, welche sich in der Kaninchenniere nach einstündigem Verschluss der Nierenarterie einstellt, keine stationäre ist: zwei, drei Wochen nach dem Versuche sind die Kalkablagerungen resorbirt und die Harnkanälchen erscheinen wieder normal. Ohne alle Betrachtungen von Werra hier wiederzugeben, möchte ich Sie nur an Folgendes erinnern: unter gewissen Umständen bleibt die Coagulationsnekrose auf halbem Wege stillstehen, so dass wir diesen Process nicht aus der Reihe der degenerativen Vorgänge streichen können, wiewohl er eine so deutliche Tendenz verräth, die Zellen zu tödten.

Die functionellen Störungen, welche im Gefolge der Verkalkung von Gewebselementen entstehen, werden offenbar von den Eigenschaften des betreffenden Gewebes bestimmt. So werden die verkalkten Gefässwände brüchig, reissen leicht ein; gleichzeitig leidet auch die Thätigkeit des Herzens, da die Arbeit desselben durch den Elasticitätsverlust seitens der Gefässe erschwert ist. Die Salzablagerung in den Muskeln bewirkt Störungen in ihrer Contractilität. Bei umfangreicher Verkalkung von drüsigen Apparaten ändert sich mehr oder minder ihre secretorische Function. Die Salzablagerung in den durchsichtigen Medien des Auges zieht Gesichtsstörungen nach sich, da die normalen Refractionsverhältnisse dabei alterirt werden.

Ich habe schon Gelegenheit gehabt zu erwähnen, in welch' kurzer Zeit bei den Thierversuchen die Kalkumwandlung zum Vorschein kommt. Im Anschluss daran will ich noch sagen, dass auch die Pathologie des Menschen über analoge Thatsachen verfügt. Friedländer beschreibt einen Fall von traumatischer Gehirnläsion, welche zur Entwickelung von Kalkablagerungen in den Ganglienzellen der Rinde, in den peripheren Theilen der Erweichungsherde, führte. Der Tod erfolgte 13 Tage nach der Verwundung; es hat also die Verkalkung der genannten Zellen, welche bei der Section gefunden worden ist, nur einige Tage in Anspruch genommen.

Diesen Ablagerungen der genannten Carbonate und Phosphate reihen sich die Fälle an, in welchen diese Salze in deutlich krystallinischer Form in den Gewebsinterstitien zur Ausscheidung kommen. Die Entstehungsbedingungen solcher Ablagerungen sind übrigens noch weniger bekannt, als die der eben beschriebenen. Als Beispiel will ich hier die Versuche von Koliński anführen, welcher bei der chronischen Naphthalinvergiftung in den gefässfreien Geweben des Auges von Kaninchen krystallinische Gebilde gefunden hat. Das meiste Interesse beansprucht dabei die Ablagerung von grossen Sphärolithen in der Hornhaut, wo sie die Spalten zwischen den Fasern einnehmen und diese letzteren auseinanderschieben; an gewissen Stellen liegen die Krystalle unter und zwischen den Epithelzellen, wobei im letzteren Falle die Sphärolithen theilweise frei zu Tage treten. Der Durchmesser der grösseren Sphärolithen beträgt 100—120 $\mu\mu$. Ihrer chemischen Natur nach bestehen dieselben aus phosphorsaurem Kalk; recht wahrscheinlich haben wir es hier mit dem Kalksalze der basischen Orthophosphorsäure zu thun, wie das sich aus einer speciellen Prüfung der mikroskopischen Präparate ergeben hat (Lagorio).

Es wäre in der allgemeinen Pathologie der Zelle nicht am Platze, den Antheil der anorganischen Verbindungen, speciell der Kalksalze, an der Bildung von Concrementen in den Ausführungsgängen der Drüsen u. dergl. m. zu besprechen. Ebenfalls werden wir die Ablagerungen, welche für die *arthritis urica* charakteristisch sind, unberücksichtigt lassen, denn dieses würde uns in das Gebiet der allgemeinen Pathologie des Stoffwechsels verlocken. Nur die Bemerkung sei hier gestattet, dass in den arthritischen Ablagerungen die Mineralsalze eine untergeordnete Rolle spielen. In Betreff der Kalkconcremente möchte ich auch erwähnen, dass sie manchmal in tuberculösen Lymphdrüsen und in Geschwülsten des Centralnervensystems, sog. Psammomen, wo sie als geschichtete sphärische Gebilde auftreten, zu finden sind.

Zum Schlusse unserer kurzen Uebersicht der mineralen Metamorphosen haben wir noch einige Worte der Lehre von der serösen Durchtränkung der Zellen zu widmen, welche bei Oedem, in einigen Geschwülsten und in entzündlichen Heerden zu constatiren ist. Am deutlichsten tritt diese seröse Durchtränkung in den epithelialen Elementen von Krebsgeschwülsten auf. Die Dimensionen der Zellen werden grösser und die Zellen selbst enthalten eine mehr oder minder grosse Anzahl von Vacuolen. Die Vacuolisirung betrifft manchmal auch die Kerne, welche dann vergrössert erscheinen. Es wird ferner darauf hingewiesen, dass die Dimensionen der Nucleolen dabei ebenfalls zunehmen (Ziegler). Die Vacuolen sind von einer Flüssigkeit erfüllt, welche, wie es scheint, von der serösen Transsudatflüssigkeit nicht wesentlich verschieden ist. Auf welche Weise die Vacuolen entstehen, ist noch nicht genau bekannt. Ich möchte glauben, dass die Vacuolisirung des Zellenleibes wie des Zellenkernes mit diesen oder jenen präformirten Structurelementen zusammenhängen muss. Wäre es denn nicht annehmbar, dass die Vacuolen des Zellenleibes aufgequollenen *granula* entsprechen, welche an festen Stoffen relativ sehr arm geworden sind? Dass man in gewissen Kernen auch unter physiologischen Bedingungen Vacuolen (Hyalosphären) findet, ist schon in den ersten

Vorlesungen gesagt worden. In den Vacuolen des Zellenleibes finden wir manchmal ausser dem flüssigen serösen Inhalte noch geformte Gebilde, Wanderzellen. Auf diese Weise entstehen Bilder, welche an die WAGNER'sche netzig-fibrinöse Metamorphose erinnern.

Mit der serösen Durchtränkung, bei welcher augenscheinlich die Hauptrolle dem veränderten Wassergehalt der Zellen zukommt, schliessen wir die Reihe der Ernährungsstörungen der Zelle ab. Aus der Uebersicht der betreffenden Thatsachen ergibt sich, dass die Function der Ernährung in pathologischen Fällen sowohl in Bezug auf die Aufnahme wie auch auf die Verarbeitung resp. Bildung dieser oder jener Substanzen gestört wird. Alle die verschiedenen Substanzen, welchen wir dabei begegnet sind, konnten in dieselben Kategorien eingereiht werden, welche bei der Aufstellung des physikalisch-chemischen Schemas der normalen Zelle aufgezählt worden sind. Wir sehen also, dass die Erscheinungen des pathologischen Lebens der Zellen an Modificationen desselben stofflichen Substrates gebunden sind, welches der normalen Ernährungsfunction zu Grunde liegt. Wie oft wir auch bekennen mussten, dass das factische Material die Aufstellung endgültiger Schlüsse noch nicht zulässt, ungerecht wäre es doch zu behaupten, dass das Studium der Ernährungspathologie nicht das ihrige zum Verständniss derjenigen Erscheinungen, welche sich in den Zellen abspielen, beiträgt. Jeder Fortschritt auf diesem Gebiete der Pathologie bringt uns jenen Zeiten näher, wo die Zelle das grosse Geheimniss des Lebens uns offenbaren wird.

Wir wollen uns nun an das Studium der Störungen in der Vermehrungsfunction, welche, wie bekannt, eins der charakteristischen Attribute der organisirten Materie bildet, wenden.

Die Hauptaufgabe dieses Abschnittes der allgemeinen Pathologie der Zelle besteht in der Uebersicht derjenigen Vermehrungsarten, welche in pathologischen Fällen zur Beobachtung kommen. Wir haben schon erwähnt, dass in einer ganzen Reihe von Erkrankungen eine unzweifelhafte Vermehrung der Gewebselemente nicht geleugnet werden kann. Da es in der Mehrzahl der Fälle keinem Zweifel unterliegt, dass diese Vermehrung der Elemente in diesem oder jenem Gewebsbezirke nicht auf Ueberwanderung von fertigen Zellen aus anderen Stellen des Organismus, sondern auf Neubildung derselben beruht, so folgt schon daraus, dass die Function der Vermehrung mitunter krankhaft gesteigert wird. Natürlich taucht gleich die Frage auf, in welcher Weise hier die junge Zellenbrut entsteht. Andererseits finden wir in der Pathologie auch viele Fälle, in welchen die Function der Vermehrung bis zu einem gewissen Grade gehemmt oder aber vollständig aufgehoben wird. Es ist ebenfalls unsere Aufgabe, die Bedingungen zu erläutern, welche diese Veränderungen der genannten Function verursachen.

Eine nicht minder wichtige Aufgabe dieses Abschnittes ist die Erforschung derjenigen Eigenthümlichkeiten, welche diese oder jene typische Vermehrungsart unter pathologischen Umständen aufweist. Es befriedigt uns nicht, zu wissen, dass eine Vermehrungsart, wie z. B. die Karyokinese, mitunter ein äusserst häufiger Befund bald in diesem, bald in jenem Körperbezirke ist; man muss ausserdem auch möglichst genau feststellen, ob diese Vermehrungsart keine Abweichungen von der beim Studium gesunder Gewebe aufgestellten Norm aufweisen kann.

Endlich müssen wir ausser der Vermehrung von Zellen auch die Möglichkeit der Vermehrung einzelner Bestandtheile derselben zugestehen. Mit anderen Worten: die Function der Vermehrung kann gewisse Abweichungen von der Norm nicht nur in Betreff der Zelle als eines Ganzen, sondern auch hinsichtlich ihrer einzelnen Structurtheile darbieten. Wie die vielzelligen Organismen nicht nur selbst vermehrungsfähig sind, sondern auch Vermehrungserscheinungen in den sie bildenden Zellen aufweisen, so kann auch in einzelligen Organismen resp. in den Zellen die Function der Vermehrung sowohl in Bezug auf das Ganze, wie auch in Bezug auf einzelne Theile betrachtet werden. Diese neue Aufgabe der allgemeinen Pathologie der Zelle besitzt in der gegenwärtigen Entwickelungsphase der Cellularbiologie, wie dies aus den ersten zwei Vorlesungen erhellt, einen besonderen Werth.

Die besagten drei Aufgaben sind nicht mit gleicher Leichtigkeit zu lösen, was sich durch die ungleichmässige Bearbeitung der betreffenden Gebiete erklären lässt. Das reichste Material hat man zur Lösung der ersteren Frage, das spärlichste zur Lösung der letzteren gesammelt. Ich halte es daher für angezeigt, das Wenige, das wir mit Hinsicht auf diesen dritten Punkt wissen, in erster Linie mitzutheilen, um dann nicht mehr auf denselben zurückkehren zu müssen und die ganze Aufmerksamkeit auf die Daten zu concentriren, welche die ersten zwei Aufgaben betreffen.

Vor Allem sei gesagt, dass nicht selten auf die Kerntheilung keine Zellentheilung folgt. Darauf haben wir auch schon früher hingewiesen. Wie bedeutungsvoll diese Fälle in allgemein-biologischer Beziehuug auch sind, man hat sich so an dieselben gewöhnt, dass sie nicht mehr befremden. Mit geringerem Zutrauen werden die Angaben über Vermehrung von Theilen, deren Selbständigkeit weniger augenscheinlich ist, als die der Kerne, acceptirt. Und doch sind diese Angaben keineswegs ganz unbegründet. Ich will hier nur zwei Thatsachen hervorheben. Bei der Untersuchung gewisser Neubildungen, z. B.

Krebsgeschwülste, überzeugen wir uns oft von der Anwesenheit polynucleolärer Kerne. Studirt man Präparate, die mit entsprechenden combinirten Färbungen behandelt worden sind, so lässt sich constatiren, dass neben Kernen, die viele Plasmosomen enthalten, auch solche vorhanden sind, welche nur wenige derselben beherbergen oder in welchen die Plasmosomen verschiedenartig gruppirt sind (A. Kosiński). Diese Bilder erwecken die Vermuthung, dass die Kernkörperchen sich in dieser oder jener Weise vermehren können: das Kernkörperchen schnürt sich in der Mitte ein, wie dieses bei der directen Theilung Remak's Platz findet, oder gibt Sprossen ab, deren Bildung eine entfernte Aehnlichkeit mit der Sprossung der Hefezellen hat. Eine andere Thatsache, die hier betont werden darf, betrifft die Altmann'schen *granula*. Wie Sie wissen, nimmt Altmann an, dass seine *granula*, welche einen wesentlichen Bestandtheil des Zellenleibes bilden, sich durch Theilung, welche mit der Theilung von Mikrokokken verglichen werden kann, vermehren. In Fällen pathologischer Bereicherung der Zellen mit körnigen Einschlüssen könnten wir nicht ohne Recht eine Steigerung der Vermehrungsfunction eben dieser *granula* annehmen, wenn auch die Zahl der Zellen dabei unverändert bleibt. Ich zweifle nicht daran, dass mit der weiteren Entwickelung der Pathologie der Zelle dergleichen Beobachtungen zahlreicher werden, obgleich wir andererseits keine Gründe haben, zu behaupten, dass alle Structurelemente der Zelle in dieser Beziehung gleichen Gesetzmässigkeiten unterworfen sind: es ist ja bekannt, dass auch in den höheren Organismen nicht alle Zellen sich mit gleicher Leichtigkeit vermehren.

Es fragt sich nun, welche Vermehrungsarten der Zellen unter pathologischen Bedingungen zu Tage treten.

Als feststehend muss angenommen werden, dass wir auch hier der indirecten Theilung den ersten Platz einzuräumen haben. Diese erst in den letzten Jahren genau nachgewiesene Thatsache ist von grösster allgemein-biologischer Tragweite. Wir wissen ja, dass die Erscheinungen der Karyokinese im ganzen Thier- und Pflanzenreiche zu beobachten sind. Schon darum dürfen wir es als sehr bedeutungsvoll ansehen, dass der karyokinetische Process auch unter pathologischen Verhältnissen seine Rechte auf unsere Aufmerksamkeit behält.

Die wichtigsten Einzelheiten über die normale Karyokinese setzen wir als bekannt voraus; auch die Entwickelung der Lehre von der Karyokinese lassen wir bei Seite. Nur ein Umstand verdient erwähnt zu werden, nämlich der, dass schon im Jahre 1857, also lange bevor Schneider, Schleicher u. A. die Grundsteine zur gegenwärtigen Lehre von der Karyokinese anlegten, Virchow eine kurze

Mittheilung publicirt hat, welche die Beschreibung von Bildern enthält, die er bei der Untersuchung eines Falles von *carcinoma haematodes melanoticum* der Lymphdrüsen gesehen hat. Die beigegebene Abbildung enthält Kernfiguren, die FLEMMING nicht ohne Recht im Sinne des karyokinetischen Processes deutet.

Die normale Karyokinese geht in den thierischen und pflanzlichen Zellen beinahe nach einem und demselben Typus vor sich, obgleich nicht wenige specielle Eigenthümlichkeiten vorhanden sind, welche es erlauben, verschiedene Arten von Karyokinese aufzustellen. Dem allgemeinen Charakter unserer Vorlesungen gemäss wollen wir auch hier nur die auf das Thierreich sich beziehenden Daten berücksichtigen.

Auf Grund der vielfachen und genauen Untersuchungen von FLEMMING, RABL, CARNOY u. A. nehmen wir an, dass bei der indirecten Theilung der Kern folgende Hauptphasen passirt: Mutterknäuel *(spirem)*, Mutterstern *(aster)*, Aequatorialplatte *(metakinesis)*, Doppelstern *(dyaster)*, Doppelknäuel *(dispirem)*. Die ersten zwei Phasen werden auch unter dem Namen von Prophasen, die letzten zwei — von Anaphasen, die mittlere — von Metaphase beschrieben (STRASBURGER). Wie es die Bezeichnungen „Knäuel“, „Stern“ u. s. w. zeigen, werden die Phasen des karyokinetischen Processes auf Grund der Figuren, welche das Chromatingerüst bietet, unterschieden. Es sind auch die Veränderungen dieses Gerüstes am genauesten untersucht worden. Es ist indessen bekannt, dass die karyokinetischen Figuren auch Achromatingebilde enthalten, wie die Achromatinspindel, die Verbindungsfäden, welche manchmal, wie ich zu sehen Gelegenheit hatte, in Form von Ketten aus Achromatinkörnchen erscheinen, u. d. m. Ferner muss noch daran erinnert werden, dass gleichzeitig mit den Kernveränderungen auch äusserst complicirte Veränderungen im Zellenleibe vor sich gehen: so entstehen hier besondere Strahlenfiguren, in deren Centrum, den Kernpolen entsprechend, nicht selten eigenthümliche Polarkörperchen zu finden sind.

Die Beobachtungen an den Eizellen der *Ascaris megalocephala*, welche uns mit einer Fülle von wichtigen Aufschlüssen über den Process der Befruchtung bereichert haben, sind auch für die Lehre von der Karyokinese nützlich gewesen. Ich will nur auf die Ergebnisse, zu denen unlängst BOVERI gelangt ist, hinweisen; nach ihm theilt sich der Kern nicht, sondern er wird mit Hülfe eines besonderen Mechanismus getheilt, welcher sich im Zellenleibe aus dem Archoplasma bei Mitwirkung des vom Spermatozoon in dasselbe eingetragenen Centrosomas bildet. Das Archoplasma kann in der Eizelle durch Behandlung mit einem Gemisch von Pikrin- und Essigsäure aufgedeckt werden, und zwar zu einer Zeit, wo die Eizelle schon ein Richtungskörperchen gebildet hat. Dieses Archoplasma stellt eine feinkörnige Masse dar, welche sich um das Spermatozoon gruppirt; übrigens befreit sich später das Spermatozoon daraus. Weiter entdeckt das Mikroskop im Centrum der archoplasmatischen Sphäre die Anwesenheit eines kleinen Gebildes, welches eben den Namen Centrosoma trägt. Dieses Element unterliegt seinerseits der Theilung, was dann auch eine Theilung des Archoplasmas in zwei gleiche Partien nach sich zieht. In den archoplasmatischen Tochtersphären erscheinen die Centrosomen schon als etwas grössere sphärische Gebilde mit einem Körnchen im Innern. Die feinkörnige Masse des Archoplasmas verwandelt sich allmählich in ein System von radiär angeordneten feinsten Fasern, welche die Chromatinsegmente auffangen, der Länge nach theilen und in der Richtung zu den Polen hin verschleppen. Mit dem Gesagten bezwecke ich, Ihre Aufmerksamkeit darauf zu lenken, wie erstaunlich complicirte Mechanismen die Zelle in gewissen Fällen von Karyokinese ins Spiel setzt. Das Obige genügt auch, um die grossen Hoffnungen, welche man mit dem Studium der normalen und pathologischen Karyokinese verknüpft, als gerechtfertigt erscheinen zu lassen.

Es ist unter Anderem für den karyokinetischen Process charakteristisch, dass die Chromatinsegmente sich der Länge nach in zwei gleiche Theile spalten, wobei einer in den einen, der andere in den anderen Tochterkern übergeht. Auf diese Thatsache legen wir besonderen Nachdruck, da die angeführte Reihe von Phasen an und für sich noch nicht von Allen als eine unbedingt nothwendige acceptirt wird. Carnoy ist geneigt, selbst zu glauben, dass keine der Phasen von Karyokinese absolut nothwendig und für alle Fälle charakteristisch ist. Welche Stellung wir dieser Behauptung gegenüber auch einnehmen, müssen wir jedenfalls ihr eine wichtige Bedeutung für die Beurtheilung der Eigenthümlichkeiten, welche die Karyokinese unter pathologischen Bedingungen manchmal aufweist, zumessen.

Beim Studium einiger schnell wachsender Geschwülste (Krebs, Adenom, Sarkom) hat A. Kosiński nachgewiesen, dass der karyokinetische Process nicht nur von Veränderungen in der räumlichen Anordnung der Chromatinsubstanz, sondern auch von inneren chemischen Umwandlungen dieser Substanz begleitet wird. „Mit Bezugnahme auf die Doppelfärbung mittels Hämatoxylin und Safranin, sagt er, könnte man den ganzen Vorgang folgendermaassen schildern: der reife Mutterkern mit seinem blauvioletten Gerüste tritt in Karyokinese; das Chromatin der ersten Phase der Karyokinese, des Knäuels, bewahrt noch alle seine Verwandtschaftsmerkmale mit dem Chromatin des ruhenden Kernes und ist ebenfalls blauviolett gefärbt; bei der weiteren Entwickelung des Processes führt die innere chemische Arbeit, deren äusserer Ausdruck vielleicht die Morphologie der indirecten Theilung ist, in das Chromatin der karyokinetischen Figur neue Combinationen von Atomen ein oder spaltet einen Theil der früheren ab; demgemäss ändert sich auch die Farbenreaction, wobei die blauviolette Färbung der rothen Platz macht; die jungen Tochterkerne, deren Gerüst, wie bekannt, aus denselben Elementen besteht, aus welchen der Chromatintheil der karyokinetischen Figur gebildet ist, färben sich ebenfalls roth, womit wohl angedeutet werden soll, dass die Substanzen, deren Entwickelung vom karyokinetischen Process begleitet wird, noch nicht erschöpft sind; erst nach einer gewissen Zeit, welche der Reifungsperiode der jungen Kerne entspricht, finden wir das blauviolette Gerüst der ruhenden Kerne, welches zu unserem Ausgangspunkte diente, wieder". Dem sei noch hinzugefügt, dass die Anwendung anderer combinirter Tinctionen ähnliche Beziehungen entdecken lässt, und zwar in sehr verschiedenen normalen und pathologischen Geweben; so hat Went, welcher die Kerne des Wandbelegs der Embryonalsäcke von *Narcissus Pseudonarcissus* untersuchte, gefunden, dass, bei Anwendung der Doppelfärbung mit Fuchsin und Jodgrün, die Färbung des Gerüstes je nach der Phase der Karyokinese verschieden ist. Uebrigens glaubt Went, dass diese Erscheinung mit der Aufnahme in das Kerngerüst derjenigen Substanzen, aus welchen das Kernkörperchen besteht, in Zusammenhang sei, da die Veränderung der Färbung Hand in Hand mit dem Verschwinden der Nucleolen im Mutterkerne und mit ihrem Wiedererscheinen in den Tochterkernen zusammenfällt. Auch ist die Beobachtung von Bizzozero und Vassale zu notiren, welche gefunden haben, dass das Gram'sche Verfahren, welches zur isolirten Färbung von Mikroorganismen angewandt wird, sich auch bei den karyokinetischen Figuren bewährt; dieser Befund ist von Demarbaix ebenfalls bestätigt worden.

Der Lehre von der Karyokinese hat hauptsächlich der Umstand den Erfolg gesichert, dass es gelungen ist, dem Processe Schritt für Schritt, an der Hand lebender Objecte, nachzugehen. Somit ist ein für allemal die Möglichkeit ausgeschlossen worden, eine theoretische Construction für Wirklichkeit zu halten. Nebenbei sei auch bemerkt, dass die Untersuchung der lebenden Objecte ermöglicht hat, die Zeit zu bestimmen, die zur karyokinetischen Theilung einer Zelle erforderlich ist: man nimmt jetzt gewöhnlich an, dass der ganze Process binnen drei Stunden zum Abschluss gebracht wird; übrigens sind auch Beobachtungen vorhanden, welche dafür sprechen, dass der karyokinetische Process auch viel schneller vor sich gehen kann (eine halbe Stunde und weniger;

Flemming). In Betreff der menschlichen Gewebe sind die Forscher jedoch nicht in gleich glücklicher Lage und alle Kenntnisse über die Karyokinese beim Menschen sind an fixirten Objecten gesammelt worden, worin auch die vielen Streitigkeiten auf diesem Gebiete ihre Erklärung finden. Immerhin muss man zugeben, dass auch für die menschlichen Gewebe das oben angeführte Flemming'sche Schema, wenigstens in seinen wesentlichen Zügen, Geltung hat. Ich will mir erlauben, nur noch zwei kurze Bemerkungen zu machen. Erstens, ist die Fixirung der karyokinetischen Figuren in menschlichen, normalen wie pathologischen, Geweben etwas schwieriger, als die Fixirung dieser Figuren in den Geweben eines Salamanders oder eines ähnlichen Thieres, selbst in dem Falle, wenn wir ganz frische Gewebe fixiren (z. B. Stückchen einer eben exstirpirten Geschwulst). Zur Fixirung von karyokinetischen Figuren eignet sich am besten: das Flemming'sche Gemisch, welches aus Ueberosmium-, Essig- und Chromsäure besteht, ferner das Sublimat, welches hier gleich gute Dienste leistet, wie in vielen anderen Fällen. Von Färbungsmitteln für karyokinetische Figuren kennen wir heutzutage bereits sehr viele; Einiges darüber ist von A. Kosiński zusammengestellt worden. Zweitens, sehen wir nicht selten, dass zwischen den Segmenten der Tochtersterne aus Chromatin bestehende Verbindungsfäden ziehen, welchen wir bei Studium der Karyokinese beim Salamander nicht begegnen. Diese Verbindungsfäden sind ausser dem Menschen auch gewissen anderen Warmblütern eigen. Selbstverständlich führt dieses zu einer gewissen Verunstaltung der karyokinetischen Figuren. Inwiefern diese Erscheinung der unvollständigen Fixirung oder aber den Eigenthümlichkeiten der Objecte selbst resp. pathologischen Umständen zuzuschreiben sei, bleibt einstweilen dahingestellt.

Bevor wir zur Aufzählung der pathologischen Zustände übergehen, welche von gesteigerter karyokinetischer Zellenvermehrung begleitet werden, wollen wir uns noch bei der Beurtheilung der Karyokinese im Allgemeinen aufhalten. Auf welche Betrachtungen führt uns die wechselnde Zahl von karyokinetischen Figuren in diesem oder jenem Theile des Organismus?

In Anbetracht der Angaben von Pfitzner u. A. lassen sich darüber folgende vier Thesen formuliren. Erstens, erlaubt uns die Karyokinese, über die Proliferationsthätigkeit der Zellen, welche das betreffende morphologische Substrat bilden, mit grösserer Genauigkeit zu berichten. Die Erscheinungsformen der Karyokinese sind so charakteristisch, dass selbst bei geringer Uebung sie kaum unbemerkt bleiben oder falsch gedeutet werden können. Wenn wir karyokinetische Figuren auffinden, so lässt es sich bestimmt sagen, dass die betreffenden Gewebselemente proliferiren. Zur Zeit, wo die Lehre von der directen Theilung herrschend war, ist die Lage der Forscher viel schwieriger gewesen: verschiedene „biscuitähnliche“ Kernformen u. d. m., wenn sie auch bisweilen, in der That, auf directe Theilung zu beziehen waren, konnten ebenfalls von anderen zufälligen Bedingungen abhängig gemacht werden. Unter solchen Umständen waltete begreiflicher Weise grosse Willkür ob und die „biscuitähnlichen“ Kerne haben ein trauriges Andenken nachgelassen. Ferner wird die Karyokinese in den Leukocyten verhältnissmässig selten constatirt; Peremeschko, Flemming u. A. haben sie jedoch auch hier beobachtet. Wenn wir in einem Gewebe karyokinetische Figuren zu sehen bekommen, so dürfen wir schon auf Grund der Seltenheit von Karyokinese in Leukocyten behaupten, dass hierbei die weissen Blutkörperchen an der Bildung der jungen Zellenbrut keinen hervorragenden Antheil haben. Die Wichtigkeit dieses Schlusses ist nach alledem, was über die Betheiligung der Leukocyten an verschiedenen pathologischen Processen gesagt worden ist, nicht mehr zu bezweifeln.

Zweitens, sind wir in der Lage auf Grund des Zahlenverhältnisses der kinetischen Kerne zu den ruhenden über die Intensität des Vermehrungsprocesses zu urtheilen. Man muss aber im Auge behalten, dass die Karyokinese heerdweise und periodisch auftritt; zufällig trifft man solch' eine Stelle z. B. in einer Geschwulst und stösst man auf denjenigen Moment in ihrer Entwickelung, wo und wann verhältnissmässig wenige karyokinetische Figuren zu finden sind. Bei Beachtung gewisser Vorsichtsmaassregeln kann man jedoch bis zu einem gewissen Grade diese Uebelstände beseitigen. Auch unter normalen Verhältnissen sucht man schon die Karyokinese in der angegebenen Weise zu verwerthen. Bizzozero und Vassale lehren uns an der Hand der Karyokinese die Geschwindigkeit, mit welcher die Regeneration der epithelialen Elemente in verschiedenen Drüsen vor sich geht, zu messen.

Drittens, gestattet es die Karyokinese, uns über die Wachsthumsrichtung Rechenschaft zu geben, da diese Richtung in einer gewissen Abhängigkeit von der Lage der Theilungsachse steht. Bei Epithelien, welche z. B. eine Fläche auskleiden, ist das Flächenwachsthum mit einer dieser Fläche parallelen, das Dickenwachsthum mit einer ihr perpendiculären Lage der Theilungsachsen verbunden. Aber auch dieser Satz ist nur mit gewissen Einschränkungen annehmbar. Die Tochterkerne können nämlich die Lage verlassen, welche ihnen die Theilungsachse, d. h. die die beiden Pole verbindende gerade Linie vorschreibt. Diese Erscheinung hat auch Pfitzner im Hautepithel der Salamander und bei einigen vielkernigen Protozoen beobachtet. Analoge Erscheinungen sind gleichfalls in anderen Geweben und bei anderen Thieren nachweisbar.

Viertens, gewinnen wir durch das Studium der Karyokinese mehr oder minder deutliche Vorstellung über die functionelle Bedeutung der einzelnen Structurelemente des Kernes und des Zellenleibes. Den Sinn dieser These können uns die schon genannten Untersuchungen von Boveri erläutern, welcher in der letzten Zeit sich für die hochgradige Selbständigkeit der einzelnen Chromosomen resp. Chromatinsegmente (Chromatinschleifen) ausspricht. Von diesem Standpunkte aus ist die Karyokinese für den Physiologen wie für den Pathologen in gleichem Maasse lehrreich.

Fünfzehnte Vorlesung.

Die Karyokinese unter pathologischen Verhältnissen (Schluss).

M. H.! Unter den ersten, welche auf die hohe Bedeutung der Karyokinese in pathologischen Vorgängen hinwiesen, muss Arnold genannt werden, der schon im Jahre 1879 bestrebt war, die Aufmerksamkeit der Pathologen für den karyokinetischen Process in Anspruch zu nehmen. Nachträglich haben sowohl Arnold, als auch sehr viele andere Beobachter das grosse Interesse, welches der Karyokinese zu Theil wurde, gerechtfertigt. Gegenwärtig besitzen wir bereits eine recht umfangreiche Litteratur über Karyokinese in pathologischen Fällen. Dem elementaren Charakter dieser Vorlesungen entsprechend werden wir uns bemühen, mit Rücksicht auf die uns beschäftigende Frage hier nur die allgemeinen Schlüsse zusammenzustellen.

Der Pathologe begegnet karyokinetischen Erscheinungen vorwiegend unter folgenden Umständen: erstens, — bei Geschwülsten verschiedener Art; zweitens, — bei Regeneration von Organen und Geweben; drittens, — bei entzündlichen Processen; viertens, — bei manchen Hypertrophien der Organe und Gewebe. Wollen wir nun die wichtigsten der hierher gehörenden Thatsachen besprechen.

Da die Geschwülste für uns an dieser Stelle nur in Bezug auf die Vermehrungsthätigkeit ihrer Zellen von Belang sind, und da jeder Versuch einen tieferen Einblick in die allgemeinen Eigenschaften der Neubildungen zu gewinnen uns über die Grenzen der allgemeinen Pathologie der Zelle führen würde, so werden wir uns auf die allgemeine Charakteristik der Geschwülste nicht näher einlassen. Ich muss bei dieser Gelegenheit daran erinnern, dass Virchow — der grösste Kenner von Geschwülsten — die Frage, was Geschwülste eigentlich sind, zu beantworten verzichtet. Daraus folgt selbstverständlich noch nicht, dass es unmöglich wäre, die wesentlichsten Merkmale aufzuzählen, durch welche sich die Vorgänge bei Bildung von Geschwülsten von anderen pathologischen Processen unterscheiden. So z. B. wissen wir, dass der Entstehung der Neoplasmen eine Neubildung von Gewebselementen zu Grunde liegt, welche mehr oder weniger in Heerden geschieht und welche zur Störung des typischen Baues der befallenen Körpergegend führt; auch ist es bekannt, dass den Geschwülsten die Fähigkeit, unbegrenzt zu wachsen, innewohnt und dass demgemäss ihre Entwickelung eines typischen Abschlusses entbehrt; ferner muss nicht ausser Acht gelassen werden, dass die bei der Geschwulstbildung neuentstandenen Gewebselemente, indem sie im günstigsten Falle den Körper unnützerweise überbürden, sehr oft zur Quelle schwerer Leiden werden; schliesslich ist es äusserst wichtig, auch auf manche negativen Kennzeichen Rücksicht zu nehmen, und zwar — auf die Abwesenheit von Erscheinungen entzündlichen Charakters und das Fehlen eines vorausgegangenen Substanzverlustes resp. eines Defectes. Wir haben bereits des Umstandes gedacht, dass nach Cohnheim's Ansicht die Neubildungen ihr Dasein der Wucherung atypischer Zellenheerde verdanken, welche durch diese oder jene Störungen in der embryonalen Entwickelung des Organismus hervorgerufen werden. Es sei hier auf die Beobachtungen von Lebedew hingewiesen, welcher bei Untersuchung von 25 gesunden Speiseröhren, die er den an verschiedenen Krankheiten Verstorbenen entnahm, gefunden hat, dass in der Gegend, die der Bifurcation der Luftröhre entspricht, mitunter Anomalien in der Vertheilung des wahren Epithels constatirt werden, welches bald mehr oder weniger tiefgehende Fortsätze in die darunter befindlichen Gewebe entsendet, bald aber in Form von kleinen, inmitten von Geweben anderer Art gelegenen Inseln auftritt. Der erwähnte Forscher glaubt, diese Befunde als Resultat einer abnormen Vertheilung embryonaler Zellen bei Bildung primärer Keimblätter ansehen zu müssen. Offenbar sind diese abnormen Gebilde — epitheliale Fortsätze und Inseln — keine so seltene Erscheinung: Lebedew beschreibt fünf einschlägige Fälle. Selbstverständlich liegt es mir fern, die angeführten Beobachtungen als Beweis der COHNHEIM'schen Hypothese von dem Vorhandensein atypischer Zellenheerde gelten zu lassen, und daher halte ich alle die Einwände aufrecht, welche hinsichtlich dieser Hypothese in der dritten Vorlesung gemacht wurden. Es lässt sich indessen nicht in Abrede stellen, dass die LEBEDEW'schen Befunde, sofern sie an anderen Objecten bestätigt werden, geeignet sind, zur Lösung der Frage nach der Histogenese der Geschwülste beizutragen. Auch verdient unsere volle Beachtung einer der neueren Befunde, welcher zur Geschwulstbildung in inniger Beziehung steht. Die Sache ist nämlich die: selbst im Falle, dass die COHNHEIM'schen Zellenheerde wirklich existiren, können wir nicht umhin, nach besonderen Ursachen der Wucherung dieser Keime, welche sich mitunter viele Jahrzehnte lang vollkommen ruhig verhalten, zu fahnden. Es müssen sicherlich irgend welche nähere Ursachen vorhanden sein, welche zum Offenbaren der in diesen Keimen verborgenen histogenetischen Energie Veranlassung geben. In Anbetracht dieses Umstandes haben die Forscher zu wiederholten Malen ihre Bemühungen dahin gerichtet, um diese oder andere Parasiten, die die Zellenwucherung in irgend einer Körperregion bewirken könnten, aufzufinden. Die parasitäre Theorie der Neubildungen, welche einer der Hauptrichtungen der modernen Pathologie entspricht, verdient zweifellos schon deshalb unsere Aufmerksamkeit, weil zur Erklärung der Histogenese der Geschwülste weder die mechanischen, noch die physikalisch-chemischen Agentien im engeren Sinne dieses Wortes sich heranziehen lassen. Zunächst werde ich eine von THOMA angegebene, auf parasitäre Theorie der Geschwülste bezügliche Thatsache nennen. Beim Untersuchen von Carcinomen fand THOMA in zahlreichen epithelialen Zellen (und zwar in ihren Kernen) eigenthümliche parasitäre Bildungen, die er mit der früher beschriebenen Coccidie — *Karyophagus salamandrae* (STEINHAUS) — vergleicht, welche ihre Entwickelung in den Epithelzellenkernen der Darmschleimhaut von Salamandern durchmacht. Da bei Vögeln Epithelwucherungen beobachtet werden, die in Beziehung mit der Anwesenheit ähnlicher Gebilde stehen, so hält THOMA für möglich, dass auch die von ihm festgestellten Parasiten die nächste Veranlassung zur Entstehung von Carcinomen abgeben. Auf das Vorhandensein im menschlichen Körper dem *Karyophagus salamandrae* ähnlicher Coccidien weist auch W. PODWYSSOZKI hin und nennt sie *Karyophagus hominis.* Andere Forscher bemühten sich, bakterielle Formen aus den Geschwülsten zu isoliren (SCHEURLEN). Es wurden ferner Impfversuche mit Geschwülsten vorgenommen; positive Resultate erhielten mit Carcinomen HANAU und WEHR. Nun aber lasse ich all' diese

Détails bei Seite und gehe zur Aufzählung derjenigen Neubildungen über, in welchen Karyokinese constatirt wurde.

Besonders häufig sind Erscheinungen der Karyokinese in Geschwülsten von epithelialem Typus beobachtet worden. Hierher gehören die Befunde von ARNOLD, MARTIN, CORNIL, FILBRI, ROSOW, W. PODWYSSOZKI, SESLAWIN u. A. Aus den Untersuchungen SESLAWIN's, welcher 13 Carcinomfälle prüfte, ergibt sich, dass Karyokinese besonders scharf in den schnell wachsenden Geschwülsten und dort wiederum vorwiegend in den Epithelialzellen, welche dem Stroma und den Gefässen am nächsten liegen, ausgeprägt erscheint. In den Elementen des bindegewebigen Stromas, sowie auch im Endothel der im Stützgewebe verlaufenden Gefässe werden ebenfalls karyokinetische Figuren angetroffen, wiewohl nicht so oft, als in den Epithelialzellen. Keineswegs selten sieht man Karyokinese auch in Sarkomen, worauf ARNOLD, BABES u. v. A. aufmerksam machen. Ausserdem ist dieselbe in Fibromen, Myxomen, Enchondromen, Leiomyomen u. s. w. gesehen worden (ARNOLD, BLONSKI u. A.). Daraus folgt, dass die Hauptmasse junger Brut, durch welche das Wachsthum der Geschwülste bedingt wird, auf dem Wege indirecter Theilung entsteht.

Die Gruppe der Regenerationserscheinungen kann im Allgemeinen leichter charakterisirt werden, als diejenige der Neubildungen. Bei der Regeneration von Organen und Geweben haben wir, wie auch bei Regeneration im Allgemeinen, mit dem Ersatze dieser oder jener Verluste, die entweder vom Trauma, oder von der Einwirkung verschiedener physikalisch-chemischer und biologischer Agentien herrühren, zu thun. Die Feststellung der Gesetzmässigkeiten, von denen das Gebiet der in Rede stehenden Erscheinungen beherrscht wird, ist schon mit grösseren Schwierigkeiten verknüpft: auch hier müssen wir bei dem geringsten Versuche, sich in den Mechanismus dieser Vorgänge zu vertiefen, die Grenzen der allgemeinen Pathologie der Zelle überschreiten. Zur Bekräftigung des Gesagten genügt es, sich auf die allbekannten Beispiele von Regeneration ganzer, recht complicirter Organe bei verschiedenen, vorzüglich niederen, Thieren zu berufen. Was gebietet den neuentstandenen Gewebselementen, sich zu bestimmten Geweben zu ordnen, was treibt die neugebildeten Gewebe, sich zu Organen von streng definirtem und recht feinem Baue zu verbinden, mit einem Worte, was veranlasst ein System von Zellen zur Verwirklichung eines gewissen idealen Planes, welcher dem allgemeinen Baue des entsprechenden Organismus zu Grunde liegt — Alles dies sind Räthsel, die heutzutage von keiner Hypothese gelöst werden können. Uebrigens ist es nicht Aufgabe dieser Vorlesung, alle einschlägigen Fragen einer

Erwägung zu unterziehen. Von unserem Standpunkte aus ist von Belang, nur zu zeigen, dass in den meisten Fällen der Gewebsregeneration das neue Material, woraus die Gewebe sich bilden, die als Ersatz des Verlustes dienen sollen, durch indirecte Theilung zu Stande kommt. So lauten wenigstens die Ergebnisse zahlreicher Untersuchungen an Thieren. Hierher sind zu zählen die Beobachtungen über Regeneration des Hornhautepithels (Mayzel, Eberth), der Bindegewebszellen von Sehnen und des Harnblasenepithels (Beltzow), des Epithels der vorderen Krystalllinsenkapsel (Falchi), des Epithels der wahren Stimmbänder (Simanowsky), der Knorpelzellen der Luftröhre (Buschanski), des Trachealepithels (Bockendahl), des Epithels der Leber, der Nieren, der Speichel- und Meibom'schen Drüsen (W. Podwyssozki), der Muskelelemente der Magenwand (Pfitzner, Stilling), der Muskelelemente des Magens, Darmes und der Gebärmutter (Ritschl), des schwangeren und des nichtschwangeren Uterus (Piankow) u. s. w. Wie Sie sehen, ist auch diese Kategorie von Fällen nichts weniger als spärlich; selbstverständlich wurde das vorhandene Material durch unsere soeben angeführte Aufzählung bei Weitem nicht erschöpft. Ohne Weiteres Eingehen in einzelne Thatsachen, welche man bei Gewebsregeneration beobachtet hat, möge nur daran erinnert werden, dass die weissen Blutkörperchen, denen früher eine einschneidende Bedeutung beim Regenerationsprocesse vindicirt wurde, nunmehr in den Hintergrund zurückgedrängt werden; ausserdem muss daran festgehalten werden, dass der klinische Begriff vom Ersatze der Defecte nicht immer dem wahren Begriffe von Regeneration in rein histologischem Sinne dieses Wortes entspricht (es ist in der That bekannt, dass an Stelle des Defectes z. B. im Knorpel- und Muskelgewebe es nicht selten zur Bildung von Bindegewebe kommt, welches den Substanzverlust ausfüllt und dem lädirten Körpertheile sein normales Aussehen wiedergibt, wiewohl aus leicht begreiflichen Gründen keine vollkommene *restitutio ad integrum* erlangt wird; oft bekommen wir nachträglich an Stelle des Knorpels Knochengewebe).

Die dritte Kategorie von Fällen, in denen es gelingt, Karyokinese zu sehen, sind die entzündlichen Processe, als deren wesentlichstes Merkmal seit Cohnheim gewisse Gefässstörungen betrachtet werden, welche zur Bildung des sog. entzündlichen, grössere oder kleinere Mengen der aus Gefässen emigrirten Leukocyten enthaltenden Exsudates führen. Die allgemeine Theorie der Entzündung, deren Geschichte so instructiv ist, stellt einen selbständigen, ausserhalb des Gebietes der allgemeinen Zellenpathologie liegenden Abschnitt der Lehre von den Grundtypen krankhafter Processe dar. Im Interesse dieser

Vorlesung genügt es, nur den Umstand zu betonen, dass die Wanderzellen, welche in der ersten Zeit der Begeisterung für die COHNHEIM'schen Anschauungen α und ω der Lehre von der Entzündung gewesen sind, längst ihre ausschliessliche Macht über die Pathologen eingebüsst haben, so dass selbst die scharfsinnigen Versuche METSCHNIKOFF's die entzündliche Auswanderung der Leukocyten vom Standpunkte eines salutären Kampfes derselben mit den Bakterien, welche den Organismus anstürmen, zu beleuchten, die den Leukocyten von COHNHEIM und dessen Schule angewiesene Stellung zu wahren nicht vermochten. Man gibt gegenwärtig zu, dass auch die fixen Elemente des entzündeten Gewebes keine geringere Aufmerksamkeit verdienen. Aus den neueren Untersuchungen von GRAWITZ über histologische Veränderungen im Fett- und Bindegewebe bei eitriger Entzündung ist ersichtlich, dass die fixen Zellen der befallenen Region an der Bildung von Eiterkörperchen auch theilnehmen können; die Kerne dieser fixen Elemente zerfallen dabei und in Folge dessen entstehen polinucleäre, den vielkernigen Leukocyten ähnliche Zellen. Ich hebe diesen Punkt, auf den wir übrigens noch einmal zurückkommen werden, deshalb hervor, um Ihnen zu zeigen, dass zur Zeit einige Forscher geneigt sind, die Bedeutung der Leukocytenauswanderung sogar in Bezug auf den Eiterungsprocess einzuschränken. Für uns ist es jedenfalls von Belang, dass gerade diese fixen Elemente in Fällen entzündlicher Affection der Gewebe karyokinetische Erscheinungen aufweisen. Hier einige Beispiele davon. HOMÉN beobachtete in fixen Zellen der Hornhaut nach Chlorzinkätzung Karyokinese in unmittelbarer Nähe des entzündlichen Heerdes; DA GAMA PINTO beschreibt den in Rede stehenden Vorgang in den Epithelzellen der Bindehaut des Auges beim Trachom, Croup u. a. Krankheiten; GIOVANNINI fand unter Anderem Karyokinese auch bei *pityriasis rubra*, *psoriasis*, bei spitzen Condylomen u. s. w.; OSTRY sah sie in Hautepithelien bei verschiedenen entzündlichen Neubildungen, in syphilitischen Papeln u. d. m.; bei spitzen Condylomen hat auch UNNA Karyokinese angetroffen; PETROW, welcher bei Kaninchen und Hunden künstliche Gelenkentzündung erzeugte, hat dargethan, dass bei serösen und eitrigen Synoviten in verschiedenen Elementen der Synovialkapsel eine ziemlich erhebliche Menge von karyokinetischen Figuren aufzutreten pflegt. So wie bezüglich der früheren Aufzählung geschehen ist, muss auch wegen der vorliegenden gesagt werden, dass sie keine Ansprüche auf Vollständigkeit erhebt. Die angeführten Beispiele genügen jedenfalls, um auch bei entzündlichen Processen der Karyokinese Rechnung zu tragen.

In Betreff der vierten Kategorie wollen wir nur sagen, dass bei

Hypertrophie der Organe und Gewebe, welche sich durch Zunahme ihres Gewichtes und Umfanges unter Beibehaltung der typischen Form und typischen Function des betreffenden Körpertheiles kundgibt, wir nur dann die Aussicht haben, Karyokinese anzutreffen, wenn diese Zunahme weniger durch Hypertrophie einzelner Zellenelemente, als durch Hyperplasie derselben verursacht wird. In der vierten Vorlesung haben wir bemerkt, dass bei Weitem nicht alle Zellen mit gleicher Leichtigkeit sowohl der Hypertrophie, als auch der Hyperplasie anheimfallen. Ohne das früher Gesagte zu wiederholen, will ich mich nur auf 'die allgemeine Bemerkung beschränken, dass die Hyperplasie in den am sorgfältigsten untersuchten Fällen ihrerseits auf Karyokinese zurückgeführt wird. Um das eben Geäusserte zu illustriren, kann man sich auf Beobachtungen von FLEMMING, PAULSEN u. A. an hyperplastischen Lymphdrüsen, ferner auf karyokinetische Erscheinungen in den Muskelelementen des schwangeren Uterus bei seiner physiologischen Hypertrophie (ZIEGLER) u. s. w. berufen. Auch sei hier erwähnt, dass nach MORPURGO die Wiederkehr zur Norm bei Kaninchen, welche nach dem Hungern aufgefüttert werden, in manchen Organen vom karyokinetischen Processe begleitet wird.

Aus dem obigen Grundrisse können wir schliessen, dass das Gebiet der Karyokinese in pathologischen Fällen ein ausserordentlich weites ist.

Nachträglich werden wir beim Betrachten anderer Vermehrungsarten der Zellen unter krankhaften Verhältnissen uns darüber aussprechen, in wiefern die Neubildung der jungen Brut in soeben aufgezählten Kategorien nur durch Karyokinese geschieht; nun aber wollen wir uns mit einigen nicht minder wichtigen Besonderheiten, die seitens der Karyokinese unter pathologischen Bedingungen geboten werden, eingehender befassen.

Bei Untersuchung sarkomatöser und anderer Geschwülste lernte ARNOLD eigenthümliche Chromatinelemente kennen, welche sich bei der Bildung karyokinetischer Figuren betheiligen. Wie wir wissen, erscheinen die Chromatinsegmente in gesunden Geweben meistentheils in Gestalt von *v*-förmigen Schleifen. Zuweilen fand der Genannte statt Schleifen Chromatinkörner, welche Fortsätze hatten, die sich bis in den Zellenleib verfolgen liessen. Es würde schwer fallen, diesen Befund als frei von jeglichen Einwänden zu betrachten; meines Dafürhaltens sollten wir ihn jedenfalls, wenn auch nur der Nachprüfung halber, nicht übergehen. Immerhin steht es fest, dass die *v*-förmige Schleife keinen unbedingt nothwendigen Befund bei Karyokinese darstellt. In den Geschlechtselementen bei manchen Würmern hat man auch ungemein kleine Chromatinsegmente wahrgenommen, welche eher den Namen von Körnern verdienen, als denjenigen von Schleifen.

Ein noch viel wesentlicheres Merkmal der Karyokinese in pathologischen Fällen ist die Theilung des Mutterkernes nicht in zwei, sondern in drei, vier und mehr Tochterkerne. Dessen ungeachtet zerfällt der Mutterkern in gleiche Theile. Aehnliche Vorgänge sind von Arnold, Martin u. A. beschrieben worden. Ausserdem verzeichnet auch Schottländer analoge Befunde im Epithel der Descemet'schen Membran nach Aetzung der Hornhaut mit Chlorzink. Es wäre aber irrig, diese multipolare Karyokinese als ein ausschliessliches Attribut pathologischer Zustände anzusprechen. Strasburger bestätigt das Vorkommen gleicher Erscheinungen bei manchen Pflanzen. Mit grosser Wahrscheinlichkeit ist die multipolare Karyokinese auch bei Thieren selbst in normalen Geweben zulässig. Wir brauchen hier nur an das von Riesenzellen Gesagte zu erinnern.

Die dritte Eigenthümlichkeit, deren Bedeutung Hansemann entsprechend gewürdigt hat, beruht darauf, dass in malignen Neubildungen aus dem Mutterkerne nicht selten ungleiche, asymmetrische Tochterkerne auf karyokinetischem Wege hervorgehen. Hansemann theilt mit, dass diese Tochterkerne sowohl in Betreff der Grösse, als auch der Zahl ihrer Chromatinsegmente erhebliche Unterschiede aufweisen können. Allem Vermuthen nach sind die kleinen Kerne fähig, sich ebenfalls durch Karyokinese fortzupflanzen; allein ihre definitive Bestimmung soll der Untergang sein. Grosse Kerne resp. die grossen Theile der Mutterzelle, welche den Process asymmetrischer Karyokinese eingegangen sind, wandeln sich augenscheinlich in die eigentlichen Krebselemente mit ruhenden Kernen um. Hansemann legt darauf Nachdruck, dass er der asymmetrischen Karyokinese nur in 11 bösartigen Krebsgeschwülsten begegnet ist; ähnliches will er weder in anderen Tumoren noch in einfachen Hyperplasien beobachtet haben. Der Genannte sucht sich jedoch von einer einseitigen Abschätzung der von ihm festgestellten Thatsachen zu enthalten und vergleicht mit Recht seine Bilder mit den Befunden von Mayzel, Rabl u. A. So schildert Mayzel die Theilung einer Bindegewebszelle bei der Axolotl-Larve in vier Tochterelemente, wobei es unter seinen Augen zur Bildung von drei kleinen zusammenhängenden Zellen, von welchen winzige Kerne beherbergt wurden, und einer grossen mit voluminösem Kerne versehenen Zelle gekommen war.

Viertens, wollen wir darauf hinweisen, dass in pathologischen Fällen karyokinetische Figuren der Tochterzellen ziemlich oft mit Chromatinfäden untereinander verbunden sind. In diesem Sinne sprechen die

Beobachtungen von HANSEMANN, SCHOTTLÄNDER u. A. Uebrigens habe ich bereits Gelegenheit genommen, einige Worte über diese atypischen Chromatinfäden zu sagen.

Fünftens, verfügen wir über Thatsachen, welche zu Gunsten der Annahme sprechen, dass in den Achromatinbestandtheilen karyokinetischer Figuren unter pathologischen Umständen Abweichungen von der Norm vorzukommen pflegen. So z. B. sah MARTIN Achromatinfäden unregelmässig geschlängelt verlaufen, statt dass sie zu regelmässigen Spindeln geordnet wären. Nicht selten misslingt es gänzlich, die Achromatinelemente nachzuweisen, was nicht immer der Behandlung des Präparates zur Last gelegt werden darf, da wir auf besagte Abnormität auch in Objecten stossen, welche in FLEMMING'scher Mischung fixirt wurden.

Ferner, sechstens, muss man sich auf solche Fälle berufen, deren pathologischer Charakter wenig augenfällig ist. Ich rechne hierher z. B. die Beobachtungen von BOVERI, welcher in den Eizellen von *Ascaris megalocephala* Chromatinsegmente antraf, welche in die Anaphasen des karyokinetischen Processes nicht hereingezogen waren: während der erheblichere Theil dieser Gebilde die beiden Tochterkerne in Anspruch nimmt, bleibt hier und da ein Chromatinsegment bei Seite; solche zur Karyokinese nicht benützten Chromatinelemente werden aller Wahrscheinlichkeit nach entweder zu kleineren Kernen reconstruirt oder gehen früher oder später im Zellenplasma unter. — Vielleicht, dass auch die von FLEMMING aufgestellten heterotypischen und homootypischen Karyokineseformen zur Klärung mancher pathologischer Thatsachen führen werden.

Schliesslich, siebentens, mag die sogenannte partielle Karyokinese Erwähnung finden, welche von CORNIL beschrieben wird. Gelegentlich einer Untersuchung von Knochenmark bei Kaninchen, welches künstlich in entzündlichen Zustand versetzt wurde, bemerkte CORNIL, dass in einigen Riesenzellen, welche viele Kerne enthalten, an einem Kerne Karyokinese sichtbar sein kann, während die anderen ruhen; es geschieht mitunter, dass der karyokinetische Process sich nur auf einen Theil des grossen Kernes erstreckt. Scheint der zweitgenannte Fall auch etwas zweifelhaft, so wäre es schwer, gegen den ersterwähnten irgend welche Widersprüche *a priori* zu erheben. Uebrigens müssen wir gestehen, dass Bilder, wie sie CORNIL schildert, auch eine andere Deutung zulassen; nach DEMARBAIX haben wir im vorliegenden Falle nicht mit wahren polynucleären Zellen zu thun, sondern mit grossen einkernigen Elementen, in welche bewegliche Gebilde hineingedrungen sind.

Ohne genau zu wissen, wovon die Entstehung und der typische Ablauf des karyokinetischen Processes abhängig sind, haben wir allerdings kein Recht, irgend welche Vermuthung in Bezug auf die Ursachen des atypischen Verlaufes der Karyokinese auszusprechen. Wir tragen sogar Bedenken, eine viel allgemeinere Frage zu beantworten. Warum theilen sich denn die einen Zellen stets durch Karyokinese, während bei den anderen die Vermehrung auf dem Wege directer Theilung statt hat? Löwit suchte dieses Problem an der Hand chemischer Untersuchung der Kerne zu entziffern. Er glaubt, dass Kerne, die besonders reich an Nucleïn sind, Neigung zur Karyokinese haben; diejenigen aber, welche viel Pyrenin enthalten, sich amitotisch theilen. Dabei führt Löwit einen neuen Terminus ein: die Substanz, welche von Schwarz als Pyrenin bezeichnet wird, zieht er vor, Nucleolin zu nennen. Gleich verschiedenen Nucleïnarten, können, nach ihm, auch verschiedene Nucleolinarten angenommen werden. Wenn es uns auch fern liegt, einen gewissen Grad von Berechtigung den Löwit'schen Anschauungen absprechen zu wollen, müssen wir doch constatiren, dass seine Erwägungen keinen tieferen Einblick in den inneren Mechanismus der betreffenden Vorgänge gestatten. Es ist in der That bemerkenswerth, dass bei directer Theilung das Kernkörperchen resp. das Pyrenin oder Nucleolin, wie das noch im Nachstehenden betont wird, eine ziemlich entscheidende Rolle spielt: die Anfangsphase der directen Theilung charakterisirt sich durch Einschnürung und definitive Theilung des Kernkörperchens selbst. Bei Karyokinese wird das Kernkörperchen in der Regel unsichtbar. Obgleich Einige behaupten, dass bei Karyokinese das Kernkörperchen der Mutterzelle nicht spurlos verschwindet, sondern sich theilt (Zacharias räumt dieses ein für das Plastingerüst des Kernkörperchens), so folgt daraus noch nicht, dass demselben eine maassgebende Bedeutung bei karyokinetischem Processe zukommt.

Dem Pathologen, welcher sich mit der Untersuchung menschlicher Gewebe befasst, die er entweder bei Nekropsie oder bei Operation vom Lebenden erhalten hat, würde es kaum gelingen, die Lehre von der Karyokinese in pathologischen Fällen zu fördern, sofern es sich darum handelt, dem feinsten Mechanismus verschiedener Abweichungen im karyokinetischen Processe nachzugehen. Hier, wie in der Lehre von der Regeneration der Zelle, und wie auch in anderen ähnlichen Fällen, haben wir besonders auf die Hilfe anderer Vertreter der Biologie zu rechnen, welche durch die Art ihrer Untersuchungsobjecte viel günstiger situirt sind. Zur Erläuterung des Gesagten will ich auf die ungemein lehrreichen Versuche der Gebrüder O. und R. Hertwig, wenn auch nur flüchtig, hinweisen. Dieselben haben beim Studium der Befruchtungs- und Segmentationserscheinungen in Eiern einiger niederen Thiere, wobei die äusseren Bedingungen mannigfach variirt wurden, ein sehr werthvolles Material gesammelt. Die grösste Aufmerksamkeit wurde von den genannten Forschern dem Seeigel *(Strongylocentrotus lividus)* zugekehrt. Die Versuchsanordnung war eine recht mannigfaltige. Die Eier und Spermatozoiden wurden entweder dem Einflusse verschiedener chemischer Agentien (Chloroform, Chloralhydrat, salzsaures Morphium, Cocaïn, salpetersaures Strychnin, schwefelsaures Chinin, Nicotin, Blausäure) ausgesetzt, oder aber in verschiedene Temperaturverhältnisse gebracht; mitunter mussten sie diese oder jene mechanischen Insulte erleiden. Der Zeitpunkt, in welchem die genannten Factoren ihre Wirkung antraten, und die Dauer der Einwirkung selbst sind in weiten Schranken variirt worden. Eine ausführliche Wiedergabe der Resultate der Gebrüder Hertwig, welche ihre Untersuchungsobjecte theils im lebenden, theils im fixirten Zustande studirten, würde uns zu weit führen; es genügt das Wichtigste davon ins Auge zu fassen. Es ergab sich zunächst, dass wir in der Lage sind, nach Belieben in den Befruchtungsprocess einzugreifen und, was von unserem Stundpunkte besonders lehrreich ist, dass wir diejenigen karyokinetischen Vorgänge zu beeinflussen vermögen, welche dem Eindringen der Spermatozoiden in die Eizellen unmittelbar folgen. Ferner stellte es sich heraus, dass unter dem Einflusse gewisser Bedingungen die Eizellen das Einwandern recht zahlreicher Spermatozoiden dulden und dass in entsprechenden Fällen wir äusserst mannigfaltige multipolare Figuren der Karyokinese zu Gesicht bekommen. Auch hat es sich gezeigt, dass die obigen Agentien nicht allein auf den Gang karyokinetischer Umwandlung in Kernen der Eizellen und der Spermatozoiden, sondern auch auf die merkwürdige Gruppirung des Protoplasmas in den Eizellen zu strahligen Figuren, von Einfluss sein können. Schliesslich wurde festgestellt, dass nach Beseitigung der störenden Momente die Zellen fähig bleiben, sich mehr oder weniger zu erholen, wobei dann die Vorgänge, welche entweder Verzögerung oder tiefere Alteration erfahren haben, wiederum ins frühere Fahrwasser gelangen. Wie Sie aus dieser Darstellung ersehen, haben wir allen Grund zu hoffen, dass durch Bearbeitung der Frage nach dem von O. u. R. Hertwig angegebenen Verfahren, die Lehre von den pathologischen Abweichungen der Karyokinese von ihrer typischen Norm eine Gründlichkeit und Abrundung erlangen wird, wie sie früher kaum geahnt wurden.

Aus dem Gesagten erhellt es, wie grossartig und fesselnd das Gebiet ist, welches sich uns beim Studium der Karyokinese in pathologischen

Fällen eröffnet. Der Bedeutung dieses Gebietes werden wir uns noch mehr bewusst, sobald wir erwägen, dass die Erscheinungen der Karyokinese noch von andersartigen Processen complicirt werden. Gestatten Sie mir dabei zwei Thatsachen zu berücksichtigen. Wenn wir Karyokinese in Drüsenzellen untersuchen, so finden wir nicht allzu selten, wie das von mir in den Magendrüsen beim Salamander constatirt wurde, dass im Plasma derjenigen Elemente, deren Kerne Zeichen von Karyokinese zur Schau tragen, eine ansehnliche Menge zymogener Körner enthalten ist. Wie bekannt, sind dieselben nichts anderes als eine besondere Modification der sogenannten *granula,* denen eine ausschlaggebende Rolle auch in manchen pathologischen Umwandlungen, wie z. B. in der Fettmetamorphose, in der Pigmentumwandlung u. s. w., zugemessen wird. Etwas ähnliches beobachten wir ebenfalls in den Neubildungen, die von irgend welcher Metamorphose ergriffen werden. Als Beispiel mögen hier die Melano-Sarkome oder Carcinome dienen, in welchen wir des öfteren neben Karyokinese auch Pigmentdegeneration antreffen. Die Lebensthätigkeit der Zelle braucht in einer und derselben Geschwulst offenbar nicht immer dieselben Wege einzuschlagen; es können vielmehr zu verschiedenen Zeiten, vielleicht aber auch gleichzeitig, ganz differente Vorgänge in der Zelle platzgreifen. Je nach der Combination der Bedingungen werden selbstverständlich die vom Mikroskop gelieferten Bilder ebenfalls different sein müssen. Ferner möchte ich Ihr Augenmerk darauf lenken, dass die Zelle in verschiedenen Phasen ihres Lebens vom Tode ereilt werden kann. Schon *a priori* ist es wahrscheinlich, dass unter dem Einflusse einer entsprechenden *force majeure* die Zelle selbst im Zustande der Karyokinese zu Grunde gehen wird (Flemming, Arnold). Demgemäss muss es Bilder geben, die wir im Sinne eines Absterbens der in karyokinetischer Theilung begriffenen Zellen zu deuten veranlasst werden. In einer der künftigen Vorlesungen will ich Sie mit denjenigen Erscheinungen bekannt machen, unter welchen die Zelle abzusterben pflegt; Sie werden dabei unter Anderem von der morphologischen und chemischen Deconstitution ruhender Kerne zu hören bekommen. Ich bezweifle nicht, dass für karyokinetische Figuren auch eine specifische Deconstitution morphologischen und chemischen Charakters existirt, welcher wir in pathologischen Fällen besonders oft gewärtig sein müssen. Leider ist das pathologische Material von dieser Seite noch wenig in Angriff genommen worden; einige Andeutungen nach der genannten Richtung hin besitzen wir indessen schon heute. So beobachtete z. B. Steinhaus in der Leber bei Meerschweinchen, denen *ductus choledochus* unterbunden wurde, in der Zone, von welcher die nekrotischen Heerde eingeschlossen werden, eine recht erhebliche Anzahl karyokinetischer Figuren. Wenn die einen von ihnen auch völlig normal sind, so fehlt es keineswegs an solchen, die am einfachsten auf eine nekrotische Umwandlung sich beziehen lassen. Diese letztere wird durch jene schädlichen Einwirkungen verursacht, von denen die Leberzellen beim Verschluss des *ductus choledochus* gewöhnlich betroffen werden und welche Nekrose sowohl der ruhenden als auch der in Theilung befindlichen Zellen bewirken.

Bevor wir die Morphologie des karyokinetischen Processes verlassen werden, wollen wir noch einen kurzen Augenblick bei einer Frage von grosser Tragweite verbleiben. Sie lautet: ist der Verlauf der Karyokinese stets derselbe bei Gewebselementen derselben Gruppe? Im Falle einer verneinenden Antwort bekommen wir offenbar einen neuen Beitrag zur Erklärung der Mannigfaltigkeit karyokinetischer Figuren bei einer und derselben Art von Gewebselementen u. s. w. Wie ist es denn in dieser Hinsicht mit den Thatsachen bestellt? Von diesem Standpunkte aus erscheinen mir die Beobachtungen, welche ich an Geschlechtselementen von *Ascaris marginata* gemacht habe, von Belang zu sein. Bei der Untersuchung der Geschlechtsröhre weiblicher Individuen dieses Wurmes und Anwendung der vierfachen Färbung bin ich zum Schlusse gelangt, dass die Erscheinungen der Karyokinese in verschiedenen Höhen dieses Organs resp. in Eizellen von verschieden weit fortgeschrittener Reife ziemlich grosse Unterschiede aufweisen. So bestehen z. B. die karyokinetischen Figuren in dem allertiefsten ovariellen Abschnitte der Geschlechtsröhre aus feinen, annähernd *v*-förmigen, homogenen Fäden, die sich mit Safranin färben. Die karyokinetischen Figuren, welche von den ersten Furchungskernen geboten werden, charakterisiren sich, abgesehen von ihrer bedeutenden Grösse, dadurch, dass die Chromatinsegmente aus rosenkranzartigen Körnern gebildet erscheinen, welche gleichfalls von Safranin tingirt werden. In den Blastomeren sind die Chromatinsegmente der karyokinetischen Figuren ungemein klein, haben die Gestalt kurzer, leicht gebogener Stäbchen und nehmen auch das Safranin auf. Ein ganz anderes Aussehen besitzen diejenigen Chromatinelemente, welche in Kernen von Eizellen gleich nach dem Eindringen von Spermatozoiden zur Entwickelung kommen und welche das Material zum Aufbau von Richtungskörperchen liefern. Man bemerkt sie als paarige Körner, die sich mit Hämatoxylin intensiv färben. Eine Hälfte dieser paarigen Körner wird zur Bildung des ersten Richtungskörperchens verbraucht, die zurückgebliebene Hälfte zerfällt von Neuem in zwei Elemente, um so die Bildung des zweiten Richtungskörperchens zu ermöglichen. Diese eigenthümliche Entstehung von Polzellen hat in vielen Beziehungen eine Aehnlichkeit mit der Karyokinese und daher nehmen Manche an, dass der besagte Vorgang nur eine Modification des karyokinetischen Processes sei. Jedenfalls glaube ich, dass das Gesagte zur Rechtfertigung desjenigen allgemeinen Satzes ausreicht, welchen ich formuliren möchte. Meiner Ansicht nach steht es fest, dass selbst in einer und derselben Gruppe von Zellen der karyokinetische Process verschiedene Wege wandeln kann, und es ist nicht immer leicht, mit absoluter Sicherheit zu sagen, dass ein bestimmtes Schema die Grenzen der Karyokinese überschreite. Von diesem Gesichtspunkte wird es klar, warum manche Forscher der Karyokinese äusserst weite Grenzen stecken.

Bis jetzt haben wir von Karyokinese als solche gesprochen, wobei wir uns über diejenigen Bedingungen hinwegsetzten, unter denen der vielzellige Organismus steht. Es ist in der That einleuchtend, dass der karyokinetische Process von diesen allgemeinen Bedingungen beeinflusst wird. Seit lange hat man wahrgenommen, dass je nach den Ernährungsverhältnissen, in denen sich der betreffende vielzellige Organismus befindet, die Karyokinese bald reichlich, bald spärlich vertreten ist. Es wäre daher statthaft zu behaupten, dass wir die Entwickelung des karyokinetischen Processes nicht allein durch unmittelbare Einwirkung auf die Zelle selbst beherrschen können, sondern auch durch Einwirkung auf das ganze System von Zellenelementen, aus welchen das betreffende Individuum zusammengesetzt ist. Wir sind indessen zur Annahme berechtigt, dass auch an die entgegengesetzten Verhältnisse gedacht werden muss. Es sprechen dafür die Untersuchungen des gesammten Stoffwechsels bei manchen rasch wachsenden Geschwülsten, in denen, dem Gesagten gemäss, der Karyokinese eine so wichtige Rolle zukommt. Es wäre sicherlich ganz unbegründet, wollten wir das Wesen der Geschwulstbildung in Karyokinese erblicken, und es erscheint recht plausibel, dass das Verhältniss zwischen der Entwickelung von Tumoren und den dabei stattfindenden Abweichungen im gesammten Stoffwechsel von weniger einfachen Gesetzmässigkeiten bestimmt wird. Nichtsdestoweniger wird es von Interesse sein, einige Thatsachen an dieser Stelle in Erwähnung zu bringen, welche darthun, dass bei Kranken, die z. B. mit Krebs behaftet sind, der Stoffwechsel in der That wesentlich alterirt wird. Hier sind die Untersuchungen von Fr. Müller zu nennen, welcher zur Ueberzeugung gelangt ist, dass man bei Krebskranken nicht selten vergebens ein Stickstoffgleichgewicht anstrebt. Die bezüglichen Kranken scheiden verhältnissmässig grosse Quantitäten von Stickstoff aus, der Verbrauch von Eiweissstoffen ist bei denselben viel bedeutender als bei Gesunden unter gleichen Ernährungsverhältnissen. Ferner hat Fr. Müller constatirt, dass die Ausscheidung von Phosphorsäure durch den Harn bei Carcinomkranken, welche nur wenig Nahrung zu sich nehmen, augenfällig vergrössert ist, während die Ausscheidung von Chloriden erheblich gesunken erscheint. Diese Abweichungen erlauben uns, die Krebskachektiker den Fiebernden an die Seite zu stellen. Man denkt sich, dass der gesteigerte Zerfall des Eiweisses im Körper der erwähnten Kranken von der Autointoxication des Organismus mit denjenigen giftigen Substanzen, welche von Carcinomen producirt werden, abhänge. Das sog. Krebskoma bringt man demgemäss in Beziehung mit der Anhäufung dieser giftigen Agentien im Körper, welche ihrerseits wiederum durch ungenügende Nierenthätigkeit bedingt werden soll.

Zum Schluss vorliegender Schilderung der Karyokinese in pathologischen Fällen müssen noch einige Worte darüber hinzugefügt werden, warum sich die Karyokinese so schnell das Bürgerrecht in der Pathologie erworben hat und warum sowohl die directe Theilung, als auch andere Vermehrungsarten, denen man früher eine so grosse Verbreitung zuerkannt hat, auf den zweiten Plan gekommen sind. Ganz gewiss war hier die Thatsache nicht ohne Einfluss, dass, wie wir dies schon angedeutet haben, dem Studium der Karyokinese in pathologischen Fällen die genaue Untersuchung des genannten Processes an lebenden Objecten unter normalen Bedingungen vorausgegangen war; auch dem Umstande muss Rechnung getragen werden, dass sich die mikroskopische Technik überaus grosser Fortschritte, welche auch der Pathologie zu Gute kommen, in den letzten Jahren zu erfreuen hat. Bei näherer Bekanntschaft mit verschiedenen Einzelheiten der histologischen Technik hat es sich herausgestellt, dass unsere Befunde bei mikroskopischen Untersuchungen im Wesentlichsten von einer zweckentsprechenden Wahl der Fixirungsmittel bedingt werden, mit deren Hilfe wir in jedem beliebigen Augenblicke den Lebensprocess in der Zelle zum Stehen zu bringen vermögen und zwar unter Erhaltung der vitalen Structur, welche im entsprechenden Augenblicke bestand. Universelle Fixirungsmittel besitzen wir allerdings nicht, und es wäre daher unrecht, ausschliesslich auf eins derselben zu vertrauen, wenn es sich auch in recht zahlreichen Fällen bewährt hätte. Mit diesem Uebelstande könnten wir uns indessen leicht versöhnen, wenn es gelingen wollte, dahinter zu kommen, was in den Producten irgend einer Fixirungsart dem Thatbestande *intra vitam* entspricht und was Veränderungen erlitten hat; es müssen, mit einem Worte, die Gesetze der Einwirkung fixirender Mittel festgestellt werden. Sind wir mit den fixirenden Eigenschaften eines bestimmten Agens bekannt, so erwerben wir uns damit die Möglichkeit, in jedem einzelnen Falle dasjenige zur Anwendung zu bringen, was unserer Aufgabe gerade entspricht.

Diese Bemerkungen über die Bedeutung der Fixirung und Behandlung der Präparate im Allgemeinen sind hier deshalb so sehr am Platze, weil, wie das Pfitzner in Bezug auf die uns beschäftigende Frage gezeigt hat, die Bilder der Kerntheilung je nach der Anfertigung des Präparates sehr verschieden sind. Pfitzner hat sich überzeugt, dass ein und derselbe Kern, sorgfältig im Gesichtsfelde markirt, bald biscuitförmig aussieht, bald dem Dyaster oder Dispirem entspricht und zwar je nach der Behandlung des Präparates. Es ist daher denkbar, dass die Quelle früherer zahlreicher fehlerhafter Angaben über die directe Zelltheilung weniger auf optische Mängel der damaligen Mikroskope und Unzulänglichkeit der Forschung bezogen zu werden braucht, als auf die Unvollkommenheit der zur Bearbeitung von Geweben herangezogenen Mittel. Man soll aber nicht in das andere Extrem verfallen und die Resultate früherer Untersuchungen, welche nicht wenige Thatsachen zur Lehre von der directen Theilung der Zelle und anderer Vermehrungsarten geliefert hat, vollständig ignoriren. Der allgemeinen Begeisterung für die Karyokinese ungeachtet tauchen auch jetzt noch ab und zu Angaben über das Vorkommen der directen Theilung auf. Angesichts der Vollkommenheit der Untersuchungsmittel können wir den Werth dieser Ergebnisse, über welche in manchen einschlägigen Arbeiten berichtet wird, nicht anzweifeln.

Es ist also klar, dass wir kein Recht haben, beim Studium der Vermehrungsthätigkeit der Zellen unter pathologischen Verhältnissen uns blos auf Karyokinese zu beschränken. Nunmehr haben wir nachzusehen, was sich über andere Arten der Vermehrung unter krankhaften Bedingungen sagen lässt. Zunächst werden wir uns bei den Erscheinungen directer Theilung aufhalten, um darauf auch jenes Gebiet zu berühren, welches heutigen Tages fast vollständig brach liegt, nämlich dasjenige der endogenen Zelltheilung. Bevor wir aber an die Verwirklichung dieses Planes herantreten, müssen wir mit dem Processe indirecter Fragmentirung bekannt werden; die Lehre von derselben entwickelte sich Hand in Hand mit der Lehre von der Karyokinese in pathologischen Fällen und verdankt ihr Dasein vorwiegend dem pathologischen Material.

Sechzehnte Vorlesung.

Der Fragmentirungsprocess und die directe Theilung unter pathologischen Verhältnissen.

M. H.! Aus unserer kurzen Darstellung der in pathologischen Fällen beobachteten Eigenthümlichkeiten des karyokinetischen Processes sehen wir schon, dass verschiedene Abweichungen vom typischen Gange der Karyokinese wohl möglich sind. Die gehörige Beurtheilung dieser Abweichungen ist oft sehr schwer, obgleich jeder Fortschritt in unseren Kenntnissen von der normalen Karyokinese uns immer näher der Lösung dieser Aufgabe bringt. Andererseits müssen wir doch bekennen, dass das pathologische Material uns nicht wenige Fälle liefert, welche kaum einen Platz im Schema der Karyokinese finden können. Dergleichen Beobachtungen geben bis jetzt noch Anlass zu Streitigkeiten: während die einen Forscher die betreffenden Bilder im Sinne der Vermehrung lebensfähiger Zellen und Kerne deuten, neigen die Anderen zur Annahme, dass hier nicht Vermehrung, sondern Absterben u. dgl. stattfindet. Auf dem Boden dieser räthselhaften Fälle wuchs die Lehre von der Fragmentirung auf, wobei sie am deutlichsten von Arnold, welcher so viel für die Begründung der Lehre von der Karyokinese unter pathologischen Bedingungen geleistet hat, formulirt worden ist.

Auf Grund eines sehr reichen Untersuchungsmaterials (Knochenmark, Lymphdrüsen, Milz; Sarkome, Carcinome), welches sowohl im frischen, wie im fixirten Zustande geprüft worden ist, kommt Arnold zum Schlusse, dass ausser der directen und indirecten Theilung im gewöhnlichen Sinne dieser Bezeichnungen man noch eine besondere Kern- und Zellenvermehrungsweise annehmen müsse, welche den Namen von Fragmentirung verdient. Da die Fragmentirung nicht selten gewisse Variationen aufweist, nimmt Arnold zwei Typen von Fragmentirung an: die directe und die indirecte Fragmentirung. Die gegenseitigen Beziehungen aller dieser Theilungsarten treten in dem nachfolgenden, von Arnold entworfenen Schema klar zu Tage:

Schema der Kerntheilungsvorgänge.

I. Segmentirung.

Spaltung der Kerne in der Aequatorialebene oder den Segmentalebenen in zwei oder mehrere nahezu gleiche Theile.

1) Directe Segmentirung ohne Zunahme und veränderte Anordnung der chromatischen Kernsubstanz.
2) Indirecte Segmentirung mit Zunahme und veränderter Anordnung der chromatischen Kernsubstanz.

II. Fragmentirung.

Abschnürung der Kerne an beliebigen Stellen in zwei oder mehrere gleiche, häufiger ungleiche Kernabschnitte, welche nicht durch regelmässige Theilungsflächen sich abgrenzen.

1) Directe Fragmentirung ohne Zunahme und veränderte Anordnung der chromatischen Kernsubstanz.
2) Indirecte Fragmentirung mit Zunahme und veränderter Anordnung der chromatischen Kernsubstanz.

Betrachten wir das Arnold'sche Schema näher, so überzeugen wir uns, dass die directe Segmentirung fast vollständig dem bekannten Remak'schen Schema der directen Theilung analog ist, und dass die Erscheinungsform der indirecten Segmentirung dem Vorgange der Karyokinese entspricht. Die Besprechung der directen Segmentirung wollen wir später vornehmen, in Betreff der indirecten Segmentirung aber verweisen wir auf das in den zwei vorausgegangenen Vorlesungen über die Karyokinese Gesagte; hier sei nur in möglichst übersichtlicher Form über die wesentlichsten Merkmale des Fragmentirungsprocesses, und zwar hauptsächlich mit Bezugnahme auf die Arnold'schen Arbeiten über indirecte Fragmentirung, berichtet.

Um nicht nur theoretisch die Sache in Angriff zu nehmen, will ich als Beispiel den Fragmentirungsprocess in den lymphoiden Elementen der Milz wählen. Beiläufig sei bemerkt, dass nach Arnold die Milz der weissen Maus das beste Object für die Untersuchung dieses Processes ist. Arnold unterscheidet in den lymphoiden Elementen der Milz drei Arten von Kernfiguren: erstens grosse, chromatinreiche Figuren; zweitens kleinere, ebenfalls chromatinreiche; drittens kleine, chromatinarme. Die Kerne der ersten Kategorie gehören immer den protoplasmareichen Zellen; sie sind gewöhnlich von einem lichten Saume umgeben und es sind an ihnen keine Kernmembranen zu unterscheiden. Die Kernfiguren der in Rede stehenden Kategorie werden aus Elementen zusammengesetzt, welche recht verschiedene und zwar bald längliche, bald Sförmige, bald spiralige Gestalt besitzen; manchmal erscheinen sie auch zu einem Knäuel verbunden. In gewissen Fällen sind diese Chromatingebilde astig oder netzförmig, wobei das Netz aus dicken, massiven Balken besteht. Da sie sehr chromatinreich resp.

intensiv gefärbt sind, so kann in diesen Chromatinelementen keine feinere Structur erkannt werden; übrigens trifft man auch chromatinärmere Gebilde, wo sich dann Körnchen und Fäden unterscheiden lassen. ARNOLD glaubt, dass diese Bilder durch Umwandlung der blassen, bläschenförmigen Kerne der grossen lymphoiden Zellen entstehen. Allmählich werden die dicken Balken des Kernnetzes resp. andere Theile der Kernfigur, welche anfangs continuirlich sind, durch stellenweises Schwinden des Chromatins von ungefärbten Querstreifen vielfach unterbrochen. Die Zahl der ungefärbten Felder wächst stetig an und am Ende erhalten wir eine grosse Menge von sphärischen, sternförmigen, polygonalen und geschlängelten Theilstücken oder Fragmenten. Dabei können die verbindenden Achromatintheile unbemerkbar werden und es scheint dann, als ob die Chromatinfragmente nicht mit einander zusammenhängen, sondern ganz frei liegen. Manchmal bildet indessen die Achromatinsubstanz Spindeln, welche an die bei der typischen Karyokinese zu beobachtenden erinnern. Die Kernfiguren der zweiten Kategorie sind in den protoplasmaarmen Zellen zu finden. Auch hier werden sie von einem hellen Saume umgeben. Dergleichen Kerne, welche stellenweise Impressionen tragen und schwächer gefärbt erscheinen, haben oft die Form von Sphären. Andere Kerne haben die Form von dünneren und dickeren Ringen mit lichtem Centrum, von spiralig- oder knäuelähnlich gewundenen Bändern. Manchmal bildet sich eine Art Aequatorialplatte: eine Achromatinspindel und eine Reihe von grösseren Chromatinkörnern am Aequator; an den Polstellen findet man dabei auch unregelmässige Chromatinschollen. Das weitere Schicksal der Kernfiguren beider Kategorien stellt sich ARNOLD folgendermaassen vor: die einzelnen Chromatinfragmente oder Gruppen von denselben metamorphosiren sich resp. vereinigen sich zu jungen Kernen. In dieser Weise kann die Zahl, Form und Grösse der jungen Kerne, welche durch indirecte Fragmentirung entstehen, eine sehr verschiedene sein; die Umwandlung der Fragmente in junge Kerne scheint in einer und derselben Zelle eine verschiedene Zeit zu beanspruchen. Wie aus dieser Beschreibung einleuchtet, weicht die indirecte Fragmentirung von der indirecten Segmentirung wesentlich ab. Was die Veränderungen des Zellenleibes betrifft, so äussert darüber ARNOLD folgende Anschauungen. Die Theilung des Protoplasmas kann — nach ihm — in zweierlei Weise vor sich gehen. Einmal zerfällt der ganze Zellenleib in eine Anzahl von gleich- oder ungleichgrossen Theilen, der Quantität der neugebildeten Kerne entsprechend, wobei die Theilung des Zellenleibes mit Einsenkungen und Einschnürungen beginnt, welche an der Peripherie des Zellenleibes sich bilden. Ein anderes Mal unterliegt nicht die ganze Masse desselben

15*

der Theilung: die periphere Zone bleibt unverändert und wird zur Kapsel, welche die junge Zellenbrut umgibt. Die Zahl der Kerne, welche von einem derartigen gemeinsamen Zellmantel umgeben sind, ist verschieden. Die jungen Elemente, welche aus dem Kerne und dem endogen abgefurchten Protoplasma bestehen, können auch vollständig frei werden, wobei ein Theil des Zellmantels und die Septa zwischen den einzelnen jungen Zellen verschwinden resp. aufgelöst werden. Mitunter soll es den Anschein haben, als ob die jungen Zellen aus der Mutterzelle mittelst activer Bewegungen heraustreten. — Die Kernfiguren der dritten Kategorie sind denen der zweiten ähnlich, nur chromatinärmer. Sie sind meistentheils homogen; nur selten sieht man in ihnen Körner und Fäden. Die Formen sind ebenfalls äusserst mannigfaltig: Ringe, Spiralen u. s. w. Helle Säume um die Kerne hat Arnold hier nicht gesehen. Der partielle Schwund von Chromatin erzeugt ganz eigenartige Figuren, z. B. Drei- oder Vierecke, welche aus Achromatinfäden, die in den Ecken liegende Chromatinklümpchen verbinden, bestehen. Allmählich vergrössern sich die Chromatinfragmente, werden blässer, bilden Gerüstfäden und verwandeln sich in junge Kerne. Die Zellenleiber theilen sich durch Einschnürung; jeder Theil des Zellenleibes kann eine verschiedene Anzahl von Fragmenten einschliessen. Manchmal erfolgt übrigens auch hier eine endogene Abfurchung, wie wir sie schon beschrieben haben. Wir sehen also, dass alle drei Kategorien von lymphoiden Elementen, welche Arnold studirt hat, viel Gemeinsames mit einander haben.

Die eigenartigen Veränderungen, welche Arnold beim Fragmentirungsprocesse dem Zellenleibe zumuthet, zwingen uns, die Lehre von der Fragmentirung bei der Beurtheilung der Erscheinungen, welche vom Standpunkte der endogenen Vermehrung erklärt werden, in Betracht zu ziehen. Da wir über endogene Vermehrung später des Näheren zu sprechen gedenken, so wollen wir hier diese Seite des Gegenstandes unberücksichtigt lassen. Einige Bilder von Arnold ähneln karyokinetischen Figuren; aber nach Ausschluss dieser Bilder bleibt noch eine ganze Reihe anderer, welche gar nicht in den Rahmen der Karyokinese zu bringen sind. In Betreff derjenigen Bilder, welche mit der Karyokinese Aehnlichkeit aufweisen, kann man eine Vermuthung äussern, welche sich an das in der letzten Vorlesung Gesagte anlehnt. Aller Wahrscheinlichkeit nach sind wenn nicht alle, so doch viele dieser Bilder vom Standpunkte einer chemischen und morphologischen Deconstitution der kinetischen Kerne zu erklären. Weiter unten werden Sie noch andere Einschränkungen, welche jetzt von Vielen mit Hinsicht auf die Arnold'schen Bilder gemacht werden, kennen lernen. Es wäre jedoch gewagt, daraus zu schliessen, dass die Lehre von der directen und indirecten Fragmentirung eine Frucht von Missverständnissen sei. Noch vor Kurzem hatte Flemming, welcher gegenüber der Arnold'schen Lehre im Allgemeinen etwas zurückhaltend war, Gelegenheit, in den epithelialen Elementen der Salamanderharnblase die indirecte Fragmentirung zu constatiren. Es unterliegt keinem Zweifel, dass viele factische Angaben von Arnold volles Zutrauen verdienen; fraglich bleibt nur, inwiefern die Deutung, welche Arnold für die Gesammtheit seiner Beobachtungen vorschlägt, eine begründete ist.

Das Wesentliche, was man Arnold vorwirft, ist Folgendes: aus seinen Beobachtungen tritt nicht mit Sicherheit hervor, dass die Kernfragmente wirklich lebensfähig sind und dass bei der Bildung der schon erwähnten Kapselelemente die Wanderzellen keinen Antheil haben. Später, im Abschnitte vom Tode der Zelle, werde ich eine Reihe von Bildern beschreiben, die den Arnold'schen jedenfalls äusserst ähnlich sind. Es ist ja bekannt, dass auch beim Absterben von Zellen der Kern in einzelne Theile, Bruchstücke, zerfallen kann, welche gewisse Kernfarbstoffe sehr gierig aufnehmen. Zwar bemerkt Arnold mit Recht, dass zwischen den Fragmenten, welche an der Bildung der Kernfiguren bei der indirecten Fragmentirung theilnehmen, und denjenigen, welche bei der Deconstitution von Kernen auftreten, gewisse Unterschiede festzustellen sind; doch ist dem nicht in allen Fällen so. Daher glauben wir, dass noch weitere Untersuchungen nöthig sind, um die Arnold'schen Ansichten als vollständig bestätigt gelten zu lassen. Die interessanten Untersuchungen von Demarbaix über die Riesenzellen des Knochenmarkes zeigen, dass die Kerne dieser Zellen sehr leicht unter Erscheinungen, welche Arnold im Sinne der Vermehrung deutet, zu Grunde gehen. Auch während des Lebens der Thiere scheinen gewisse Riesenzellen unter analogen Umwandlungen abzusterben. Nicht minder begründet ist auch die Ansicht vom Antheil der Wanderzellen. Es ist ja bekannt, dass die Wanderzellen sich nicht nur zwischen den Gewebszellen bewegen, sondern auch in den Zellenleib zu dringen vermögen. Natürlich ist es auch hier unmöglich, die Frage als endgültig gelöst zu betrachten: es gelang noch Niemandem, das Einwandern eines Leukocyten in eine Gewebszelle in durchaus unzweifelhafter Weise zu constatiren; doch wird es bei einer aufmerksamen Zusammenstellung der bezüglichen mikroskopischen Bilder beinahe vollständig sicher, dass solch' ein Eindringen möglich ist. Uebrigens bin ich nicht der Meinung, dass die endogene Bildung einer Anzahl von jungen Elementen unter einem gemeinsamen Zellmantel absolut unmöglich sei. Ich werde noch Gelegenheit nehmen, Sie mit Beobachtungen bekannt zu machen, welche — wenigstens zur Zeit — am einfachsten durch eine besondere Art von Kernknospung, die zur Bildung von jungen Kernen im Leibe der Mutterzelle führt, zu erklären ist. Diese Beobachtungen haben jedoch einen anderen Charakter als diejenigen von Arnold. Immerhin müssen wir gestehen, dass der Gedanke von der Mitbetheiligung der Wanderzellen, deren Physiologie und Pathologie noch so reich an ungelösten Räthseln ist, keineswegs ausgeschlossen werden darf.

Wie gesagt, ist der Fragmentirungsprocess hauptsächlich unter pathologischen Verhältnissen, zumeist in den lymphoiden Elementen hyperplastischer Drüsen (z. B. bei typhösen, scarlatinösen, diphtheritischen und anderen Erkrankungen) beobachtet worden. Uebrigens ist es auch bekannt, dass diese Elemente sich gleichfalls durch indirecte Theilung vermehren können. Den Arnold'schen Angaben nach findet die Fragmentirung auch in den Zellen von Geschwülsten (sowohl bindegewebigen wie epithelialen) statt, wo in der Regel die Theilung durch Karyokinese erfolgt. Daraus ersieht man, dass Segmentirung und Fragmentirung sich gegenseitig nicht ausschliessen. Indem Arnold weiter auf die Mannigfaltigkeit der Formen beider Processe hinweist, behauptet er, dass alle möglichen Uebergänge von dem einen zu dem anderen existiren. Demgemäss könnte man im Allgemeinen sagen, dass die typische indirecte Segmentirung und die typische indirecte Fragmentirung nur die beiden Endglieder einer langen Reihe von Formen der indirecten Theilung sind.

Beim Studium von Carcinomen und anderen Geschwülsten bin ich, wie so viele Andere, auf äusserst complicirte Kernformen gestossen. Einige derselben wäre es sehr leicht mit den Arnold'schen zu identificiren. Man kann aber nicht umhin, eine andere Deutung derselben zu versuchen. Ohne auf die angeführten Einschränkungen wieder zurückzukehren, fragen wir erstens: ist es nicht denkbar, dass die Zellenkerne in den Geschwülsten diese oder jene complicirte und unregelmässige Form nicht in Folge des Fragmentirungsprocesses im Sinne Arnold's, oder seiner Gegner, sondern kraft einer intra-vitalen Degeneration des Kernes oder der ihn bildenden Elemente besitzen? Warum, zweitens, sollen wir nicht zulassen, dass gewisse Formveränderungen der Kerne auf Abweichungen in der Bewegungsfunction, wenn wir eine solche den Kernen zuschreiben, zurückzuführen sind? Die Bedeutung der ersten Frage werden Sie erst dann gebührlich zu würdigen lernen, wenn Sie sich derjenigen allgemeinen Betrachtungen erinnern, welche wir in der fünften Vorlesung in Betreff der Degeneration entwickelt haben. Die

Degeneration des Kernes ist nicht mit seinem Tode identisch und die Degeneration der Zelle kann nicht mit der Degeneration des Kernes zusammengeworfen werden. Was die zweite Frage betrifft, so werden Sie in einer unserer nächsten Vorlesungen erfahren, dass in der Bewegungsfunction thatsächlich Abweichungen von der Norm stattfinden, so dass wir uns auf diesen Factor mit vollem Rechte berufen können.

Endlich ist noch bei Beurtheilung der Fragmentirungserscheinungen die Möglichkeit von postmortalen Veränderungen, welche zum Theil ebenso vor sich gehen, wie die vitalen Erscheinungen der chemischen und morphologischen Deconstitution der Kerne, nicht von der Hand zu weisen. Als Illustration dieser Bemerkung will ich die Arbeit von Aoyama erwähnen, welcher behauptet, dass die Befunde Arnold's, insofern sie die Geschwülste betreffen, nicht ganz einwandfrei sind, indem Arnold den Leichenveränderungen nicht genügend Rechnung getragen hat.

Nun wollen wir zu den Daten übergehen, welche in Bezug auf die directe Theilung gesammelt worden sind.

Schon im Anfange der fünfziger Jahre hat Remak für die directe Theilung folgendes Schema construirt: vorerst erscheint am Kernkörperchen eine ringförmige Einschnürung, welche immer tiefer wird, so dass der Mutternucleoleus in zwei vollständig gleiche Nucleolen zerfällt; dann findet der gleiche Vorgang am Kerne statt; endlich kommt der Zellenleib an die Reihe, und zwei neue Zellen mit Kern und Kernkörperchen sind aus der Mutterzelle entstanden.

Dieses Schema ist seitdem mehrfach geprüft und bestätigt worden. Am belangreichsten waren hierbei die directen Beobachtungen an lebenden Objecten, so z. B. diejenigen von Ranvier an den Leukocyten von *Siredon pisciformis.* Ranvier beschreibt, wie sich unter dem Einflusse der Protoplasmabewegungen die Form des Kernes verändert und der Kern unter seinen Augen sich getheilt hat. Beachtenswerth sind auch die Untersuchungen von Schultze an *Amoeba polypodia,* obgleich sie später bezweifelt worden sind. Das Studium der lebenden Objecte zeigte unter Anderem, dass die zur directen Theilung erforderliche Zeit bei einem und demselben Thiere in Abhängigkeit von den äusseren Einflüssen schwankt und bei verschiedenen Thieren bedeutende Differenzen aufweist. Als Beispiel möge die Thatsache dienen, dass die directe Theilung der Leukocyten von *Siredon pisciformis* drei Stunden andauert, während sie sich bei *Amoeba polypodia* in acht Minuten vollzieht. Vergleichen wir dies mit den Daten, welche die Karyokinese betreffen, so sehen wir ein, dass die directe Theilung ebensoviel Zeit beanspruchen kann, wie die indirecte Theilung, trotzdem es den Anschein hat, als ob der erste, morphologisch einfachere Vorgang schneller vor sich gehen solle, als der letzte, morphologisch so complicirte Vorgang.

Obgleich bereits sehr zahlreiche Untersuchungen über directe Theilung vorliegen, gilt die Frage nach der Existenz dieser Art von Kerntheilung für viele Forscher noch nicht als endgültig gelöst. Es kann nicht meine Aufgabe sein, hier alle Argumente für und gegen die directe Theilung aufzuzählen. Hervorheben möchte ich nur, dass auch in der allerletzten Zeit beim Gebrauch vollständig einwandfreier Untersuchungsmethoden nicht selten Bilder beobachtet worden sind, welche am einfachsten im Sinne der directen Theilung zu deuten wären. Erst unlängst hat Hoyer eine bemerkenswerthe Notiz über die Darmepithelzellen von *Rhabdonema nigrovenosum* veröffentlicht, woraus zu ersehen ist, dass in diesen Zellen alle Glieder des Remak'schen Schemas wiederzufinden sind. Es sei hier auch der Kernformen, welche ich in der glatten Muskulatur der Salamandermagenwand gesehen habe, gedacht. Ohne die Erscheinungen der indirecten Theilung in den glatten Muskelzellen bezweifeln zu wollen, muss ich doch behaupten, dass die Kerne dieser Zellen auch in anderer Weise, ohne Mitose, sich zu theilen vermögen. Ich glaube ferner, dass die Muskelkerne sich amitotisch nicht nur in zwei, sondern auch in mehrere Kerne theilen können; ersteres findet in den geraden, letzteres in den spiralig gewundenen Kernen statt. Es ist sehr wohl möglich, dass die directe Theilung sich in gewissen Fällen in einer von dem Remak-schen Schema abweichenden Weise vollzieht. Von diesem Standpunkte aus wäre es vielleicht zweckmässiger, eine andere Bezeichnung, welche uns weniger an das Remak'sche Schema bindet, zu gebrauchen, so z. B. directe Segmentirung oder directe Fragmentirung (Arnold), *holoschisis* (Flemming) u. d. m. Auch unter pathologischen Umständen können sich dieselben Kerne bald in einer, bald in anderer Weise theilen. So hat z. B. Nauwerck, welcher glühende Nadeln in die willkürlichen Muskeln von Kaninchen einstach, gefunden, dass die Muskelkerne sich anfangs direct, dann indirect theilen.

Auf die Kerntheilung folgt nicht immer Zelltheilung; dieses ist nicht nur in Betreff der Karyokinese, sondern auch in Betreff der directen Theilung richtig. Auf diese Weise entstehen wohl manche polynucleäre Elemente. Hier will ich der Untersuchungen von Grawitz gedenken, welche wir schon einmal erwähnt haben. Dieser Forscher hat in der Umgebung von Eiterheerden Hypertrophie und Hyperplasie der mitotisch sich vermehrenden bindegewebigen Zellen gefunden. Die Kerne der neuentstehenden Zellen zerfallen in eine gewisse Anzahl von Theilstücken ohne darauffolgende Theilung des Zellenleibes. Wir wollen hier nicht darauf eingehen, ob dabei directe oder indirecte Fragmentirung stattfindet; nur das sei betont, dass hier nicht mehr über Mitose die Rede sein kann.

Es sind schon Versuche gemacht worden, die Bedingungen, welche zur Bildung von vielkernigen Riesenzellen führen, aufzuklären. W. Podwyssozki meint nicht ohne Recht, dass die physikalischen und chemischen Eigenschaften gewisser für die lebenden Gewebe fremder Substanzen dabei eine wichtige Rolle mitspielen können. Seinen Versuchen gemäss entwickeln sich bei den nach Phosphor- und Arsenvergiftungen eintretenden partiellen Lebernekrosen keine Riesenzellen um die nekrotischen Herde; dagegen hat der Alkoholreiz Riesenzellenbildung als Folge. Der genannte Forscher reiht seine Befunde an diejenigen von Marchand, welcher behauptet, dass die Anwesenheit von Jodoform in Granulationen die Riesenzellenbildung hemmt. Er macht auch auf die Versuche von Chabry aufmerksam, welcher die Eizellen von *Ascidia aspersa* und *Strongylocentrotus lividus* mechanischen Insulten unterworfen hat. Es zeigte sich bei diesen Versuchen, dass bei einer gewissen Intensität der Reize nur die Zellenkerne sich theilen und Riesenzellen entstehen. Weigert weist auf eine ähnliche Bedeutung der Tuberkelbacillen für die Bildung der für die Tuberkel so charakteristischen Riesenzellen hin. Die Hoffnung ist nicht ausgeschlossen, dass weitere Untersuchungen diese räthselhaften Erscheinungen endlich aufklären werden. Schon jetzt liegt jedenfalls die Vermuthung nahe, dass die Bedingungen, welche die volle Entwickelung des karyokinetischen Processes hemmen, und diejenigen, welche den vollständigen Ablauf der directen Theilung unmöglich machen, verschieden sein müssen.

Das Verbreitungsgebiet der directen Theilung unter pathologischen Verhältnissen genau zu bestimmen, ist zur Zeit noch unmöglich. Die meisten Forscher nehmen an, dass auch in pathologischen Fällen die directe Theilung am häufigsten an Wanderzellen resp. lymphoiden Elementen zu beobachten ist. Doch kann es nicht negirt werden, dass auch andere Gewebselemente sich amitotisch theilen können. Dafür sprechen einige schon oben angeführte Thatsachen.

Wir haben keinen Grund, daran zu zweifeln, dass auch der Process der directen Theilung unter pathologischen Verhältnissen diese oder jene Abweichungen von der typischen Norm aufweist. Es ist nicht ganz unwahrscheinlich, dass der Process der directen Fragmentirung eine Art pathologischer Umwandlung der directen Segmentirung resp. der directen Theilung *sensu strictiori* darstellt.

Es scheint mir, dass auch diejenigen Fälle, in welchen über Kernknospung gesprochen wird, in einer gewissen Beziehung zur directen Theilung stehen. Unter dem Namen von Kernknospung versteht man die Ablösung eines verhältnissmässig kleinen lebensfähigen Theiles vom Kerne und seine weitere Umwandlung (Kölliker, Virchow, Meckel, Frey u. A.). Dieser Kernknospungsprocess, der von der Zellenknospung scharf zu unterscheiden ist, kann in zweierlei Weise erfolgen. In den einen Fällen wird diese Ablösung eines Kerntheiles von keinen bedeutenden chemischen und morphologischen Veränderungen des Mutterkernes begleitet, in den anderen müssen ziemlich complicirte morphologische und physikalisch-chemische Vorgänge in demselben zugelassen werden. Demgemäss könnte man zwei Arten von Kernknospung statuiren: eine directe und eine indirecte. Als Beispiel mögen uns vor Allem die Befunde von v. Davidoff dienen, welche wir schon in der dritten Vorlesung erwähnt haben. Wenn auch die Entstehung von lymphoiden Elementen auf dem von ihm angegebenen Wege zweifelhaft erscheint, so folgt daraus noch nicht, dass die Kernknospung auch angezweifelt werden soll. In der eben citirten Abhandlung von Flemming über die Harnblasenschleimhaut beim Salamander finden wir auch analoge Angaben: dieser Forscher hat neben den Kernen in den Zellen kleine Kernfragmente gesehen, die am einfachsten als Producte von Kernknospung aufgefasst werden können. Noch interessantere Bilder sind von Steinhaus in den Cylinderzellen der Darmschleimhaut bei den Salamandern beobachtet worden. In den Kernen dieser Zellen sind mitunter sphärische Aushöhlungen bemerkbar, welche zwei Nucleolen — ein Karyosoma und ein Plasmosoma — enthalten. Die Sphäre öffnet sich in der Richtung nach dem Zellenleibe, so dass der Kern gekerbt erscheint und die früher intranuclear gelegenen Kernkörperchen extranuclear werden. Durch Zusammenstellung einer langen Serie von Bildern lässt sich der weitere Sachverhalt folgendermaassen aufzeichnen: das Plasmosoma wird allmählich von Karyosoma umwachsen, wobei es seine Verwandtschaft zum Hämatoxylin einbüsst und safranophil wird; aus der in dieser Weise entstehenden Membran laufen dann dünne Fäden, Gerüstfäden, aus und lagern sich zwischen der Membran und dem Plasmosoma, welches somit wieder zu einem intranuclearen Element wird. So erhält man in dem Zellenleibe eine Reihe von Gebilden, welche mit Recht Nebenkerne genannt werden können. Es scheint, als ob aus speciellen Keimen, welche im Mutterkerne sich entwickeln, ein neuer junger Kern entstehe, welcher in seiner Entwickelung eine Reihe von Nebenkernformen passirt. Dieser Metamorphosencyklus erinnert gewissermaassen an die Befunde von Ogata im Froschpankreas: seiner Meinung nach wandern aus den

Zellenkernen des Pankreas die Plasmosomen aus und verwandeln sich im Zellenleibe in neue Kerne und selbst in ganze Zellen um. Obgleich die Beobachtungen von STEINHAUS eine vollständigere Entwickelungsreihe bieten und in seinem Falle geringere Anforderungen an den Zellenkern gestellt werden, dennoch darf man nicht vergessen, dass der ganze Metamorphosenkreis das Resultat einer Zusammenstellung von mikroskopischen Bildern ist, und nicht vom Anfang bis zu Ende an einem und demselben Objecte *in vivo* gesehen worden ist. Es sei auch daran erinnert, dass die Natur der Nebenkerne noch bis jetzt unaufgeklärt ist und die Anwesenheit von kern- resp. zellenähnlichen Gebilden im Zellenleibe auch im Sinne einer Invagination von Wanderzellen gedeutet werden kann. Deshalb hat auch STEINHAUS Recht, wenn er den hypothetischen Charakter seiner Deutung betont und seine Schlüsse nur als provisorische betrachtet. Unsere Stellung gegenüber den betreffenden Fragen muss auch von dem Umstande beeinflusst werden, dass in den letzten Jahren die Kenntnisse von den endocellularen Parasiten sich wesentlich bereichert haben. Man kann sich des Gedankens nicht erwehren, dass gewisse Formen, welche als Nebenkerne, integrirende Bestandtheile der Zelle angesprochen werden, möglicherweise derartige Parasiten sind. Ich will deshalb auch die Beobachtungen über verschiedene Nebenkernformen in der Magenschleimhaut nicht anführen; ohne weitläufige Commentarien würden sie dem oben Gesagten Weniges hinzufügen. Uebrigens bin ich weit davon entfernt zu glauben, dass alle Nebenkerne parasitäre Gebilde sind; die Schwierigkeit liegt nur darin, dass verschiedene Formencyklen in den Zellen in so verwickelter Weise ineinander greifen können, dass es bis auf Weiteres unmöglich bleiben muss, den Platz, welcher verschiedenen morphologischen Gebilden in diesen Cyklen zukommt, genau festzustellen.

Diese kurzen Bemerkungen über die Kernknospung glaubte ich darum machen zu sollen, da sie uns als Einleitung in die Lehre von der endogenen Zellenvermehrung dienen können. Sie sehen, dass selbst die kühnsten Hypothesen über die Kernvermehrung diesen Process mit bestimmten präexistirenden Structurelementen verbinden. Bei der directen wie bei der indirecten Kernknospung haben wir es mit der Abtrennung resp. mit dem Austritt aus dem Kerne eines Theiles seiner geformten Substanz zu thun. Es wird zur Zeit wohl kaum Jemandem einfallen, dass im Zellenleibe selbständig, autochthon Kerne oder kernähnliche Gebilde entstehen; schwerlich könnte man sich mit der Annahme einverstanden erklären, dass der Theil der Kernsubstanz, welcher zur Bildung von neuen Kernen dienen soll, den Mutterkern in ungeformtem Zustande verlässt. Wenn auch noch heute derartige Annahmen von Manchen geäussert werden, so sehen wir sie doch in den allermeisten Fällen von den Fachgenossen mit sehr wenig Zutrauen empfangen. Die Ueberzeugung, dass die Reihenfolge der Lebensformen nie und nirgends unterbrochen wird, fasst immer tiefere Wurzeln. Der Wichtigkeit dieser These eingedenk, will ich hier noch einige Worte über den Entwickelungsgang der betreffenden Anschauungen sagen.

Es war, wie bekannt, eine Zeit, wo auch die tüchtigsten Forscher dem Gedanken von der Urzeugung huldigten. Diese Zeit ist aber schon vorüber; genaue, langdauernde Untersuchungen haben gezeigt, dass sowohl in den einfachsten als auch in den complicirtesten Fällen ein Organismus immer von einem anderen abstammt. In Betreff der Zellen wurde diese These folgendermaassen formulirt: *omnis cellula e cellula.* Weitere Untersuchungen, besonders diejenigen über Karyokinese, brachten zu einer noch tieferen Einsicht. Noch unlängst nahm man ohne Bedenken an, dass die Kerne entstehen, verschwinden und wiedererscheinen können, gleich dem wie Krystalle aufgelöst werden, um sich wieder aus den Lösungen herauszukrystallisiren. Aber auch diese Zeit ist vorüber. Neben der These: *omnis cellula e cellula* steht jetzt die nicht minder wichtige: *omnis nucleus e nucleo.* Doch kann es kaum bezweifelt werden, dass auch diese Formel nicht das letzte Wort ist. Es ist im hohen Maasse wahrscheinlich, dass auch die einzelnen Structurelemente des Kernes und des Zellenleibes — wenigstens diejenigen, welche in der That Structurelemente genannt zu werden verdienen — genetisch ebenso innig verbunden sind, wie ganze Zellen und Kerne. Schon jetzt werden Sie nicht selten auf die Formel stossen: *omnis nucleolus e nucleolo.* Diese Formel hat meiner Ansicht nach viel Berechtigung. Nicht weniger begründet scheint mir auch die folgende Formel zu sein: *omne granulum e granulo* (ALTMANN). In der That führt uns der allgemeine Fortschritt in der Erkenntniss des Zellenlebens, sowohl des normalen, wie des pathologischen, zu derartigen Verallgemeinerungen. Es wäre offenbar möglich, alle diese Formeln in eine noch viel allgemeinere aufzulösen, die uns als Richtschnur bei allen weiteren Untersuchungen auf diesem Gebiete dienen könnte.

Siebzehnte Vorlesung.

Die endogene Zellenvermehrung unter pathologischen Verhältnissen. — Die Störungen in der Bewegungsfunction der Zellen.

M. H.! Es ist bereits über ein halbes Jahrhundert vergangen seit der Zeit, da SCHLEIDEN und SCHWANN zuerst auf eine präcise Weise die Zellenlehre aufgestellt haben. Dasselbe Alter weist auch die Lehre von der endogenen Zellenvermehrung auf, welche mit dem Namen SCHLEIDEN's unzertrennlich verknüpft ist. Dieser Gelehrte, welcher Pflanzenobjecte untersucht hat, nahm, wie bekannt, an, dass die neuen Zellen sich in den alten bilden und dass ausserhalb der Zellen in der sie umgebenden flüssigen, gallertartigen Masse sich keine neuen Zellen entwickeln. Nach SCHLEIDEN entsteht im Leibe der Mutterzelle anfangs ein kleines Körnchen, welches sich mit der Zeit vergrössert und zu einem Gebilde umgestaltet, das als Kernkörperchen bezeichnet wird. Rings um das Kernkörperchen lagern sich dann neue Stoffportionen ab, wodurch dem Kerne Anfang gegeben wird. Um den letzteren bildet sich schliesslich ein dünnwandiges Bläschen, welches durch das Ansammeln einer wässerigen Flüssigkeit in seinem Innern allmählich grösser wird. SCHWANN, welcher thierische Objecte studirte, hatte von der Zellenvermehrung etwas andere Anschauungen. Er nahm an, dass bei den Thieren die jungen Zellen hauptsächlich in der Intercellularsubstanz entstehen; ja sogar in der Lymphflüssigkeit wurde von ihm die Bildung junger Zellen, welche ausserhalb allen genetischen Zusammenhanges mit den alten Zellen gedacht wurden, zugelassen. Diese beiden Vermehrungsarten der Zellen könnte man unter dem Namen von freier Zellenvermehrung zusammenfassen; übrigens wird diese Bezeichnung besonders oft in Bezug auf das SCHLEIDEN'sche Schema angewandt. Nach alledem, was zu Ende der sechzehnten Vorlesung gesagt worden ist, brauche ich nicht zu wiederholen, dass wir heutzutage von diesen zwei Schemata nur noch das SCHLEIDEN'sche zu berücksichtigen haben, und dies auch nur in dem Falle, wenn wir die Präexistenz der Formenkeime, aus welchen sich die junge Brut entwickelt, zugeben.

Es entsteht nun die Frage: kann man in pathologischen Fällen irgend welche Daten zu Gunsten der Hypothese von der endogenen Vermehrung finden?

Zu allererst müssen wir uns an der Besprechung der sog. Physaliphoren aufhalten. Es wurde bereits erwähnt, dass man unter der Bezeichnung von Physaliphoren Zellen versteht, die in ihrem Leibe Höhlungen mit diesem oder jenem Inhalt besitzen. Derartige Physaliphoren sind schon in den fünfziger Jahren von VIRCHOW z. B. in den Krebsgeschwülsten eingehend untersucht worden. Der Aufmerksamkeit VIRCHOW's entging der Umstand nicht, dass gewisse Krebszellen von mehr oder minder grossen Höhlungen durchsetzt sind, welche, seiner Ansicht nach, sogar mit doppeltcontourirten, knorpeligen Wänden versehen sind. Diese Höhlungen entwickeln sich in gewissen Fällen scheinbar an der Stelle des früheren Kernes, der dem Untergange anheimfällt; in anderen Fällen sollen sie unabhängig vom Kerne entstehen. Nach VIRCHOW ist die Möglichkeit einer spontanen Theilung dieser Höhlungen wahrscheinlich. Was ihren Inhalt anbetrifft, so erhellt aus VIRCHOW's Beschreibungen, dass derselbe sehr verschiedenartig sein kann. So fand VIRCHOW in gewissen Fällen in den genannten Behältern eine homogene und hyaline Masse, welche vollständig structurlos erschien; in anderen Fällen enthielten sie Kerne und sogar ganze Zellen, die z. B. Schleimkörperchen ähnlich sehen; endlich traf er darin auch verschiedene kernähnliche Gebilde, Fettpartikel u. d. m. an. Die ganze Reihe dieser Elemente fasste VIRCHOW als etwas Einheitliches zusammen und behauptete im Geiste der damals herrschenden Lehren, dass man es im Falle der Physaliphoren mit endogener Zellenvermehrung zu thun habe. Es ist daher klar, weshalb er die soeben beschriebenen Höhlungen Bruträume genannt hat. Die Beobachtungen VIRCHOW's wurden später von anderen Forschern geprüft, welche zugeben mussten, dass die von ihm beschriebenen Bilder in der That existiren. Ich nenne z. B. WAGNER, welcher, gleich VIRCHOW, die Zellen von Krebsgeschwülsten untersucht hat Dieser Forscher hebt eine Menge interessanter Einzelheiten über die Physaliden und ihren Inhalt hervor. So weist er darauf hin, dass die Physaliden in unmittelbarer Nachbarschaft des Kernes liegen; die Existenz einer Membran an den Physaliden negirt er; den Inhalt der Physaliden bilden besondere Körper, welche Kernen oder Nucleolen gleichen; ganze Zellen fand er darin nicht; die physaliphoren Zellen sind gewöhnlich kernlos und gehen, nachdem ihr homogener schleimiger Inhalt hinausbefördert ist, zu Grunde. Sie sehen also, dass mit Ausnahme einiger Détails die Befunde WAGNER's denjenigen von VIRCHOW gleich sind. Dasselbe kann man von den Arbeiten späterer Forscher sagen, welche die betreffenden Thatsachen vollständig sichergestellt haben. Der theoretischen Beleuchtung der Sache, welche VIRCHOW gegeben hat, ist es nicht in gleicher Weise geglückt. In dem Maasse, als die Lehre von der endogenen Vermehrung an Credit verlor, brachten die Pathologen immer neue und neue Erklärungen vor, zu welchen wir noch in der Folge zurückkehren werden.

In eine Reihe mit den Physaliphoren sind die die Schleim- und Eiterkörperchen enthaltenden Zellen zu stellen. Beobachtungen, welche sich hierauf beziehen, sind sehr zahlreich, namentlich die über endocellulare Eiterkörperchen. Auch in Betreff dieser Gebilde neigten anfangs die Forscher zur Annahme, dass sie endogen in den Mutterzellen entstehen. Zur Erläuterung des Gesagten seien einige Beispiele citirt. BUHL fand bei der mikroskopischen Untersuchung des Lungenalveolenepithels bei croupöser Pneumonie in den Zellen Gebilde, welche er als Eiterkörperchen deutete. Zuweilen sah er bis zwanzig solche Elemente in einer und derselben Epithelzelle. Am meisten fiel BUHL auf, dass der Kern der Mutterzelle dabei manchmal sehr deutlich zu sehen war. Er stellte die Vermuthung auf, dass die genannten Gebilde auf dem Wege der freien endogenen Zellenbildung aus dem Protoplasma der Mutterzelle entstanden sind. Aehnliche Erscheinungen beobachtete BUHL in einem Falle von ulceröser *pylephlebitis;* hier wurden in den Epithelien aus dem *ductus choledochus* und aus den Gallengängen die Eiterkörper in besonderen Behältern gefunden. BUHL äussert die Meinung, dass diese Eiterkörperchen vollständig unabhängig vom Kerne der Zelle entstehen; die von ihm beobachteten Bilder können übrigens nur dasjenige beweisen, dass die Eiterkörperchen ausserhalb des Kernes sich entwickeln resp. zu liegen kommen. REMAK hat den Harn nach längerer Retention untersucht und bemerkte im Bodensatze Zellen, welche den Eiterkörperchen ähnliche Gebilde enthielten. EBERTH sah in den Epithelzellen des Entendarmes vier Stunden nach der Fütterung analoge Gebilde; er beschreibt sie unter dem Namen von Schleimkörperchen. Man muss übrigens bemerken, dass sich diese Gebilde morphologisch von den Eiterkörperchen wenig unterscheiden; da aber der Untersuchung ein gesunder Darm unterzogen war, so lag kein Grund vor, von Eiterkörperchen zu sprechen. Nach EBERTH entstehen diese Schleimkörperchen auf folgende Weise: der dem Kerne der Mutterzelle am nächsten liegende Theil des Protoplasmas verbindet sich mit dem Kerne besonders innig und sondert sich von dem übrigen Protoplasma ab; das entstandene kernhaltige Gebilde wird dann frei. Manchmal geht nach EBERTH die Theilung des Zellenkernes voraus und es können sich dann mehrere Schleimkörperchen bilden. Bei der Untersuchung des Darmes von anderen Vögeln, von Katzen, Kaninchen und von Schweinen sind von EBERTH keine derartigen Gebilde mehr gesehen worden. RINDFLEISCH erzeugte künstliche Conjunctivitis bei Fröschen und fand dabei in den Epithelzellen sphärische kernhaltige Elemente; nach RINDFLEISCH sind dies endogen entstandene Eiterkörperchen. Vielleicht beginnt der Process auch hier mit Theilung des Mutterkernes; um die jungen Kerne sammelt sich Protoplasma u. s. w. Aehnliche Verhältnisse beobachtete RINDFLEISCH auch in den Athmungswegen bei Phthisikern. EIMER hat in der uns hier beschäftigenden Frage zwei Untersuchungsreihen ausgeführt: in der ersten spricht er sich für die endogene Entstehung von Schleim- und Eiterkörperchen; in der zweiten, die schon im Sinne der COHNHEIM'schen Anschauungen ausgeführt war, wird die Anwesenheit derartiger Gebilde, wie die obenerwähnten, durch das Eindringen von Leukocyten erklärt. Wir sehen also, dass auch hier die Hypothese von der endogenen Vermehrung anderen Ansichten den Platz räumen musste.

Der ungewöhnliche Erfolg der Lehre von der indirecten Theilung wirkte äusserst ungünstig auf die Lehre von der endogenen Vermehrung. Heutzutage schenken sowohl die Biologen wie die Pathologen verhältnissmässig sehr wenig Aufmerksamkeit alledem, was sich nicht unter das Schema der Karyokinese ordnen lässt. Man kann jedoch nicht umhin, sich die Frage vorzulegen, ob in der That alle jene factischen Befunde, auf welchen die Lehre von der endogenen Vermehrung auferbaut worden ist, jenes traurige Loos verdienen, welches sie erfahren haben. Mit anderen Worten, muss man fragen, ob es nicht möglich wäre, heute noch dasjenige Material, welches durch die Bemühungen so vieler Forscher angesammelt worden ist, für die Erklärung dieser oder jener Erscheinungen des normalen und pathologischen Zellenlebens zu verwerthen.

Ich glaube, dass keine ausreichenden Gründe vorliegen, mit der Beantwortung dieser Frage zu zögern. Wie unsicher die theoretischen Anschauungen, welche der Lehre von der endogenen Vermehrung zu Grunde liegen, auch sein mögen, Thatsachen bleiben immerhin doch Thatsachen, und dieselben — *coute que coute* — in den Hintergrund zu stellen, wäre jedenfalls ein unverzeihlicher Fehler; wir wollen es daher versuchen, in kurzen Zügen diejenigen Gesichtspunkte anzudeuten, welche zur Erklärung dieser und ähnlicher thatsächlichen Beobachtungen dienen können. Dabei werden wir unter Anderem auch auf einzelne der von uns schon berührten Thesen näher eingehen müssen.

Es unterliegt vor allem keinem Zweifel, dass ein Theil der Bilder, welche zur Kategorie der Erscheinungen der endogenen Vermehrung gerechnet wurden, durch einfaches Eindringen der einen Zellen in den Leib von anderen erklärt werden kann. Dieses Eindringen pflegt ein mehr oder minder vollständiges zu sein. STEUDENER hat in Betreff der Krebselemente hinreichende Belege dafür geliefert, dass die einen Elemente in die anderen gewissermaassen eingedrückt werden können, so dass diese wie gekerbt erscheinen. Aehnliche Hinweise mit Berücksichtigung der Leukocyten sind dann auch in Bezug auf andere analoge Bilder gemacht worden (L. POPOFF u. A.). In diesem Sinne ist es nicht schwer, diejenigen Fälle zu erklären, wo wir in Zellen den Eiterkörperchen ähnliche Gebilde finden. Dabei muss man gedenken, dass die Wanderzellen manchmal äusserst arm an Protoplasma sind: der dünne Protoplasmasaum wird leicht übersehen und man erhält den Eindruck, als ob ein freier Kern in die Zelle gedrungen wäre. Es ist jedoch, meiner Ansicht nach, unrichtig, Alles auf das Eindringen von Leukocyten zurückführen zu wollen. Man muss im Auge behalten, dass zuweilen die Anzahl der eingedrungenen Elemente sehr bedeutend ist, wiewohl die Zelle, die sie aufgenommen hat, keine allzugrossen Dimensionen aufweist; es ist nicht schwer, sich davon zu überzeugen, dass bei solchen multiplen Einschlüssen die einzelnen Eindringlinge viel kleiner sind als die wandernden Leukocyten. Demnach stellt sich die Nothwendigkeit heraus, solche Fälle von einem anderen Gesichtspunkte aus zu beleuchten. Wir wissen ferner, dass die Physaliphoren zuweilen Aushöhlungen aufweisen, welche nur homogene Massen, kernähnliche Gebilde (nicht wahre Kerne), Nucleolen u. dergl. m. enthalten. Die Hypothese vom Eindringen der Leukocyten ist in Hinblick auf alle diese Befunde kaum ausreichend zu nennen.

Ohne die Tragweite der Beobachtungen von STEUDENER in Abrede zu stellen, müssen wir doch zugeben, dass man nicht weniger Beweise auch zu Gunsten jener Hypothese hat, wonach die genannten Einschlüsse, oder wenigstens einige von denselben, parasitären Charakter besitzen. Es sei hier z. B. der Beobachtungen von KLEBS gedacht, welcher noch im Jahre 1859 bemerkenswerthe Befunde im Kaninchendarm gemacht hat. Er fand nämlich in den etwas vergrösserten Cylinderzellen eigenartige Gebilde, welche eine eigene Membran besassen und von einer feinkörnigen kernhaltigen Masse erfüllt waren. KLEBS hat mit viel Scharfsinn diesen Befund beurtheilt, indem er die Behauptung aufstellte, dass man es in diesem Falle mit Parasiten aus der Gruppe der Psorospermien zu thun habe. Vollständig analoge Befunde sind auch von anderen Forschern veröffentlicht worden. Ich kann bei dieser Gelegenheit nicht umhin, Ihnen auch davon Erwähnung zu thun, dass der *Karyophagus salamandrae* (Steinhaus) auf einer seiner Entwickelungsstufen in Gestalt kleiner kernhaltiger Elemente an Stelle des zu Grunde gegangenen Kernes der Epithelzelle erscheint. Der Sinn dieser Erwähnung liegt — von allem Uebrigen abgesehen — darin, dass wir hier, da im Falle des *Karyophagus* die eingeschlossenen Elemente membranlos sind, sehr leicht von endogener Entstehung einer ganzen Reihe von Eiterkörperchen - ähnlichen Elementen sprechen könnten, wenn der ganze Entwickelungscyklus des Parasiten uns unbekannt geblieben wäre. Glauben Sie jedoch nicht, dass diese Hypothese überall anwendbar sei. Für gewisse Fälle zutreffend, bleibt sie doch auf viele andere unanwendbar; in der That, wie wären denn vom Standpunkte dieser Hypothese die Fälle zu erklären, wo der Physalideninhalt ein homogenes Aussehen hat oder aus nucleolenähnlichen Gebilden und dgl. m. besteht?

In Hinblick auf das soeben Gesagte kann es nicht befremden, wenn wir uns bemühen werden, in unseren Erklärungsversuchen über die parasitäre Theorie hinauszugehen. Es werden hier unwillkürlich alle diejenigen Betrachtungen, welche wir früher bezüglich der Kernknospung gemacht haben, in die Erinnerung zurückgerufen. Die Möglichkeit von Kernknospung unterliegt im Allgemeinen wohl keinem Zweifel. Daraus folgt, dass auch die Bildung von kernähnlichen Einschlüssen mittelst Kernknospung nicht zu beanstanden sei. Freilich bleibt es unklar dabei, warum diese kernähnlichen Einschlüsse nicht selten von einem hellen Hofe umgeben sind, als ob das dem Kern anliegende Protoplasma eine besondere Homogenisirung erlitten hätte. Mit dieser Erscheinung kann man sich übrigens noch verhältnissmässig leicht versöhnen. Grössere Schwierigkeiten bereitet die Thatsache, dass den Inhalt von Physaliden nicht selten nucleolenähnliche Einschlüsse bilden. Wie sind nun derartige Bilder zu deuten? Offenbar haben wir hier Grund genug, an das oben in Betreff der sog. indirecten Kernknospung Gesagte zu erinnern. Beiläufig sei noch bemerkt, dass ich bei der Untersuchung der Salamandermagenschleimhaut in den Epithelzellen Ketten von Achromatinkörnern, die an einem Ende ein Kernkörperchen trugen, während das andere Ende sich im Kerne verlor, gesehen habe. Eine grosse Bedeutung hat dabei der Umstand, dass diese Kettchen, die zum Theil auch im Kerne sitzen, eine bogenförmige Schleife darstellen, welche in einer besonderen sphärischen, dem Kerne benachbarten Aushöhlung liegen, und dass die Kerne dabei keine Anzeichen einer Integritätsstörung durch äussere Gewalt aufweisen. Man erhält den Eindruck, als ob auf diese Weise gewisse

Kernelemente (Plasmosomen, Karyosomen u. dergl. m.) aus dem Kerne in den Zellenleib übertragen wären. Mit Rücksicht auf den exceptionellen Charakter dieses Befundes erlaube ich mir allerdings nicht, ihm einen besonders allgemeinen Werth zuzumessen. Es wäre jedenfalls unbegründet, die betreffenden Verhältnisse als Kunstproducte zu betrachten. Wir wollen hier natürlich nicht des Näheren auseinandersetzen, in welchem Maasse im Allgemeinen das Austreten von Structurelementen des Kernes in den Zellenleib wahrscheinlich ist. Ich will nur betonen, dass wir in unseren vorausgegangenen Erwägungen schon mehrmals die Gelegenheit gehabt haben, derartige Annahmen, welche dazu noch von verschiedenen von einander unabhängigen Forschern zu verschiedenen Zeiten und bezüglich verschiedener Objecte geäussert worden sind, anzuführen.

Aber auch mit dieser Hypothese, wie verlockend sie an und für sich auch ist, können wir uns nicht begnügen, da sie doch nicht Alles zu erklären vermag. Sie vermuthen wohl, welche erklärende Momente hier noch in Betracht zu nehmen sind. Augenscheinlich müssen wir an die verschiedenen degenerativen Veränderungen des Kernes und des Zellenleibes denken. In der That neigten auch verschiedene Forscher, wenn sie ganze Heerde eigenartiger Chromatingebilde fanden, zur Annahme von Zerfalls- resp. Degenerationserscheinungen der Kerne. Diese Hypothese ist z. B. von Cornil in Bezug auf derartige Befunde in epithelialen Geschwülsten geäussert worden. Es mag hier auch an das von der hydropischen Umwandlung der Zellen Gesagte erinnert werden. In der That liesse sich von diesem Standpunkte aus viele auf den ersten Blick befremdende Einschlüsse erklären, deren Herkunft auf anderem Wege nicht zu enträthseln ist.

Zum Schlusse dieser Aufzählung der erläuternden Momente müssen wir bemerken, dass sie in keinem inneren, principiellen Gegensatze zu einander stehen. Es ist sehr wahrscheinlich, dass dementsprechend die von uns beobachteten Bilder oft nicht einen einfachen, sondern einen äusserst complicirten Entstehungsmechanismus aufweisen werden.

Die gegenwärtige Cellularbiologie nimmt ausser den Vermehrungsarten, welche wir bis jetzt besprochen haben, auch noch einige andere an. So wird die Möglichkeit einer Vermehrung durch Zellenknospung zugelassen. Am deutlichsten tritt sie bei der Vermehrung der Hefezellen zu Tage. Was die Gewebe des menschlichen Körpers und derjenigen der höheren Thiere überhaupt betrifft, so spielt hier allem Anschein nach diese Vermehrungsart keine Rolle. Ebensowenig Belang besitzt für uns auch die Vermehrung mittelst Sporen, welche vielen Bakterien, sowohl pathogenen als auch unschädlichen, eigen ist. Darum brauche ich mich auch nicht über diese Vermehrungsart des Weiteren auszulassen; der Hinweis wird genügen, dass wir bezüglich der Sporenbildung bei den Bakterien und Hefen über manche Daten verfügen, welche uns zu behaupten gestatten, dass dieser Process auf eine bei Weitem complicirtere Weise vor sich geht, als dies noch vor Kurzem acceptirt wurde (Babes, Paul Ernst, Steinhaus, Raum).

Als wir uns an die Besprechung der Störungen in der Vermehrungsfunction der Zellen machten, hatten wir uns auch zur Aufgabe gestellt, über dasjenige zu berichten, was die Hemmung dieser Function anbetrifft. Leider ist dieses Gebiet zur Zeit noch in tiefes Dunkel gehüllt. Vielleicht könnten auf eine derartige Hemmung einige der Fälle von unvollständiger Entwickelung einzelner Organe oder des ganzen Organismus zurückgeführt werden; vielleicht wären hierzu auch die Fälle von verzögertem Ersatz von Defecten u. dergl. m. zu rechnen. Welcher Mechanismus diesen Störungen zu Grunde liegt, muss die Zukunft entscheiden. Ohne mich auf die Abschätzung der verschiedenen mehr oder minder zweifelhaften Hypothesen einzulassen, will ich hier nur eine lehrreiche Beobachtung citiren, welche Baumgarten beim Studium der experimentellen Tuberculose machte. Dieser Forscher hat nämlich gefunden, dass die Gegenwart von Tuberkelbacillen die Entwickelung von Karyokinese in dem betreffenden Körpertheile anregt. Eine solche Steigerung der Vermehrungsthätigkeit findet aber nur so lange statt, als die Zahl der Tuberkelbacillen eine gewisse Grenze nicht übersteigt. Je grösser die Zahl der Bacillen wird, desto spärlicher werden die karyokinetischen Figuren, desto stärker wird augenscheinlich die Function der Vermehrung gehemmt. Aller Wahrscheinlichkeit nach begehen wir keinen grossen Fehler, wenn wir zugeben, dass die Anwesenheit von Stoffen, welche giftige Eigenschaften besitzen, in dieser oder jener Weise die Vermehrungsfunction der Zellen hemmen kann. Stellen Sie die Beobachtung Baumgarten's mit den uns schon bekannten Versuchen von O. und R. Hertwig zusammen, so werden Sie beistimmen müssen, dass unsere Vermuthung einer factischen Begründung nicht entbehrt. Es versteht sich indessen von selbst, dass als vermehrungshemmende Momente nicht lediglich chemische Stoffe, sondern auch verschiedene physikalisch-mechanische Agentien auftreten können.

Nachdem wir alles Wesentliche über die Function der Vermehrung der Zellen in pathologischen Fällen wiedergegeben haben, wollen wir nunmehr zu den Störungen in der Bewegungs- und Empfindungsfunction übergehen. Aus leicht verständlichen Gründen werden wir uns dieses Mal sehr kurz fassen müssen, obgleich das in Rede stehende Gebiet des tiefsten biologischen und selbst philosophischen Interesses voll ist. Wir werden übrigens nie vergessen, dass die Lösung philosophischer Probleme nicht in die Rahmen unserer Aufgabe passt, und beschränken uns auf eine naturwissenschaftliche Besprechung des neuen Gebietes, auf welches wir uns jetzt begeben.

Wie bekannt, begegnen wir den Erscheinungen der Bewegung von Zellen in den complicirten vielzelligen Organismen auf Schritt und Tritt. Schon *a priori* ist es zu erwarten, dass in Abhängigkeit von den veränderten Existenzbedingungen die Bewegungsfunction dieser Elemente verschiedenartige Abweichungen von der Norm aufweisen kann, je nachdem bald die eine Form dieser Function, bald die andere eine Störung erleidet, und je nachdem sich die Eigenschaften des Mediums, in welchem die betreffenden Elemente leben, verändern. Es würde uns zu weit führen, alle die Störungen der Bewegungsfunction aufzuzählen, welche in den beweglichen Elementen unseres Organismus aufgedeckt werden. In Anbetracht des allgemeinen Charakters unserer Darstellung wollen wir uns auch in diesem Abschnitt der allgemeinen Pathologie der Zelle auf die Darstellung der Fundamentalerscheinungen beschränken, welche für die Erklärung des Mechanismus der betreffenden functionellen Störungen von Belang sind.

Es ist leicht einzusehen, dass für den Pathologen die functionellen Störungen in der Bewegung von Zellen nicht minder wichtig sind, als alle anderen. Erinnern wir uns nur daran, welche eminente Bedeutung den aus den Gefässen austretenden Leukocyten bei der Entzündung vindicirt wird. Es wäre unrecht, leugnen zu wollen, dass die Emigration — ausser den Veränderungen der Gefässwände und der Verlangsamung des Blutstroms — auch von activen Bewegungen der Leukocyten abhängig ist (Lawdovsky u. A.). Man darf sogar annehmen, dass bei der Entwickelung von entzündlichen Processen die Bewegungsfunction der Leukocyten etwas gesteigert ist. Vergessen wir ferner die grosse Reihe von Störungen im Muskelapparate, die verschiedenen Arten von Krämpfen u. dergl. nicht. Wenn auch die erste Ursache dieser Erscheinungen oft in Störungen der Innervation liegt, so folgt daraus noch nicht, dass wir andere Fälle ausser Acht lassen dürfen, in welchen mit mehr oder weniger Wahrscheinlichkeit die Ursache der Störungen in die Muskeln selbst resp. in die Muskelzellen zu verlegen ist. Weiter will ich die Spermatozoen nennen, bei welchen Alterationen der Bewegungsfunction auf einen so äusserst wichtigen Vorgang, wie die Befruchtung, zurückzuwirken vermögen. Endlich sei der Flimmerepithelien gedacht, deren unermüdliche Arbeit in den

Athmungsorganen die nöthige Reinlichkeit zu erhalten hilft und auch in anderen Organen den normalen Gang verschiedener Functionen regelt. Von diesem Gesichtspunkte aus verdienen die Beobachtungen von Kraft volle Aufmerksamkeit; dieser Forscher überzeugte sich beim Studium einer grossen Anzahl von Präparaten aus den Athmungswegen warmblütiger Thiere, dass bei katarrhalischen Entzündungen der betreffenden Schleimhaut die Flimmerbewegungen träge werden und die Flimmerhaare schwach der Einwirkung von chemischen Agentien widerstehen; die Reizwelle breitet sich dann auch langsamer aus, als unter normalen Verhältnissen. Ohne weitere Erklärungen leuchtet es ein, dass die Störungen der Bewegungsfunction in allen obigen Fällen für den Organismus nachtheilig sein müssen.

Es fragt sich nun: welche Hauptmomente die Entstehung von Störungen in dem Bewegungsapparate der Zellen bedingen?

Zu allererst ist es nothwendig, die Rolle des Kernes bei der Bewegungsfunction einer Besprechung zu unterziehen. Verfügen wir über irgend welche Andeutungen, welche dafür sprechen, dass auch in Bezug auf die Bewegungsfunction dem Kerne eine dominirende Rolle zukommt? Die zahlreichen Versuche an Protisten (Balbiani, Gruber, Verworn u. A.) führen uns zum Schlusse, dass der Kern nur eine indirecte Bedeutung für diese Function hat. Es ist bekannt, dass kernlose Theilstücke von einzelligen Organismen sich eine gewisse Zeit noch bewegen können. Als Beispiel möge die lehrreiche Beobachtung von Hofer an *Amoeba proteus* dienen. Hofer theilte unter dem Mikroskope die genannte Amöbe in zwei Stücke, deren einer kernlos, der andere kernhaltig war und verfolgte einige Tage hindurch das weitere Schicksal dieser Fragmente. Er überzeugte sich dabei, dass derjenige Theil der Amöbe, welcher kernhaltig war, neun Tage lang den *habitus* eines normalen Thieres bewahrt hatte, während der kernlose Theil nach 15 Minuten sich schon langsamer bewegte, kürzere Pseudopodien ausstrahlte u. s. w. Nach 20 Minuten war dieser Theil in ein sphärisches Protoplasmaklümpchen verwandelt, welches nur unbedeutende Formveränderungen erkennen liess. Am 12. Tage machte das kernlose Theilstück den Eindruck einer todten Masse. Der kernhaltige Theil ging in diesem Falle auch zu Grunde, jedoch später, und zwar am 14. Tage. Sie sehen also, dass, obgleich in späteren Phasen des Versuches die Bewegungsfunction des kernlosen Stückes zweifelsohne aufgehoben war, sie doch in der nächsten Zeit nach der künstlichen Theilung noch vorhanden war. Die Bewegungsimpulse gehen also nicht resp. brauchen nicht vom Kerne auszugehen.

Ich berufe mich auf die Beobachtungen von Hofer hauptsächlich darum, weil Objecte, wie die Amöben, für uns besonders werthvoll sind, da sie morphologisch den Leukocyten, mit welchen der Pathologe so oft zu thun hat, ähnlich sind. Es wäre jedoch nicht schwer, auch viele andere analoge Beobachtungen aufzufinden; ich werde auf dieselben später noch, wenn die Bewegungen einzelner Theile der Zellen zur Besprechung gelangen werden, zurückkommen.

Ist nun dem oben Gesagten gemäss der Bewegungsmechanismus nicht unmittelbar mit dem Kerne verbunden, so muss er selbstverständlich im Zellenleibe gesucht werden. In denjenigen Fällen, in welchen das bewegliche Element specielle Bewegungsorgane in Form von Flimmerhaaren u. dergl. besitzt, ist es ganz natürlich, wenn wir die Ursache dieser Bewegungen in diese Nebenapparate selbst verlegen. Hier muss es jedoch berücksichtigt werden, dass die Flimmerhaare oft unmittelbar mit den Mitomfäden des Zellenleibes verbunden sind. Engelmann, Ballowitz u. A. behaupten, dass die Contractilität immer mit feinfibrillärer Structur Hand in Hand geht. Nach Ballowitz, welcher die Spermatozoen einer grossen Anzahl von Thieren untersucht hat, besteht der Axenfaden, welcher die Geissel der Spermatozoen bildet, aus äusserst dünnen Fäserchen, welche durch die ganze Länge der Geissel ziehen und mit einer unbedeutenden Quantität Kittsubstanz unter einander verbunden sind. Ballowitz behauptet, dass wir mit der fibrillären Structur überall rechnen müssen, wo Bewegung resp. Contractilität vorhanden ist. Selbst da, wo auf den ersten Blick eine structurlose Protoplasmamasse vorliegt, entstehen unter Umständen, die zur Aeusserung der Bewegungsfunction Anlass geben, dünne Fäserchen (Myxoplasmodien, Amöben, Rhizopoden, Blutkörperchen u. dergl. m.; Engelmann). Daraus folgt, dass — welcher Art auch die inneren Beziehungen der fibrillären Structur zur Contractilität sein mögen — wir in pathologischen Fällen von Störung der Bewegungsfunction unsere Aufmerksamkeit hauptsächlich auf den fibrillären Apparat der Zelle richten müssen.

Der experimentellen Forschung ist es bereits gelungen zu zeigen, dass die Bewegungsfunction der Zellen sich nicht indifferent gegen die Einwirkung verschiedener physikalisch-chemischer Agentien verhält. Aus den eingehenden Untersuchungen von Verworn, welcher verschiedene Arten von Bakterien, Rhizopoden, Flagellaten, Diatomeen, Oscillarien, Desmidiaceen und Ciliaten studirt hat, geht hervor, dass die Protisten auf Licht, Wärme, mechanische, chemische und galvanische Reize zu reagiren vermögen; nur durch den Schall bleiben sie unbeeinflusst. In Abhängigkeit von der Art der Anwendung des Reizes, von seiner Stärke und Dauer zeigt die Bewegungsfunction Zunahme oder Abnahme ihrer

Energie, oder endlich eine Modification ihres Charakters. Besonders beachtenswerth ist die Thatsache, dass ein und derselbe Reiz verschiedene Bewegungsreactionen je nach seiner Intensität auslösen kann. So schlägt die anziehende Wirkung des Lichtes in eine abstossende um, wenn die Stärke des Lichtreizes einen gewissen Grad übersteigt. Nicht minder interessant ist der Umstand, dass die Reizbarkeit der verschiedenen Zellentheile eine ungleiche ist; VERWORN behauptet, dass z. B. auf mechanische Reize die peripheren Anhängsel der Zellen und ihre centralen Theile in ganz verschiedener Weise reagiren; das Gleiche ist bis zu einem gewissen Grade auch für die chemischen Reize zutreffend. Alle diese Befunde sind auch für den Pathologen von unmittelbarer Bedeutung. So werden z. B. von diesem Standpunkte aus gewisse Beobachtungen in Betreff der intracellularen Parasiten dem Verständniss näher gebracht. Auch in Bezug der beweglichen Elemente, welche in den Geweben der höheren Thiere und des Menschen zu finden sind, besitzen wir instructive Thatsachen, welche darthun, dass die Bewegungsfunction von der Wirkung gewisser Gifte beeinflusst werden kann. So hat sich BINZ überzeugt, dass die Leukocyten unter dem Einflusse von neutralen Lösungen minimaler Chininquantitäten ihre amöboïden Bewegungen verlieren; sie verhalten sich also in diesem Falle ähnlich wie die Infusorien. Die Emigration der Leukocyten aus den Gefässen des Peritoneums u. d. m., also auch die Eiterbildung, soll bei Kaltblütern durch subcutane Injection von Chinin in einer Menge von $^1/_{5000}$ ihres Körpergewichts gehemmt werden. Diese Erscheinung tritt selbst dann zu Tage, wenn die Herzthätigkeit durch die Chininvergiftung nicht beeinträchtigt ist; es scheint demnach, dass das Chinin die Leukocyten selbst paralysirt (BINZ und SCHARRENBROICH). Andere Forscher glauben übrigens, dass die Depression der Herzthätigkeit bei diesen Erscheinungen das Hauptmoment ausmacht (ZAHN und KÖHLER). DISSELHORST vertritt die Meinung, dass Substanzen, wie Eucalyptol, Salicylsäure, Phenol, Sublimat und Chinin, besondere Veränderungen der Gefässwände verursachen, welche das Anhaften von Leukocyten an der Innenfläche der Gefässe verhindern. Es sei auch der Einfluss der Wärme auf die Leukocyten erwähnt. Bei verhältnissmässig niedriger Temperatur kann die Beweglichkeit von Leukocyten in einem Bluttropfen einige Tage lang erhalten werden; bei 40° C. werden die Bewegungen sehr lebhaft, verschwinden aber bald (nach 2—3 Stunden). Bei 50° C. tritt momentan Wärmestarre ein. Es braucht nicht besonders hervorgehoben zu werden, welche Bedeutung diese Thatsache beim Fieber vom Standpunkte der METSCHNIKOFF'schen Phagocytose beanspruchen kann. Endlich wissen wir auch, dass die Bewegungen der Spermatozoen unter dem Einflusse von chemischen Agentien Störungen erleiden. Besonders sei die Beziehung der Spermatozoen zu den Alkalien betont, welche sehr energische Reizmittel für die Samenfäden sind; dass Gleiche mag über die Flüssigkeiten gesagt werden, durch welche der Samen verdünnt wird. Saure Vaginalsecrete wirken deletär auf die Spermatozoen. Viele Einwirkungen ändern auch die Bewegungen des Flimmerepithels; blosse Schwankungen im Wassergehalt üben schon einen grossen Einfluss auf die Flimmerbewegungen (Engelmann).

Bis jetzt haben wir beim Studium der Bewegungsfunction die Zelle als ein Ganzes betrachtet; wir wissen aber, dass die Bewegungsfunction auch den einzelnen Zellentheilen zukommt, und dass die Bewegungen der einen Theile normal sein können, während in den anderen dieselben alterirt sind. Rossbach hat bei der Untersuchung gewisser Protisten, welche ausser Flimmerhaaren auch noch längere Geisseln — Organe der willkürlichen Bewegung — besitzen, gefunden, dass beim Erwärmen und Abkühlen und bei der Einwirkung von gewissen chemischen Substanzen die längeren Geisseln paralysirt werden, während die Flimmerhaare ihre Arbeit fortsetzen. Maupas hatte Gelegenheit zu beobachten, dass Paramaecien, durch Ausschleudern von Trichocysten getödtet, vollständig bewegungslos werden: ihre Flimmerhaare bleiben still stehen, ihr contractiles Bläschen aber pulsirt noch ziemlich lange. v. La Valette St. George, Ballowitz u. A. behaupten, dass die Geisseln der Spermatozoen sich zu bewegen fortfahren, selbst wenn das Köpfchen abgefallen ist. Man geht noch weiter: Stein sah, wie in den langen geisselförmigen Wimpern gewisser Monadinen das periphere Ende sich fortbewegte, während der übrige Theil unbeweglich war. Es wird hier auch die Beobachtung von Verworn am Platze sein, dass nämlich minimale, vom Protistenleibe abgetrennte Partikelchen sich nicht nur überhaupt bewegen können, sondern selbst alle jene charakteristischen Bewegungen ausführen, welche dem betreffenden Protisten im normalen Zustande eigen sind. Auf Grund von derartigen Beobachtungen muss man wohl den Schluss ziehen, dass die Bewegungsfunction in vielen Fällen eine ausserordentliche Mannigfaltigkeit aufweist und an die einzelnen Zellentheile gebunden ist, ohne dabei vom Kerne direct abhängig zu sein.

Von pathologischer Seite sind aber derartige Befunde zur Zeit noch kaum zu verwerthen. Es unterliegt übrigens keinem Zweifel, dass bei einem aufmerksameren Studium der Bewegungsfunction unter pathologischen Verhältnissen wir auch hier finden werden, dass die physiologischen Erscheinungen ihre pathologischen Analoga besitzen.

Hierfür ein Beispiel statt mehrerer: Kidd überzeugte sich beim Studium des Schleimhautepithels der Froschmundhöhle, dass die Kernkörperchen gewisser Epithelzellenkerne beweglich sind. So beobachtete er, dass die Nucleolen lange Fortsätze, welche ihre Form verändern, aussenden. Die betreffende Schleimhaut befand sich in entzündetem Zustande. Die Untersuchung war in *humor aqueus* auf dem bis 39° C. erwärmten Objecttische vorgenommen. Man kann allerdings nicht mit Bestimmtheit behaupten, dass die Beweglichkeit des Kernkörperchens durch den entzündlichen Process hervorgerufen wird; doch wäre es andererseits kaum richtig, Alles auf den Umstand reduciren zu wollen, dass das Object bei künstlicher Erwärmung beobachtet worden ist. Dass die Kernkörperchen überhaupt beweglich sein können, und zwar nicht nur im Sinne von Formveränderung, sondern auch im Sinne von Veränderung der Lage im Kern, darauf haben schon Eimer u. A. hingewiesen.

Wie flüchtig auch diese Uebersicht der Störungen in der Bewegungsfunction ist, genügen wird sie wohl, um zu beweisen, dass dieser Abschnitt der allgemeinen Pathologie der Zelle weiter bearbeitet zu werden verdient. Die genannten Beobachtungen sind aber noch in einer anderen Hinsicht belangreich: sie enthüllen vor uns eine ausserordentliche Unverhältnissmässigkeit zwischen der so einfachen Structur und dem so verwickelten physiologischen Effect. Wir müssen demnach das Studium der Bewegungsfunction bei einzelligen Organismen als das beste Mittel zur richtigen Beurtheilung aller functionellen Fähigkeiten, welche den Zellenapparaten zukommen, bezeichnen.

Achtzehnte Vorlesung.

Einige Bemerkungen über die psychische Function der Zellen. — Der Zusammenhang und die gegenseitigen Beziehungen zwischen den Zellen unter pathologischen Verhältnissen.

M. H.! Die Fragen, welchen die erste Hälfte dieser Vorlesung gewidmet ist, werden gewöhnlich in den Cursen der allgemeinen Pathologie nicht vorgetragen. Ich entschliesse mich, von dieser Tradition hauptsächlich darum abzusehen, weil das betreffende Erscheinungsgebiet innigst mit demjenigen verbunden ist, welches den Stoff zur vorausgegangenen Vorlesung geliefert hat: unsere Vorstellungen von der Bewegungsfunction und ihren Störungen wären nicht vollständig, wenn wir nicht den Versuch machen würden, noch einen Schritt vorwärts zu gehen, um in die animalen Functionen der Zelle Einsicht zu gewinnen. Uebrigens bilden die Störungen in der Empfindungsfunction der Zelle die Grundlage der Neuro- und Psychopathologie. Obgleich wir noch weit davon entfernt sind; die Erscheinungen, welche den Stoff der Neuro- und Psychopathologie darstellen, auf bestimmte Störungen der Lebensthätigkeit von Zellen zurückführen zu können, dennoch muss die principielle Seite der Frage heutzutage als insofern aufgeklärt gelten, dass unser Versuch, die Empfindungsfunction der Zelle in das Gebiet der allgemeinen Pathologie einzuführen, als gerechtfertigt erscheint.

Vor Allem müssen einige Worte darüber gesagt werden, auf welche Weise die Erscheinungen der Empfindung an den Zellen zu erforschen sind. Aus leicht verständlichen Gründen sind auch hier — wenigstens gegenwärtig — die einzelligen selbständigen Lebewesen die besten Objecte; es wäre äusserst umständlich, die betreffenden Beobachtungen an den Zellen vielzelliger Organismen vorzunehmen, da diese Zellen nur sehr schwer eine Aufhebung des Zusammenhanges mit dem ganzen Organismus überstehen. Ferner ist es klar, dass wir bei Beurtheilung der Erscheinungen des psychischen Lebens von einzelnen Zellen, *nolentes volentes*, dieselben ungenügenden Methoden anwenden müssen, von welchen wir beim Studium der phänomenalen Seite des psychischen Lebens überhaupt Gebrauch machen. Wir erkennen den wahren Charakter der psychischen Erscheinungen ausschliesslich aus der unmittelbaren inneren Erfahrung; die psychische Welt als solche ist nur für ihren Träger unmittelbar offen. Wenn trotzdem jeder von uns die Existenz einer psychischen Sphäre nicht nur in seinen Mitmenschen, sondern auch in allen Thieren annimmt, so beruht diese Annahme lediglich auf Analogien, welche durch die Gesammtheit der vorhandenen realen Verhältnisse gerechtfertigt werden. Es ist aber nicht schwer zu bemerken, dass je tiefer wir in der Reihe der Thierwelt herabsteigen, desto schwerer unsere Vergleiche durchzuführen sind, desto willkürlicher unsere Schlüsse werden. Haben wir es mit einem einzelligen Wesen zu thun, so überzeugen wir uns bald, dass wir ausschliesslich nach den Erscheinungen der Bewegungsfunction über das Vorhandensein von psychischen Functionen urtheilen können. Zwar stützen sich unsere Urtheile über die psychische Sphäre von Metazoen ebenfalls in hohem Maasse auf die Erscheinungen der Bewegungsfunction. In diesem Sinne hat auch RICHET Recht, wenn er sagt: *„sans mouvement pas d'intelligence.“* Aber bei den höheren Thieren und beim Menschen ist das Gebiet der Bewegungserscheinungen viel weiter und inhaltsreicher, als bei den Protisten. Man muss demnach bekennen, dass an denjenigen Tiefen, welche wir nur mit Hülfe des Mikroskops erreichen, die gewöhnlichen Anschauungen von den psychischen Erscheinungen eine harte Probe zu erleiden haben. Es kann auch nicht Wunder nehmen, wenn die Meinungen der Forscher in diesem Falle weit auseinandergehen. Dort, wo der Eine Erscheinungen einer complicirten psychischen Function erblicken wird, sieht ein Anderer das einfache Spiel der Contractilität. Ich hege natürlich die Hoffnung nicht, mit den kurzen Bemerkungen, welche ich in dieser Vorlesung liefern kann, die angedeuteten Widersprüche aufzulösen. Ich erlaube mir jedoch, mit besonderem Nachdruck zu betonen, dass die Zurückführung dieser oder jener Erscheinungen im Zellenleben auf physikalisch-chemische Begriffe uns noch nicht das Recht nimmt, über psychische Functionen zu sprechen. Man muss sich ein für allemal mit dem Gedanken versöhnen, dass — im Grossen, wie im Kleinen — unsere Stellung den psychischen Erscheinungen gegenüber die gleiche ist; die objective Erkenntniss der psychischen Functionen, wie eingehend sie auch wäre, gewährt uns keine tiefere Einsicht in den subjectiven, specifischen Charakter dieser Erscheinungen. Wenn auch die morphologische und physikalisch-chemische Analyse in Betreff der vielzelligen Organismen uns die Vermuthung aufdrängt, dass die psychischen Erscheinungen ein eigenartiges Correlat gewisser Stoffbewegungen sind, so folgt daraus noch nicht, dass die Erklärung der physikalisch-chemischen Grundlage der psychischen Erscheinungen bei den Protisten gleichbedeutend mit Verneinung der Existenz eines psychischen Lebens bei diesen Lebewesen sei. Demgemäss müssen wir es als Willkür bezeichnen, wenn gewisse Forscher den höheren Thieren (und selbstredend dem Menschen) eine besondere Gruppe von psychischen Functionen, trotz dem deutlichen Zusammenhange dieser Erscheinungen mit den somatischen Functionen, zugestehen, und gleichzeitig jede Psychik bei den einfachsten Lebewesen leugnen, nur weil die bezüglichen Erscheinungen, wenigstens zum Theil, auf Erscheinungen von physikalisch-chemischem resp. mechanischem Charakter reducirt werden können.

Nachdem wir in dieser Weise unsere Stellung gegenüber den psychischen Erscheinungen bezeichnet haben, treten wir zur Uebersicht der wichtigsten Daten, welche die Anwesenheit wenigstens von elementaren psychischen Functionen bei den einzelligen Lebewesen zu erblicken erlauben.

Am meisten erforscht ist die Reihe von Erscheinungen, welche bei dem Auffangen der Nahrung Seitens der Zelle beobachtet werden. So ist es z. B. bekannt, dass viele Infusorien äusserst verwickelte Bewegungen beim Aufsuchen der Nahrung ausführen: sie bewegen sich in einer bestimmten Richtung, meiden Hindernisse, passen sich an die Bedingungen, unter welchen die Beute sich befindet, an u. dergl. m. Am meisten Interesse bieten diejenigen Infusorien, welche mit Trichocysten, eigenartigen Schleuderapparaten, bewaffnet sind, vermittelst welcher sie andere Infusorien, die ihnen als Nahrung dienen, betäuben oder tödten. Es würde uns zu weit führen, die Mittel des Einzelnen zu beschreiben, welche die genannten Infusorien und andere Protisten ins Spiel setzen, um Nahrung zu fangen, sich gegen Feinde zu vertheidigen u. s. w. Es wird genügen, FAMINTZIN's Worte zu wiederholen, dass „diese Raubinfusorien nicht nur das Bewusstsein der Anwesenheit einer Beute besitzen, sondern auch eine ganze Reihe von streng coordinirten und zur Erlangung des vorausbestimmten Zieles — zum Auffangen der Beute gerichteten Bewegungen ausführen.“ „Im Allgemeinen,“ sagt ferner FAMINTZIN, „kann man auf Grund der vorhandenen Daten kaum bezweifeln, dass die Wimperinfusorien Erscheinungen des psychischen Lebens resp. willkürlicher Handlungen aufweisen, welche in den Infusorien bewusste Beziehungen zu der umgebenden Welt vorauszusetzen zwingen. Es scheint mir, dass sie in intellectueller Hinsicht viel höher als die Coelenteraten stehen“. Wir sehen in der That, dass die von den einfachsten Lebewesen ausgeführten Verrichtungen in keinem Falle einfache genannt werden können; wir sehen ebenfalls, dass die Annahme einer elementaren Form von Bewusstsein auf Erscheinungen fusst, welche denjenigen nahe stehen, die es uns erlauben, von einer psychischen Sphäre bei den höheren Thieren zu sprechen.

Die Versuche und Beobachtungen von VERWORN u. A. zeigen, dass ein Theil der uns hier beschäftigenden Erscheinungen in die Kategorie des Tropismus einzureihen ist. Mit diesem Namen wird die Fähigkeit gewisser Reizmittel, die Bewegungsrichtung beweglicher lebender Elemente zu determiniren, bezeichnet. Es sind zahlreiche Beobachtungen vorhanden, welche beweisen, dass die Wärme, der galvanische Strom, das Licht und verschiedene chemische und mechanische Agentien eine anziehende resp. abstossende Wirkung auf die beweglichen Elemente auszuüben pflegen; auf dem Boden dergleichen Beobachtungen sind die Lehren von Thermotropismus, Galvanotropismus, Heliotropismus, Chemotropismus, Tigmotropismus u. s. w. aufgewachsen. Es ist bemerkenswerth, dass nicht Alles, was die beweglichen Elemente anzieht, nützlich für sie ist; nicht selten kommt es vor, dass diese Elemente wie bezaubert in grossen Schaaren dahin eilen, wo sie ein sicherer Tod erwartet. Die Bedeutung aller betreffenden Erscheinungen bleibt noch äusserst dunkel: möglicherweise ist in gewissen Fällen die Bewegungsrichtung von relativ einfachen mechanischen Bedingungen abhängig; doch selbst diese verhältnissmässig einfachen Fälle geben, bei genauerem Studium, Anlass zur Aufstellung einer ganzen Reihe von Fragen, welche noch lange unbeantwortet bleiben werden. Selbst abgesehen davon, dass die weitere Untersuchung dieser Erscheinungen zur Aufklärung der Lehre von der Ernährung der Zelle beitragen kann, versprechen die Erscheinungen des Tropismus viel Licht auch auf gewisse pathologische Aufgaben zu werfen. Wir wissen, wie leicht die Wanderzellen unseres Organismus verschiedene geformte Partikel (z. B. Trümmer von rothen Blutkörperchen) aufnehmen; wir wissen ebenfalls, dass bei der Entzündung Emigration von Leukocyten aus den Gefässen stattfindet, dass ferner, wenigstens gewissen Bakterien gegenüber, die Leukocyten die feindliche Rolle einnehmen, welche Metschnikoff für seine Phagocyten vindicirt und welche im Auffangen und Verdauen von Mikrobien besteht. Viele Gründe erlauben es zu behaupten, dass in diesen Fällen die Bewegungsfunction durch den Chemotropismus und vielleicht auch durch den Tigmotropismus u. dergl. geregelt wird. Ich hatte schon die Gelegenheit, auf Leber's Versuche mit Phlogosin hinzuweisen. Hier will ich nur noch einige Angaben von Massart und Bordet citiren, welche darthun, dass die Producte der Lebensthätigkeit von *Staphylococcus pyogenes albus* einen unzweifelhaft anziehenden Einfluss auf die Leukocyten ausüben (vgl. auch Steinhaus). Die genannten Forscher suchen weiter zu beweisen, dass die Spaltungsproducte der lädirten Zellen und die Auswurfsstoffe der normalen Ernährung ebenfalls positiv chemotropische Eigenschaften besitzen. Massart und Bordet constatiren endlich, dass durch Anästhesie der Leukocyten man sie der tactilen und chemischen Sensibilität verlustig machen kann. Gleichfalls interessante Beobachtungen hat Gabritschewsky geliefert; er behauptet, dass sehr viele Bakterien positiv chemotropisch auf die Leukocyten wirken. Natürlich bleibt es fraglich, ob die Leukocyten, wenn sie sich in der Richtung der Stoffwechselproducte der Bakterien bewegen und manchmal selbst die Bakterien auffangen, gleichzeitig als bewusste Verfechter des Wohlzustandes des Gesammtorganismus auftreten. Es wäre zweifelsohne, zu weit gehender Anthropomorphismus, wenn wir so leichtfertig ein derartiges Bewusstsein den Leukocyten zuschreiben würden. Anders freilich, wenn wir zugeben, dass gewisse Andeutungen der psychischen Thätigkeit die Leukocyten, wie im Allgemeinen alle beweglichen Elemente, auf ihren Wanderungen begleiten.

Ich will keine weiteren Thatsachen aufzählen, welche als psychische Erscheinungen gedeutet werden könnten, und ziehe es vor, zur Systematisirung der fundamentalen psychischen Thätigkeiten der Protisten, wie sie von VERWORN vorgeschlagen wird, überzugehen. Alle psychischen Erscheinungen theilt VERWORN in zwei Kategorien: zur ersten Kategorie gehören die Erkenntnissvorgänge, zur letzteren — die Willensäusserungen; die erstere Kategorie zerfällt ferner in unbewusste Empfindungen (Wärmeempfindung, Lichtempfindung u. s. w.) und unbewusste Vorstellungen; die letztere — in reflectorische, impulsive und automatische Bewegungen (die reflectorischen Bewegungen sind mit den unbewussten Empfindungen verbunden, die impulsiven und automatischen — mit den unbewussten Vorstellungen). Schon daraus sehen Sie, dass VERWORN Bewusstsein im directen Sinne des Wortes bei den Protisten nicht anerkennt: ihr psychisches Leben ist noch nicht von der Fackel beleuchtet, in deren Strahlen der Mensch und die höheren Thiere durch's Leben wandern. Meiner Ansicht nach ist das VERWORN'sche System im Allgemeinen ein befriedigender Ausdruck der Wirklichkeit; ich muss aber bemerken, dass das Ausschliessen des Bewusstseins aus diesem System, resp. die volle Negirung selbst der leisesten Andeutungen eines Bewusstseins der eignen Individualität Seitens der Protisten, mir als allzuweit gehend erscheint. Schon aus den wenigen Beispielen, welche oben genannt worden sind, kann man den Schluss ziehen, dass gewisse Protisten solche Bewegungen ausführen, welche jeder vorurtheilsfreie Beobachter geneigt wäre, gleich den Erscheinungen des Seelenlebens höherer Thiere, als bewusste zu betrachten. Eine entscheidende Bedeutung will ich selbstverständlich dieser Einschränkung nicht einräumen: in der Natur giebt es überhaupt keine scharfen Grenzen, und es wäre sehr schwer, demjenigen die Anwesenheit eines Minimum von Bewusstsein gegenüber zu behaupten, für welchen minimale Quantitäten gleich Null sind.

In Betreff des Systems von VERWORN, welches — *mutatis mutandis* — bei Beurtheilung der in unseren nervösen Centralapparaten vor sich gehenden Erscheinungen mithelfen kann, glaube ich noch bemerken zu müssen, dass der Begriff von den unbewussten Empfindungen und von den unbewussten Vorstellungen, wie sehr derselbe auch von den metaphysischen Lehren missbraucht wird, doch zweifelsohne eine der wichtigsten biologischen Eroberungen ist. Beim Studium der Störungen in der psychischen Sphäre beim Menschen werden wir mit zahlreichen Thatsachen bekannt, welche uns zur Ansicht veranlassen, dass das Gebiet der unbewussten Functionen in unserem Leben eine in der That entscheidende Rolle spielt. Mit Recht behauptet CLAUDE BERNARD, ein ebenso scharfer Beobachter als hervorragender Denker, dem Beispiele von BICHAT folgend, dass der Begriff von der unbewussten Empfindlichkeit, von der „unempfundenen Empfindung", nicht minder der Wirklichkeit entspricht, als der Begriff von der bewussten Empfindung. „Alle Thätigkeiten unseres Organismus," sagt er, „sind von inneren oder äusseren, physiologischen, normalen oder künstlichen Reizungen erzeugt: sie setzen also Empfindlichkeit voraus, wenn wir unter diesem Worte einfach die Fähigkeit, auf den Reiz zu antworten, verstehen. Diese Reactionen bieten uns aber alle möglichen Abstufungen von der unmerklichen, rein trophischen Reaction bis zur Bewegungsreaction, die für unsere Sinne wahrnehmbar ist, und endlich bis zur bewussten Reaction hinauf".

In den letzten Zeiten sind Versuche gemacht worden, die bei den Protisten zu beobachtenden Erscheinungen mit denjenigen zusammenzustellen, welche an den nichtorganisirten Substanzen zu sehen sind, die zusammengesetzten Lebensäusserungen der Protisten mittelst mechanischer Begriffe zu erklären. Lehrreiche Beiträge dazu haben BERTHOLD, QUINCKE u. A. geliefert. Um die allgemeine Richtung derartiger Untersuchungen zu illustriren, will ich z. B. einen Versuch von SACHS anführen. Dieser Forscher füllte einen Teller mit einer Oelemulsion von bestimmter Zusammensetzung und exponirte ihn dem directen Sonnenlichte aus, wobei der Teller zur Hälfte mit einem Brette zugedeckt war; nach kurzer Zeit gingen alle Oelpartikeln von dem beleuchteten Theile in den dunklen über, als ob sie, die Sonne meidend, sich im Schatten verbergen wollten. Viel Interesse bietet auch folgender Versuch von ROUX: werden in eine trübe gesättigte wässerige Carbolsäurelösung einige Tropfen angefärbten Chloroforms eingeführt, so bildet sich um jeden Tropfen ein Strahlenkranz; nachdem nun die Strahlen zweier Nachbartropfen sich berührt haben, bewegen sich mit wachsender Geschwindigkeit die Tropfen aus einer Entfernung von einigen cm auf einander und vereinigen sich. ROUX macht auf die äussere Aehnlichkeit dieser Erscheinungen mit dem, was in den Eizellen bei Vereinigung des Samenkörperkerns mit dem Eikerne vor sich geht, aufmerksam. Doch bemerkt er richtig, dass uns hier die äussere Aehnlichkeit nicht irreleiten darf: es wäre vollständig verfehlt, beide Vorgänge in Betreff ihres Entstehungsmechanismus zu identificiren. Wir werden kaum fehlgreifen, wenn wir die Bemerkung von ROUX auf viele andere derartige Fälle anwenden, da ja für eine ausschliesslich mechanische Erklärung der Lebenserscheinungen das vorhandene factische

Material noch nicht ausreicht. Bei unseren Untersuchungen, die biologischen Thatsachen mechanisch zu erklären, dürfen wir nicht vergessen, dass diese Bemühungen erst in einer entfernten Zukunft von einem unzweideutigen Erfolge gekrönt werden.

Wir haben uns schon mehrmals überzeugen können, dass die Zelle in ihren Lebensäusserungen als ein zusammengesetztes Ganze auftritt. Wir haben gesehen, dass die verschiedenen Functionen nicht nur auf die Zelle *in toto*, sondern auch auf gewisse Structurelemente derselben zu beziehen sind. Künftige Forschungen werden es zweifelsohne darthun, wie weit die Möglichkeit, die Zelle in Theile zu spalten, welche noch Andeutungen eines psychischen Lebens zeigen, geht. Heutzutage wären alle Vermuthungen auf diesem Gebiete noch verfrüht. Ebenfalls wäre es schwer, ein Schema der Störungen in den psychischen Functionen der Zelle zu skizziren. Wir müssen uns einstweilen damit begnügen, was wir über die Abweichungen in der Bewegungsfunction wissen; Alles, was über diese Grenze hinausragt, unterliegt nur einer vergleichenden und sehr zweifelhaften Beurtheilung auf Grund der Daten, die beim Studium höherer Thiere erhalten werden.

In der zweiten Vorlesung haben wir schon darauf hingewiesen, dass die Zellen vielzelliger Organismen untereinander in einem gewissen inneren und äusseren Zusammenhange stehen. Wäre die Aufgabe der allgemeinen Pathologie der Zelle nur auf das Studium der Erscheinungen, welche von einzelligen Wesen geliefert werden, beschränkt, so könnten wir alle diejenigen Fragen unberücksichtigt lassen, welche beim Studium der krankhaften Erscheinungen in den vielzelligen Organismen auftauchen; es ist aber selbstverständlich, dass die pathologischen Erscheinungen, deren Träger die Zellen der Polyplastiden sind, nothwendigerweise in das Gebiet der allgemeinen Pathologie der Zelle mitgehören; demgemäss haben wir nicht nur das Recht, sondern auch die Pflicht, diejenigen functionellen Störungen, welche durch abnorme Bedingungen des Zusammenlebens der Zellen, die ein complicirtes System bilden, geschaffen werden, in das Bereich unserer Studien hereinzuziehen. Der Pathologe, welcher die krankhaften Erscheinungen im Leben des Menschen, der höheren Thiere und Pflanzen untersucht, hat nur äusserst selten mit pathologischen Erscheinungen in einzelnen Zellen zu thun. Man kann sagen, dass die ganze Pathologie des Menschen sich an mehr oder minder grossen Zellengruppen abspielt. Es ist demnach auch leicht verständlich, dass die Frage nach dem Zusammenhang und den gegenseitigen Beziehungen zwischen den Zellen unter pathologischen Verhältnissen unsere volle Beachtung verdient.

Der tiefe innere Zusammenhang, welcher die Zellen des Organismus in ein harmonisches Ganze vereinigt, kann aus verschiedenen Thatsachen und Erwägungen abgeleitet werden. Es ist bekannt, dass die höheren Organismen, wie zusammengesetzt und verschiedenartig sie im reifen Zustande auch sind, einfach und einartig in früheren Entwickelungsphasen erscheinen. Im Beginne haben wir die Eizelle, welche unter dem Einflusse des eingedrungenen Samenfadens sich in einer gewissen Ordnung zu theilen beginnt, wobei die junge Zellenbrut kraft mannigfacher morphologischer Gesetze sich zu bestimmten Geweben und Organen gestaltet. Es ist ferner bekannt, dass Veränderungen in einer Zellengruppe, in einer Kategorie von Geweben und Organen, entsprechende Veränderungen in anderen Zellengruppen, in anderen Geweben und Organen nach sich ziehen. Der normalen Anatomie und Physiologie ist es gelungen, wenigstens im Allgemeinen zu zeigen, mit Hülfe welcher Mechanismen dieses zu Stande kommt. Wem ist in der That unbekannt der Antheil des Nerven-, des Blutgefäss- und Lymphgefässsystems u. dergl. m. in diesem Falle? Es ist nicht am Platze, hier in die Einzelheiten einzugehen, welche an einem anderen Orte besprochen werden sollen. Es genügt ein Hinweis darauf, dass sehr viele Thatsachen uns die Vermuthung nahe legen, dass zwischen den verschiedenen Zellenkategorien äusserst verwickelte nutritive Verhältnisse existiren. Höchst wahrscheinlich erreichen die Nährstoffe, wenn sie in eine Zelle resp. Zellengruppe aufgenommen werden, auf dieser ersten Etappe nicht diejenige Stufe der Umwandlung, an welcher wir sie finden, wenn sie aus dem Organismus eliminirt werden. Nachdem sie auf der ersten Etappe gewisse Veränderungen durchgemacht haben, gehen die genannten Stoffe in andere Zellen über, wo sie ihren Umwandlungscyklus fortsetzen, u. s. w. Natürlich geht daraus noch nicht hervor, dass die Stoffwechselvorgänge in der einen Zellenkategorie von denjenigen, welche in einer anderen stattfinden, *toto coelo* verschieden sein sollten; viel wahrscheinlicher ist es, dass die Zellen, welche untereinander sowohl in physikalisch-chemischer, wie in functioneller Hinsicht so viel Aehnlichkeit haben, auch in Betreff der nutritiven Function untereinander verglichen — jedoch nicht identificirt werden können. Demnach ist es anzunehmen, dass die Nährsubstanzen, wenn sie in eine Zelle gerathen, in Bezug auf ihr weiteres Schicksal sich in zwei Gruppen theilen lassen: der eine Theil verliert schon hier seine ganze potentielle Energie und wandelt sich in Stoffe um, welche für den Organismus nicht mehr nützlich sind, der andere Theil erleidet nicht so weitgehende Umwandlungen und, nachdem er die betreffende Zelle verlassen hat, geht er in andere über, um weiter zum Besten des ganzen Organismus verwerthet zu werden. Zur Illustration des Gesagten will ich die Beobachtungen von MEISSNER, v. SCHROEDER u. A. erwähnen, welche beweisen, dass die Hauptstätte, wenn nicht der einzige Ort, wo Harnstoff producirt wird, die Leber ist. Dieses bedeutet — mit anderen Worten —, dass die stickstoffhaltigen Substanzen der Nahrung, welche zweifelsohne zur Ernährung aller Körperzellen nothwendig sind, nicht an jeder Stelle des Organismus resp. nicht in jeder einzelnen Zelle die letzte Stufe ihrer Umwandlungen erreichen, sondern nur in einer bestimmten Zellengruppe. Erinnern Sie sich ferner an diejenige Muskeldegeneration, welche beim Lachs während der Reifung seines Sexualapparates vorzukommen pflegt. Angesichts solcher Thatsachen muss die Lehre vom Oekus der Zellen, welche GAULE zu begründen sucht, als höchst bedeutungsvoll bezeichnet werden. Wie lückenhaft diese Lehre auch sein mag, ist sie doch sowohl für den Physiologen, wie für den Pathologen, welcher so oft tiefe Nutritionsstörungen in manchen Organen auf gewisse Störungen in anderen Körpertheilen folgen sieht, von grossem Belang.

Die allgemeine Beurtheilung der Beziehungen, welche die wissenschaftliche Analyse zwischen den Elementen vielzelliger Organismen sowohl unter normalen, als auch unter pathologischen Umständen entdeckt, lässt noch Vieles zu wünschen übrig. Wie das immer dann zu geschehen pflegt, wenn man mit äusserst verwickelten biologischen Erscheinungen zu thun hat, so fehlt es auch hier nicht an voreiligen Verallgemeinerungen, welche aus leicht verständlichen Gründen der Forschung nur schaden können. Als Beispiel sei die Theorie von BARD angeführt, welcher zu beweisen sucht, dass die Zellen aufeinander *par distance* einwirken können. Er glaubt, dass die einen Zellen auf die anderen eine inducirende Wirkung, gleich der den Physikern bekannten magnetischen und electrischen Induction, ausüben. Es wird kaum Jemand zweifeln, dass die BARD'schen Betrachtungen mit der Wirklichkeit nicht übereinstimmen; die „vitale Induction“ von BARD wird bei den Physikern wohl nur Zweifel erregen, und die normalen wie pathologischen Biologen werden sich erst dann dieser Lehre anschliessen, wenn viele andere Erklärungsversuche gescheitert sind. Um nicht den Boden der Thatsachen zu verlieren, müssen wir uns zur Zeit mit den schon oben erwähnten Andeutungen über die Rolle der Ernährung, des Nervensystems u. dergl. m. begnügen.

Verlassen wir nun die allgemeinen Erwägungen und wenden wir uns an die Besprechung gewisser Thatsachen, welche zur weiteren Aufklärung der betreffenden Fragen verhelfen können.

Es wäre wohl unmöglich, in der ganzen Biologie einen Fall zu finden, in welchem der Zusammenhang zwischen den Zellen so deutlich zu Tage trete, als bei der Befruchtung; schwer fiele es gleichfalls, ein Gebiet zu nennen, wo die vor unseren Augen entstandene Verknüpfung zweier Zellen so reich an verschiedenartigen und höchst belangreichen Folgen wäre. Wir begegnen hier einer Reihe von Erscheinungen, die sowohl für die Physiologie wie für die Pathologie von eminenter Tragweite sind: es sei nur die erbliche Uebertragung dieser oder jener Organisationseigenthümlichkeiten genannt. Wer weiss nicht, sei es nur aus seinem täglichen Leben, inwiefern die Erblichkeit viele Erscheinungen des normalen und pathologischen Lebens beherrscht? Der innige Zusammenhang, welcher sich zwischen dem Samenkörperchen und dem Ei — zwei verschiedenen Individuen, dem Männchen und dem Weibchen angehörenden Elementen — entwickelt, führt, wie bekannt, zur Ausprägung der typischen Eigenschaften beider Erzeuger in der Frucht. Der experimentellen Analyse ist es gelungen, den Schleier zu heben, hinter welchem die bezüglichen Erscheinungen verborgen waren. Heutzutage ist die Hoffnung nicht mehr ausgeschlossen, dass es einst möglich wird, die individuellen Verschiedenheiten der Frucht den beiden Generatoren gegenüber, Verschiedenheiten, die in letzter Instanz auf Eigenartigkeit der Fruchtzellen und ihrer Verbindung untereinander zurückzuführen sind, nicht nur theoretisch, sondern auch streng thatsächlich zu erörtern. Es braucht wohl nicht des Näheren besprochen zu werden, welche weite Horizonte sich dem Forscher eröffnen, wenn ihm die Möglichkeit gewährt wird, thätig in die Processe des organischen Schaffens einzugreifen. Es sei hier Boveri citirt, welcher, dem Beispiele von R. und O. Hertwig folgend, Eier von niederen Thieren, nachdem die ersteren durch mechanische Eingriffe lädirt worden waren, künstlich befruchtete. Ihren besonderen Werth verdanken die Versuche von Boveri dem Umstande, dass die befruchteten und die befruchtenden Elemente verschiedenen Thierarten angehörten. Indem er die Eier von *Sphaerechinus granularis* mit dem Samen von *Echinus microtuberculatus* befruchtete, erhielt er Bastardformen, welche ihrer äusseren Gestalt und ihrem Skelettbaue nach in der Mitte zwischen den beiden Eltern standen; auf diese Weise kam also eine neue charakteristische Thierform zur Entwickelung. Anders, wenn mit dem Samen von *Echinus microtuberculatus* solche Eier von *Sphaerechinus granularis* befruchtet waren, welche vorher eine gewisse Zeit lang in einem Probirglase mit Wasser umgeschüttelt waren. Wenn der Samenkörper in ein unverändertes resp. unlädirtes Ei kam, so entwickelte sich die uns schon bekannte Mittelform; eine ähnliche Form entstand auch, wenn das Spermatozoon in ein kernhaltiges Theilstück gerieth, doch waren dabei die Larven immer äusserst klein; wenn aber das *Echinus*spermatozoon in ein *Sphaerechinus*eifragment drang, welches kernlos war, so traten kleine Larven auf, die denen ganz ähnlich waren, welche sich aus der Verbindung von *Echinus*samen und -Ei entwickeln. Beachtenswerth ist der Umstand, dass die Zellenkerne dieser kleinen Larven kleiner waren als die der anderen Larven; Boveri verbindet dieses mit dem Umstande, dass der erste Furchungskern in solchen Fällen um die Hälfte kleiner ist als der normale erste Furchungskern, welcher durch Verschmelzung des männlichen und des weiblichen *pronucleus* entsteht. Wir folgern daraus, dass der Träger von erblichen Eigenschaften der Kern ist; wir sehen auch, dass die Eigenschaften der Elemente, welche die Frucht bilden, in enger Abhängigkeit von den Eigenschaften der ersten Keime, aus welchen sie sich entwickeln, stehen; endlich sehen wir auch, dass die Verbindung der Gewebselemente in ein complicirtes Ganze auch von den Eigenschaften der ersten Keime bedingt wird. Nach alledem müssen wir wohl bekennen, dass die Beobachtungen von Boveri, wenn sie nur Bestätigung finden, einen bedeutenden Fortschritt ausmachen werden.

Das Studium der Infectionskrankheiten hat schon längst die Kliniker und die Pathologen bewegt, die Frage von der Immunität auf die Tagesordnung zu stellen; besonders rasch entwickelten sich die betreffenden Lehren während der letzteren Jahre, da so grosse Fortschritte in der Bakteriologie und in der damit verbundenen parasitären Theorie der Infectionskrankheiten verzeichnet worden sind. Ich will in dieser Vorlesung die Lehre von der Immunität nur von derjenigen Seite in Angriff nehmen, welche viel Licht auf die Lehre von dem Zusammenhange zwischen den Zellen wirft. Es ist bekannt, dass das einmalige Ueberstehen gewisser Infectionskrankheiten den Organismus gegen eine zweite Infection immun macht. Als Beispiel genügt es, die Syphilis anzuführen. Es ist ebenfalls bekannt, dass die Immunität auch künstlich mittelst präventiver Impfungen erzeugt werden kann. Studiren wir derartige Erscheinungen eingehender, so überzeugen wir uns, dass die Immunität sich auf den ganzen Organismus erstreckt. Am einfachsten lässt sich die Richtigkeit dieses Satzes durch die tausendfachen Impfungen der Vaccine zur Verhütung von Variola beweisen. Eine unbedeutende Quantität des Vaccinegiftes genügt, um den Organismus auf eine ganze Reihe von Jahren nicht nur gegen die Vaccine, sondern auch gegen die Variola immun zu machen. Dabei fällt ein ebenso frappanter wie praktisch wichtiger Umstand auf: bei Versuchen, die Vaccine ein zweites Mal zu impfen (zu einer Zeit, wo das Thier noch unempfänglich ist), erhält man negative Ergebnisse, welche Körperstelle man auch immer zur Impfung wählen möchte. Daraus haben wir zu schliessen, dass alle Elemente, Dank dem Zusammenhange und den Wechselbeziehungen zwischen den Zellen des Organismus, eine gewisse tiefeingreifende Veränderung erlitten haben. Wie zahlreich auch die Theorien von der Immunität sind, ihr wahrer Mechanismus bleibt immer unenträthselt; doch soll dieses uns keineswegs die Fundamentalthatsache, über welche keine Zweifel bestehen können, verschleiern. Die erwähnten Ergebnisse sind noch in einer anderen Beziehung lehrreich: wir wissen in der That, dass dabei weder durch die mikroskopische Analyse, noch durch andere Forschungsmittel in den Zellen Veränderungen zu erkennen sind. Man sieht daraus, wie unzulänglich noch die Methoden sind, über welche die Wissenschaft solchen Fragen gegenüber verfügt, und wie vorsichtig man ans Werk gehen muss, wenn man sich entschliesst, die Existenz von Verbindungen zu leugnen, welche mit Hülfe unserer relativ groben mikroskopischen Forschung nicht wahrzunehmen sind.

Ich will noch einige Beobachtungen nennen, um zu zeigen, dass die Störung des Zusammenhanges und der normalen Wechselbeziehungen zwischen den Zellen schwere Folgen auch für die Function einzelner Organe nach sich zieht.

Vor Allem wollen wir uns am Herzmuskel aufhalten. In den letzten Zeiten neigt man sich zur Annahme, dass viele Fälle von tödtlicher Herzparalyse auf Störung des harmonischen Zusammenhanges in der Thätigkeit der einzelnen Muskelelemente zurückzuführen sind (Mc William). In der Pathologie des Kreislaufs werden des Einzelnen die Bedingungen angeführt, welche das sog. *delirium cordis* bewirken, wobei statt regelmässiger Herzcontractionen uncoordinirte Zusammenziehungen einzelner Muskelelemente zu beobachten sind, die von keinem Nutzeffecte begleitet werden. Gewisse Gründe lassen es vermuthen, dass derartige Coordinationsstörungen entweder durch primäre Kreislaufsstörungen in den Coronararterien, oder durch den Wegfall gewisser Nerveneinflüsse u. d. m. erzeugt werden. Von unserem Gesichtspunkte aus ist hier nur der Umstand von Bedeutung, dass die Störung der normalen Wechselbeziehungen der einzelnen Zellen eines Organs selbst den Tod des ganzen Organismus als Folge haben kann. Diese Bemerkungen über das Herz sind angesichts der neuen Strömung, welche sich jetzt in Bezug auf den Bau des Herzens Bahn bricht, doppelt beachtenswerth. Romberg und His leugnen auf Grund ihrer embryologischen Forschungen die Existenz von automatischen Nervencentren im Herzmuskel. Möglicherweise ist also der Mechanismus des

Herzdeliriums noch inniger mit der Störung von normalen Wechselbeziehungen zwischen den Muskelelementen verbunden, als es früher den Anschein hatte.

Weiter sei noch Einiges über das Flimmerepithel gesagt. Die Flimmerbewegungen der einzelnen Zellen einer Epitheldecke sind nicht regellos; man kann im Gegentheil sagen, dass die Coordination dieser Elemente eine der höchsten ist. Entsprechende Versuche haben gezeigt, dass die Flimmerbewegungen vom Nervensysteme nicht direct beeinflusst werden. Ferner ist auch erwiesen worden, dass die Flimmerbewegungen an einer Stelle z. B. durch Kälte aufgehoben werden können, ohne dass die Reizwelle an dieser Stelle unterbrochen würde. Man muss also zugeben, dass zwischen den aufeinanderfolgenden Zellenreihen eine innere Coordination besteht; die Flimmerhaare einer Zelle bewegen sich nicht deshalb, weil sie durch die Bewegungen der Flimmerhaare einer Nachbarzelle mechanisch angereizt werden, — die Flimmerbewegungen entstehen kraft gewisser innerer Veränderungen, welche die Zellenleiber durchlaufen (Kraft). Welche Folgen die Zerstörung dieser inneren Verbindungen nach sich ziehen würde, ist ohne Weiteres klar. Das Gesagte möchte ich mit Gruber's Beobachtungen an Stentoren zusammenstellen; es ergab sich, dass bei der Theilung dieser Infusorien die Tochterzellen, wenn sie nur von einer dünnen Protoplasmabrücke miteinander noch verbunden sind, sich streng harmonisch bewegen — ihre Flimmerhaare schwingen *unisono*. Ebenso wundervolle Erscheinungen bietet der *Volvox*, welcher aus circa 12,000 Elementen besteht, die untereinander mittelst Protoplasmafäden verbunden sind; die Geisseln des *Volvox* arbeiten wieder harmonisch untereinander.

Es ist angezeigt, in dieser Vorlesung noch folgenden Umstand zu berühren. Das Studium der Structur unseres Körpers führt uns zur Ueberzeugung, dass die normalen Verhältnisse ein stetiges Gleichgewicht zwischen den einzelnen Structurelementen voraussetzen. Dieses Gleichgewicht ist die Folge einer Art von Kampf ums Dasein zwischen den Zellen (Roux). Nehmen in diesem Kampfe gewisse Elemente Oberhand über die Anderen, so müssen augenscheinlich morphologische und functionelle Störungen eintreten. Man weist z. B. darauf hin, dass im Greisenalter die epithelialen Elemente eine Neigung zu verstärkter Wucherung verrathen, was Thiersch durch abnehmende Gegenwirkung seitens anderer Gewebe zu erklären sucht. Liegt nicht darin eine der Ursachen der Entwickelung von Carcinomen, die so oft im Greisenalter zur Beobachtung gelangen? Es werden auch Volkmann's und Klemensiewicz' Untersuchungen citirt, welche zeigen, dass unter pathologischen Umständen das eine Gewebe in das andere hineinwachsen kann, d. h. dass die Elemente des einen Gewebes die Elemente eines anderen verdrängen können. Wyss, welcher an der Cornea seine Versuche anstellte, beobachtete, dass bei Heilung der Hornhautwunde der Defect anfangs von wucherndem Epithel ausgefüllt wird; später proliferirt das Bindegewebe energischer und verdrängt den Ueberschuss an Epithel, so dass zuletzt beide Gewebsarten im Gleichgewicht erscheinen.

Die Wechselbeziehungen zwischen den Geweben und der Zusammenhang zwischen den Zellen treten bei der Ausbreitung von krankhaften Processen im Organismus auch zu Tage.

Die Ausbreitung der krankhaften Processe kann entweder *per continuitatem,* oder aber *per contiguitatem* stattfinden. Greift der Process von einer Stelle auf eine andere über resp. von einem Gewebe auf ein anderes, welches in unmittelbarem anatomischen Zusammenhange mit ersterem steht, so spricht man von einem Uebergange *per continuitatem.* Demnach kann eine Erkrankung der Nasenschleimhaut auf das *Antrum Highmori,* auf den Gaumen, den Larynx, die Bronchen u. s. w. übergehen. In anderen Fällen werden Gewebe befallen, welche mit dem erkrankten in keinem unmittelbaren anatomischen Zusammenhange stehen, sondern diesem einfach anliegen; das ist der Uebergang *per contiguitatem.* Bei Erkrankung der visceralen Pleura kann z. B. der Process auf die *pleura parietalis* überspringen. Diese Art von Uebergang findet hauptsächlich an wenig beweglichen Theilen statt, welche lange Zeit sich gegenseitig berühren. Manchmal werden beide Uebergangsmodi gleichzeitig ins Spiel gesetzt. Haben wir vor uns eine Exulceration in der Lunge, so bemerken wir, dass der krankhafte Process *per continuitatem* umsichgreift und die *pleura visceralis* erreicht, von wo aus er *per contiguitatem* auf die *pleura parietalis* wandert.

Bei den hier besprochenen Ausbreitungsweisen von pathologischen Processen muss man zuvörderst beachten, dass die befallenen Gewebe gewisse Producte bilden können, welche krankheitserregend auf die anliegenden oder die Nachbargewebe wirken. Ferner soll notirt werden, dass auch die primären Agentien, welche die Erkrankung erzeugt haben, sich ausbreiten hönnen. Wird ein Gewebsbezirk von pathogenen Mikrobien befallen, so umfassen dieselben ein immer grösseres Territorium, demzufolge auch der pathologische Process weiter fortgeleitet wird. Damit ist aber augenscheinlich noch nicht Alles erschöpft. Wir müssen hier an das oben über den inneren Zusammenhang der Zellen Gesagte erinnern; es ist sehr wahrscheinlich, dass Elemente, die untereinander in besonders innigem Zusammenhange stehen, am leichtesten sich gegenseitig pathologische Zustände übermitteln. Wenn wir ein Zellenelement aus seinem physiologischen Gleichgewichte bringen, zerstören wir *eo ipso* das Gleichgewicht anderer mit diesem eng verbundenen Elemente. Man falle aber dabei nicht ins Extrem und suche complicirte Ursachen dort nicht auf, wo sie verhältnissmässig einfach vorliegen; wir denken hier an die mechanischen Einwirkungen. Wird z. B. durch einen krankhaften Process eine glatte Organoberfläche uneben, rauh, so kann dieser Umstand an und für sich den regelmässigen Gang der Lebensprocesse in den anliegenden Theilen, welche einem stetigen mechanischen Reiz unterworfen werden, stören.

Neunzehnte Vorlesung.

Der intracellulare Parasitismus unter pathologischen Umständen.

M. H.! In den vorausgegangenen Vorlesungen habe ich schon mehrmals die Frage von den intracellularen Parasiten berührt; wiederholt lenkte ich Ihre Aufmerksamkeit darauf, dass in den Zellen verschiedenartige Parasiten hausen können. In dieser Vorlesung möchte ich Sie mit einigen Fundamentalthatsachen in Betreff dieses intracellularen Parasitismus eingehender bekannt machen; dabei werde ich natürlich alle Einzelheiten ausser Acht lassen, welche nur für die Pathologie des polycellularen Organismus als solchen von Wichtigkeit sind, da die betreffenden Daten in anderen Abtheilungen der allgemeinen Pathologie die ihnen gebührende Berücksichtigung finden werden.

Vom allgemein-biologischen Gesichtspunkte aus stellt der pathologische Parasitismus eine besondere Art von Symbiose dar. Unter Symbiose verstehen wir im Allgemeinen das mehr oder minder langdauernde Zusammenleben von zwei (oder mehr) Lebewesen. Mit den Erscheinungen der Symbiose sind die Biologen erst unlängst bekannt geworden, doch besitzen wir schon jetzt mehrere Beobachtungen, welche beweisen, dass den Erscheinungen der Symbiose eine grosse Bedeutung in der Oekonomie der lebendigen Natur zukommt. So ist es z. B. bekannt, dass eine ganze Gruppe von Pflanzen, welche in tausenden von Arten auftritt und weit auf der Erde verbreitet ist, nämlich die Gruppe der Flechten, für den Botaniker eine Association von zwei oder drei verschiedenen Pflanzenformen ist. Die Flechten sind Pilze, welche symbiotisch mit Algen leben. Jede Art von Flechtenpilzen vereinigt sich mit einer bestimmten Form resp. mit bestimmten Formen von Algen; übrigens ist die Zahl der Algenarten, welche zur Bildung der Flechten mit den Pilzen in Verbindung treten, geringer als die der bezüglichen Pilze. Höchst beachtenswerth ist der Umstand, dass die Flechtenalgen künstlich aus den Flechten isolirt werden und selbstständig weiter leben können, während die Flechtenpilze sich ganz anders verhalten: sie gehen ohne die Algen bald zu Grunde. Einen Antheil an der Symbiose haben die Algen auch in gewissen anderen Fällen. Die Beobachtungen von Cienkowski, Brandt u. A. zeigen, dass bei vielen niederen Thieren (Radiolarien, Infusorien, Schwämme, Medusen, Würmer, Schnecken u. dergl. m.) in gewissen Zellen grün, braun oder roth pigmentirte Algen zu finden sind. Directe Versuche haben bewiesen, dass in diesen Fällen die Algen den betreffenden Thieren grossen Nutzen bringen; die Thiere gehen ohne dieselben rasch zu Grunde. Allem Anschein nach haben die Algen eine grosse trophische Bedeutung, da sie die Fähigkeit besitzen, complicirte organische Verbindungen (Stärke) aus anorganischen zu synthetisiren. Andererseits erhalten die Algen von ihren Symbionten die ihnen nöthigen Salze, das Wasser und die Kohlensäure. Wir sehen also, dass in derartigen Fällen der Symbiose keine pathologische Bedeutung zuzuschreiben ist; alle diese Fälle könnte man, dem Beispiele von de Bary folgend, unter den Begriff der mutualistischen Symbiose rubriciren, welche sich dadurch charakterisirt, dass die beiden Symbionten sich gegenseitig Nutzen bringen, so dass zwei Lebensprocesse in ein einheitliches Ganze verschmolzen sind. Einen anderen Charakter weisen die Fälle von Symbiose auf, welche nach de Bary unter dem Begriffe der antagonistischen Symbiose rubricirt werden sollen: hier wirken die Symbionten mehr oder minder schädlich, zerstörend aufeinander ein. In der Natur finden wir freilich alle möglichen Uebergangsformen, so dass eine scharfe Grenze zwischen diesen beiden Kategorien nicht leicht durchzuführen ist; doch unterscheiden sich die Endglieder scharf genug, um jeden Zweifel an der Richtigkeit der angedeuteten Gruppirung auszuschliessen. Diejenigen Erscheinungen, welche im täglichen Leben unter der Bezeichnung von Parasitismus bekannt sind, gehören offenbar zu den Erscheinungen der antagonistischen Symbiose, wie verschieden gross auch die Schädlichkeit des Parasiten und die Zeitdauer der Symbiose sein mögen. Die Biologie der Parasiten, ihre mehr oder minder bedeutende Abhängigkeit vom Wirththier u. s. w. liefern Anhaltspunkte für die systematische Gruppirung derselben; auf die Betrachtung dieser Gruppirung wollen wir uns jedoch nicht einlassen.

Dem intracellularen Parasitismus begegnen wir vor allem bei gewissen Infectionskrankheiten, welche durch das Eindringen von bestimmten pathogenen Bakterien in den Körper verursacht werden. Zahlreiche Versuche haben bewiesen, dass im gesunden Organismus, unter normalen Umständen, nur in den Körpertheilen Bakterien zu finden sind, welche mit der Aussenwelt unmittelbar communiciren. So sind z. B. viele Bakterienarten aus dem Magendarminhalte isolirt worden. Es ist sehr wohl möglich, dass einige dieser Arten sich für den Organismus durch ihren Antheil an der Verarbeitung des Nährmaterials als nützlich erweisen; andererseits ist es aber auch unzweifelhaft, dass sie als Ursache gewisser Erkrankungen auftreten können (es seien hier die Fälle von erhöhter Fäulniss im Darmcanal mit Bildung von giftigen Producten hervorgehoben). Es sei dem wie ihm wolle, jedenfalls dringen unter den genannten Verhältnissen die in den Körperhöhlen zu findenden Bakterien nicht in die Gewebe, nicht in die Zellen ein. Dadurch wird auch der Umstand erklärt, dass weder die Untersuchung von festen Geweben, noch die Untersuchung des Blutes und verschiedener Gewebssäfte unter normalen Bedingungen die Anwesenheit von Bakterien nachzuweisen vermochte. Im Allgemeinen darf man sagen, dass die Zellen der menschlichen und thierischen Gewebe keinen besonders günstigen Boden zur Ansiedelung und Entwickelung von Bakterien darstellen. Die Versuche von Wyssokowitsch, welcher verschiedene Bakterienarten direct in das Gefässsystem von Kaninchen einführte, zeigen, dass nicht pathogene Arten nur kurze Zeit im Organismus aufgehalten werden; gewisse Bakterien dringen dabei in die Gewebszellen (Capillarendothel der Milz, der Leber und des Knochenmarks) ein, resp. werden von diesen aufgenommen; doch ist der Organismus nach verhältnissmässig kurzer Zeit wieder gänzlich bakterienfrei. Es existiren übrigens Hinweise darauf, dass in gewissen Zellenelementen bei Thieren besondere Gebilde, die viel Aehnlichkeit mit Bakterien haben, als stetige Bestandtheile gefunden werden können. So hat Blochmann in dem Fettkörper von *Blatta* und *Periplaneta* eigenartige Stäbchen in vielen central gelegenen Zellen beobachtet; diese Stäbchen sind von regelmässiger Form und bestimmten Dimensionen, vermehren sich nach Blochmann mittelst Theilung und dringen in die Eizellen, wodurch sie von einer Generation der anderen übergeben werden. Obige Gebilde konnten bis jetzt noch nicht künstlich gezüchtet werden, so dass ihre bakterielle Natur jedenfalls zweifelhaft bleibt. Gewisse Forscher gehen indessen bei der Beurtheilung von Beobachtungen, welche für die Anwesenheit von Bakterien in Geweben sprechen, zu weit: sie nehmen an, dass Bakterien z. B. kraft eines besonderen Zerfalls der Zellenelemente oder ihrer Derivate entstehen können (hierzu gehören die zahlreichen Arbeiten von Béchamp, zum Theil auch die von Wigand, Fokker u. A.). Der jetzige Stand der bakteriologischen Technik lässt keinen Zweifel darüber bestehen, dass alle derartigen Beobachtungen Frucht von Missverständnissen sind, welche durch ungenügend strenge Beachtung der zur Verhütung von Verunreinigung anzuwendenden Vorsichtsmaassregeln entstehen.

Man soll sich nicht vorstellen, dass in den zweifellosen Fällen, in welchen pathogene Bakterien in den Organismus dringen, das erste und unmittelbare Object ihrer Einwirkung die Gewebszellen sind. Wir wissen, dass nicht selten bei der Entwickelung von schweren Infectionskrankheiten die Bakterien nur in den Flüssigkeiten des Körpers resp. im Blutplasma zu finden sind, während die Zellen selbst bakterienfrei bleiben. Mit intracellulären Bakterien haben wir es verhältnissmässig selten zu thun. Hierzu gehören die Beobachtungen über die Gonorrhoea, die Tuberculose, die Lepra, den Malleus, die Syphilis, das Rhinosclerom, die Phlegmone, die Pneumonie, die Mäusesepticämie u. s. w. Die bezüglichen Bakterien liegen dabei nicht in allen Zellenelementen des befallenen Bezirkes — am häufigsten werden sie in den Wanderzellen und verhältnissmässig selten in den wuchernden Elementen des erkrankten Gewebes angetroffen. Der Sinn dieses Eindringens der Bakterien in die Zellen wird heutzutage in sehr verschiedener Weise gedeutet. Die Einen glauben, dass die Körperzellen activ zum Zwecke der Verdauung und Zerstörung die Bakterien aufnehmen, wobei diese letzteren im Moment der Aufnahme noch lebensfähig sind. Zu Gunsten dieser Deutung führt besonders Metschnikoff viele Beobachtungen und Versuche an, welcher mit unermüdlicher Ausdauer seine Phagocytenlehre vertheidigt, die sowohl das Genesen bei Infectionskrankheiten, wie auch die angeborene und erworbene Immunität erklären soll. Die Anderen glauben, dass nur solche Bakterien in die Körperzellen gelangen, welche in den Gewebssäften einen grossen Theil ihrer Vitalität schon eingebüsst haben. Dieser Ansicht gemäss, welche sehr hervorragende Verfechter besitzt, nehmen die Zellen in sich nur die Bakterienleichen auf. Endlich existiren auch Beobachtungen, welche für ein selbständiges Eindringen von Parasiten in die Körperzellen sprechen. Man muss bekennen, dass diese ganze Frage, trotz der mühevollen Arbeit, welche zu ihrer Beantwortung aufgewandt worden ist, doch noch nicht zu einer endgültigen Lösung reif genug ist. Jedenfalls ist es sehr wahrscheinlich, dass nur zu oft in dem heissen Kampfe, welcher jetzt über die betreffenden Fragen geführt wird, dem Streben nach künstlichen Verallgemeinerungen und künstlichem Einklang Thatsachen zum Opfer gebracht werden. Allem Anschein nach stehen viele der kämpfenden Ansichten in keinem innerem principiellen Gegensatze zu einander; dieser Umstand legt die Hoffnung nahe, dass in einer nicht allzu entfernten Zukunft die Widersprüche in einer einheitlichen, synthetischen Auffassung sich auflösen werden.

Bei der näheren Untersuchung der Bakterien, welche auf diese oder jene Weise in die Körperzellen eingedrungen sind, überzeugen wir uns oft, dass sie in den neuen Existenzbedingungen gewisse Veränderungen erleiden. In den einen Fällen weisen sie Degenerationserscheinungen auf: ihre Form verändert sich, die regelmässigen Structurverhältnisse werden zerstört, die Fähigkeit, Farbstoffe aufzunehmen, verschwindet u. s. w. In andern Fällen weisen die Bakterien Proliferationserscheinungen auf, welche selbst sehr energisch werden können. Leider kann eine genaue Prüfung der bezüglichen Umwandlungen nicht mit erwünschter Vollständigkeit vorgenommen werden, da in den allermeisten Fällen wir auf den Aufbau von Schlussfolgerungen aus der Zusammenstellung einzelner Bilder, und nicht aus dem Studium des ganzen Vorganges an einer und derselben Zelle, angewiesen sind. Eine gleiche Stellung nehmen wir der Frage nach den Veränderungen der bakterienhaltigen Zellen gegenüber ein. Gewisse Beobachtungen lassen es vermuthen, dass auch hier die Folgen sehr verschieden sein können: die einen Zellen fallen der Degeneration und Necrose anheim, während in anderen die Kerne proliferiren, was zur Bildung von vielkernigen Elementen führt. Die Beurtheilung dieser Veränderungen ist dadurch erschwert, dass sie in den befallenen Partien auch unabhängig vom Eindringen der Bakterien in die Zellen erscheinen können. Die mikroskopische Untersuchung von fixirten Objecten schliesst die Möglichkeit aus, eine Zelle, welche im Zustande der Entartung Bakterien aufgenommen hat, von einer solchen zu unterscheiden, welche erst in Folge des Eindringens von Bakterien eine beliebige Metamorphose erlitten hat.

Wenn wir die Frage nach dem Eindringen von Bakterien in die Zellen erörtern, müssen wir noch eine allgemeine Erscheinung notiren, die nicht bedeutungslos genannt werden kann. Die in Zellen gedrungenen Bakterien liegen in den überaus zahlreichsten Fällen im Zellenleibe, nicht im Zellenkerne. Wodurch diese Bevorzugung des Zellenleibes zu erklären ist, bleibt unbekannt. Man nimmt gewöhnlich an, dass die Bakterien in den Zellen verdaut werden, und die Function der Verdauung wird hauptsächlich mit dem Zellenleibe in Zusammenhang gebracht. Mir scheint es, dass hier noch andere Umstände mit im Spiel sind. Man darf ja nicht vergessen, dass die Bakterien eine mehr oder minder lange Zeit lebensfähig in den Zellen bleiben können. Warum dringen sie in solchen Fällen nicht in die Kerne ein? Zwar wissen wir noch nicht, vermittelst welcher Kräfte die Bakterien in den Zellenleib aufgenommen werden; am räthselhaftesten sind dabei die Fälle, wo Bakterien, die keine Eigenbewegungen besitzen, in solchen Zellen gefunden werden, welche ihrerseits nicht an das Auffangen geformter Theile resp. an das Umfliessen derselben angepasst sind. Jedenfalls ist es bekannt, dass die Zellenkerne unter gewissen Umständen Bewegungen ausführen, so dass sie wohl befähigt sind, trotz Anwesenheit einer Membran, die Bakterien in sich aufzunehmen. Derartige Erwägungen führen mich zur Annahme, dass tiefere Ursachen existiren müssen, welche die eingedrungenen Bakterien im Zellenleibe aufhalten. In der That haben wir im Auge zu behalten, dass die Bakterien sowohl ihrer Morphologie wie ihren physikalisch-chemischen Eigenschaften nach ganz eigenartige Elemente sind. Bütschli vertheidigt nicht ohne Grund ihre Kernnatur; ähnliche Ansichten sind auch bald in dieser, bald in jener Form von anderen Forschern geäussert worden. Von diesem Gesichtspunkte aus wird es bis zu einem gewissen Grade verständlich, warum die Bakterien günstige Lebensbedingungen in demselben Medium finden, in welchem auch die Zellenkerne leben, also in dem Zellenleibe. Desto mehr Beachtung verdienen die Untersuchungen von Balbiani an dem *Paramaecium aurelia,* welche in einem entgegengesetzten Sinne sprechen. Schon J. Müller hat bemerkt, dass im Kerne und im Kernkörperchen der Paramaecien manchmal besondere fadenartige Gebilde enthalten sind; nach den Angaben von Balbiani sind diese Gebilde parasitäre Bacillen, welche die Kerne und Nucleolen, die dabei sehr grosse Dimensionen erreichen, vollständig ausfüllen. Beiläufig sei bemerkt, dass die befallenen Paramaecien die Lust zu copuliren vollständig einbüssen, dass es also — mit anderen Worten — den Anschein hat, als ob die Sexualinstinkte mit der Anwesenheit eines gesunden Kernes verbunden wären. Man kann nur wünschen, dass derartige Beobachtungen einer erneuerten Prüfung unterworfen werden.

Mit den Ursachen der pathogenen Wirkung der Bakterien haben sich die Forscher viel beschäftigt. Sehr weit auseinandergehende Meinungen sind darüber geäussert worden; man darf dieselben in folgenden Sätzen resümiren. Die Bakterien wirken auf den von ihnen befallenen Organismus schädlich entweder auf mechanischem, oder auf chemischem Wege; letztere Wirkungsweise lässt sich ihrerseits von verschiedenen Gesichtspunkten aus betrachten: die Bakterien nehmen für sich die Nährstoffe in Anspruch, welche unter normalen Umständen dem Organismus zu Gute kommen, verbrauchen den Sauerstoff, welcher vom Wirththiere ausgenutzt werden soll, vergiften durch toxische Producte ihrer Lebensthätigkeit, erzeugen abnorme Gährungen im Körper u. s. w. Wir müssten die Grenzen der Pathologie der Zelle überschreiten, wollten wir sämmtliche factische Daten anführen, auf welchen alle diese Behauptungen basirt sind, da das bezügliche Material hauptsächlich zum Zwecke der Erklärung derjenigen Veränderungen, welche im Gesammtorganismus bei den Infectionskrankheiten zu Tage treten, gesammelt worden ist. Ich will mich deshalb auch mit der einfachen Formulirung der angeführten Thesen begnügen und werde nur hinzufügen, dass die erwähnten Momente, allem Anschein nach, auch die pathogene Wirkung der Bakterien auf die einzelnen Zellen bestimmen.

Sehr interessant ist die Frage, von welchen Bedingungen der für die Zellen günstige Ausgang des Kampfes mit den eingedrungenen Bakterien abhängig ist. Selbstverständlich muss in jedem einzelnen Falle der Kampf der Zellen und der Bakterien seine besonderen Eigenthümlichkeiten aufweisen, so dass es schon *a priori* nicht zu erwarten ist, dass dem günstigen Ausgange in allen Fällen ein und derselbe Mechanismus zu Grunde liege. Trotzdem glaube ich, dass es nützlich sein wird, hier die lehrreiche Beobachtung von Hofer anzuführen, welcher die Bedingungen der Verdauung an den mit Paramaecien genährten Amöben studirte. Hofer hat das Schicksal der Paramaecien in kernhaltigen und kernlosen Theilstücken von Amöben verfolgt. Es stellte sich heraus, dass die kernhaltigen Theilstücke, gleich normalen Amöben, binnen drei bis vier Tagen die Paramaecien verdauen, während die kernlosen Theilstücke das Nährmaterial entweder unverdaut herausbeförderten oder nur einen kleinen Theil davon verdauten, und auch dieses langsam und unvollkommen. Daraus muss gefolgert werden, dass dem Kerne ein gewisser Einfluss auf die Verdauung des vom Zellenleibe aufgenommenen Nährmaterials zukommt. Auf Grund der Hofer'schen Beobachtungen darf man wohl die Vermuthung äussern, dass auch in den Körperzellen die Verdauung der eingedrungenen Bakterien resp. ihre Zerstörung nur dann möglich ist, wenn die bezüglichen Zellenkerne auf der Höhe ihrer Lebensthätigkeit stehen.

Neben den Bakterien existirt noch eine andere grosse Gruppe von Lebewesen, deren einzelne Repräsentanten in der Rolle von intracellulären Parasiten auftreten. Ich meine hier die Protozoën. Die Pathologen haben schon längst bemerkt, dass gewisse Protozoën in den Körperhöhlen parasitisch leben können. Hierzu gehören die Beobachtungen über *Amoeba coli*, *Balantidium coli*, *Trichomonas intestinalis*, *Trichomonas vaginalis* u. s. w. Es ist auch bekannt, dass in den Organen selbst parasitäre Protozoën zu finden sind. Als Beispiel sei *Coccidium oviforme* genannt, welches besonders oft in der Darmwand und in der Leber des Kaninchens auftritt. Manchmal ist die Darmschleimhaut förmlich mit Coccidien gespickt. Es sind auch gewisse Pseudonavicellen beim Menschen gefunden worden, unter Anderem in pleuritischen Exsudaten (Künstler, Pitres). Hier sind ferner auch die Miescher'schen Schläuche zu nennen, die nicht selten bei der mikroskopischen Untersuchung des Fleisches von Schweinen, Schafen, Mäusen und vom Rinde zu entdecken sind; in diesen Schläuchen findet man grosse Mengen sog. Rainey'scher Körperchen. Allem Anschein nach haben wir es in diesem Falle mit einer Sarcosporidieninfection zu thun. Alle diese Befunde machen die Voraussetzung wahrscheinlich, dass auch solche Fälle möglich sind, in welchen die ganze Entwickelung des Protozoën im Inneren der Zellen vor sich geht. In der That sind auch in den letzten Jahren zahlreiche Thatsachen bekannt geworden, welche derartige Vermuthungen bestätigt haben. Es muss nur bedauert werden, dass die betreffenden Erscheinungen viel weniger erforscht worden sind als diejenigen der bakteriellen Infection, welche den Forschern alle übrigen Erscheinungen des Parasitismus verdeckt haben.

Besonders zahlreich sind in der uns hier beschäftigenden Frage die Blutuntersuchungen gewesen, wobei es sich herausstellte, dass im Blute der verschiedensten Repräsentanten des Thierreichs parasitäre Protozoën gefunden werden können. Ich habe einige dieser Parasiten schon gelegentlich der Malaria-Melanämie erwähnt; hier möchte ich diese Angaben etwas vervollständigen. Sehr eingehende Untersuchungen über die Parasitologie des Blutes sind von B. Danilewsky angestellt worden, welcher im Blute von Fröschen, Eidechsen, Schildkröten und verschiedenen Vögeln Parasiten aus der Gruppe der Protisten (speciell viele Repräsentanten von Sporozoën) entdeckt hat. Aehnliche Befunde sind auch von anderen Forschern notirt worden (Gruby, Lankester, Grassi, Mitrophanow u. A.). Nach den Beobachtungen von B. Danilewsky sind die Blutparasiten der Vögel am häufigsten im Frühjahr und im Herbst zu finden. Von unserem Gesichtspunkte aus ist es von Interesse, dass die Blutparasiten einen Theil ihrer Entwickelung in den weissen und rothen Blutkörperchen durchmachen; dabei beobachtet man das allmähliche Verschwinden der Substanz der Blutkörperchen, welche zuletzt in eine Art von Cysten, die mit Parasiten gefüllt sind, verwandelt werden. Die von B. Danilewsky in dem Schildkrötenblute gefundene Gregarine ist sehr ähnlich, oder selbst identisch mit dem Cytozoon des Froschblutes, an welchem GAULE seine interessanten Beobachtungen angestellt hat; wie bekannt, hält Letzterer die Cytozoen nicht für Parasiten, sondern für integrirende Bestandtheile der Zellen. In gewissen Fällen ist die Zahl der Blutparasiten eine sehr grosse. Es ist auch wunderbar, dass sehr oft die Thiere, welche diese Parasiten beherbergen, keine bemerkenswerthen krankhaften Erscheinungen aufweisen. B. DANILEWSKY hatte bei der Untersuchung von mehreren Hunderten von Vögeln nur vier oder fünf Mal Gelegenheit, die deletäre Wirkung derartiger Parasiten zu sehen. Möglicherweise hat sich bei den Vögeln unter dem Einflusse der Vererbung mit der Zeit eine Art Anpassung an diese Parasiten entwickelt; vielleicht spielt dabei auch die hohe Körpertemperatur der Vögel eine gewisse Rolle.

Die oben über die Malaria-Infection angeführten Daten beweisen, dass die Untersuchung des Blutes auf etwaige Parasiten auch in der menschlichen Pathologie von Bedeutung sein kann. Aber auch in mancher anderen Hinsicht ist die Untersuchung des Blutes in pathologischen Fällen von grossem Belang, so dass ich es nicht als überflüssig betrachte, Sie in diejenige Methode der Blutuntersuchung einzuweihen, welche uns besonders oft gute Resultate gesichert hat. Es liegt dieser Methode die Fixirung der morphologischen Blutelemente mittelst concentrirter wässeriger Sublimatlösung zu Grunde (GAULE). Nach vielen Versuchen blieb GARLIŃSKI bei folgender Modification stehen, welche sich sowohl bei der Untersuchung von Blutparasiten, wie auch bei derjenigen von normalem und pathologischem Blute im Allgemeinen bewährt hat. Ohne die Détails zu berücksichtigen, die später ausführlich veröffentlicht werden sollen, will ich hier nur das Wichtigste hervorheben. Eine kleine Pipette wird mit der indifferenten Flüssigkeit gefüllt, welche zum Zwecke der Blutverdünnung bei der Blutkörperchenzählung Verwendung findet; dann wird das betreffende Blutgefäss oder das Herz aufgeschnitten, ein Tropfen Blut möglichst schnell in die Pipette aufgenommen, wo es sich von selbst mit der indifferenten Flüssigkeit vermischt. Eine kleine Portion der Mischung wird nun auf einen Objectträger übertragen, worauf unmittelbar die concentrirte Sublimatlösung aufgegossen wird. Der Sublimateinwirkung wird das Blut einige Minuten lang ausgesetzt, wonach die morphologischen Elemente des Blutes, ohne dass ihre Formen dabei alterirt werden, an das Glas fest haften. Nach Auswaschen des Präparates in Wasser wird es einige Minuten lang mit absolutem Alkohol behandelt und dann mit Wasser wieder abgespült; endlich folgt die Färbung. Die lehrreichsten Bilder erhielt GARLIŃSKI bei Gebrauch der combinirten Färbung, bei welcher das

Anilingelb mit in Anwendung kam (die elective Affinität dieses Farbstoffes zu den rothen Blutkörperchen hat schon früher STEINHAUS bei Färbung von Gewebsschnitten constatiren können). Der Gang der Färbung ist der folgende: Zuerst kommt das BÖHMER'sche Hämatoxylin (2 M.) mit nachfolgendem Auswaschen in 1 % wässeriger Alaunlösung und in destillirtem Wasser, dann das Nigrosin (1 ‰ wässerige Lösung, einige Secunden), ferner Rose-Bengale (1 % wässerige Lösung, 5 M.) und endlich das Anilingelb (1 % wässerig-alkoholische Lösung, 5 M.); der Ueberschuss an Farbstoff wird mit Wasser entfernt. Nach beendeter Färbung schliessen wir die Präparate in gewöhnlicher Weise in Canada-Balsam ein. An Präparaten, die in der angegebenen Weise gefärbt waren, fand GARLIŃSKI, dass die Kerne der rothen Blutkörperchen von *Rana esculenta* sich blau-violett oder grün färben und der Zellenleib — gelb (dabei ist zu bemerken, dass die perinucleäre Protoplasmazone nicht selten roth gefärbt erscheint; diese Zone ist verschieden dick und es strahlen manchmal von ihr dünne Fäden in die peripheren Abschnitte des Zellenleibes aus). Sind im Blute des untersuchten Thieres Cytozoen anwesend, so sind sie bei dieser Färbung sehr leicht zu bemerken, da sie hauptsächlich Rose-Bengale aufnehmen, welche sie auf dem gelben Fond des Zellenleibes scharf hervorhebt (sind in den Parasiten kernartige Elemente vorhanden, so werden sie vom Hämatoxylin blau-violett tingirt).

Der Antheil von schmarotzenden Protozoën auch an Erkrankungen verschiedener fester Gewebe ist heutzutage über allen Zweifel erhaben. Zuvörderst sind hier die NEISSER'schen Befunde bei *epithelioma contagiosum* zu nennen. Dieser Forscher überzeugte sich, dass bei der genannten Erkrankung in den Epithelzellen der Haut eigenartige Gebilde zu finden sind, welche als verschiedene Entwickelungsstadien einer Gregarine zu deuten sind. Ferner sei der sorgfältigen Studien von PFEIFFER an dem contagiösen Tauben- und Hühnerepitheliom gedacht. Unlängst hat auch WICKHAM wichtige Befunde über die sog. PAGET'schen Krankheit veröffentlicht, welche sich durch eine chronische Entzündung der Brustwarzen und der angrenzenden Gewebe auszeichnet und in Krebsbildung ausartet. Gleich DARIER behauptet WICKHAM, dass wir es bei der PAGET'schen Krankheit mit einer Hautpsorospermose zu thun haben. In der That weist die mikroskopische Untersuchung die Anwesenheit eines besonderen Parasiten aus der Gruppe der Sporozoën in den Geweben, unter Anderem auch in den Epithelzellen, nach. Der Parasit hat eine ziemlich complicirte Entwickelungsgeschichte, was selbstverständlich die Untersuchung erschwert. Er erscheint in Form einer kernhaltigen oder kernlosen

Protoplasmamasse, oder aber in Form einer Cyste mit doppeltcontourirter Membran und zahlreichen Sporen im Innern. Liegt der Parasit in einer Epithelzelle, so verdrängt er gewöhnlich den Zellenkern nach der Peripherie. Es ist leicht verständlich, dass die verschiedenen Bilder, welche auf diese Weise entstehen, Anlass zu falschen Deutungen geben konnten: man glaubte mit einer besonderen Degenerationsart der Zellen, mit endogener Vermehrung u. d. m. zu thun zu haben. Ich kann nicht umhin zu erwähnen, dass uns beim Studium von Carcinompräparaten (Präparate von A. Kosiński) Krebselemente aufgefallen sind, welche einigen Bildern von Wickham ähnlich sehen. Möglicherweise stehen wir auch hier einer Erscheinung des Parasitismus gegenüber. In Kieferepitheliomen sind von Malassez und Albarran zahlreiche Psorospermien gefunden worden. Natürlich wird die Frage nur dann endgültig gelöst werden, wenn es gelingt, die Bedingungen für die künstliche Züchtung des betreffenden Parasiten ausserhalb des Organismus aufzufinden.

Die intracellularen Parasiten aus der Gruppe der Sporozoën liegen, den Bakterien gleich, im Zellenleibe. Uebrigens besitzen wir schon jetzt gewisse Daten, welche dafür sprechen, dass einige Parasiten aus dieser Kategorie ihre Entwickelung in den Zellenkernen durchmachen können. Von grossem Interesse ist in diesem Sinne der *Karyophagus salamandrae,* dessen Entwickelung in den Epithelzellenkernen der Salamanderdarmschleimhaut von Steinhaus eingehend verfolgt worden ist. Dieser Parasit, welcher zur Gruppe der nackten Coccidien gehört, erscheint zuerst in Form eines kleinen kernhaltigen sphärischen Gebildes; indem er im Zellenkerne liegt, macht der Parasit auf dieser Entwickelungsstufe den Eindruck eines Kernkörperchens. Manchmal findet man mehrere dergleichen Elemente im Kerne; sie sind dann von einander durch die unveränderte Kernsubstanz getrennt. Später theilt sich der Kern des Parasiten, worauf die Zelltheilung erfolgt, und endlich kommt es zur Bildung der bekannten sichelförmigen Körperchen (*corpuscula falciformia*). Der Kern der Wirthzelle enthält dann eine sphärische Höhlung, in welcher die sichelförmigen Körperchen mit ihren Kernen in regelmässiger Anordnung gruppirt sind. Der Kern der Epithelzelle verschwindet allmählich; zuletzt können nicht einmal Spuren desselben entdeckt werden und die jungen sichelförmigen Körper liegen frei im Zellenleibe. Nach Ablauf einer gewissen Zeit werden die sichelförmigen Gebilde sphärisch und sind dann allem Anschein nach activer Bewegungen fähig, so dass sie in andere Zellen und in andere Kerne einzudringen vermögen.

Die angeführten Beobachtungen werfen gewisses Licht auf die biologischen Eigenschaften der Zellen im Allgemeinen. Es ist in der That auffällig, dass die intracellularen Parasiten beinahe ihre ganze Entwickelung in den Zellen durchzumachen im Stande sind. Es wäre selbstverständlich unbegründet zu behaupten, dass den Wirthzellen dadurch kein Schaden erwächst; in gewissen Fällen ist es klar, dass die Entwickelung des Parasiten auf Kosten der Wirthzelle, welche dem Untergange anheim fällt, vor sich geht. Es ist übrigens erstaunlich, dass die Zellen hierbei ihr normales Aussehen sehr lange bewahren können: dafür sprechen wenigstens die miskroskopischen Bilder. Es sei dem, wie ihm wolle, zweifellos ist es, dass die intracellularen parasitären Protozoën nur sehr wenig der verdauenden Wirkung der Zellen, worüber so viel beim Eindringen von Bakterien in die Zellen gesprochen wird, zugänglich sind. Es wäre von Nutzen, beide bezüglichen Beobachtungsserien zusammenzustellen, sei es nur, um nicht in Extreme beim Aufbau von Theorien über den Kampf der Körperzellen mit den Parasiten zu verfallen.

Das Verbreitungsgebiet der schmarotzenden Protozoën ist ohne Zweifel viel umfangreicher, als es allgemein geglaubt wird. Ausser den von uns angeführten Fällen sind noch viele andere bekannt, wo die pathogene Wirkung dieser Parasiten mehr oder minder wahrscheinlich ist. So wird z. B. die Entwickelung der Pocken mit der Anwesenheit von parasitären amöboiden Gebilden im Körper in Zusammenhang gestellt. Es sind auch Parasiten im Sputum beim Keuchhusten gesehen worden. Was die Pocken betrifft, so ist aus den sorgfältigen Untersuchungen von Pfeiffer bekannt, dass der Pockenparasit, der seinen Platz unter den Sporozoën finden wird, sowohl in der Lymphe der Pockenpusteln, wie in dem *rete Malpighii* zu beobachten ist. Bei dem Eindringen des Parasiten in die Epithelzelle vergrössert sich dieselbe und geht zu Grunde, wenn der Parasit seine Kapsel bildet. Manchmal finden wir in einer Zelle zwei Parasiten. Die Zahl der parasitenhaltigen Zellen schwankt zwischen weiten Grenzen. Aehnliche Resultate hat Pfeiffer auch bei den Kuhpocken, in den Vaccine-Bläschen beim Hunde, Pferde u. s. w. gefunden. Eigenartige Amöboiden sind auch von Löff in der Variola-Lymphe gesehen worden. Nach Pfeiffer sind Organismen aus der Gruppe von Sporozoën auch bei *herpes zoster* und bei *varicella* ein beständiger Befund. In dem Blute von Scharlach-, Masern- und Mumpskranken und bei Rinderpest sind auch Gebilde gefunden worden, welche den Pockenparasiten ähnlich sehen. In Betreff des Keuchhustens will ich mich auf Deichler berufen, welcher schon seit längerer Zeit nachdrücklich betont, dass ein Parasit aus der Gruppe der Ciliaten einen sehr häufigen Befund bei dieser Erkrankung bildet. Aus der Beschreibung des Verfassers kann man sich die Entwickelung dieses Parasiten nicht ganz klar vorstellen; gewisse Bilder erlauben es zu vermuthen, dass er manchmal in Gebilden liegt, welche ihrer Grösse nach den Leukocyten oder den epithelioiden Zellen des Sputums nahe stehen.

Ich habe diese letzte Beobachtungsreihe deshalb angeführt, weil ich Ihre Aufmerksamkeit darauf lenken möchte, dass die parasitären Protozoën acute Erkrankungen begleiten können, bei welchen auch parasitäre Bakterien vermuthet werden. So sind bei der Variola oft verschiedene Kokken als Krankheitsursache angesprochen worden; gleichfalls sind Hinweise darauf vorhanden, dass beim Keuchhusten charakteristische Kokken und Stäbchen im Sputum auftreten (Afanassieff fand im Sputum beim Keuchhusten Stäbchen, die von allen bekannten verschieden sind und die er als specifische Krankheitserreger betrachtet). Weitere Untersuchungen werden es wohl aufklären, in welch' complicirte Existenzbedingungen die Zellen treten, wenn sie mit so verschiedenartigen Parasiten in Berührung kommen. Es wäre schwer, irgend welche aprioristische Voraussetzungen über das Schicksal der Zellen in solchen Fällen zu wagen. Nur das Eine unterliegt keinem Zweifel, dass die Anwesenheit des einen Parasiten die Wirkung des anderen bedeutend zu modificiren vermag. Zur Illustration will ich hier eine von Roger bemerkte Thatsache anführen: werden Culturen von *Bacillus prodigiosus* und *Bacillus oedematis maligni* unter die Haut oder in die Muskeln eines Kaninchens gleichzeitig eingebracht, so geht das Thier unwiderruflich binnen 24 Stunden zu Grunde, während die Einverleibung der einen oder der anderen Bakterienart dem Kaninchen keinen Schaden anthut. Derselbe Forscher weist auch darauf hin, dass die Kaninchen für den *Bacillus anthracis* besonders empfänglich werden, wenn gleichzeitig mit diesem der *Bacillus prodigiosus* geimpft wird. Es scheint demnach, dass der *Bacillus prodigiosus* eine Substanz producirt, welche in hohem Maasse die toxische Wirkung anderer Bakterien steigert.

Ueberblicken wir nun den langen Weg, welchen wir miteinander zurückgelegt haben, so sehen wir, dass die Zellen bei den verschiedensten functionellen Störungen der endgültige Untergang, die Aufhebung der individuellen Existenz durch den Tod erwartet. Dem Tode der Zellen begegnen wir übrigens auch in den normalen Verhältnissen der Existenz vielzelliger Lebewesen, bei welchen, wie bekannt, nicht nur ein Stoffwechsel, sondern auch ein Formenwechsel statthat. In der nächsten Vorlesung werde ich einen kurzen Ueberblick der Erscheinungen liefern, welche die Umwandlung der Zelle in eine

Leiche begleiten; zum Schlusse dieser Vorlesung will ich nur noch sagen, dass die Ursache des Todes der Zellen nicht allein im Organismus selbst, sondern auch, dem Gesagten gemäss, in intracellularen Parasiten liegen kann.

Zwanzigste Vorlesung.

Der Tod der Zelle. — Allgemeine Schlussfolgerungen.

M. H.! Der Todesbegriff ist unzertrennlich mit dem Begriffe vom Leben verbunden. Damit erklärt es sich, warum Manche das Leben als fortwährenden Kampf mit dem Tode, den Tod aber als Aufhören des Lebens definiren. Man muss übrigens nicht ausser Acht lassen, dass der Begriff vom Leben aus Betrachtung derjenigen Erscheinungen hervorgegangen ist, welche in vielzelligen Organismen statthaben. Wenn wir beim Uebertragen des Lebensbegriffes von vielzelligen auf einzellige Organismen auch auf keine wesentlichen Schwierigkeiten stossen, so gerathen wir beim Versuche, den Todesbegriff auf gleiche Weise von den Polyplastiden auf Monoplastiden zu übertragen, in eine ganz andere Lage. Es fragt sich in der That: ist der Tod ein unvermeidliches Loos aller Organismen überhaupt? Ich habe in der zweiten Vorlesung diese Frage zum Theile berührt. Sie erinnern sich dessen, was über das Aufgehen der Mutterzelle in ihrer Nachkommenschaft gesagt wurde. In den bezüglichen Fällen haben wir keinen Grund, vom Tode zu reden, da wir keine Leiche vor uns haben. Von den Beobachtungen an Monoplastiden ausgehend, äussern sich manche Forscher dahin, dass den Monoplastiden der Tod nicht zu Theil wird. Besonders ausführlich entwickelt diese Lehre Weismann, welcher annimmt, dass vom genannten Standpunkte aus die einzelligen, selbständig lebenden Organismen unsterblich benannt werden können. Mit anderen Worten, es muss eingeräumt werden, dass in der Zelle, als selbständigem Organismus, keine inneren Ursachen vorhanden sind, welche selbst unter den günstigsten äusseren Lebensbedingungen nothwendig den Tod herbeiführen würden. Unter dem Einflusse irgend einer Gewalt gehen die einzelligen Wesen gleich den vielzelligen allerdings zu Grunde mit Hinterlassung einer Leiche; allein der Tod ist hier keineswegs absolut nothwendig, sondern vielmehr zufällig. Der von äusseren

Verhältnissen unabhängige Tod wird nur bei vielzelligen Organismen angetroffen. Man muss übrigens nicht glauben, dass die Monoplastiden *in toto* zum Tode verurtheilt sind: die Fähigkeit, ewig zu leben, gehört hier, in der obigen Bedeutung des Wortes, den Geschlechtszellen im Gegensatz zu den somatischen, welche die Hauptmasse des Körpers ausmachen und welche kraft einer speciellen Anpassung der Unsterblichkeit verlustig sind (die somatischen Zellen haben die Fähigkeit, nur eine beschränkte Zahl von Generationen zu liefern). Angesichts dessen wäre die Sachlage folgendermaassen zu formuliren: der sog. natürliche Tod eines zusammengesetzten Organismus, sofern derselbe sich dem Tode durch Katastrophe nicht zuzählen lässt, kann als Resultat der Anpassung oder einer derartigen gegenseitigen Einwirkung zwischen den Bewegungen verschiedener Gruppen biologischer Moleküle betrachtet werden, bei welcher die einen der letzteren aus dem Leben scheiden, während die anderen — die Fortpflanzungselemente — mit um so grösserer Energie den ganzen Cyklus normaler Bewegungen erneuern. Es versteht sich von selbst, dass diese ganze Lehre von der Unsterblichkeit der Monoplastiden bis auf's Weitere nur Hypothese bleiben muss, die einer ferneren Bearbeitung bedarf. Der alleinige Hinweis darauf, dass die Zellen höchstwahrscheinlich ein zusammengesetztes Ganze darstellen, berechtigt uns zu dieser Bemerkung. Vielleicht, dass die Fähigkeit, das Dasein unendlich lang zu continuiren, beim Fehlen schädigender äusserer Einwirkungen, nicht den Monoplastiden, auch nicht den Geschlechtselementen der Polyplastiden eigen ist, sondern irgend welchen Bioblasten, die den Structurelementen der Zelle gleichwerthig sind.

Indem wir diese allgemeinen Erwägungen bei Seite lassen, wollen wir zur Prüfung derjenigen Erscheinungen schreiten, welche beim Absterben der Zelle wahrzunehmen sind.

Zu allererst werden wir bei den Fällen stehen bleiben, in welchen die Zelle durch die dem vielzelligen Organismus selbst innewohnenden Ursachen zur Leiche wird. Wir wissen, dass schon unter normalen Bedingungen manche Zellen unseres Körpers absterben und so für den zusammengesetzten Organismus verloren gehen. Als Beispiel mögen hier sowohl die Epidermiszellen, als auch die Zellen verschiedener Drüsenapparate dienen. Aus Thatsachen, welche in früheren Vorlesungen erörtert wurden, ist es klar, dass in den hierher gehörenden Fällen der Tod der Zelle als Endglied einer verwickelten Kette von Umwandlungen degenerativen Charakters erscheint. Es ist leicht einzusehen, dass dem Gesagten zu Folge die Abschätzung derjenigen Veränderungen, welche dem Tode zur Last gelegt werden, äusserst schwierig ist. Lassen Sie mich dies durch ein Beispiel erklären. Bei Verhornung der epidermoidalen Zellen, welche nach und nach in die sich abschuppenden Hornplättchen umgewandelt werden, treffen wir in den Zellenkernen gewisse Veränderungen an, die mit einem mehr oder weniger vollständigen Schwinden dieser Kerne selbst abschliessen. Allerdings ist es hier nicht immer zu sagen, was mit der hornigen Metamorphose als solcher in Beziehung gestellt und was in Abhängigkeit vom Absterben gedacht werden soll. Aehnliche Betrachtungen drängen sich auch rücksichtlich der Drüsenzellen auf, welche entweder *in toto* oder mit einem Theile ihres Leibes beim Secretionsvorgange zu Grunde gehen, dem, wie gesagt, diese oder jene Art von Metamorphose resp. Degeneration zu Grunde liegt. Im Allgemeinen kann wohl behauptet werden, dass die Dienstrolle der Zellen im vielzelligen Organismus, ihre Theilnahme am Leben des zusammengesetzten Ganzen, auf's Augenfälligste mit ihrem totalen oder partiellen Absterben verknüpft ist. Demgemäss ist die Annahme statthaft, dass das Leben eines zusammengesetzten Wesens und der Tod der Zellen, aus welchen dasselbe besteht, Vorgänge sind, die einander überaus nahe stehen. Aus alledem folgt, dass es fast unmöglich ist, beim Untersuchen der Gewebe eines vielzelligen Organismus solche Erscheinungen herauszugreifen, die uns das einfache Bild des Zellentodes liefern würden. Die somatischen Zellen sterben im vielzelligen Organismus ab, und zwar in der Mehrzahl der Fälle weniger in Folge irgend einer „senilen Atrophie", als in Folge irgend einer Metamorphose resp. Degeneration, von der die functionelle Bedeutung der Zellen in der allgemeinen Oekonomie des Körpers bestimmt wird. Auf Gleiches stossen wir recht oft auch unter pathologischen Bedingungen.

Die Lehre vom örtlichen Tode oder von der Nekrose wird schon seit lange her von den Pathologen bearbeitet. In Abhängigkeit von verschiedenen schädigenden äusseren Einflüssen (mechanischen, thermischen, toxischen, nutritiven u. s. w.) können beliebige Körpertheile, beliebige Zellengruppen zu Leichen werden, wobei in den einen Fällen der Tod sehr rasch, in den anderen viel langsamer erfolgt. Die Fälle ersterer Kategorie sind unter dem Namen directer Nekrose, die Fälle zweiter Art unter dem Namen indirecter Nekrose oder Nekrobiose bekannt. Von diesen beiden Kategorien eignet sich nur die erstere zum Studium der Erscheinungen, welche den Process des Todes als solchen charakterisiren; was aber die zweite Gruppe anbelangt, so haben wir hier meistentheils mit verschiedenen complicirenden Bedingungen resp. mit verschiedenen Degenerationen zu thun. So unterliegen z. B. bei mangelhafter Zufuhr arteriellen Blutes manche Zellen des Körpers sehr leicht der Nekrobiose; es geht indessen, wie das in der Lehre von der Coagulationsnekrose erklärt wurde, dem endgültigen Untergange eine Reihe eigenartiger Veränderungen voraus, welche an und für sich noch nicht den Tod der Zellen ausmachen, da unter geeigneten Umständen die nutritiven Störungen in der Zelle, die eine gewisse Grenze nicht überschritten haben, immerhin ausgeglichen werden. Noch mehr berechtigt sind wir, dasselbe in Betreff anderer Degenerationen zu sagen, die weniger bestrebt sind, die Zelle ums Leben zu bringen. Als Beispiel wollen wir die fettige Metamorphose wieder nennen, die in den Zellen durch manche Gifte hervorgerufen wird: es ist ja bei Weitem nicht jede der fettigen Entartung verfallene Zelle für den zusammengesetzten Organismus unwiderruflich verloren, wenn es auch nicht geleugnet werden darf, dass wir unter gewissen Umständen beim Einwirken derselben Gifte das abgerundete Bild von Nekrose bekommen. Es müssen augenscheinlich in allen ähnlichen Fällen die Bilder, die wir bei mikroskopischer Untersuchung erhalten, sehr verwickelt sein und zur Lehre von nekrotischen Erscheinungen als solchen nur wenig beitragen.

Erscheinungen, welche bei directer Nekrose beobachtet werden, lassen sich nicht unter ein allgemeines und einheitliches Schema bringen, da, je nach der Ursache, von welcher die Nekrose bedingt wird, verschiedene Bilder zu Stande kommen. Selbstverständlich wird der Theil, welcher in Folge von Verbrennung nekrotisch geworden ist, sich mehr oder weniger scharf von demjenigen Theile unterscheiden, den ein schweres Trauma abgetödtet hat. Es ist nicht zu verwundern, wenn in entsprechenden Kapiteln pathologischer Anatomie wir bezüglich der uns hier interessirenden Frage nur auf sehr spärliche Hinweise stossen. Zu bedeutend werthvollerem Material gelangen wir an der Hand experimenteller Untersuchung, welche auch in diesem Falle vieles Dunkle zu enthüllen verspricht. Bei den Ergebnissen dieser Untersuchungen wollen wir denn auch eine Zeit lang verbleiben.

Die Anordnung der hierher gehörenden Versuche ist ziemlich einfach. Man schneidet Stückchen von Geweben aus und überträgt sie in sterilisirte Gefässe unter üblichen Vorsichtsmaassregeln mit Rücksicht auf die Verunreinigung mit Fäulnissbakterien u. A. Diese Gewebsstückchen werden darauf im trockenen oder feuchten Zustande bei beliebiger Temperatur stehen gelassen. Von Zeit zu Zeit bereitet man Präparate behufs mikroskopischer Untersuchung und geht auf solche Weise Schritt für Schritt den Veränderungen nach, welche sich bei dem durch Nebenumstände nicht complicirten Absterben der Zellen entwickeln. Es wurde versucht, Stückchen von Geweben in die Peritonealhöhle lebender Thiere einzuführen; übrigens ist es ja klar, dass in dergleichen Versuchen wir schon mit weniger einfachen Erscheinungen zu thun haben. Ohne verschiedene Détails hier anzuführen, welche in bezüglichen Arbeiten von Hauser, Kraus, Goldmann, Arnheim, Senftleben, Baumgarten, Marchand u. A. verzeichnet sind, werde ich mich nur auf die Wiedergabe allgemeiner Schlüsse beschränken. Zuvörderst ergibt es sich, dass im Laufe einer gewissen Zeit, die sich auf Stunden beläuft, die Zellen ihren normalen Habitus behalten können. Ferner geht es hervor, dass in den Zellen keine fettige Umwandlung stattfindet. Drittens wurde beobachtet, dass nach Ablauf einer und derselben Frist nicht alle Zellen gleich deutliche Veränderungen zu äussern beginnen. Am allerschnellsten leiden die Elemente der Leber, der Speicheldrüsen, der Nieren; das Milzgewebe und die Ganglienzellen erweisen sich als viel dauerhafter, ganz besonders widerstandsfähig zeigen sich aber die Muskelkerne. Viertens hat es sich herausgestellt, dass sowohl die Geschwindigkeit der Entwickelung, als auch der Charakter selbst der in den Zellen hierbei beobachteten Veränderungen mit der Temperatur und den Eigenschaften desjenigen flüssigen Mediums, in welchem die Zellen absterben, im Zusammenhang steht. In letzterer Beziehung verdient eine ganz besondere Aufmerksamkeit der Umstand, dass die alkalischen Medien einen viel stärkeren Einfluss üben, als die neutralen.

Was für Veränderungen werden aber in den Zellen bei ihrem Tode, unter den Bedingungen der soeben genannten Versuche, wahrgenommen? An erster Stelle pflegt man Veränderungen in den Kernen zu nennen, welche sowohl ihre normale morphologische Structur, als auch ihr normales Verhalten den Farbstoffen gegenüber einbüssen. In den Kernen sehen wir dabei nicht selten an Stelle normaler Chromatinstructur Körnchen von Chromatinsubstanz auftreten, die der typischen Form verlustig wird. Die Kernfarbstoffe erweisen sich endlich als unfähig, sogar Andeutungen einer Chromatinstructur hervortreten zu lassen. Auf diese Thatsachen werde ich noch nachträglich bei Gelegenheit einer Besprechung der bezüglichen Deconstitutionen der Kerne zurückkehren, wenn von nekrotischer Veränderung der Kerne in Geweben, welche aus dem Zusammenhange mit dem Organismus nicht gelöst wurden, die Rede sein wird. Auf dem zweiten Plane stehen die Veränderungen in den Zellenleibern, die nicht selten feinkörnig aussehen und, indem sie sich vorwiegend diffus färben, den Kernen ähnlich, abweichende Tinctionsverhältnisse verrathen. Je nach der Zeit, die von dem Augenblicke an, in welchem die ausgeschnittenen Organtheile unter verderbliche Einflüsse gesetzt wurden, verflossen ist, zeigen die Zellen eine vorherrschende Affinität bald zu den einen, bald zu den anderen Farbstoffen. Ist die Dauer der Beobachtung hinreichend lang, so erfolgt selbstverständlich ein gänzlicher Gewebszerfall unter Aufhebung des normalen morphologischen Zusammenhanges.

Angesichts aller dieser Veränderungen muss man ARNHEIM u. A. beistimmen, die den ganzen Vorgang auf successive Auslaugung des Nucleïns und mancher anderer Substanzen, aus denen die Zellen bestehen, zurückführen. So lange die Zelle am Leben ist, erscheinen diese Stoffe ziemlich fest an diese oder andere morphologische Structuren gebunden; ist aber der Tod eingetreten, so werden diese Substanzen aus den genannten Verbindungen befreit und gehen verhältnissmässig leicht in Lösung über, sie werden aus den Geweben ausgewaschen. Die unlöslichen Bestandtheile tragen eine Zeit lang zur Wahrung der äusseren Gestalt der Zelle bei, doch von einer Erhaltung normaler Structur kann selbstverständlich hier keine Rede sein.

Um das Gesagte zu ergänzen, will ich Sie auf die Beobachtungen von BIZZOZERO aufmerksam machen, welcher die Formelemente des Blutes und Eiters, ausserdem aber auch diejenigen des Flimmerepithels und die Spermatozoiden, einer Untersuchung unterwarf und die allmählichen Veränderungen in ihrem Verhalten zu Methylgrün ($C_{25}H_{31}Cl_4N_3Zn$) beim langsamen Absterben verfolgte. Es hat sich gezeigt, dass bei entsprechender Behandlung des Präparates wir anfangs violette Färbung, darauf bläuliche und schliesslich grüne antreffen; zu Beginn erscheinen zahlreiche Elemente sogar gänzlich ungefärbt. Besondere Versuche überzeugten den Genannten, dass der mannigfaltige Tinctionseffect von einer grösseren oder geringeren Alkalescenz der Zellen abhängt: sind sie im hohen Grade alkalisch, so bleibt die Färbung mit Methylgrün aus; wird die Alkalescenz geringer, so bekommen wir die violette Färbung; in Gegenwart saurer Verbindungen färben sich die Elemente grün. Dementsprechend wird das Absterben der Zellen von erheblichen Veränderungen ihrer chemischen Eigenschaften begleitet.

Nachdem wir nun an der Hand von Versuchen mit ausgeschnittenen Körpertheilen uns über die wichtigsten Veränderungen in den Zellen während ihres Absterbens orientirt haben, werden wir mit weit grösserer Sicherheit zur Abschätzung derjenigen Erscheinungen herantreten, welche in den mit dem Organismus im Zusammenhang gebliebenen Theilen beobachtet werden. Alle Einwände, die oben gemacht wurden, behalten allerdings ihre Kraft, und wir begegnen wie früher bei der Deutung der hierher gehörenden Bilder auf Schritt und Tritt grossen Schwierigkeiten; doch soll es, erstens, in der Trennung degenerativer

Processe von den nekrotischen nicht zu weit gegangen werden, und zweitens, muss man in der grossen Verbreitung einer gewissen Gruppe von Veränderungen immerhin einen Hinweis darauf erblicken, dass diese Veränderungen grösstentheils eine Eigenthümlichkeit der Nekrose und nicht irgend einer Degeneration darstellen. Auf Beobachtungen von Flemming, Pfitzner, Arnold u. A. gestützt, wollen wir versuchen, die wesentlichsten derjenigen Umwandlungen zu verzeichnen, durch welche das Absterben der Zellen im Organismus sowohl unter normalen als auch pathologischen Bedingungen charakterisirt wird. Ich kann nicht umhin, gleich jetzt zu bemerken, dass recht ähnliche Umwandlungen auch in Pflanzenzellen zur Wahrnehmung gekommen sind (Schorler u. A.).

Die Reihe von Erscheinungen, zu deren Durchmusterung wir jetzt übergehen, wird verschiedenartig benannt. So spricht Pfitzner von *„degeneratio senilis"* oder *„atrophia senilis"* der Zelle, Arnold benutzt einfach den Ausdruck „Kerndegeneration" u. s. w. Für uns ist nur der Umstand von Wichtigkeit, dass die Autoren auch hier die erste Stelle den Kernveränderungen anweisen, die sich im Wesentlichen zum Begriffe von der morphologischen resp. chemischen Deconstitution reduciren.

Die morphologische Deconstitution der Kerne (Pfitzner) beginnt offenbar damit, dass die feine morphologische Structur der Kerne plumper und einfacher wird. Die Chromatingebilde geben eine grössere oder geringere Anzahl von regelmässigen oder unregelmässigen Klümpchen, ohne genau präcisirte Lagerung; diese Klümpchen werden von Kernfarben sehr intensiv tingirt. Manchmal erscheint der ganze Kern in Form eines Haufens von sphärischen Körnern. Allmählich lösen sich die letzteren von einander, werden immer kleiner und weniger zahlreich, um schliesslich ganz zu verschwinden. Dieser Process führt auch den Namen nucleärer Degeneration (Arnold). Unter chemischer Deconstitution (Pfitzner), oder einfachem Kernschwunde Arnold's verstehen wir denjenigen Fall, wo das Absterben des Kernes sich durch successives Schwinden der Tinctionsfähigkeit des Kernes kundgibt. Die Chromatinsubstanzen, welche im normalen Kerne ein regelmässiges Gerüst bilden, erleiden in Bezug auf ihre physikalisch-chemischen Eigenschaften Veränderungen: ihr Lichtbrechungsvermögen nimmt ab und sie widerstehen immer mehr und mehr der Tinction. Begreiflicher Weise tritt der Kern, welcher anfangs keine deutlichen Abweichungen im eigentlich morphologischen Sinne zur Schau trägt, nach und nach undeutlicher hervor und wird schliesslich gänzlich unsichtbar. Man erhält also in beiden Fällen ein und dasselbe Resultat. Die beiden Deconstitutionstypen sehen wir übrigens sehr oft neben einander bestehen; was für Bilder dabei zu Stande kommen, erhellt von selbst.

Bei Anwendung zusammengesetzter Färbung ist es auch hier gelungen, zu zeigen, dass die Deconstitution der Kerne in der That von zweifellosen chemischen Veränderungen begleitet wird. Es möge zu diesem Zwecke auf die Versuche von Hermann hingewiesen werden; indem derselbe die zweifache Färbung — mittelst Safranin und Gentianaviolett — zur Anwendung brachte, fand er, dass im normalen, ruhenden Kerne das Gerüst blauviolett, die Kernkörperchen aber roth gefärbt werden, während in dem allmählich untergehenden Kerne die Safraninfärbung sichtlich zu überwiegen beginnt: es tauchen dabei theils sphärische, theils eckige mit einander verbundene Körner auf, welche ein grobes, sich roth färbendes Netz bilden. Bemerkenswerth ist diese Prävalenz des Safranins, da sie uns an dasjenige erinnert, was hinsichtlich der Karyokinese oben gesagt wurde. Uebrigens muss zugestanden werden, dass es viele Substanzen gibt, von welchen Safranin gierig aufgenommen wird, und dass das stets gleiche Verhalten einem und demselben Farbstoffe gegenüber das Vorhandensein mehr oder weniger scharfer physikalisch-chemischer Differenzen in den entsprechenden Elementen noch keineswegs ausschliesst.

Was die Veränderungen in den Zellenleibern anbetrifft, so erlaubt uns das Studium von Präparaten aus Theilen, welche mit dem Organismus zusammenhängen, nicht über dasjenige hinauszugehen, was sich auf Grund der Versuche mit ausgeschnittenen Theilen sagen lässt. Wir haben Ursache zu glauben, dass wir am häufigsten hier eine Art Trübung anfangs erhalten werden, welche von der Gerinnung eiweissartiger Substanzen in der Zelle herrührt; dabei sehen wir aber nicht diejenige deutliche Körnung, die wir bei der typischen körnigen Eiweissmetamorphose zu sehen gewöhnt sind. Im weiteren Verlaufe kann, je nach den einzelnen Bedingungen, der trübe gewordene Zellenleib allerdings neue Veränderungen dieses oder jenes Charakters erleiden.

In der 15. Vorlesung habe ich bereits hervorgehoben, dass auch die Kerne im Zustande der Karyokinese bald die eine, bald die andere Deconstitution in Abhängigkeit von den tödtlich auf die Zellen wirkenden Einflüssen erfahren können. Die Bilder, die wir dabei zu Gesicht bekommen, fügen sich schwer einer gedrängten Schilderung. Nur das wollen wir erwähnen, dass auch die Form der Segmente, ihr gegenseitiges Verhältniss und ihre Tinctionsfähigkeit sich dabei mehr oder weniger auffallend ändern. Die karyokinetischen Figuren, welche sich unter normalen Verhältnissen durch ihre Regelmässigkeit auszeichnen, büssen die letztere ein. Die Theile der Chromatinsubstanz trennen sich von einander und wir sehen dieselben ohne jegliche Anordnung hier und da liegen u. s. w.

Angesichts der Aehnlichkeit zwischen den Erscheinungen, von denen der Tod der Zelle sowohl in den ausgeschnittenen Theilen als auch im Innern des Organismus begleitet wird, ist die Annahme gerechtfertigt, dass der Mechanismus der bezüglichen Erscheinungen in beiden Gruppen von Fällen übereinstimmend sein muss. Mit anderen Worten, wir haben auch in der soeben betrachteten Kategorie von Fällen an die Auslaugung gewisser Substanzen, aus denen die Zellen zusammengesetzt sind, zu denken. Es unterliegt übrigens keinem Zweifel, dass in denjenigen Theilen, welche im Zusammenhange mit dem ganzen Organismus verbleiben, diese Auslaugung viel energischer von Statten geht, als bei den Versuchen an ausgeschnittenen Theilen, da in der ersten Reihe von Fällen die nekrotischen Abschnitte von allen Seiten durch normales Gewebe mit ungestörtem Blutkreislaufe und regelrechter Lymphbewegung umgeben sind.

Die Leichenveränderungen, d. h. diejenigen Veränderungen, welche die Zellen unseres Körpers einige Zeit nach dem allgemeinen Tode des Gesammtorganismus zeigen, müssen aus leicht begreiflichen Gründen denjenigen Veränderungen recht nahe stehen, welche an ausgeschnittenen, in sterilisirten Probirgläsern conservirten Stückchen zur Wahrnehmung kommen; es sind hier indessen auch Differenzen zulässig, die von der Fäulniss, von Residuen der während des Lebens bestehenden Störungen, von variablen Bedingungen seitens des äusseren Mediums u. s. w. abhängig sind.

Durch natürlichen oder gewaltsamen Tod der Zelle, durch das schnellere oder langsamere Absterben derselben wird diejenige Reihe von Lebenserscheinungen abgeschlossen, als deren Träger die Zelle erscheint. Die physikalisch-chemischen Umwandlungen, in welche die Stoffe, aus denen die Zellen zusammengesetzt sind, nach Aufhören des Lebensprocesses in den letzteren hereingezogen werden, gehören nicht mehr ins Gebiet der normalen und pathologischen Biologie der Zelle. In den abgelebten Gebieten siedeln sich recht leicht Fäulnissbakterien an, welche, das in den Zellenleichen vorhandene Material benutzend, ihren eigenen Lebensprocess energisch anfachen und nicht selten, indem sie toxische Verbindungen liefern, auf normale Zellen des Körpers verderblich einwirken und so den allgemeinen Tod des Organismus herbeiführen. Der locale nekrotische Heerd wird deshalb mitunter in höchstem Maasse für den Gesammtorganismus gefährlich — der örtliche Tod wird vom allgemeinen Tode abgelöst.

Nachdem wir in einer Reihe von Vorlesungen den pathologischen

Störungen im Leben der Zelle nachgegangen sind, müssen wir nunmehr diejenigen Grundfolgerungen aufzählen, zu welchen wir durch das Studium der Zellenfunctionen unter pathologischen Existenzbedingungen gelangen. Selbstverständlich haben wir den Stoff, welchen man im Laufe von Jahrzehnten, die seit der Entdeckung der Zelle verflossen sind, gesammelt hat, bei Weitem nicht erschöpft; es wurde nach Möglichkeit nur das Wesentlichste verzeichnet. Wie dem auch sei, sehen wir, dass ein Element, seinen absoluten Dimensionen und seinem Gewichte nach so verschwindend klein, ein Bruchtheil der Materie, dessen Grösse zwischen einigen Millionteln eines Kubikmillimeters schwankt, mit den complicirtesten Mechanismen ausgerüstet erscheint, deren Erkenntniss noch viel Zeit und Mühe beanspruchen wird. Wir haben gesucht uns mit alledem bekannt zu machen, was in jedem dieser nichtigen Bruchtheilen eines Kubikmillimeters vorgeht, und zum Schlusse aller dieser Studien taucht der Wunsch auf, die Summe zu ziehen, in allgemeiner Form die werthvollsten Befunde zu recapituliren, welche wir bei den Ausflügen in diese minimalen Territorien gemacht haben.

Vor allem muss im Auge behalten werden, dass die ganze Pathologie der Zelle mit der Physiologie derselben eng verbunden ist. Beim Studium verschiedener functioneller Störungen haben wir uns zu wiederholten Malen überzeugt, dass der Fundamentalmechanismus der Erscheinungen, welche in pathologischen Verhältnissen eintreten, sich durch gar Nichts von dem Mechanismus unterscheidet, der unter normalen Umständen die Lebensthätigkeit der Zelle beherrscht. Wenn die Zelle von irgend welchen schädigenden äusseren Einwirkungen getroffen wird, die in den Kreis normaler physiologischer Einwirkungen nicht gehören, reagirt sie mit Hilfe derselben Vorrichtungen, mittelst welcher auch normale Eingriffe beantwortet werden. Unter pathologischen Bedingungen entsteht nichts Neues in den Zellen — weder von der morphologischen, noch von der physikalisch-chemischen, noch von der functionellen Seite. Die Pathologie der Zelle ist *in potentia* in der Physiologie derselben enthalten. Daraus geht indessen noch nicht hervor, dass wir im Stande wären, auf Grund physiologischer Thatsachen ohne Hilfe specieller Untersuchungen die Pathologie der Zelle in allen ihren verwickelten Einzelheiten zu construiren. Die in der Zelle niedergelegten Mechanismen besitzen einen in hohem Grade specifischen Charakter und dementsprechend wäre es nicht so einfach, die Störungen im Spiele dieser Mechanismen vorauszubestimmen. Auch die physiologische Seite des Lebens der Zelle ist keineswegs genügend bearbeitet: wir können uns wohl auf physiologische Thatsachen stützen, sie aber als bindend zu betrachten können wir nicht. Es lässt sich sogar noch mehr sagen: wenn die Pathologie der Zelle nicht ohne Vortheil die physiologischen Thatsachen benutzt, so kann auch die Physiologie der Zelle ihrerseits nicht weniger nützliche Hinweise aus den pathologischen Facta schöpfen. Die allgemeine Biologie der Zelle wird erst dann in ihrer Vollendung vor uns erscheinen, wenn die normale und pathologische Physiologie der Zelle sich zu einem harmonischen Ganzen verbunden haben werden.

Ferner besitzen die in der Zelle sich abspielenden pathologischen Erscheinungen ihren speciell pathologischen Charakter nur kraft zweier Umstände: sie entstehen erstens in Abhängigkeit von solchen Veränderungen des äusseren Mediums (das äussere Medium muss hier in der weiteren Bedeutung dieses Wortes aufgefasst werden), welche aus den Grenzen der empirisch festgesetzten Norm heraustreten, von der die onto- und phylogenetische Entwickelung der lebenden Organismen ebenso bestimmt wird wie von der Thätigkeit der inneren, von Uranfang an in dem lebenden organischen Stoffe eingeschlossenen Kräfte; sie entstehen zweitens in einer solchen Form, in welcher die Thätigkeit physiologischer Apparate während einer längeren oder kürzeren Zeit ohne ernsteste Gefahr für die Existenz der Zelle undenkbar ist. Wir nennen einen gewissen Vorgang im Zellenleben krankhaft, wenn derselbe mit greifbarem Nachtheile für die Zelle von Statten geht resp. wenn die entsprechende Zelle von ihrem normalen Wege abweicht — und zwar so stark, dass die Rückkehr zu demselben entweder fraglich oder schlechthin unmöglich wird. Allerdings wissen wir, dass auch bei normalen Bedingungen die Zellen im Organismus zu Grunde gehen; doch ist der rechtzeitige in Grenzen der empirisch festgestellten Norm verbleibende Tod selbstverständlich nicht mit dem verfrühten Tode, welcher fehlen könnte, zu identificiren. Mit einem Worte, man darf behaupten, dass die Gruppe physiologischer Erscheinungen durch eine allgemeine Tendenz zur Erhaltung des Lebens charakterisirt wird, während die Gruppe pathologischer Erscheinungen sich durch die Tendenz das Leben aufzuheben auszeichnet. In Anbetracht dessen kann mit Virchow wohl gesagt werden: „die Krankheit strebt zum Tode, sei es zum örtlichen, sei es zum allgemeinen, und somit widerstreitet sie dem gesunden Leben“. Dieser Satz ist ebenso auf Polyplastiden, als auch auf Monoplastiden anwendbar.

Die dritte fundamentale Schlussfolgerung, welche in der gegenwärtigen Entwickelungsphase der Cellularbiologie eine ganz besondere Aufmerksamkeit verdient, kann folgenderweise formulirt werden: bei Erforschung pathologischer Erscheinungen im Leben der Zelle überzeugen wir uns immer mehr und mehr, dass die Zelle kein einfaches, vielmehr ein zusammengesetztes Ganze darstellt. Die einzelnen Bestandtheile, welche die morphologische Structur der Zelle ausmachen, sind bis zum gewissen Grade selbstständig; dementsprechend können die pathologischen Störungen im Leben der Zelle nicht nur in Bezug auf die Zelle als ein Ganzes, sondern auch in Bezug auf einzelne Structurelemente derselben betrachtet werden. Den Weg der Krankheit kann die Zelle nicht nur *in toto* betreten, sondern auch mit diesem oder jenem ihrer Theile. Heutzutage lässt es sich noch nicht voraussehen, zu welchen weiteren Schlüssen uns das Studium der Lebenserscheinungen der Zelle von dem in Rede stehenden Gesichtspunkte aus führen wird; allein schon jetzt ist es leicht, die fundamentale Bedeutung derjenigen Thatsachen, auf welche dieser allgemeine Satz begründet ist, abzuschätzen. Ich kann nicht umhin, an dieser Stelle nur eine derjenigen Schlussfolgerungen zu erwähnen, die aus dem besagten Satze hervorgehen. Wenn es wahr ist, dass die Zelle ein coordinirtes System elementarer — im eigentlichen Sinne des Wortes — Organismen darstellt, so müssen wir, abgesehen von der Erforschung functioneller Störungen im Leben der Zelle als Ganzes, bestrebt sein, die functionellen Störungen dieser Structurelemente ebenfalls zu ergründen. Wie Sie wissen, haben wir gesucht, uns eines jeden geeigneten Falles zu bedienen, um nach Kräften diesem Bestreben zu genügen; selbstverständlich müssen wir aber wegen der mangelhaften Bearbeitung des einschlägigen Erscheinungsgebietes mit weitgehenden Folgerungen recht zurückhaltend sein.

Von keineswegs geringerer Tragweite ist der vierte allgemeine Schluss, der sich folgendermaassen ausdrücken lässt: zwischen dem Zellenleibe und dem Zellenkerne existirt ein sehr inniger Zusammenhang, wobei in der Wechselwirkung zwischen Kern und Zellenleib dem ersteren sehr oft die überwiegende Bedeutung zukommt. Wir verfügen über zahlreiche Thatsachen, welche zu Gunsten dessen sprechen, dass dieser Satz, welcher zunächst von den Erscheinungen des normalen Lebens der Zellen abgeleitet wird, auch durch das Studium pathologischer Erscheinungen an Beweiskraft nur gewinnt. Wie immer wir auf verschiedene Détails auch blicken werden, mit welchen man den Einfluss des Kernes auf den Zellenleib zu beweisen trachtet, nur das Eine darf nicht bezweifelt werden, nämlich das Vorhandensein eines solchen Einflusses. Beim Erwägen dieser Beziehung in ihrer allgemeinsten Form könnten wir das Wesen der Sache auf Ernährung der Zelle reduciren. Ich gebe der Vermuthung Raum, dass abgesehen von den Nahrungsstoffen, welche der Zellenleib direct von aussen bekommt, derselbe noch über solche Nahrungsstoffe disponiren muss, die ausschliesslich im Kerne ausgearbeitet werden, und nur auf Umwegen — durch den Kern — in den Zellenleib gerathen können; ebenso bedarf wahrscheinlich auch der Kern zur normalen Verwirklichung seiner Aufgaben nicht allein Substanzen, welche unverändert durch den Zellenleib zum Kerne dringen, sondern auch solcher, die als Producte von Lebensthätigkeit der Elemente des Zellenleibes erscheinen. Indem wir die prävalirende Rolle des Kernes im Auge behalten, erlauben wir uns, in diesen hypothetischen Betrachtungen noch weiter zu gehen: es ist höchst wahrscheinlich, dass die indirecte Uebertragung des Ernährungsmaterials aus dem Kerne in den Zellenleib im Leben der Zelle als Ganzes von grösserem Belang ist als die Ablieferung der Lebensproducte des Zellenleibes an den Kern. Von diesem Standpunkte aus wird es verständlich, warum viele Forscher von dem Ueberwandern dieser oder jener geformten oder nicht geformten Theile des Kernes in den Zellenleib wiederholt gesprochen haben.

Die fünfte These, auf die ich Sie aufmerksam machen möchte, betrifft die Principien einer Systematisirung der pathologischen Erscheinungen im Leben der Zelle. Wie Sie wissen, haben wir das ganze aufgesammelte Material je nach den Grundfunctionen der Zelle eingetheilt und es muss diese Gruppirung im Allgemeinen als nicht besonders unbequem genannt werden. Es unterliegt jedoch keinem Zweifel, dass diese Eintheilung einen etwas abhängigen und künstlichen Charakter hat. Wie gesetzmässig die Abhängigkeit der Pathologie von der Physiologie auch ist und wie wenige Nachtheile uns von dieser angedeuteten Künstlichkeit auch erwachsen, kann man sich des Wunsches nicht erwehren, dass solch' ein System pathologischer Erscheinungen im Leben der Zelle errichtet werde, welches die Principien der Pathologie selbst zur Grundlage hätte und welches anbei möglichst nahe dem Ideale jeder Systematisirung resp. der natürlichen Systematisirung wäre. Ich unternehme es nicht, im Voraus zu entscheiden, ob es uns in der nächsten Zukunft gelingen werde, das eben bezeichnete Ziel zu erreichen; nichtsdestoweniger sei darauf hingewiesen, dass bei Erforschung einer gewissen Kategorie functioneller Störungen im Leben der Zelle wir schon jetzt recht werthvolle Winke erhalten, die bis zu einem gewissen Maasse voraussehen lassen, auf welche Weise in dem bezüglichen speciellen Gebiete die natürliche Systematisirung durchzuführen wäre. Deshalb mag daran erinnert werden, was in den Vorlesungen gesagt wurde, welche der Uebersicht verschiedener Degenerationsarten gewidmet sind. Es ist bekannt, dass in diesen degenerativen Processen eine entscheidende Rolle denjenigen *granula* zu Theil wird, denen wahrscheinlich nicht minder grosse Bedeutung in der normalen Ernährung der Zelle zukommt. Demnach könnte man aus der allgemeinen Pathologie der Zelle eine besondere Gruppe von Vorgängen herausgreifen, die mit der veränderten Lebensthätigkeit dieser *granula* eng verknüpft sind. Das eben Angeführte genügt, um den Charakter dieses Systems, von dem wir einstweilen nur träumen dürfen, entsprechend zu würdigen.

Ich will mich nicht auf die Aufzählung anderer allgemeiner Schlüsse einlassen, die auf Grund aller oben vorgeführten Thatsachen gemacht werden können. Die fünf besagten Thesen reichen jedenfalls aus, um einzusehen, dass die Mühe, welche zur Erkenntniss dieser Thatsachen verwendet wurde, nicht vergebens war.

Indem wir nun von der allgemeinen Pathologie der Zelle scheiden, will ich noch eine allgemeine Erwägung und einen allgemeinen Wunsch aussprechen.

Unsere Kenntnisse von den Lebenserscheinungen der Zelle werden von Jahr zu Jahr vollständiger und vollkommener.

Die Schwierigkeiten, mit welchen das Studium der normalen und pathologischen Biologie der Zelle verbunden ist, zwingen indessen die Forscher sehr oft, sich darüber zu beklagen, dass die Untersuchungsmethoden auf dem uns beschäftigenden Gebiete ihrer hohen Aufgabe noch nicht gewachsen sind. Die am meisten Ungeduldigen können dabei verleitet werden, die langdauernden, viel Mühe kostenden und gewöhnlich an Ergebnissen so armen factischen Untersuchungen durch theoretische Hypothesen zu ersetzen, die mit grellem, doch leider trügerischem Lichte die allerverwickeltsten Fragen beleuchten und nur scheinbar den Schleier niederreissen, durch welchen der wahre Sinn der in der Zelle auftretenden biologischen Erscheinungen verhüllt ist. Kaum braucht es gesagt zu werden, dass die streng wissenschaftliche Erforschung der Natur denjenigen stets schonungslos straft, der ähnlicher Versuchung folgt. Unser Geist begnügt sich allerdings nicht mit alleiniger Anhäufung von Thatsachen; doch muss daran festgehalten werden, dass die Thatsachen ohne Theorien viel mehr Werth besitzen, als die Theorien ohne Thatsachen.

Demzufolge möchte ich den Wunsch aussprechen, dass im Interesse weiterer Entwickelung der allgemeinen Pathologie der Zelle der Eifer der Pathologen und Aerzte im Sammeln des factischen Materials nicht müde werde. Wollen wir vor Allem dafür sorgen, die Thatsachen möglichst genau festzustellen. Die theoretische Beleuchtung derselben wird nicht lange auf sich warten lassen. Freilich werden wir noch zu oft dem Versuche, die Erscheinungen des pathologischen Lebens der Zelle in ihrem ganzen Umfange mechanisch zu erklären, hilflos gegenüberstehen; allein das Bewusstsein dieser Hilflosigkeit hat die wahren Förderer und Schöpfer der Wissenschaft niemals der Lust und des Muthes zur Fortsetzung ihrer Arbeit beraubt.

Litteratur.

Um den Leser durch Citate im Texte nicht fortwährend zu stören, habe ich mich entschlossen, alle Litteraturangaben und anderweitige Bemerkungen in einem besonderen Anhang zu geben. Die Anmerkungen sind nach den Vorlesungen geordnet, wobei in dem Maasse, wie dieses mir nothwendig schien, die Seite (mitunter auch die Zeile) angeführt wird, auf welche sich die Anmerkung bezieht. Die bibliographischen Angaben erheben keine Ansprüche auf Vollständigkeit; ich sorgte nur dafür, dass sie in Uebereinstimmung mit den Daten seien, auf welchen die Vorlesungen gebaut worden sind (übrigens sind hier auch Autoren genannt, welche aus verschiedenen Gründen im Texte keine Erwähnung finden konnten).

Erste Vorlesung.

S. 4. M. J. Schleiden, Beiträge zur Phytogenesis. Müller's Archiv, 1838. — Th. Schwann, Mikroskopische Untersuchungen über die Uebereinstimmung in der Structur und dem Wachsthum der Thiere und Pflanzen, 1839. — Max Schultze, Ueber Muskelkörperchen und das, was man eine Zelle zu nennen habe. Archiv f. Anatomie u. Physiologie, 1861. — Brücke, Die Elementarorganismen. Sitzungsberichte d. k. Akademie d. Wissenschaften, Wien, Bd. XLIV, Math.-naturw. Cl., 2. Abth., Jahrg. 1861. — Vgl. auch: Carnoy, La biologie cellulaire, 1884; W. Flemming, Zellsubstanz, Kern u. Zelltheilung, 1882; E. Pflüger, Die allgemeinen Lebenserscheinungen, 1889; Zimmermann, Die Morphologie und Physiologie der Pflanzenzelle, 1887; Lawdowsky u. Owsjannikow, Lehrbuch der mikroskopischen Anatomie d. Menschen u. der Thiere. St. Petersburg 1887—1888 (russisch).

S. 5. A. Kosiński, Zur Lehre von verschiedenen Nucleolentypen beim Menschen. Klin. Wochenschrift, 1887 (russisch). — Steinhaus, Ueber Becherzellen im Dünndarmepithel der Salamandra maculosa. Archiv von Du Bois-Reymond, 1888.

S. 6. 10. Zeile. S. M. Lukjanow, Einige Bemerkungen über die sexuellen Elemente beim Spulwurme des Hundes. Archiv f. mikr. Anatomie, Bd. XXXIV, 1889. — Carnoy (s. S. 4). — Rabl, Ueber Zelltheilung, I. Morphologisches Jahrbuch, 1884. Bd. X. Vgl. auch: van Gehuchten, L'axe organique du noyau; La Cellule, t. V, fasc. 1, 1889.

S. 7. 8. Zeile. S. M. Lukjanow, Beiträge zur Morphologie der Zelle; I. Abth. Archiv von Du Bois-Reymond, 1887. — Beiträge zur Morphologie der Zelle; II. Abth. Archiv f. mikr. Anatomie, 1888. — Notizen über das Darmepithel bei Ascaris mystax. Archiv f. mikr. Anatomie, 1888. — Altmann, Die Structur des Zellkernes. Archiv von Du Bois-Reymond, 1889. Vgl. auch: Die Elementarorganismen und ihre Beziehungen zu den Zellen, 1890; Studien über die Zelle, I. Heft, 1886; Die Genese der Zelle, Beiträge zur Physiologie, C. Ludwig gewidmet, 1887; Zur Geschichte der Zelltheorien, 1889. — S. M. Lukjanow, Ueber die Altmann'sche Hypothese der Kernstructur. Verhandl. der biol. Section der Naturforschergesellschaft in Warschau, 1889 (Biolog. Centralblatt, 1889, Bd. IX, Nr. 17).

S. 8. Eimer, Weitere Nachrichten über den Bau des Zellkerns, nebst Bemerkungen über Wimperepithelien. Archiv f. mikr. Anatomie, 1877. Bd. XIV, S. 94. — Arnold, Ueber Theilungsvorgänge an den Wanderzellen, ihre progressiven und regressiven Metamorphosen. Archiv f. mikr. Anatomie, 1887. Bd. XXX, S. 205. — Carnoy (s. S. 4).

S. 9. Die näheren Angaben über die verschiedenen Arten der Kernkörperchen s. in den Arbeiten von S. M. Lukjanow (cit. S. 7). Die Anschauungen von Gaule haben ihren Ausdruck in den Mittheilungen seiner Schüler gefunden, welche noch weiter unten citirt werden (Ogata u. A). Vgl. ferner A. Kosiński (cit. S. 5) u. S. M. Lukjanow, Ueber eine eigenthümliche Kolbenform des Kernkörperchens. Archiv f. mikr. Anatomie, 1888. Bd. XXXII. — Interessante Daten in Bezug auf verschiedene Chromatinarten publicirte neuerdings auch Auerbach, Zur Kenntniss der thierischen Zellen. Sitzungsber. d. k. pr. Akad. d. Wissenschaften zu Berlin, 1890. Bd. XXXII. — Meunier, Le Nucléole des Spirogyra. La Cellule, t. III, fasc. 3.

S. 10. Steinhaus, Karyophagus salamandrae. Eine in den Darmepithelzellkernen parasitisch lebende Coccidie. Virchow's Archiv, 1889. Bd. CXV.

S. 11. W. Flemming (s. S. 4). — Altmann (s. S. 7). Vgl. auch: Zimmermann, Beiträge zur Morphologie und Physiologie der Pflanzenzelle, Heft I, 1890, und Wiesner, Ueber die Structur der Zelle. Anzeiger d. k. Akad. d. Wiss. in Wien vom 6. Juni 1890.

S. 12. Langley. Eine Reihe von Abhandlungen im Journal of Physiology: Some remarks on the formation of ferment in the submaxillary gland of the rabbit; On the physiology of the salivary secretion; On the changes in pepsin-forming glands during secretion; On the destruction of ferments in the alimentary canal; On the histology of the mammalian gastric glands and the relation of pepsin to the granules of the chief cells (vol. I, II, III), u. s. w.; vgl. auch: Proceedings of the Royal society of London, 1881, vol. XXXII, und Internationale Monatsschrift f. Anatomie und Histologie, 1884, Bd. I, 1. Heft (On the structure of secretory cells and on the changes which take place in them during secretion). — M. Nussbaum, Ueber den Bau u. die Thätigkeit der Drüsen. I., II., III., IV. u. V. Mitth. Archiv f. mikr. Anatomie, 1877, 1878, 1879, 1882 u. 1886. Bd. XIII, XV, XVI, XXI u. XXVII. — 36. Zeile. Die Litteraturdaten bezüglich der Nebenkerne vgl. bei Steinhaus, Les métamorphoses et la gemmation indirecte des noyaux dans l'épithélium intestinal de la Salamandra maculosa. Archives de physiologie normale et pathologique 1888, IV. série, t. II.

S. 13. Ogata, Die Veränderungen der Pankreaszellen bei der Secretion. Archiv von Du Bois Reymond, 1883. — Steinhaus, Ueber parasitäre Einschlüsse in den Pankreaszellen der Amphibien. Beiträge zur pathol. Anatomie und zur allgem. Pathologie, herausgeg. von Ziegler, 1890. Bd. VII.

Zweite Vorlesung.

S. 14. Schwarz, Die morphologische und chemische Zusammensetzung des Protoplasmas. Beiträge zur Biologie der Pflanzen, herausgeg. von Cohn, 1887. Bd. V, Heft I.

S. 15. Fol, Vergleichende mikroskopische Anatomie, 1884. Lief. I, S. 188 u. 189. — Was die mikrochemischen Reactionen anbetrifft, so vgl. auch: Behrens, Kossel u. Schiefferdecker, Das Mikroskop und die Methoden der mikroskop. Untersuchung. Braunschw. 1889. — Ehrlich, Methodologische Beiträge z. Physiologie u. Pathologie der verschiedenen Formen der Leukocyten. Zeitschr. f. klin. Med., 1880, Bd. I. Vgl. auch: Uskow, Das Blut als Gewebe. St. Petersburg 1890 (russisch). — Die weiteren Détails in Betreff der Farbstoffe s. bei Nietzki, Organische Farbstoffe; Handwörterbuch d. Chemie von Ladenburg, 1887. Bd. IV.

S. 16. Grübler, Ueber ein krystallinisches Eiweiss der Kürbissamen. Journal für prakt. Chemie, 1881 (2), Bd. XXIII, S. 97. Vgl. auch: Hofmeister, Ueber die Darstellung von krystallisirtem Eieralbumin und die Krystallisirbarkeit colloider Stoffe. Zeitschr. f. physiol. Chemie, Bd. XIV. — Bunge, Lehrbuch der physiolog. u. pathologischen Chemie, 1889. 2. Aufl. — Hoppe-Seyler, Physiologische Chemie, 1877—1881. — Weyl, Hoppe-Seyler; vgl. Famintzin, Lehrbuch der Pflanzenphysiologie. St. Petersburg 1887 (russisch).

S. 17. Schützenberger, Mémoire sur les matières albuminoïdes. Ann. de chimie et de phys., 1879, (5) 16, p. 289; s. auch Bulletin de la soc. chim., 23 u. 24.

S. 18. Drechsel, Eiweisskörper. Handwörterbuch d. Chemie von Ladenburg, 1885. Bd. III. — Pflüger, Beiträge zur Lehre von der Respiration. Ueber die physiologische Verbrennung in den lebendigen Organismen. Pflüger's Archiv, 1875. Bd. X, S. 251. — Loew, Ein weiterer Beweis, dass das Eiweiss d. lebenden Protoplasmas eine andere chemische Constitution besitzt als das des abgestorbenen. Pflüger's Archiv, Bd. XXX, S. 348, und: Zur Kenntniss des activen Albumins. Pflüger's Archiv, Bd. XXXII, S. 113; s. auch: Berichte d. deutschen chem. Gesellschaft, 16, S. 2707. — Loew u. Bokorny, Die chemische Kraftquelle im lebenden Protoplasma, 1882. — Grimaux, Synthèse des colloïdes azotés. Comptes rendus, t. 93, p. 771. — Sur les colloïdes azotés. Bull. de la soc. chim., (2) 38, p. 64. — Die allgemeine Charakteristik der Eiweissstoffe vgl. auch bei Schoeffer, Physiologische Chemie. Kiew 1882 (russisch). — 36. Zeile. Weitere Einzelheiten bezüglich der Fette und Fettsäuren s. bei Rügheimer u. Weddige im Handwörterbuch d. Chemie von Ladenburg, 1887. Bd. IV.

S. 19. 13. Zeile. Ueber das Cholesterin und seine Deshydratationsproducte (Zwenger, Moleschott) vgl. Gautier, Chimie appliquée à la physiologie, à la pathologie et à l'hygiène, 1874, t. I et II, und Gorup-Besanez, Lehrbuch d. physiol. Chemie, 1878. Manche Angaben sind auch bei Salkowski zu finden („Galle", Handwörterbuch d. Chemie von Ladenburg, 1887. Bd. IV). — Lindenmeyer, Beiträge zur Kenntniss des Cholesterins. In.-Diss. Tübingen 1863. — Reinitzer, Beiträge z. Kenntniss des Cholesterins. Sitzungsberichte d. k. Akad. d. Wissensch. in Wien, Bd. XCVII, 1. Abth., S. 167.

S. 20. Hoppe-Seyler, Physiologische Chemie, 1881. IV. Theil, S. 629. — Diakonow, Med.-chem. Untersuchungen, 1867. Heft 2, S. 221, und 1868, Heft 3 (auch im Centralblatt f. d. med. Wiss., 1868). — Strecker, Ann. d. Chemie u. Pharmacie, 1868. Bd. CXLVIII. — Gilson, Beiträge zur Kenntniss des Lecithins. Zeitschrift f. physiol. Chemie, 1888. Bd. XII. — Die allgemeine Formel der Lecithine s. bei Drechsel, Anleitung z. Darstellung phys.-chem. Präparate, 1889.

S. 21. Bunge (s. S. 16). — Cl. Bernard, Gaz. méd. de Paris, 1857, und Comptes rendus, 1857, t. 44; vgl. auch Leçons faites au Collège de France, 1854, vol. I. — Hensen, Ueber Zuckerbildung in der Leber. Virchow's Archiv, 1857. Bd. XI, S. 395. — Brücke, Ueber eine neue Methode Dextrin und Glykogen aus thierischen Flüssigkeiten und Geweben abzuscheiden und über einige damit erlangte Resultate. Sitzungsberichte d. k. Akad. d. Wissensch. in Wien, 1871. Bd. LXIII, Abth. 2, S. 214. Einige Angaben über die quantitative Bestimmung von Glykogen s. auch bei Demant (Arbeiten aus dem Laboratorium von Anrep. Charkow 1886. 1. Heft; russisch) und bei Panormow, Ueber die quantitative Bestimmung von Glykogen und die postmortale Zuckerbildung. Kasan 1886 (russisch). — Hoppe-Seyler, Anleitung z. physiol. u. pathol.-chem. Analyse, russ. Uebers.

S. 22. Schwarz (s. S. 14).

S. 23. Die Eigenschaften der Nucleïne sind sehr eingehend von Kossel studirt worden. Vgl. seine Abhandlungen: Ueber das Nucleïn der Hefe. Zeitschr. f. physiol. Chemie, Bd. III, S. 284; Bd. IV, S. 290. — Ueber die Herkunft des Hypoxanthins in den Organismen. Ebendas. Bd. V, S. 152. — Zur Chemie des Zellkerns. Ebendas. Bd. VII, S. 7. — Ueber einen peptonartigen Bestandtheil des Zellkerns. Ebendas. Bd. VIII, S. 511. — Weitere Beiträge z. Chemie des Zellkerns. Ebendas. Bd. X, S. 248. — Vgl. auch: Liebermann, Ueber das Nucleïn der Hefe und künstliche Darstellung eines Nucleïns aus Eiweiss und Metaphosphorsäure. Berichte d. deutschen chem. Gesellsch., XXI. — Die Polemik zwischen Kossel und Liebermann s. im Centralbl. f. d. med. Wissen., 1889. — Es sei hier auch die In.-Diss. von Brusjanin notirt (Ueber die Nucleïne einiger Nährstoffe. St. Petersburg 1889; russisch). — Miescher, Med.-chem. Untersuchungen, herausgeg. von Hoppe-Seyler, 4. Heft. — Altmann, Ueber Nucleïnsäuren. Archiv von Du Bois-Reymond, 1889.

S. 24. Fol (s. S. 15). — 13. Zeile. S. M. Lukjanow, Ueber den Gehalt der Organe und Gewebe an Wasser und festen Bestandtheilen bei hungernden und durstenden Tauben im Vergleich mit dem bezüglichen Gehalt bei normalen Tauben. Zeitschrift f. physiol. Chemie, 1889. Bd. XIII, Heft 4.

S. 25. Schmiedeberg, Ueber Spaltungen und Synthesen im Thierkörper. Archiv f. exper. Pathologie u. Pharmakologie, 1881. Bd. XIV, Heft 6. — Roussy, Recherches cliniques et expérimentales sur la pathogénie de la fièvre. Bulletin médical, 1889. No. 21. — Recherches expérimentales sur la pathogénie de la fièvre. Arch. de phys., 1890. Bd. XXII, S. 354. — Einiges über die physikal. Eigenschaften der Zelle findet sich bei Brass, Die Zelle, das Element der organischen Welt, 1889.

S. 26. Pfeffer, Unters. aus dem botan. Institut zu Tübingen, 1884. 1 v. — Leber, Ueber die Entstehung der Entzündung und die Wirkung der entzündungserregenden Schädlichkeiten. Fortschritte der Medicin, 1888. S. 460. — Engelmann, Ranvier; vgl. Binet, Etudes de psychologie expérimentale; La vie psychique des microorganismes; 1888, p. 130. 132.

S. 27. 40. Zeile. Ueber das Wachsthum der Zellen s. bei Toldt, Lehrbuch der Gewebelehre, 1888, S. 38.

S. 28. Lott, Centralbl. f. d. med. Wiss., 1871, S. 577. — Rollett (vgl. Toldt [cit. S. 27]). — 16. Zeile. S. M. Lukjanow (s. S. 6). — 25. Zeile. Terminologie der indirecten Theilung: Carnoy, Variations des cinèses; terminologie concernant la division. La Cellule, t. III, fasc. 2. Geschichte der Lehre von der Karyokinese: W. Flemming (s. S. 4).

S. 29. Frenzel, Zum feineren Bau des Wimperapparates. Archiv f. mikr. Anat., 1886. Bd. XXVIII.

S. 30. Henle, Pouchet, Balbiani, Welcker; vgl. Binet (cit. S. 26). — Engelmann, Beiträge zur Physiologie des Protoplasmas. Pflüger's Archiv, 1889. Bd. II. Vgl. auch: Bunge, Vitalismus u. Mechanismus, 1886.

S. 31. Cienkowski, Beiträge z. Kenntniss der Monaden. Arch. f. mikr. Anat., 1865. Bd. I. — Verworn, Psycho-physiologische Protisten-Studien, 1889.

S. 32. Korybutt-Daszkiewicz, Wird der thätige Zustand des Centralnervensystems von mikroskopisch wahrzunehmenden Veränderungen begleitet? Archiv f. mikr. Anatomie, 1889. — 17. Zeile. Intercellularbrücken: M. Ide, Nouvelles observations sur les cellules épithéliales. La Cellule, 1889, t. V, fasc. 2.

Dritte Vorlesung.

S. 34. Smirnow, Ueber das Wesen der Abschwächung pathogener Bakterien. Zeitschrift f. Hygiene, 1888. Bd. IV, S. 231. — Maddox, Prazmowski, Kurth, Buchner, Warming, Ermengem, Hueppe, Hansen. Vgl. Hueppe, Die Formen der Bakterien und ihre Beziehungen zu den Gattungen und Arten, 1886. S. 106.

S. 35. R. Virchow, Die Heilkräfte des Organismus, 1875.

S. 36. Lobstein, Lehrbuch der pathol. Anatomie (Uebers.), 1841. I, S. 253. — Lebert, Physiologie pathologique, 1845. — R. Virchow, Die Cellularpathologie in ihrer Begründung auf physiologische und pathologische Gewebelehre. Das Vorwort zur 1. Auflage ist vom 20. August 1858 datirt worden. Die nachfolgenden Citate entnehme ich der 3. Auflage von 1862.

S. 37. R. Virchow, Cellularpathologie, S. 57; 58; 60.

S. 38. R. Virchow, Cellularpathologie, S. 63, 64.

S. 39. 4. Zeile. Histologische Substitution: R. Virchow, Cellularpathologie u. s. w. (s. S. 36), 3. Capitel.

S. 40. Klebs, Die allgemeine Pathologie oder die Lehre von den Ursachen und dem Wesen der Krankheitsprocesse. Zweiter Theil. Störungen des Baues und der Zusammensetzung (allgemeine pathol. Morphologie), 1889 (s. insbesondere Cap. 11).

S. 41. Cohnheim, Vorlesungen über allgemeine Pathologie, 1882 (s. insbes. Bd. I, II. Abschn., 6. Cap.).

S. 42. Kaufmann, Ueber Enkatarraphie von Epithel. Virchow's Archiv, 1884. Bd. XCVII, S. 236.

S. 43. Leopold, Experimentelle Untersuchungen über die Aetiologie der Geschwülste. Virchow's Archiv, 1881. Bd. LXXXV, S. 283. — Zahn, Congrès périod. internat. Genève 1877. Vgl. auch v. Recklinghausen, Handbuch d. allgemeinen Pathologie des Kreislaufs und der Ernährung, 1883 (Cap. XI: Die Wiedererzeugung [Regeneration] und die Ueberpflanzung [Transplantation]).

S. 44. Cohnheim, Ueber Entzündung und Eiterung. Virchow's Archiv, 1867. Bd. XL, S. 1. — Ueber das Verhalten der fixen Bindegewebskörperchen bei der Entzündung. Ebendas. 1869. Bd. XLV, S. 333. — Neue Untersuchungen über die Entzündung, 1873. — Ueber ältere Beobachtungen der Emigration von Leukocyten s. bei HORWAT, Ueber die Emigrationstheorie der Entzündung. „Wratsch", 1884. S. 757 (russisch). — ZIEGLER, Untersuchungen über pathologische Bindegewebs- und Gefässneubildung, 1876.

S. 45. ARNOLD (s. S. 8). — GAULE, Beobachtungen der farblosen Elemente des Froschblutes. Archiv von DU BOIS-REYMOND, 1880. S. 375.

S. 46. v. DAVIDOFF, Untersuchungen über die Beziehungen des Darmepithels zum lymphoiden Gewebe. Archiv f. mikr. Anat. 1887. Bd. XXIX, S. 495.

Vierte Vorlesung.

S. 48. GRUBER, Ueber künstliche Theilungen bei Infusorien. I. und II. Mittheilung. Biolog. Centralblatt, Bd. IV, Nr. 23, S. 717, und Bd. V, Nr. 5, S. 137. — Beiträge zur Kenntniss der Physiologie und Biologie der Protozoen. Berichte der Naturforscher-Gesellschaft zu Freiburg i. Br. Bd. I, 2. Heft. Vgl. auch KORSCHELT, Ueber die Theilbarkeit und das Regenerationsvermögen einzelliger Thiere. Kosmos, 1886. Bd. II, S. 266.

S. 49. NUSSBAUM, Ueber spontane u. künstliche Theilung. Sitzungsber. der Niederrheinischen Gesellschaft f. Natur- u. Heilkunde zu Bonn, 1884. — Fortgesetzte Untersuchungen über spontane und künstliche Theilung der lebenden Substanz. Ebendas. 1885. — Ueber die Theilbarkeit der lebenden Materie. I. Die spontane und künstliche Theilung der Infusorien. Archiv f. mikr. Anatomie, 1886. Bd. XXVI, S. 485.

S. 50. GRUBER, Ueber die Einflusslosigkeit des Kerns auf die Bewegung, die Ernährung und das Wachsthum einzelliger Thiere. Biol. Centralblatt, 1883. Bd. III, S. 580.

S. 51. NUSSBAUM (s. S. 49).

S. 52. MANASSEÏN, Ueber die Grösse der rothen Blutkörperchen unter dem Einflusse von verschiedenen Agentien. Militär-med. Zeitschrift, 1872. S. 41 u. 175 (russisch).

S. 53. ROBIN, Comptes rendus de la Soc. de Biologie, 1849. — Ueber die Betheiligung der Riesenzellen an der Bildung von verschiedenen Geschwülsten (z. B. Sarcoma gigantocellulare VIRCHOW's) vgl. die Lehrbücher d. path. Anat.

S. 54. DENYS, La citodiérèse des cellules géantes et des petites cellules incolores de la moelle des os. La Cellule, t. II, fasc. 2. — ARNOLD, Beobachtungen über Kerne und Kerntheilungen in den Zellen des Knochenmarks. VIRCHOW's Archiv, 1883. Bd. XCIII, S. 1. — WERNER, Ueber Theilungsvorgänge in den Riesenzellen des Knochenmarks. Ebendas. 1886. Bd. CVI, S. 354. — CORNIL, Sur la multiplication des cellules de la moelle des os par division indirecte dans l'inflammation. Archives de physiol. norm. et pathol., 1887. t. X, 3-ème série, p. 46. — DEMARBAIX, Division et dégénérescence des cellules géantes de la moelle des os. La Cellule, 1889. t. V, fasc. 1. — Vgl. auch: DENYS, Quelques remarques à propos du dernier travail d'ARNOLD sur la fragmentation indirecte. La Cellule, 1889. t. V, fasc. 1. — FRIEDLÄNDER, Untersuchungen über Lupus. VIRCHOW's Archiv, 1874. Bd. LX, S. 14.

S. 55. PERLS, Lehrbuch der allgemeinen Pathologie, 1886. 2. Aufl., herausgeg. von NEELSEN (S. 199—200). — METSCHNIKOFF, Ueber die phagocytäre Rolle der Tuberkelriesenzellen. VIRCHOW's Archiv, 1888. Bd. CXIII, S. 63. — W. PODWYSSOZKI jr., Ueber das Aufzerren der nekrotischen Heerde in der Leber durch die Riesenzellen (Hepatophagen). „Wratsch“, 1889. No. 3, S. 57 (russisch). — R. Virchow, Cellularpathologie u. s. w. 3. Aufl. S. 61.

S. 56. Samuel, Das Gewebswachsthum bei Störungen der Blutcirculation. Virchow's Archiv, 1887. Bd. CVIII, S. 1. — R. Virchow, Cellularpathologie. 3. Aufl. XIV. Capitel. — 36. Zeile. Vgl. M. Manasseïn, Ueber die Flüssigkeitsaufnahme und Abgabe im Muskelgewebe unter dem Einfluss von verschiedenen Bedingungen. Biol. Centralbl. 1884. Bd. III, Nr. 24, S. 757. Ueber die Modi der Wasseraufnahme u. Abgabe seitens der Gewebe s. auch v. Krukenberg, Vergleichend-physiol. Studien, 1887, 2. Reihe, 4. Abth. (Die Beeinflussung des Salzgehaltes der lebenden Gewebselemente durch den Salzgehalt der Umgebung.)

S. 58. Flemming (s. S. 4.), S. 332. — Hepp, Die pathologischen Veränderungen der Muskelfasern. Diss. Zürich 1856. — Kölliker, Elements d'histologie humaine, 1856 (trad. de MM. Beclard et M. Sée), p. 584. — Vgl. auch: v. Recklinghausen (cit. S. 43), S. 308 ff.

S. 59. Manasseïn, Beiträge zur Lehre von der Inanition. Archiv der Klinik f. innere Krankheiten, herausgeg. von S. P. Botkin (1867—1868). Bd. I. St. Petersburg 1869 (russisch). — Robin, Gaz. méd., 1853. No. 51. — v. Recklinghausen (cit. S. 43), S. 309. — Riedel, Das postembryonale Wachsthum der Weichtheile. Untersuchungen aus dem pathol. Institut zu Rostock, 1874. S. 73.

S. 60. Ogata (s. S. 13). — A. Kosiński (s. S. 5).

Fünfte Vorlesung.

S. 63. R. Virchow, Cellularpathologie. 3. Aufl. (vgl. insbesond. Cap. XV u. XVI).

S. 64. 37. Zeile. Für die degenerativen und atrophischen Processe gebraucht Klebs die Bezeichnung: „Hypobiosis“ (Klebs [cit. S. 40], S. 61). Die Bezeichnung: „Umwandlung“ wird unter Anderen auch von v. Recklinghausen (cit. S. 43) mit Vorliebe angewandt.

S. 67. R. Virchow, Ueber parenchymatöse Entzündung. Virchow's Archiv, 1852. Bd. IV; vgl. auch Bd. XIV. — Cellularpathologie. 3. Aufl. S. 275 ff. — Liebermeister, D. klin., 1859. Nr. 40. — Deutsches Archiv f. klin. Medicin, 1866. I. — Arndt, Zur Pathologie des Hitzschlages. Virchow's Archiv, 1875. Bd. LXIV, S. 14. — Obernier, Der Hitzschlag u. s. w. 1867. — Litten, Ueber die Einwirkung erhöhter Temperaturen auf den Organismus. Virchow's Archiv, Bd. LXX, S. 10. — Kostjurin, Ueber die Einwirkung erhöhter Temperatur auf den Stoffwechsel im thierischen Körper. „Wratsch“, 1883. S. 145 (russisch). Vgl. auch: Iwaschkewitsch, Ueber die pathologisch-anatomischen Veränderungen der parenchymatösen Organe unter dem Einfluss von erhöhter Temperatur. Diss. 1870 (russisch). — Wickham Legg, Parenchymatous degeneration of the liver and other organs caused by raising the natural temperature of the body. Transactions of the patholog. society of London, 1873. — Nasarow, Ueber die Bedeutung der künstlich erzeugten Temperaturschwankungen für den thierischen Organismus. Diss. 1881 (russisch). — Einige Versuche mit der künstlichen Erwärmung u. Abkühlung der Thiere. „Wratsch“, 1882. S. 268, 292, 306 (russisch). — Welch, On the general pathology of fever. Med. News 1888.

S. 69. R. Virchow, Cellularpathologie. 3. Aufl. S. 275. — Uebrigens sei hier auch die Arbeit von Bokorny notirt: Zur Charakteristik des lebenden Pflanzenprotoplasmas. Pflüger's Archiv, Bd. XLV. — Altmann (s. S. 7). — Ogata (s. S. 13).

S. 70. PLATNER, Ueber die Entstehung des Nebenkernes u. s. w. Nachtrag. Archiv f. mikr. Anatomie, 1886. Bd. XXVI, S. 343. — Beiträge z. Kenntniss der Zelle u. ihrer Theilung. Ebendas. 1889. Bd. XXXIII. — OGATA (s. S. 13). — STEINHAUS (s. S. 13). — 10. Zeile. S. M. LUKJANOW, Beitr. z. Morphologie der Zelle. I. Abth. Archiv von DU BOIS-REYMOND, 1887. — DE VRIES, Intracelluläre Pangenesis, 1888.

S. 71. ZIEGLER, Lehrbuch d. allgemeinen pathol. Anatomie u. Pathogenese. 6. Aufl. 1889. S. 107. — STEINHAUS (s. S. 13).

S. 72. WINOGRADOW, Ueber die Veränderungen der Herzganglien bei der Chloroformvergiftung. „Wratsch", 1884. S. 629, 652, 669, 682 (russisch). — TSCHETWERUCHIN, Zur Frage nach den Veränderungen des Zellenkernes bei der Eiweiss- und Fettdegeneration der Leber im Verlaufe von Abdominaltyphus. Diss. St. Petersburg 1879 (russisch).

S. 73. AUERBACH, Organologische Studien, 1874. I. u. II. Heft. — HERMANN, Beiträge zur Histologie des Hodens. Archiv f. mikr. Anatomie, 1889. Bd. XXXIV, S. 58. — ALTMANN (s. S. 7). — WAGNER, vgl. UHLE und WAGNER, Handbuch der allg. Pathologie, r. Uebers.

S. 74. EICHWALD jun., Annalen der Chemie und Pharmacie. CXXXIV, S. 177. — Würzb. med. Zeitschrift. Bd. V, S. 270. — Ueber das Mucin, besonders der Weinbergschnecke. LIEBIG's Annalen, 1864. — LANDWEHR, Untersuchungen über das Mucin der Galle und der Submaxillardrüse. Zeitschrift f. physiol. Chemie. Bd. V, S. 371. — Untersuchungen über das Mucin von Helix pomatia und ein neues Kohlehydrat (Achrooglykogen) in der Weinbergschnecke. Ebendas. Bd. VI, S. 74. — Ein neues Kohlehydrat (thier. Gummi) im menschl. Körper. Ebendas. Bd. VIII, S. 122. — Ueber Mucin, Metalbumin u. Paralbumin. Ebendas. Bd. VIII, S. 114. — Zur Lehre von der Resorption des Fettes. Ebendas. Bd. IX, S. 361. — Thierisches Gummi, ein normaler Bestandtheil d. menschlichen Harns. Centralblatt f. d. med. Wiss., 1885. S. 369. — Ueber die Bedeutung des thierischen Gummis. I. PFLÜGER's Archiv. Bd. XXXIX, S. 193. — Ueber die Bedeutung des thierischen Gummis. II. Ebendas. Bd. XL, S. 21. — LIEBERMANN, Kritische Betrachtung der Resultate einiger neuerer Arbeiten über das Mucin. Biol. Centralblatt, 1887. Bd. VII, S. 54. — SCHERER, Annalen d. Chemie und Pharmacie. Bd. LVII, S. 196. — OBOLENSKI, Med.-chem. Untersuchungen, herausgegeben von HOPPE-SEYLER, 4. Heft, S. 590.

S. 75. LANDWEHR (s. S. 74). Wir müssen übrigens nicht ausser Acht lassen, dass in seinen neueren Untersuchungen LANDWEHR sich zur Annahme neigt, dass das thierische Gummi, um das Mucin zu bilden, sich chemisch mit dem Eiweiss verbindet. Vgl. auch: HAMMARSTEN, Studien über Mucin und mucinähnliche Substanzen. PFLÜGER's Archiv, 1885. Bd. XXXVI, S. 373. — MOROCHOWETZ, Ueber die Identität des Nucleïns, Mucins und der Amyloidsubstanz. St. Petersburger med. Wochenschrift, 1878. S. 85.

S. 76. LANDWEHR (s. S. 74). — PAJKULL, Ueber die Schleimsubstanz der Galle. Zeitschrift f. physiol. Chemie. Bd. XII, S. 196. — HAMMARSTEN, Ueber das Mucin der Submaxillardrüse. Ebendas. Bd. XII, S. 163. — LIEBERMANN (s. S. 74).

Sechste Vorlesung.

S. 77. R. VIRCHOW, Untersuchungen über die Entwickelung des Schädelgrundes im gesunden und krankhaften Zustande. 1856. — HAECKEL, Beiträge zur normalen und pathologischen Anatomie des Plexus choroides. VIRCHOW's Archiv,

1859. Bd. XVI, S. 253. — LUSCHKA, Zur Lehre von der Secretionszelle. Archiv f. physiol. Heilkunde, herausgeg. von VIERORDT. XIII. Jahrg. 1854. S. 1. — WAGNER, Zur Colloidmetamorphose der Zellen. Ebendas. Jahrg. 1856. S. 106.

S. 78. 19. Zeile. Becherzellen des Salamandermagens: S. M. LUKJANOW, Archiv von DU BOIS-REYMOND, 1887.

S. 80. STEINHAUS (s. S. 5). — Ueber die Metachromasie, welche bei Färbung mit Safranin zu Tage tritt, vgl. auch PANETH, Ueber die secernirenden Zellen des Dünndarmepithels. Archiv f. mikr. Anatomie, 1888. Bd. XXXI, S. 113. Interessante Daten in Bezug auf die Färbuug der Schleimmassen findet man auch bei SUSSDORF, Eine mikrochemische Reaction auf thierischen Schleim (D. Zeitschrift für Thiermedicin, Bd. XIV) und HOYER, Ueber die Färbung der Schleimdrüsen und anderer Gebilde, welche Schleim enthalten (Verhandl. d. biol. Section d. Naturforscher-Gesellschaft in Warschau, 1889, Nr. 4).

S. 81. LANDWEHR (s. S. 74). — MOROCHOWETZ (s. S. 75).

S. 82. R. VIRCHOW, HAECKEL (s. S. 77). — A. KOSIŃSKI (noch nicht publ.).

S. 83. STRICKER u. KOSCHLAKOFF, s. STRICKER's Handbuch der Gewebelehre, S. 409. Vgl. auch v. RECKLINGHAUSEN (cit. S. 43), S. 420. — GULL, On a cretinoid state supervening in adult life in woman. Transact. of the Clinical soc. of London, 1873. v. XII. — ORD, On Myxoedema. Med.-chir. Trans., LXI. British Med. Journal, 1877. — CHARCOT, Leçons cliniques à la Salpêtrière, 1879. — Cachexia strumipriva: KOCHER, Ueber Kropfexstirpation und ihre Folgen. Archiv f. klin. Chirurgie, 1883. Bd. XXIX; — BRUNS, Sammlung klin. Vorträge, Nr. 244. Vgl. auch: AUTOKRATOW, Ein Fall von „cachexie pachydermique"; Mémoires de la Soc. russe de médecine à l'Université Imp. de Varsovie, 1889, I, 3 (russisch). — J. R. EWALD, Versuche über die Function d. Thyreoidea des Hundes. Berl. klin. Wochenschrift, 1887. Nr. 11.

S. 84. SCHERER, Verhandl. d. Würzburger physik.-med. Gesellsch. II. — Würzb. med. Zeitschrift. Bd. VII. — Annalen d. Chemie u. Pharmacie. LVII. — EICHWALD jun., Ueber die colloide Entartung der Eierstöcke. Würzburg 1865 (auch russisch, St. Petersburg 1863). — Beiträge z. Chemie der gewebebildenden Substanzen und ihrer Abkömmlinge, 1873. I. Heft. — HAMMARSTEN, Metalbumin und Paralbumin. Ein Beitrag zur Chemie der Cystomflüssigkeiten. Zeitschrift f. physiol. Chemie. Bd. VI, S. 194.

S. 85. HAMMARSTEN (s. S. 84). — LANDWEHR, Ueber Mucin, Metalbumin und Paralbumin. Zeitschrift f. physiol. Chemie. Bd. VIII, S. 114. — Ueber die Entwickelung der Lehren vom Mucin und vom Colloid vgl. auch PASCHUTIN, Cursus der allgemeinen und experimentellen Pathologie, 1885, Bd. I, 1. Theil, S. 146 (russisch). — GORUP-BESANEZ, Lehrbuch d. physiol. Chemie, 1878. 4. Aufl. S. 458. — LANGENDORFF, Beiträge zur Kenntniss der Schilddrüse. Archiv von DU BOIS-REYMOND, 1889. Suppl.-Bd., S. 219.

S. 86. LANGENDORFF (s. S. 85).

S. 87. R. VIRCHOW, Verhandl. d. Gesellschaft f. Geburtshülfe in Berlin, 1848 (vgl. auch PASCHUTIN [cit. S. 85], S. 152). — v. RECKLINGHAUSEN (s. S. 43).

S. 88. TARUFFI, KLEBS; vgl. KLEBS (cit. S. 40), S. 107. — DONDERS, Beiträge z. pathologischen Anatomie d. Auges. Archiv f. Ophthalmologie, 1855. Bd. I, Abth. II, S. 106. — LANGENDORFF (s. S. 85).

S. 89. ROGOWITSCH, Ueber die Folgen der Exstirpation der Schilddrüse bei den Thieren. Kiewer Universitätsnachrichten, 1888. Februar-April (russisch). — Sur les effets de l'ablation du corps thyroïde chez les animaux. Archives de physiologie norm. et pathologique, 1888. No. 8. — Die Veränderungen der Hypophyse nach Entfernung der Schilddrüse. Beiträge z. pathol. Anatomie u. z. allgem. Pathologie, herausgeg. von Ziegler und Nauwerck, 1888. Bd. IV, S. 453. Vgl. auch: Autokratow, Ueber den Einfluss der Exstirpation der Schilddrüse auf das Nervensystem bei den Thieren. Diss. St. Petersburg 1888. — R. Virchow, vgl. Cellularpathologie (cit. S. 36), Cap. XVI, und einzelne Aufsätze im Archiv f. pathol. Anatomie, Bd. VI, VIII, X, XI, XIV u. XV, und in Verhandl. d. Würzb. physik.-med. Gesellschaft, Bd. VII. — Kyber, Untersuchungen über die amyloide Degeneration. I. Abth. Dorpat 1871. — Untersuchungen über d. lymph. Apparat in der Milz. Archiv f. mikr. Anatomie. Bd. VIII, S. 568. — Untersuchungen über die amyloide Degeneration. Virchow's Archiv, 1880. Bd. LXXXI, S. 278. 420.

S. 90. Kyber (s. S. 89).

S. 91. Friedreich, Einige Fälle von ausgedehnter amyloider Erkrankung. Virchow's Archiv, 1857. Bd. XI, S. 387. — Kyber (s. S. 89). — Cornil, Sur la dissociation du violet de méthylaniline et sa séparation en deux couleurs etc. Comptes rendus, 24. Mai 1875. — Jürgens, Eine neue Reaction auf Amyloidkörper. Virchow's Archiv, 1875. Bd. LXV, S. 189. — Israel, Practicum der pathol. Histologie, 1889. — Heschl, Eine hübsche à vista Reaction auf amyloid entartete Gewebe. Wiener med. Wochenschr., 1875. Nr. 32, S. 714. Vgl. auch: Ebendas. 1876. Nr. 2. — Curschmann, Ueber das Verhalten des Methylgrün zu amyloid degenerirten Geweben. Virchow's Archiv, Bd. LXXIX, S. 556. — Stilling, Fragmente z. Pathologie der Milz. Ebendas. 1886. Bd. CIII, S. 15 (vgl. insbes. Cap. II: Ueber den Zusammenhang von hyaliner und amyloider Degeneration in der Milz, S. 21).

S. 92. 2. Zeile. Färbung der Amyloidsubstanz mit Safranin: Gierke, Färberei zu mikrosk. Zwecken, 1885 (es wird Journal R. Micr. Soc. 1880, S. 500, citirt). — Morochowetz (s. S. 75).

Siebente Vorlesung.

S. 92. R. Virchow, Ueber eine im Gehirn und Rückenmark des Menschen aufgefundene Substanz mit der chemischen Reaction der Cellulose. Virchow's Archiv, 1854. Bd. VI, S. 135. Vgl. auch: Weitere Mittheilungen über das Vorkommen der pflanzlichen Cellulose beim Menschen (S. 268); Zur Cellulosefrage (S. 416). — Kyber (s. S. 89).

S. 93. C. Schmidt, Zur vergleichenden Physiologie der wirbellosen Thiere. Braunschweig 1845. — Kölliker et Löwig, De la composition et de la structure des enveloppes des Tuniciers. Annales d. sc. naturelles, 1846. 3-ème série, t. V (Zoologie), p. 193. — Cl. Bernard (s. S. 21). — Bonetus, Sepulchretum. Ed. alt. MDCC. t. II (vgl. Kyber [cit. S. 89]). — Rokitansky, Handbuch d. pathol. Anatomie, 1842. Bd. III. — Meckel, Charité-Annalen, 1853. Bd. IV. — Mikrogeologie, 1856.

S. 94. Meckel (s. S. 93). — R. Virchow (s. S. 89).

S. 95. Friedreich u. Kekulé, Zur Amyloidfrage. Virchow's Archiv, 1859. Bd. XVI, S. 50. Vgl. auch: Friedreich, Corpora amylacea in den Lungen. Virchow's Archiv, 1856. Bd. IX, S. 613. — Weitere Mittheilungen über Corpora amylacea in den Lungen. Ebendas. 1856. Bd. X, S. 201. — Zur Entwickelungsgeschichte der Corpora amylacea in den Lungen. Ebendas. S. 507. — Einige Fälle von ausgedehnter amyloider Erkrankung. Ebendas. 1857. Bd. XI,

S. 387. — C. SCHMIDT, Annalen d. Chemie u. Pharmacie, 1859. Bd. CX, S. 250.

S. 96. KEKULÉ, SCHMIDT (s. S. 95). — KÜHNE u. M. RUDNEW, Zur Chemie der amyloiden Gewebsentartung. VIRCHOW's Archiv, 1865. Bd. XXXIII, S. 66. — MODRZEJEWSKI, Zur Kenntniss der amyloiden Substanz. Archiv f. experim. Pathologie u. Pharmakologie. Bd. I, S. 426. — WEYL, Fäulniss von Fibrin, Amyloid und Leim. Zeitschr. f. physiol. Chemie. Bd. I, S. 339. — KOSTJURIN, Ueber die Veränderung der amyloiden Substanz unter dem Einfluss von Pepsin. „Wratsch", 1886. Nr. 16, S. 281 (russisch). — KOSTJURIN u. E. LUDWIG, Wiener med. Jahrbücher, 1886. S. 181 u. 183.

S. 97. PAULIZKY, De prostatae degeneratione amyloidea etc. Diss. Berlin 1857. — Ueber die Corpuscula amylacea in der Prostata. VIRCHOW's Archiv, 1859. Bd. XVI, S. 147. — Das typische Amyloid scheint doch keinen Zucker zu liefern. — LANDWEHR (s. S. 74).

S. 98. COHNHEIM, Vorlesungen über allg. Pathologie, 1882. Bd. I, 2. Abschn., V. Cap. — FRERICHS, Klinik d. Leberkrankheiten, in 2 Bdn. 1861. 2. Aufl. Bd. II, S. 176 Anm. — v. RECKLINGHAUSEN (cit. S. 43), S. 400.

S. 99. 3. Zeile. Die Fälle von localer Amyloidentartung sind von BECKER, BILLROTH, BUROW, FRIEDREICH u. v. A. beschrieben worden (vgl. ZIEGLER [cit. S. 71], S. 124, und KLEBS [cit. S. 40], S. 182). — v. RECKLINGHAUSEN (cit. S. 43), S. 402.

S. 100. BIRCH-HIRSCHFELD, Handbuch d. pathol. Anatomie, russ. Uebersetzung red. von KRYLOW. I. Theil, S. 36.

S. 101. BÖTTCHER, Beobachtungen über die amyloide Degeneration der Leber. VIRCHOW's Archiv, 1878. Bd. LXXII, S. 506.

S. 102. KYBER (s. S. 89).

S. 103. KYBER (s. S. 89). — v. RECKLINGHAUSEN (cit. S. 43), S. 402.

S. 104. KLEBS (cit. S. 40), S. 176 (ein Fall von Ecchondrosis spheno-occipitalis). — LEBER, Ueber amyloide Degeneration der Bindehaut des Auges. Archiv f. Ophthalmologie. Bd. XIX, Abth. I, S. 162. — Ueber die Entstehung der Amyloidentartung, vorzugsweise nach Untersuchungen an der Bindehaut des Auges, und über die Herkunft der Amyloidkörperchen in der atrophischen Nervensubstanz. Ebendas. Bd. XXV, Abth. I, S. 257.

S. 105. KYBER (s. S. 89). Vgl. auch: COHNHEIM, Zur Kenntniss der Amyloidentartung. VIRCHOW's Archiv, 1871. Bd. LIV, S. 271. — RÄHLMANN, Zur Lehre von der Amyloiddegeneration der Conjunctiva. Archiv f. Augenheilkunde, 1881. Bd. X, S. 129a. — Ueber hyaline und amyloide Degeneration der Conjunctiva des Auges. VIRCHOW's Archiv, 1882. Bd. LXXXVII, S. 325. — ZENKER, Ueber die Veränderungen der willkürlichen Muskeln im Typhus abdominalis. Leipzig 1864.

S. 106. ZENKER (s. S. 105). — L. POPOFF, Ueber die Veränderungen des Muskelgewebes bei einigen Infectionskrankheiten. VIRCHOW's Archiv, 1874. Bd. LXI, S. 322. — HEIDELBERG, Zur Pathologie der quergestreiften Muskeln. Archiv f. exper. Pathologie u. Pharmakologie, 1878. Bd. VIII, S. 335. — STRAHL, Zur Lehre von der wachsartigen Degeneration der quergestreiften Muskeln. Ebendas. 1881. Bd. XIII, S. 14. — RACHMANINOW, Zur Lehre von der Regeneration der quergestreiften Muskelfasern. Diss. Moskau 1881 (russisch). — WEIHL, Experimentelle Untersuchungen über die „wachsartige Degeneration" der quergestreiften Muskelfasern. VIRCHOW's Archiv, 1874. Bd. LXI, S. 253. — R. VIRchow (s. S. 36). — Wagener, Archiv f. mikr. Anatomie, 1874. Bd. X (s. Abhandlung unter d. Titel: Ueber das Verhalten der Muskeln im Typhus, S. 311).

S. 107. Sigm. Mayer, Die sog. Sarkoplasten. Anat. Anzeiger, 1886. Nr. 9. — Paneth, Die Entwickelung von quergestreiften Muskelfasern aus Sarkoplasten. Sitzungsberichte d. k. Akad. d. Wissensch. in Wien, 1885 (Jahrg.). Bd. XCII, Abth. III, S. 236. — Miescher-Rüsch, Statistische u. biologische Beiträge z. Kenntniss vom Leben des Rheinlachses. Ichtyol. Mitth. aus d. Schweiz z. internat. Fischereiausstellung in Berlin 1880. — Zenker (s. S. 105).

Achte Vorlesung.

S. 108. Zenker (s. S. 105). — Wagner, Archiv f. Heilkunde, VII. u. VIII. Vgl. auch Uhle u. Wagner (s. S. 73), russ. Uebers., S. 364 u. 462.

S. 109. Wagner (s. S. 108). — Cohnheim, Weigert; vgl. Cohnheim's Vorlesungen u. s. w. Bd. I, 2. Abschn., 1. Cap. — Zahn, Beiträge z. pathologischen Histologie der Diphtheritis. Leipzig 1878. — Weigert, Zur Lehre von den Pocken. Berlin 1875. — Ueber pockenähnliche Gebilde in parenchymatösen Organen und deren Beziehungen zu den Bakteriencolonien. Breslau 1875. — Ueber Croup und Diphtherie. Virchow's Archiv, Bd. LXX u. LXXII. — Ueber die pathologischen Gerinnungen. Ebendas. Bd. LXXIX. — Kritische und ergänzende Bemerkungen zur Lehre von der Coagulationsnecrose mit besonderer Berücksichtigung der Hyalinbildung und der Umprägung geronnener Massen. D. med. Wochenschrift, 1885. XI. — Zur Theorie der tuberculösen Riesenzellen. Ebendas. 1885. XI. — Bemerkungen über die weissen Thromben. Fortschritte d. Medicin, 1887. Bd. V. Vgl. auch Weigert's Aufsatz: „Coagulationsnecrose“ in Realencyclopädie von Eulenburg. — 39. Zeile. Vgl. Perls (cit. S. 55), S. 175.

S. 110. Weigert (s. S. 109). — Cohnheim (s. S. 109).

S. 111. Cohnheim, Weigert (s. S. 109). — Al. Schmidt, vgl.: Rollett, Physiologie des Blutes und der Blutbewegung (Hermann's Handbuch d. Physiologie, 1880. Bd. IV, 1. Theil); — Schoeffer (cit. S. 18); — Hayem, Du sang. Paris 1889; — Drechsel, Blut; Handwörterbuch der Chemie von Ladenburg, 1884, Bd. II. — Holtzmann, Ueber das Wesen der Blutgerinnung. Archiv von Du Bois-Reymond, 1885. — Weigert, Ueber eine neue Methode zur Färbung von Fibrin und von Mikroorganismen. Fortschritte d. Medicin, 1887. Bd. V, Nr. 8.

S. 112. Hammarsten, Maly's Jahresbericht. Bd. V, S. 19; Bd. VI, S. 15. — Zur Lehre von der Faserstoffgerinnung. Pflüger's Archiv, Bd. XIV, S. 211. — Ueber den Faserstoff und seine Entstehung aus den Fibrinogenen. Ebendas. Bd. XXX, S. 437. — Cohnheim, Weigert (s. S. 109). — Denis, Nouv. études chim., physiol. et méd. sur les substances albuminoïdes. Paris 1856. — Mémoire sur le sang considéré quand il est fluide, pendant qu'il se coagule et lorsqu'il est coagulé. Paris 1859.

S. 113. Klebs (cit. S. 40), S. 10. — Cohnheim, Weigert (s. S. 109). — Litten, Untersuchungen über den hämorrhagischen Infarct und über die Einwirkung arterieller Anämie auf das lebende Gewebe. Zeitschr. f. klin. Medicin, Bd. I. Vgl. auch: Ueber den Einfluss arterieller Anämie auf die Gefässwände. Virchow's Archiv, 1882. Bd. LXXXVIII. — Lagodowsky, Zur Lehre von dem hämorrhagischen Infarct. Diss. Warschau 1888 (russisch).

S. 114. Lagodowsky (s. S. 113). — Cohnheim, Weigert (s. S. 109). — Zenker (s. S. 105). — v. Recklinghausen, Tageblatt d. 52. Versammlung der Naturforscher u. Aerzte in Baden-Baden. 1879. S. 259. — Virchow's Archiv,

Bd. LXXXIV. Arch. f. Ophthalmologie, Bd. X, S. 184. Vgl. auch: Handbuch u. s. w. (cit. S. 43), Cap. XVII, b.

S. 115. ZENKER (s. S. 105). — WAGNER (s. S. 108). — COHNHEIM, WEIGERT (s. S. 109). — v. RECKLINGHAUSEN (s. S. 114). — HOPPE-SEYLER (cit. S. 21), S. 268.

S. 116. L. WIEGER, Ueber hyaline Entartungen in den Lymphdrüsen. VIRCHOW's Archiv, 1879. Bd. LXXVIII, S. 25. Vgl. auch: VOSSIUS, Ueber hyaline Degeneration der Conjunctiva; ZIEGLER's Beiträge, 1889. Bd. V, Heft III, S. 291. — v. RECKLINGHAUSEN (s. S. 114). — STILLING, Fragmente zur Pathologie d. Milz. VIRCHOW's Archiv, 1886. Bd. CIII, S. 15. — WILD, Beitrag z. Kenntniss der amyloiden und der hyalinen Degeneration des Bindegewebes. ZIEGLER's und NAUWERCK's Beiträge, 1886. Bd. I, S. 175.

S. 117. v. RECKLINGHAUSEN (s. S. 114). — WILD (s. S. 116). — L. WIEGER (s. S. 116). — CORNIL, Des altérations anatomiques des ganglions lymphatiques. Journal de l'anatomie et de la physiologie, 1878.

S. 118. v. RECKLINGHAUSEN (s. S. 114). — GULL a. SUTTON, On the pathology of the morbid state commonly called chronic Bright's disease with contracted kidney (arterio-capillary fibrosis). Med.-chirurg. Transactions, 1872. LV, S. 273. — BENEDIKT, Zur pathol. Anatomie der Lyssa. VIRCHOW's Archiv, 1875, Bd. LXIV, S. 557, u. 1878, Bd. LXXII, S. 425. — WASSILJEFF, Ueber die Veränderungen des Gehirns und der Herzganglien bei der Lyssa. Centr. f. d. med. Wissensch., 1876, Nr. 36, S. 625. Vgl. auch: KOLESSNIKOFF, Pathol. Veränderungen im Nervensystem der Hunde bei Lyssa; Journal von RUDNEW, 1877, Bd. XI (russisch); — Centralblatt f. d. med. Wiss., 1875, Nr. 50; — VIRCHOW's Archiv, Bd. LXXXV, S. 445. — HOLSCHEWNIKOFF, Ueber hyaline Degeneration der Hirngefässe. VIRCHOW's Archiv, 1888. Bd. CXII, S. 552. — A. RUDNEW, Ueber die Entstehung der sogenannten Glaskörper der Choroides des menschl. Auges und über das Wesen der hyalinen Degeneration der Gefässe derselben. VIRCHOW's Archiv, 1871. Bd. LIII, S. 455. — KOLIŃSKI, Beiträge zur Lehre von der Einwirkung von Naphthalin auf das Auge. Diss. Warschau 1889 (russisch). Vgl. auch: GRÄFE's Archiv, Bd. XXXV, und Arch. de phys. norm. et pathol., 1890, No. 2.

Neunte Vorlesung.

S. 120. R. VIRCHOW, Cellularpathologie (s. S. 36), XV. Cap.

S. 122. 8. Zeile. SKLIFOSOWSKY, Ueber die Veränderungen des Fettgewebes bei der phlegmonösen und anderen Entzündungen. St. Petersburg 1882 (russisch). — CHEVREUL, Recherches sur les corps gras d'origine animale. Paris 1823.

S. 123. HEINTZ, Journ. f. pract. Chemie, Bd. LXVI, S. 1. — G. LIEBIG, vgl. GAUTIER (cit. S. 19), t. II, p. 532. — ZIEGLER (cit. S. 71), S. 105. — PERLS (cit. S. 55), S. 114.

S. 124. KJELDAHL, Zeitschrift f. anal. Chemie, 1883. S. 336. Vgl. auch: KNASTER, Zur Lehre von der KJELDAHL-BORODIN'schen Methode der Stickstoffbestimmung der organ. Verbind. „Wratsch“ 1890, Nr. 2 (russisch). — STUTZER, Journal f. Landwirthschaft, 1881. S. 453. — Landwirthschaftliche Versuchsstationen, 1882. S. 124 (FASSBENDER). Vgl. auch: Journal d. russischen physik.-chem. Gesellschaft, 1885. Bd. XVII, 2. Abschn., S. 72. — PERLS (s. S. 123. — Was die Phosphorvergiftung anbetrifft, so vgl. auch die Abhandlung von LEBEDEFF: Woraus bildet sich das Fett in Fällen der acuten Fettbildung? PFLÜGER's

Archiv, 1883, Bd. XXXI, S. 11. — Hösslin, Ueber den Fett- und Wassergehalt der Organe bei verschiedenen pathol. Zuständen. D. Archiv f. klin. Medicin, 1883. Bd. XXXIII, S. 600.

S. 125. 3. Zeile. S. M. Lukjanow (s. S. 24). — Hösslin (s. S. 124). — Weyl u. Apt, Ueber den Fettgehalt pathol. Organe. Virchow's Archiv, 1884. Bd. XCV, S. 351.

S. 126. Weyl u. Apt (s. S. 125). — Robin et Verdeil, Traité de chimie anatomique et physiologique etc., 1853, t. III, p. 8. — Böttcher, Ueber Ernährung und Zerfall der Muskelfasern. Virchow's Archiv, 1858. Bd. XIII, S. 227 u. 392. Vgl. auch: H. Weber, Zur Lehre von der fettigen Entartung des Herzens; Virchow's Archiv, 1857, Bd. XII, S. 326; — Krylow, Ueber fettige Degeneration der Herzmusculatur; Virchow's Archiv, 1868, Bd. XLIV, S. 477. — Stolnikow, Vorgänge in den Leberzellen, insbesondere bei der Phosphorvergiftung. Archiv von Du Bois-Reymond, 1887. Suppl.-Bd. — Dastre et Morat, Sur quelques cas de dégénération graisseuse. Gaz. méd. de Paris, 1879, p. 273. Neues in Bezug auf die Osmiumreaction s. bei Altmann, Die Elementarorganismen etc., S. 106.

S. 127. Knaster (noch nicht publ.).

S. 128. 40. Zeile. Vgl. Bunge (cit. S. 16), 20. Vorlesung. — Uhle u. Wagner (cit. S. 73), S. 416.

S. 129. Fr. Hofmann, Der Uebergang von Nahrungsfett in die Zellen des Thierkörpers. Zeitschrift f. Biologie, 1872. Bd. VIII, S. 153. — Pettenkofer u. Voit, Liebig's Annalen, 1862. Suppl.-Bd. II, S. 52 u. 361. — C. Voit, Ueber die Fettbildung im Thierkörper. Zeitschrift für Biologie, 1869. Bd. V, S. 79. — Ueber die Entwickelung der Lehre von der Muskelkraft u. s. w. Ebendas., 1870. Bd. VI, S. 305. — Pettenkofer u. Voit, Ueber die Zersetzungsvorgänge im Thierkörper bei Fütterung mit Fleisch. Zeitschrift f. Biologie, 1871. Bd. VII, S. 433. Vgl. auch: C. Voit, Physiologie des allgemeinen Stoffwechsels und der Ernährung (Hermann's Handbuch d. Physiologie, 1881. Bd. VI, I. Theil) S. 243 ff. — Ssubotin, Ueber den Einfluss der Nahrung auf die quantitative Zusammensetzung der Milch. Virchow's Archiv, 1866. Bd. XXXVI, S. 561. — Kemmerich, Untersuchungen über die Bildung der Milchfette. Centralbl. f. d. med. Wissensch., 1866. Nr. 30, S. 465. — Beiträge z. Kenntniss d. physiol. Chemie der Milch. Ebendas. 1867. S. 127. — C. Voit, Landwirthschaftl. Versuchsstationen, 1866. VIII. — Kühn, Ueber die Fettbildung im Thierkörper. Landwirthsch. Versuchsstationen, 1868. X, S. 418. — Kühn u. Fleischer, Versuche über den Einfluss wechselnder Ernährung auf d. Milchproduction u. s. w., Ebendas. 1869. XII, S. 197—205. 351—379. 405—461. — Fleischer bei Wolff, Die Versuchsstation Hohenheim, 1870. S. 50. — Ueber Fettbildung im Thierkörper. Virchow's Archiv, 1870. Bd. LI, S. 30. — Hoppe-Seyler, Untersuchungen über die Bestandtheile der Milch und ihre nächsten Zersetzungen. Virchow's Archiv, 1859. Bd. XVII, S. 417.

S. 130. Blondeau, Etude chimique du fromage de Roquefort. Ann. de chimie et de phys., 1864. (4) I, p. 208. — R. Virchow, Würzburger Verhandl. 1852. III. Vgl. auch Fourcroy, Sur les différents états des cadavres trouvées dans les fovelles du cimétière des Innocents de Paris 1786; Mémoires du Muséum, 1823. X, p. 443 etc. (s. C. Voit, Physiologie des allgem. Stoffwechsels u. s. w. S. 245). — Zillner, Studien über Verwesungsvorgänge. I. Zur Kenntniss des Leichenwachses. Vierteljahrsschrift f. ger. Medicin u. öffentl. Sanitätswesen, 1885. N. F. Bd. XLII. S. 1. — Duclaux, Annales de l'Institut Pasteur, 1888. No. 8, p. 460. — E. Voit, Münch. med. Wochenschr., 1888. S. 518. Vgl. auch Duclaux, Sur la migration des matières grasses; Annales de l'Inst. Pasteur, 1887, No. 7. — Burdach, Experimenta quaedam de commut. subst. protein. in adipem. Diss.-inaug. Regiom. Pruss. 1853. — Fischer, Landwirthsch. Versuchsstationen, 1866. VIII, S. 28. — Bunge (cit. S. 16), S. 364.

S. 131. Chauveau, Nécrobiose et gangrène. Comptes rendus, 1873. t. 76, p. 1092. — Wagner, Mittheilung einer einfachen Methode zu Versuchen über die Veränderungen thier. Gewebe in morphol. und chem. Beziehung. Archiv f. physiol. Heilkunde, 1851. X, S. 520. Vgl. auch Hoppe-Seyler, Physiol. Chemie, S. 1003. — Bauer, Der Stoffumsatz bei der Phosphorvergiftung. Zeitschrift f. Biologie, 1871. Bd. VII, S. 63. Vgl. auch: Ueber die Eiweisszersetzung bei Phosphorvergiftung. Zeitschrift f. Biologie, 1878. Bd. XIV, S. 527.

S. 132. Storch, s. Refer. im D. Archiv f. klin. Medicin, 1867. Bd. II, S. 264. Vgl. auch: Cazeneuve, Des phénomènes d'excrétion urinaire sous l'influence du phosphore à dose toxique etc. Revue mens. de méd. et de chirurgie, 1880, IV. — Kohts, Ueber Icterus bei Phosphorvergiftung. D. Archiv f. klin. Medicin, 1869. Bd. V, S. 168. — v. Böck, Unters. über die Zersetzung des Eiweisses im Thierkörper unter dem Einfluss von Morphium, Chinin und arseniger Säure. München 1871. — Zeitschrift f. Biologie, 1871. Bd. VII, S. 418. — Gäthgens, Ueber die Beschleunigung des Stickstoff-Kreislaufs durch Arsenpräparate. Centralbl. für die med. Wissensch., 1876. S. 833. — Kossel, Zur Kenntniss der Arsenwirkungen. Archiv f. exper. Pathologie und Pharmakologie, 1875. Bd. V, S. 128.

S. 133. Bauer (s. S. 131).

Zehnte Vorlesung.

S. 135. Fränkel u. Geppert, Ueber die Wirkungen der verdünnten Luft auf den Organismus. Berlin 1883. Vgl. auch: Centralbl. f. d. med. Wissensch., 1883, S. 583, u. Comptes rendus, t. XCVI, p. 1740. — Fränkel, Ueber den Einfluss der verminderten Sauerstoffzufuhr zu den Geweben auf den Eiweisszerfall im Thierkörper. Centralblatt für d. medic. Wissensch., 1875, S. 739; Virchow's Archiv, 1876, Bd. LXVII, S. 273. — Einige Bemerkungen zu dem Aufsatze des Herrn Eichhorst. Virchow's Archiv, 1877. Bd. LXXI, S. 117. — Ueber den Einfluss der verdichteten und verdünnten Luft auf den Stoffwechsel. Zeitschrift f. klin. Medicin, 1880. II, S. 56. — Albitzky, Ueber den Einfluss der verminderten Sauerstoffzufuhr auf den Stickstoffwechsel im thierischen Organismus. Diss. St. Petersburg 1884 (russisch). — Hans Meyer, Ueber die Wirkung des Phosphors auf den thierischen Organismus. Archiv f. exper. Pathologie u. Pharmakologie, Bd. XIV, S. 313.

S. 136. Bauer, Ueber die Zersetzungen im Thierkörper unter dem Einfluss von Blutentziehungen. Zeitschrift f. Biologie, 1872. Bd. VIII, S. 567. — 25. Zeile. S. M. Lukjanow, Ueber die Aufnahme von Sauerstoff bei erhöhtem Procentgehalt desselben in der Luft. Zeitschrift für physiol. Chemie, 1884. Bd. VIII. S. 313. — Tschudnowsky, Ueber den Einfluss der Blutentziehungen auf den thierischen Organismus. Botkin's Archiv, 1870. Bd. II, S. 1 (russisch). — Ponfick, Ueber Fettherz. Vortrag. Berl. klin. Wochenschr., 1873. Nr. 1 u. 2. — Perl, Ueber den Einfluss der Anämie auf die Ernährung des Herzmuskels. Virchow's Archiv, 1874. Bd. LIX, S. 39.

S. 137. Manasseïn (s. S. 59). — Liebermeister (s. S. 67). — Litten (s. S. 67). — Kostjurin (s. S. 67).

S. 138. Klebs (cit. S. 40), S. 85. — Cohnheim (cit. S. 41), Bd. I, S. 567 (r. Uebers.).

S. 139. Stolnikow (s. S. 126). — Altmann (s. S. 7).

S. 140. Hoppe-Seyler, Physiol. Chemie, S. 1007. Vgl. auch: Ueber Gährungsprocesse. Zeitschrift f. phys. Chemie, 1878. Bd. II, S. 1. — Ueber Gährungsprocesse; Synthese bei Gährungen. Ebendas. 1879. Bd. III, S. 351.

S. 141. R. Heidenhain, Physiologie der Absonderungsvorgänge. Hermann's Handbuch der Physiologie, 1880. Bd. V, 1. Theil, S. 406. — Wendt, Die Harder'sche Drüse. Strassburg 1877. — Altmann, Krehl, Metzner; s. Altmann, Die Elementarorganismen u. s. w. (cit. S. 7); vgl. auch die betreffenden Mittheilungen im Archiv von Du Bois-Reymond, 1889—1890.

S. 142. Altmann (s. S. 141). — Nissen, Ueber das Verhalten der Kerne in den Milchdrüsenzellen bei der Absonderung. Archiv f. mikrosk. Anatomie, 1886. Bd. XXVI, S. 337.

S. 143. Hammarsten, Zur Frage, ob das Caseïn ein einheitlicher Stoff sei. Zeitschr. f. physiol. Chemie, 1883. Bd. VII, S. 227. — Zur Kenntniss des Caseïns und der Wirkung des Labferments. Abhandl. d. königl. Gesellsch. d. Wissensch. Upsala 1877. — Stricker, Ueber contractile Körper in der Milch der Wöchnerin. Sitzungsber. d. k. Akad. d. Wissensch. in Wien, 1866. LIII, II. Abth., S. 184. — Schwarz, Mikrosk. Untersuchungen an der Milch der Wöchnerinnen. Sitzungsberichte d. königl. Akad. d. Wiss. in Wien, LIV, I. Abth., S. 63. — Altmann (s. S. 141).

S. 144. Stolnikow (s. S. 126). — Ogata (s. S. 13).

S. 145. Stolnikow (s. S. 126). — Klebs (s. S. 40), S. 87. — Ziegler u. Obolonski, Experimentelle Untersuchungen über die Wirkung des Arseniks und des Phosphors auf die Leber und die Nieren. Ziegler's und Nauwerck's Beiträge, 1888. Bd. II, 3. Heft.

S. 146. Tschetweruchin (s. S. 72). — O. Weber, vgl. Klebs (cit. S. 40), S. 68. — Gautier (cit. S. 19), t. II, p. 518.

S. 147. Diakonow, Centralbl. für d. med. Wissensch., 1868, Nr. 7. — Stolnikow (s. S. 126). — Hoppe-Seyler, Physiologische Chemie. S. 92 (r. Uebers.).

S. 148. Altmann (s. S. 141). — Gaule, vgl. Ogata (s. S. 13).

S. 149. Leidesdorf u. Stricker, Studien über die Histologie der Entzündungsheerde. Moleschott's Untersuchungen, 1870. Bd. X, S. 322. — Uhle u. Wagner (cit. S. 73), S. 420. — 24. Zeile. Die weiteren Angaben über die käsige Umwandlung s. in den Lehrbüchern der pathologischen Anatomie nach. Vgl. auch: Baumgarten, Lehrbuch der pathol. Mykologie, 1890. Bd. II. — R. Virchow, Cellularpathologie u. s. w., III. Aufl., S. 443. Vgl. auch: Würzburger Verhandlungen, I, S. 84; II, S. 72; III, S. 99; — Specielle Pathol. und Therapie, I, S. 282. 284; — Virchow's Archiv, Bd. I, S. 172.

S. 150. Winogradow, „Wratsch", 1886. No. 1, p. 13 (russisch).

Elfte Vorlesung.

S. 151. Perls (cit. S. 55), S. 114 ff. — 29. Zeile. Fettleibigkeit: Bouchard, Maladies par ralentissement de la nutrition, Paris 1890, 3-ème éd. Vgl. auch: Bordier, Pathologie comparée de l'homme et des êtres organisés. Paris 1889.

S. 152. 5. Zeile. Der Einfluss der Castration auf die Fettablagerung im Körper: Pelikan, Ueber das Skopzenthum in Russland. Giessen 1876.

S. 153. 31. Zeile. Einige neue Daten bezüglich der Fettzellen: Poljakow, Ueber eine neue Art von fettbildenden Organen im lockeren Bindegewebe. Archiv für mikrosk. Anatomie, Bd. XXXII, S. 123; — Rabl-Rückhard, Fettzellen von eigenthümlicher Form. Ebendas., S. 182.

S. 154. Frerichs (cit. S. 98), Bd. I, Cap. VII, S. 288. — Lüdy, Ueber die Spaltung des Fettes in den Geweben und das Vorkommen der freien Fettsäuren in denselben. Diss. Bern 1888. Vgl. auch: Centralbl. f. d. med. Wiss., 1889. Nr. 25, S. 452. — R. Virchow, Cellularpathologie, III. Aufl., S. 310 ff.

S. 155. 1. Zeile. R. Heidenhain, Beiträge zur Histologie u. Physiologie der Dünndarmschleimhaut. Pflüger's Archiv, 1888. Bd. XLIII, Suppl.-Bd. Vgl. auch: Gröper, Ein Beitrag zur Lehre von der Fettresorption. Archiv von Du Bois-Reymond, 1889 S. 505. — v. Thanhofer, Grundzüge der vergleichenden Physiologie und Histologie, 1885. S. 178 ff. — Wiedersheim, Ueber die mechanische Aufnahme der Nahrungsmittel in der Darmschleimhaut. Festschrift der 56. Versammlung deutscher Naturforscher und Aerzte gewidmet von d. naturforsch. Gesellschaft zu Freiburg i. B. — Zawarykin, Ueber die Fettresorption im Dünndarm. Pflüger's Archiv, 1883. Bd. XXXI, S. 231. — Schäfer, Ueber die Fettresorption im Dünndarme. Pflüger's Archiv, 1884. Bd. XXXIII, S. 513. Vgl. auch: Grünhagen, Ueber Fettresorption und Darmepithel. Archiv f. mikr. Anatomie, 1887. Bd. XXIX, S. 139. — Krehl, vgl. Altmann, Die Elementarorganismen u. s. w. (cit. S. 7), S. 77. — 35. Zeile. S. M. Lukjanow, Notizen über d. Darmepithel bei Asc. mystax (cit. S. 7).

S. 156. Krehl, vgl. Altmann, Die Elementarorganismen u. s. w., S. 78 ff. — Cash, Ueber den Antheil des Magens u. des Pankreas an der Verdauung des Fettes. Archiv von Du Bois-Reymond, 1880. S. 323. — I. Munk, Zur Kenntniss der Bedeutung des Fettes und seiner Componenten für den Stoffwechsel. Virchow's Archiv, 1880. Bd. LXXX, S. 10. — O. Schultze, Die vitale Methylenblaureaction der Zellgranula. Anat. Anzeiger, 1887. Nr. 22, S. 684. — Altmann, Die Elementarorganismen u. s. w. — I. Munk, Ueber die Bildung von Fett aus Fettsäuren im Thierkörper. Archiv von Du Bois-Reymond, 1883. S. 273. Vgl. auch: Ueber die Resorption der Fettsäuren und ihre Verwerthung im Organismus. Archiv von Du Bois-Reymomd, 1879, S. 371; — Zur Lehre von der Resorption, Bildung und Ablagerung der Fette im Thierkörper. Virchow's Archiv, 1884, Bd. XCV, S. 407. — Perewosnikow, Zur Frage der Synthese des Fettes. Centralbl. für d. med. Wissensch., 1876. S. 851. Vgl. auch: Militär-medic. Zeitschrift, 1876, Dec., u. Inaug.-Diss. desselben Verfassers (Zur Frage nach der Synthese des Fettes im thierischen Organismus. St. Petersburg 1880 [russisch]).

S. 157. Will, Vorläufige Mittheilung über Fettresorption. Pflüger's Archiv, 1879. Bd. XX, S. 255. — Walther, Ueber die Synthese von Fetten. „Wratsch", 1890, Nr. 12. 14. 15 (russisch). Vgl. auch: Zur Lehre von der Fettresorption. Archiv von Du Bois-Reymond, 1890, S. 329. — I. Munk (s. S. 156). — Frerichs, Ueber den Diabetes. Berlin 1884. Vgl. auch: Ueber den plötzlichen Tod und über das Coma bei Diabetes. Zeitschrift f. klin. Medic., 1883, Bd. VI. — Böhm u. Hoffmann, Beiträge zur Kenntniss des Kohlehydratstoffwechsels. Archiv für exper. Pathol. u. Pharmakol., Bd. VIII, S. 271 u. 375.

S. 158. Reichard, Jahresber. f. Chemie für 1874, S. 938 (Salkowski u. Leube, Die Lehre vom Harn, 1882. S. 239). — W. Paschutin, Cursus der allgemeinen und experimentellen Pathologie (cit. S. 85), S. 182—360 (russisch). — Vorlesungen über allgemeine Pathologie. Kasan 1878. S. 118 ff. (russisch). — Medicinischer Bote, 1871, Nr. 45 (russisch). — „Wratsch“, 1884, Nr. 30 (russisch). — Centralblatt für die medic. Wissensch., 1884, Nr. 40, S. 689. — Cl. Bernard (s. S. 21). Vgl. auch: Leçons sur le diabète et la glycogenèse animale. Paris 1877.

S. 159. R. Heidenhain, Physiologie d. Absonderungsvorgänge (cit. S. 141), S. 221 ff. Vgl. auch: Afanassiew, Ueber anatomische Veränderungen der Leber während verschied. Thätigkeitszustände; Pflüger's Archiv, 1883. Bd. XXX, S. 385; — Prausnitz, Ueber den zeitlichen Verlauf der Ablagerung und des Schwindens des Glykogens. Zeitschrift für Biologie, 1889. Bd. XXVI, S. 377; — Moszeik, Mikroskopische Untersuchungen über den Glykogenansatz in der Froschleber. Pflüger's Archiv, Bd. XLII, S. 556. — Frerichs u. Ehrlich (s. S. 157). — Landwehr (s. S. 74).

S. 160. Frerichs u. Ehrlich (s. S. 157).

S. 161. Paschutin (s. S. 158).

S. 162. Paschutin (s. S. 158). — Abeles, Glykogengehalt verschiedener Organe im Coma diabeticum. Centralbl. f. d. med. Wissensch., 1885. Nr. 26, S. 449. — Krawkow, Zur Frage von der Verbreitung der Kohlehydrate im Thierkörper. „Wratsch“, 1889, Nr. 28 u. 29 (russisch).

S. 163. Paschutin (s. S. 158). — Kühne, Ueber das Vorkommen zuckerbildender Substanzen in pathologischen Neubildungen. Virchow's Archiv, 1865. Bd. XXXII, S. 536. — Sotnitschewsky, Ueber die Zusammensetzung des Lungengewebes bei croupöser Pneumonie. Zeitschrift f. physiol. Chemie, 1880. Bd. IV, S. 217.

S. 164. Hoppe-Seyler, Physiol. Chemie, S. 82. Vgl. auch Medic.-chem. Untersuchungen, 1871, S. 494, u. Pflüger's Archiv, Bd. VII, S. 409. — Paschutin (s. S. 158).

Zwölfte Vorlesung.

S. 164. Klebs (cit. S. 40), II, 3. Cap., §. II. — Frerichs u. Ehrlich (s. S. 157).

S. 165. Bunge (cit. S. 16), Vorles. 21. — Frerichs u. Ehrlich (s. S. 157). — Glykogengehalt des Blutes: Hoppe-Seyler, Physiol. Chemie, S. 406 u. 709. — Einführung von Glykogen ins Blut: Klebs (cit. S. 40), S. 95.

S. 166. Frerichs u. Ehrlich (s. S. 157). — Pflüger, Ueber die synthetischen Processe und die Bildungsart des Glykogens im thierischen Organismus. Pflüger's Archiv, 1888. Bd. XLII, S. 144.

S. 167. Naunyn, Beiträge zur Lehre von Diabetes mellitus. Archiv für experimentelle Pathologie u. Pharmakologie, Bd. III, S. 85. 157. — v. Mering, Ueber Glykogenbildung in der Leber. Pflüger's Archiv, 1877. Bd. XIV. S. 274. — Bunge (s. S. 165). — Cl. Bernard (s. S. 158). — Seegen, Pepton als Material für die Zuckerbildung in der Leber. Pflüger's Archiv, 1882. Bd. XXVIII, S. 99.

S. 168. Pflüger, Der lebendige Organbrei und die Topographie des physiolog. Chemismus. Pflüger's Archiv, 1880. Bd. XXIII, S. 172. — Stolnikow, Die Schwankungen des Harnstoffgehaltes des Urins in Folge von Reizung der Leber durch den elektrischen Strom. St. Petersburger medic. Wochenschrift, 1879, Nr. 45. — S. M. Lukjanow, Zur Frage von Leberglykogen. Beiträge u. s. w., Gljebow gewidmet. St. Petersburg 1880 (russisch). — v. Mering, Ueber künstlichen Diabetes. Centralblatt für d. med. Wiss., 1885. S. 531. — Ueber

Diabetes mellitus. Zeitschrift für klin. Medicin, Bd. XIV, S. 405. Vgl. auch: Verhandlungen des V. und VI. Congr. für innere Medicin, 1886 u. 1887. — NEISSER, Beiträge z. Kenntniss des Glykogens. In.-Diss. Berlin 1888.

S. 169. v. MERING (s. S. 168). — QUINQUAUD, Soc. de biologie, séance du 12 Janvier 1889 (vgl. Wien. med. Presse, 1889, S. 235). — Sée et GLEY, Acad. de sc., séance du 14 Janvier 1889 (vgl. Wien. med. Presse, 1889, S. 233). — PAVY, Researches on the nature and treatment of Diabetes. Sec. ed. MDCCCLXIX. — PASCHUTIN (s. S. 158).

S. 170. SCHMITZ, Beobachtungen über die vielkernigen Zellen der Siphonocladiaceen. Festschrift der naturf. Gesellschaft zu Halle. 1879. — G. KLEBS, Ueber den Einfluss des Kernes in der Zelle. Biol. Centralbl. 1887. Bd. VII, Nr. 6. — Beiträge zur Physiologie der Pflanzenzellen. Untersuch. aus d. botan. Institut zu Tübingen, 1887. — HOPPE-SEYLER, Physiologische Chemie, S. 82. — PASCHUTIN (s. S. 158). — LANGHANS, Ueber Glykogen in pathologischen Neubildungen und den menschl. Eihäuten. VIRCHOW's Archiv, 1890. Bd. CXX, S. 28.

S. 171. LEUBE, Ueber Glykogen im Harn des Diabetikers. VIRCHOW's Archiv, 1888. Bd. CXIII, S. 391. — DRECHSEL, Chemie der Absonderungen und Gewebe. HERMANN's Handbuch d. Physiologie, 1883. Bd. V, 2. Theil, S. 599 ff.

S. 172. HORBACZEWSKI, Ueber die durch Einwirkung von Salzsäure aus den Albuminoiden entstehenden Zersetzungsproducte. Sitzungsberichte der k. Akad. d. Wissensch. in Wien, 1879. Bd. LXXX, 2. Abth., S. 101. — MOROCHOWETZ, Zur Histochemie der sog. Horngebilde. St. Petersburger med. Wochenschrift, 1878. S. 3. — SCHÖFFER (s. S. 18), S. 521 ff.

S. 173. RANVIER, De l'éléidine et de la repartition de cette substance dans la peau, la muqueuse buccale et la muqueuse oesophagienne des vertébrés. Arch. de physiol., 1884, p. 125. Vgl. auch: Sur une substance nouvelle de l'épiderme et sur le processus de kératinisation du revêtement épidermique; Comptes rendus, 1879, t. 88, p. 1361. — WALDEYER, Untersuchungen über die Histogenese der Horngebilde, insbes. der Haare und Federn. Beiträge zur Anatomie u. Embryologie als Festgabe für JACOB HENLE. Bonn 1882. S. 141. — BUZZI, Keratohyalin und Eleidin. Monatsschr. f. pract. Dermatologie, VII, 1, S. 1; 4, S. 149. — v. RECKLINGHAUSEN (s. S. 114). — ZABLUDOWSKI, Der Verhornungsprocess während des Embryonallebens. SCHENK, Mittheil. a. d. embr. Inst. d. k. k. Universität in Wien, 1880. S. 65. — Vgl. übrigens RENAUT, Sur l'évolution épidermique et l'évolution cornée des cellules du corps muqueux de Malpighi; Comptes rendus, 1887, t. 104, p. 244.

S. 174. BUZZI (s. S. 173). — ZABLUDOWSKI (s. S. 173). — ALTMANN (s. S. 7). — MERTSCHING, Histologische Studien über Keratohyalin und Pigment. VIRCHOW's Archiv, 1889. 11 (VI), S. 484. — KÜHNE, vgl. SCHÖFFER (cit. S. 18), S. 523.

S. 175. LEBERT, vgl. PERLS (cit. S. 55), S. 304; auch ZIEGLER (cit. S. 71), S. 285. — BLASCHKO, Archiv von DU BOIS-REYMOND, 1889. Verh. d. physiol. Gesellsch. 3.—6. Heft. — R. VIRCHOW (s. S. 39). — VOLKMANN, vgl. BÜNGNER, Berl. klin. Wochenschrift, 1889, S. 626, u. Archiv f. Chirurgie, 1889, S. 299 (Ueber eine ausgedehnte Hornwarzengeschwulst der oberen Nasenhöhle). — SCHUCHARDT, Ueber das Wesen der Ozaena. VOLKMANN's Samml. klin. Vorträge, 1889. — ZELLER, Plattenepithel im Uterus (psoriasis uterina). Zeitschrift f. Geburtshülfe u. Gynäkologie, 1884. Bd. XI. — POSNER, Untersuchungen über Schleimhautverhornung (pachydermia mucosae). VIRCHOW's Archiv, 1889. Bd. CXVIII. S. 391.

S. 176. Czerny, Ueber Pfropfung von Schleimhautepithel auf granulirende Wundflächen. Centralbl. f. d. med. Wissensch., 1871. Nr. 17, S. 257. — Wölfler, Ueber die Technik und den Werth von Schleimhautübertragungen. Archiv f. Chirurgie, 1888. Bd. XXXVII, S. 709.

S. 177. Frommann (Versmann), Ein Fall von Argyria mit Silberabscheidungen in Darm, Leber, Nieren und Milz. Virchow's Archiv, 1859. Bd. XVII, S. 135. — Städeler, Vierteljahrsschr. d. naturforsch. Gesellschaft in Zürich, 1863, VIII, S. 1. Vgl. auch: Maly, Chemie der Verdauungssäfte und der Verdauung (Hermann's Handbuch der Physiologie, 1880. Bd. V, 1. Theil). Für Biliverdin nimmt Maly die Formel $C_{16}H_{18}N_2O_4$ an; die Existenz von Biliprasin wird angezweifelt (a. a. O. S. 157. 160). — Minkowski u. Naunyn, Ueber den Icterus durch Polycholie und die Vorgänge in der Leber bei demselben. Archiv für exper. Pathologie und Pharmakologie, 1886. Bd. XXI, S. 1. Vgl. auch: Valentini, Ueber die Bildungsstätte des Gallenfarbstoffs beim Kaltblüter; Archiv f. exper. Pathologie u. Pharmakologie, 1888, Bd. XXIV, S. 412.

S. 178. Klebs (cit. S. 40), S. 208. — Altmann, s. S. 7. — Löwit, Beiträge zur Lehre vom Icterus. I. Mitth. Ueber die Bildung des Gallenfarbstoffes in der Froschleber. Ziegler's Beiträge, 1888. Bd. IV, S. 223. Pacini'sche Flüssigkeit, modificirt von Löwit: Sitzungsberichte der k. Akad. d. Wissensch. in Wien, 1887, Bd. XCV, III. Abth., S. 144.

S. 179. Hoppe-Seyler, Physiologische Chemie, S. 375 ff. Die im Text angeführten Zahlenwerthe beziehen sich auf das Hundeblut. Vgl. auch: Drechsel, Blut (s. S. 111). — Struve, Journal f. pract. Chemie, (2) 29, S. 305.

S. 180. Preyer, Hüfner, s. Struve (cit. S. 179). — Kühne, Ueber den Farbstoff der Muskeln. Virchow's Archiv, 1865. Bd. XXXIII, S. 79. — Klebs (cit. S. 40), S. 185. — Koliński (s. S. 118). — 36. Zeile. Hämatoidin: R. Virchow, Cellularpathologie, III. Aufl., S. 136. — Die pathologischen Pigmente. Virchow's Archiv, 1847. Bd. I, S. 379. 407.

S. 181. Neumann, Beiträge z. Kenntniss der pathologischen Pigmente. Virchow's Archiv, 1888. Bd. CXI, S. 25. — M. Schmidt, Ueber die Verwandtschaft der hämatogenen und autochthonen Pigmente und deren Stellung zum Hämosiderin. Ebendas. 1889. Bd. CXV, S. 397. — M. Perls, Nachweis von Eisenoxyd in gewissen Pigmenten. Ebendas. 1867. Bd. XXXIX, S. 42. — Quincke, Zur Pathologie des Blutes. D. Archiv f. klin. Medicin, 1880. Bd. XXV, S. 567; Bd. XXVII, S. 194 und Bd. XXXIII (1883), S. 22. — Brücke, s. Funke-Grünhagen, Lehrbuch d. Physiologie, 1876, I, S. 160. Vgl. auch die Arbeiten von Robin, Jaffé, Salkowski u. A. (Bunge [cit. S. 16], S. 334). — 39. Zeile. Blutkörperchenhaltige Zellen: vgl. Paschutin (cit. S. 85), S. 391 ff.

S. 182. Bouchard, Leçons sur les auto-intoxications dans les maladies. Paris 1887, p. 85. 240.

Dreizehnte Vorlesung.

S. 182. Maass, Zur Kenntniss des körnigen Pigmentes im menschlichen Körper. Archiv f. mikr. Anatomie, 1889. Bd. XXXIV, S. 452.

S. 183. Laveran, Traité des fièvres palustres. Paris 1884. Vgl. auch: Comptes rendus, 1881. t. XCIII, p. 627. — Des hématozoaires du paludisme. Archives de médecine expérim., 1890. No. 1, p. 1. — Marchiafava und Celli, Fortschritte der Medicin, 1883. Nr. 18. — Neue Untersuchungen über die Malaria-Infection. Ebendas. 1885. Nr. 11, S. 339. — Weitere Untersuchungen über die Malaria-Infection. Ebendas. 1885. Nr. 24, S. 787. — Studi ulteriori sulla infezione malarica. Arch. p. le scienze med., 1886, vol. X, No. 9, p. 185. — Sulla infezione malarica. Atti della R. Acad. med. di Roma, 1886—1887. Anno XIII, s. VI, vol. III. — Sui rapporti fra le alterazioni del sangue etc. Boll. d. R. Acad. med. di Roma, 1887, fasc. VII. — Sulla inf. malarica. Archiv. p. le sc. med., 1888. vol. XII, No. 8, p. 153. — Bemerkungen zu der Arbeit von Dr. Councilman etc. Fortschritte d. Med., 1888. Bd. V, Nr. 16, S. 615. Vgl. auch: Centralblatt f. allgem. Pathologie u. pathologische Anatomie, 1890. Nr. 12. — Golgi, Sull' infezione malarica. Archivio per le sc. med., 1886, vol. X, No. 4, p. 109. — Ancora sulla infezione mal. Gaz. degli Ospitali, 1886. No. 53. — Il fagocitismo nell' infezione malarica. La Riforma med., anno IV, maggio 1888. Vgl. Baumgarten's Jahresberichte. — Sacharow, Protokolle der kaukas. med. Gesellschaft, d. 30. Oct. 1888 (russisch). — „Wratsch", 1889. Nr. 1 (russisch). — Malaria an der Transkaukas. Eisenbahn im J. 1889. Med. Sammlung, herausg. von d. Kaukas. med. Gesellsch. Tiflis 1889. Nr. 50, S. 188 (russisch). — Ueber das Conserviren der Malariaplasmodien im lebendigen Zustande in den Blutegeln. „Wratsch", 1890. Nr. 29 (russisch). — Chenciński, Zur Lehre von den Mikroorganismen der Malaria. Diss. Odessa 1889 (russisch). — Councilman, Some further investigations on the malarial germ of Laveran. The Journal of the American medical Association, 1888, vol. X, No. 2, p. 29. — Neuere Untersuchungen über Laveran's Organismus der Malaria. Fortschr. d. Medicin, 1888. Nr. 12 u. 13. — Certain elements found in the blood in cases of malarial fever. Transact. of assoc. of Amer. physicians. Philadelphia 1886, p. 89. — Further observations on the blood in cases of malarial fever. Medical News, 1887. vol. I, No. 3, p. 59. — Councilman and Abbot, A contribution to the pathology of malaria fever. Amer. Journal of the med. sc., 1885, p. 416.

S. 184. Wierjuschsky, Zur Lehre von den Veränderungen der rothen Blutkörperchen bei der perniciösen Anämie u. s. w. „Wratsch", 1889. S. 684. 702 (russisch). — Nikolsky, Zur Vacuolenbildung in den rothen Blutkörperchen unter d. Einflusse von Chlorammonium und der salzsauren Aminsalze. Centralbl. f. d. med. Wiss., 1885. S. 771. Vgl. auch: Archiv f. mikr. Anat., 1886. Bd. XXVII, S. 437. — Gaule, Ueber die Beziehungen der Structur der Gifte zu den Veränderungen der Zellen. Centralbl. f. Physiologie, 1888. Bd. II, S. 373.

S. 185. Nencki u. Berdez, Ueber die Farbstoffe der melanotischen Sarkome. Archiv f. exper. Pathol. u. Pharmakologie, 1886. Bd. XX, S. 346. Vgl. auch: Abel, Bemerkungen über die thierischen Melanine und das Hämosiderin. Virchow's Archiv, 1890. Bd. CXX, S. 204. — Nencki u. Sieber, Weitere Beiträge z. Kenntniss d. thierischen Melanine. Archiv f. exper. Pathol. u. Pharmakologie, 1887. Bd. XXIV, S. 17. Vgl. auch: Klebs (cit. S. 40), S. 204. — Oppenheimer, Beiträge z. Lehre der Pigmentbildung in melanotischen Geschwülsten. Virchow's Archiv, 1886. Bd. CVI, S. 515.

S. 186. Brandl u. Pfeiffer, Beitrag z. Kenntniss des Farbstoffes melanotischer Sarkome nebst Bemerkungen über einige Eigenschaften der sogen. melanogenen Substanz im Harn. Zeitschr. f. Biologie, 1889. Bd. XXVI, S. 348.

S. 187. Ellenberger u. Baum, Ueber die Erforschung der Localwirkungen der Arzneimittel durch das Mikroskop, über ruhende und thätige Leberzellen und über die Rem. hepatica s. cholagoga. Archiv f. wiss. u. prakt. Thierheilkunde, 1887. Bd. XIII, S. 257. — Stolnikow (s. S. 126). — Altmann, Die Elementarorganismen u. s. w. (cit. S. 7), S. 39 ff. — Addison, On the constitutional and local Effects of disease of the suprarenal capsules. London 1855. — EULENBURG u. GUTTMANN, Pathologie d. Sympathicus. GRIESINGER's Archiv, 1868 bis 1870. Vgl. auch: DOSTOJEWSKY, Beiträge zur mikrosk. Anatomie der Nebennieren; Diss., St. Petersburg 1884 (russisch); — KOLTJIPIN, Ueber den Zusammenhang zwischen der Erkrankung der Nebennieren und der Hautpigmentirung bei der Tuberculose; Diss., St. Petersburg 1889 (russisch).

S. 188. TIZZONI, Ueber die Wirkungen der Exstirpation der Nebennieren auf Kaninchen. ZIEGLER's Beiträge, 1889. Bd. VI, S. 1. — KARG, Studien über transpl. Haut. I. Entwickelung und Bedeutung des Hautpigmentes. Archiv von DU BOIS-REYMOND, 1888. S. 369. Vgl. auch: LIST, Ueber die Herkunft d. Pigmentes in der Oberhaut. Biol. Centralblatt, 1890. Nr. 1, S. 22. — v. KAHLDEN, Beiträge zur pathol. Anatomie d. ADDISON'schen Krankheit. VIRCHOW's Archiv, 1888. Bd. CXIV, S. 65. — THUDICHUM, Ueber das Lutein und die Spectren gelbgefärbter organ. Substanzen. Centralbl. f. d. med. Wiss., 1869. S. 1.

S. 189. GUSTAVSOHN, Ueber die chemische Rolle der Mineralsalze in der organischen Natur. Anhang zu Zwanzig Vorlesungen der agronomischen Chemie. Moskau 1889 (russisch).

S. 190. WURTZ et BOUCHUT, Sur le ferment digestif du Carica papaya. Comptes rendus, 89 (1879), p. 425. — WURTZ, Sur la papaïne. Contribution à l'histoire des ferments solubles. Comptes rendus, 90 (1880), p. 1379. — Sur la papaïne. Nouvelle contribution à l'histoire des ferments solubles. Comptes rendus. 91 (1880), p. 787. Vgl. auch: EMMERLING, Fermente; Handwörterbuch der Chemie von LADENBURG, 1887, Bd. IV, S. 95.

S. 191. LITTEN, Ueber pathologische Verkalkungen und Kalkmetastasen in den Nieren. VIRCHOW's Archiv, 1881. Bd. LXXXIII, S. 508. — NEUBERGER, Ueber Kalkablagerungen in den Nieren. Archiv f. exper. Pathol. u. Pharmakologie, 1890. Bd. XXVII, S. 39. — GOTTSCHALK, Ueber die Einwirkung des Aloïns auf den Körper, speciell auf die Nieren. Diss. Leipzig 1882.

S. 192. VERWORN, Biologische Protisten-Studien. Zeitschrift f. wissensch. Zoologie, 1888. — GUSTAVSOHN (cit. S. 189). — DANILEWSKY, Journal der russ. chemischen Gesellschaft, 1880. S. 106 (russisch).

S. 193. STRELTZOW, Zur Lehre von der Knochenentwickelung. Centralblatt f. d. med. Wiss., 1873. Nr. 18, S. 273. — Ueber die Histogenese der Knochen. Unters. aus d. p. Institut zu Zürich, herausgeg. von EBERTH. Heft 1, S. 1. — Ueber die Krappfütterung. Centralbl. f. d. med. Wiss., 1873. Nr. 47, S. 737. Vgl. auch LITTEN (cit. S. 191), S. 518. — WERRA, Ueber die Folgen des vorübergehenden und dauernden Verschlusses der Nierenarterie. VIRCHOW's Archiv, 1882. Bd. LXXXVIII, S. 197. — LITTEN (cit. S. 191), S. 518.

S. 194. KAUFMANN, Die Sublimatintoxication. Breslau 1888. — Neuer Beitrag zur Sublimatintoxication nebst Bemerkungen über die Sublimatniere. VIRCHOW's Archiv, 1889. Bd. CXVII, S. 227.

S. 195. LITTEN (s. S. 191). — KLEBS (cit. S. 40), S. 244. — R. VIRCHOW, Kalkmetastasen. VIRCHOW's Archiv, 1855. Bd. VIII, S. 103. — Kalkmetastasen. Ebendas. 1856. Bd. IX, S. 618. — KÜTTNER, Ein Fall von Kalkmetastase. Ebendas. 1872. Bd. LV, S. 521. — KLEBS (cit. S. 40), S. 249.

Vierzehnte Vorlesung.

S. 196. LITTEN (cit. S. 191), S. 508.

S. 198. R. VIRCHOW, Kalkmetastasen. VIRCHOW's Archiv, 1856. Bd. IX,

S. 618. — Verkalkung abgestorbener Gehirnzellen. Ebendas. 1870. Bd. L, S. 304 — FRIEDLÄNDER, Ueber Verkalkung der Ganglienzellen. Ebendas. 1882. Bd. LXXXVIII, S. 84. — ROTH, Verkalkung der PURKINJE'schen Zellen des Cibebellum. Ebendas. 1879. Bd. LIII, S. 508. — WERRA, s. S. 193. — LITTEN, s. S. 191.

S. 199. WERRA, s. S. 193. — FRIEDLÄNDER, s. S. 198. — KOLIŃSKI, s. S. 118 (russisch).

S. 200. LAGORIO, vgl. KOLIŃSKI (cit. S. 118). — ZIEGLER (cit. S. 71), S. 107.

S. 201. WAGNER, s. S. 108. Vgl. auch PODWYSSOZKI, „Wratsch", 1889. S. 113 (russisch).

S. 203. A. KOSIŃSKI, s. S. 5 (russisch). — REMAK, vgl. S. 231. — ALTMANN, s. S. 7. — SCHNEIDER, Unters. über Plathelminthen. 14. Jahresber. d. oberhess. Gesellsch. f. Natur- und Heilkunde, 1873. — SCHLEICHER, Ueber den Theilungsprocess der Knorpelzellen. Centralbl. f. d. med. Wiss., 1878. Nr. 23, S. 418. — Die Knorpelzelltheilung. Archiv f. mikr. Anatomie. Bd. XVI, S. 523. — R. VIRCHOW, Ueber die Theilung der Zellkerne. VIRCHOW's Archiv, 1857. Bd. XI, S. 89.

S. 204. FLEMMING (cit. S. 4), S. 386 ff. Im citirten Werke von FLEMMING sind auch seine Grundarbeiten recapitulirt worden. — RABL, cit. p. 6. Vgl. auch: Ueber Zelltheilung. Anatomischer Anzeiger, 1889. IV. Jahrg. Nr. 1, S. 28. — CARNOY, La citodiérèse chez les arthropodes. La Cellule, t. I, II. fasc. — La citodiérèse de l'oeuf. La Cellule, t. II, I. fasc.; t. III, I. fasc. — Conférence etc. La Cellule, t. III, II. fasc. Vgl. auch: WALDEYER, Ueber Karyokinese. Archiv von DU BOIS-REYMOND, 1887, S. 1. — STRASBURGER, Histologische Beiträge. Heft I. Ueber Kern- u. Zelltheilung im Pflanzenreiche, nebst einem Anhang über Befruchtung. 1888. Vgl. auch: FLEMMING, Neue Beiträge zur Kenntniss der Zelle. Archiv f. mikr. Anatomie, 1887. Bd. XXIX, S. 389. — BOVERI, Zellen-Studien. Jenaische Zeitschrift f. Naturw., 1887, Bd. XXI, S. 423; 1888, Bd. XXII, S. 685; 1890, Bd. XXIV.

S. 205. CARNOY, La Cellule, t. I, II. fasc., p. 396. — A. KOSIŃSKI, Ueber die Unterschiede in der Färbung der ruhenden u. kinetischen Kerne in den Carcinomen, Adenomen und Sarkomen. „Wratsch", 1888. Nr. 6 (russisch).

S. 206. WENT, vgl. STRASBURGER, Ueber Kern- und Zelltheilung, 1888, S. 137. — BIZZOZERO u. VASSALE, Ueber die Erzeugung und physiologische Regeneration der Drüsenzellen bei den Säugethieren. VIRCHOW's Archiv, 1887. Bd. CX, S. 155. — DEMARBAIX, s. S. 54.

S. 207. 1. Zeile. FLEMMING (cit. S. 4), S. 270. — 18. Zeile. Ueber die Färbung der karyokinetischen Figuren vgl. auch LEE et HENNEGUG, Traité des méthodes techniques de l'anatomie microscopique. Paris 1887. — A. KOSIŃSKI, s. S. 205. — PFITZNER, Zur pathologischen Anatomie des Zellkerns. VIRCHOW's Archiv, 1886. Bd. CIII, S. 275.

S. 208. PEREMESCHKO, Ueber die Theilung der Zellen. Centralblatt f. d. med. Wissensch., 1878. S. 547. — Ueber die Theilung der thierischen Zellen. Archiv für mikrosk. Anatomie, 1879. Bd. XVI, S. 437. — Fortsetzung, 1880. Bd. XVII, S. 168. — FLEMMING (cit. S. 4), S. 253 ff. — BIZZOZERO u. VASSALE (s. S. 206). — PFITZNER (s. S. 207).

S. 209. BOVERI (s. S. 204).

Fünfzehnte Vorlesung.

S. 209. J. Arnold, Ueber feinere Structur der Zellen unter normalen und pathologischen Bedingungen. Virchow's Archiv, 1879. Bd. LXXVII, S. 181. — Beobachtung über Kerntheilungsfiguren in den Zellen der Geschwülste. Virchow's Archiv, Bd. LXXVIII, S. 279. — Vgl. auch: Flemming, Ueber das Verhalten des Kerns bei der Zelltheilung und über die Bedeutung mehrkerniger Zellen. Virchow's Archiv, 1879. Bd. LXXVII, S. 181.

S. 210. R. Virchow, Die krankhaften Geschwülste, 1863. Bd. I, S. 3. — Cohnheim (s. S. 41). — Lebedew, Ueber die atypische Vertheilung des Epithels im Zusammenhange mit der Lehre von der Entstehung der Carcinome. Diss. St. Petersburg 1889 (russisch).

S. 211. Cohnheim (s. S. 41). — Lebedew (s. S. 210). — Thoma, Ueber eigenartige parasitäre Organismen in d. Epithelzellenkernen d. Carcinome. Fortschr. der Medicin, 1889. Bd. VII, Nr. 11. — Steinhaus, vgl. 19. Vorles. — W. Podwyssozki, Ueber die Bedeutung der Coccidien in der Pathologie der menschlichen Leber. „Wratsch", 1889. S. 553 (russisch). — Sheurlen, Die Aetiologie des Carcinoms. Deutsche medicin. Wochenschrift, 1887. Nr. 48, S. 1033. — Hanau, Wehr; Wiener med. Presse, 1889. Nr. 20, S. 835.

S. 212. Arnold (s. S. 209). — Martin, Zur Kenntniss der indirecten Kerntheilung. Virchow's Archiv, 1881. Bd. LXXXVI, S. 56. — Cornil, Sur le procédé de division indirecte des noyaux et des cellules épithéliales dans les tumeurs (épithéliome, carcinome, papillome). Arch. de physiol. norm. et pathol., 1886. No. 7, p. 310. — Filbri, Ueber indirecte Zelltheilung in pathologischen Neubildungen. Diss. Bonn 1887. — Rosow, Epithelioma rodens (ulcus rodens) in klinischer und pathologisch-anatomischer Beziehung. Diss. St. Petersburg 1888 (russisch). — W. Podwyssozki, „Wratsch", 1889. S. 52 (russisch). — Seslawin, Beiträge zur Lehre von der indirecten Zelltheilung in den Krebsgeschwülsten. Diss. St. Petersburg 1889 (russisch). Vgl. auch: A. Kosiński (cit. S. 205). — Arnold (s. S. 209). — Blonski, Zur Frage nach der Entwickelung der Uterusmyome. Diss. St. Petersburg 1889 (russisch).

S. 213. Mayzel, Ueber eigenthümliche Vorgänge bei der Theilung der Kerne in Epithelialzellen. Centralbl. f. d. med. Wissensch., 1875. S. 849. — Eberth, Ueber Kern- und Zelltheilung. Virchow's Archiv, 1876. Bd. LXVII, S. 523. — Beltzow, Untersuchungen über Entwickelung und Regeneration der Sehnen. Archiv f. mikr. Anatomie, 1883. Bd. XXII, S. 714. — Zur Regeneration des Epithels der Harnblase. Virchow's Archiv, 1884. Bd. XCVII, S. 279. — Falchi, La réproduction de l'épithélium de la capsule crystalline antérieure chez les animaux adultes à l'état normal et à l'état pathologique. Archives ital. de biol., 1883. Bd. IV, p. 203. Vgl. auch: Arch. per le sc. med., Bd. III, p. 209. — Simanowsky, Ueber die Regeneration des Epithels der wahren Stimmbänder. Archiv f. mikrosk. Anatomie, 1883. Bd. XXII, S. 710. — Buschanski, Pathologisch-anatomische Veränderungen bei der Heilung der Trachealwunden nach der Tracheotomie. Dissert. St. Petersburg 1884 (russisch). — Bockendahl, Ueber die Regeneration des Trachealepithels. Archiv f. mikr. Anatomie, 1884. Bd. XXIV, S. 361. — W. Podwyssozki (junior), Experimentelle Untersuchungen über die Regeneration der Drüsengewebe. I. Theil. Regeneration des Lebergewebes. Ziegler's und Nauwerck's Beiträge zur pathol. Anatomie und Physiologie, 1886. Bd. I, S. 259; — II. Theil. Die Regeneration des

Nierenepithels, der MEIBOM'schen Drüsen und der Speicheldrüsen. Ebendas. 1887. Bd. II, S. 1. — Ueber die Karyomitose in der Pathologie u. über die Regeneration des Epithels in der Leber, in den Nieren, in den Speichel- und MEIBOM'schen Drüsen. „Wratsch", 1885. S. 626 (russisch). — PFITZNER und STILLING, Ueber die Regeneration der glatten Muskeln. Archiv f. mikr. Anatomie, 1886. Bd. XXVIII, S. 396. — RITSCHL, Ueber die Heilung von Wunden des Magens, Darmkanals und Uterus mit besonderer Berücksichtigung des Verhaltens der glatten Muskeln. VIRCHOW's Archiv, 1887. Bd. CIX, S. 507. — PIANKOW, Zur Lehre von der Regeneration des hypertrophirten glatten Muskelgewebes. Diss. St. Petersburg 1888 (russisch). — COHNHEIM (s. S. 44).

S. 214. METSCHNIKOFF, Untersuchungen über die intracelluläre Verdauung bei wirbellosen Thieren. Arbeiten d. zool. Inst. in Wien, 1883. Bd. V, S. 141. — The ancestral history of the inflammatory process. Quart. journal of micr. sc., 1884, p. 112. — Eine neue Entzündungstheorie (Entzündung und intracelluläre Verdauung). Allgem. Wiener med. Zeitung, 1884. Nr. 27, S. 306. — Ueber eine Sprosspilzkrankheit der Daphnien. Beitrag zur Lehre über den Kampf der Phagocyten gegen Krankheitserreger. VIRCHOW's Archiv, 1884. Bd. XCVI, S. 177. — Ueber die Beziehung der Phagocyten zu den Milzbrandbacillen. VIRCHOW's Archiv, 1884. Bd. XCVII, S. 502. — Da die ausführliche Besprechung der METSCHNIKOFF'schen Ansichten nicht in den Plan dieser Vorlesungen gehört, so werden seine übrigen Arbeiten hier nicht citirt. — GRAWITZ, Die histologischen Veränderungen bei der eiterigen Entzündung im Fett- und Bindegewebe. VIRCHOW's Archiv, 1889. Bd. CXVIII, S. 73. — HOMÉN, Untersuchungen über die Regeneration der fixen Hornhautzellen durch indirecte Kerntheilung. Fortschr. d. Med. 1883, Nr. 16. — DA GAMA PINTO, Ueber das Vorkommen von Karyokinese in der entzündeten Bindehaut des Menschen. Centralbl. f. pract. Augenheilkunde, 1884. April-Mai. — GIOVANNINI, Karyokinese der Zellen der MALPIGHI'schen Schicht bei einigen pathologischen und experim. Läsionen. Centralbl. f. d. med. Wissensch., 1885. Nr. 15, S. 257. — OSTRY, Ueber den Befund von Karyokinese in entzündlichen Neubildungen der Haut des Menschen. Centralbl. f. d. med. Wissensch., 1883. S. 305. Prager Zeitschrift der Heilkunde, Bd. IV, S. 252. — UNNA, Entwickelungsgeschichte und Anatomie der Haut, S. 25; ZIEMSSEN's Handbuch d. spec. Pathologie und Therapie, 1883, Bd. XIV, 1. Hälfte. — PETROW, Zur Lehre von der acuten Gelenkentzündung. Internationale Klinik, 1886. Nr. 1, S. 1 (russisch).

S. 215. FLEMMING, Studien über Regeneration der Gewebe. I. Die Zellvermehrung in den Lymphdrüsen und verwandten Organen und ihr Einfluss auf deren Bau. Archiv f. mikr. Anatomie, 1884. Bd. XXIV, S. 50. — PAULSEN, Zellvermehrung und ihre Begleitungserscheinungen in hyperplastischen Lymphdrüsen und Tonsillen. Archiv f. mikr. Anatomie, 1884. Bd. XXIV, S. 345. — FLEMMING, Schlussbemerkungen über die Zellvermehrung in den lymphoiden Drüsen. Archiv f. mikr. Anatomie, 1884. Bd. XXIV, S. 355. — ZIEGLER (cit. S. 71), S. 181. — MORPURGO, Della Neoproduzione di Elementi cellulari nei tissuti di animali nutriti dopo un lungo digiuno. Arch. p. le sc. med., 1890. Vol. XIV, p. 29. — ARNOLD, Beobachtungen über Kerntheilungen etc. VIRCHOW's Archiv, 1879. Bd. LXXVIII, S. 279.

S. 216. ARNOLD (s. S. 215). — MARTIN (s. S. 212). — SCHOTTLÄNDER, Ueber Kern- und Zelltheilungsvorgänge in dem Endothel der entzündeten Hornhaut. Archiv für mikroskopische Anatomie, 1888. Bd. XXXI, S. 426. —

Strasburger, Ueber den Theilungsvorgang der Zellenkerne und das Verhältniss der Kerntheilung zur Zelltheilung. Bonn 1882. — Hansemann, Ueber asymmetrische Zelltheilung in Epithelkrebsen und deren biologische Bedeutung. Virchow's Archiv, 1890. Bd. CXIX, S. 299. — Mayzel, O karyjomitozie. Księga pamiątkowa wspólnemi siłami spisana etc. Festschrift, Hoyer gewidmet, 1884. S. 529 (polnisch). — Rabl (cit. S. 6), S. 292.

S. 217. Hansemann (s. S. 216). — Schottländer (s. S. 216). — Martin (s. S. 212). — Boveri (s. S. 204). Vgl. auch: Rabl (cit. S. 6), S. 292. — Flemming, Neue Beiträge zur Kenntniss der Zelle. Archiv f. mikr. Anatomie, 1887. Bd. XXIX, S. 389. — Cornil (s. S. 54). — Demarbaix (s. S. 54).

S. 218. Löwit, Ueber Amitose (directe Theilung). Centralbl. f. allg. Pathol. und pathol. Anatomie, 1890. Nr. 9/10, S. 281. — Schwarz (s. S. 14). — Zacharias, Ueber den Nucleolus. Botanische Zeitung, 1885. S. 257. 273. 289. Vgl. insbes. S. 282—283. — Oscar u. Richard Hertwig, Ueber den Befruchtungs- und Theilungsvorgang des thier. Eies unter dem Einflusse äusserer Agentien. Jenaische Zeitschrift f. Naturwiss., 1887. Bd. XX, S. 120 u. 477. — Oscar Hertwig, Experim. Studien am thierischen Ei vor, während und nach der Befruchtung. Jena 1890.

S. 220. 6. Zeile. S. M. Lukjanow, Beiträge z. Morphologie der Zelle. I. Abth. Archiv von Du Bois-Reymond, 1887. — Flemming, Ueber die Bildung von Richtungsfiguren in Säugethiereiern beim Untergang Graaf'scher Follikel. Archiv f. Anatomie, 1885. S. 221. — Arnold (cit. S. 8), S. 280 ff. — Steinhaus, Verhandl. d. X. internat. med. Congresses in Berlin 1890.

S. 221. 17. Zeile. S. M. Lukjanow (cit. S. 6).

S. 222. 16. Zeile. Vgl. unter Anderen W. Podwyssozki (cit. S. 213). — Fr. Müller, Stoffwechseluntersuchungen bei Krebskranken. Zeitschrift f. klin. Medicin. Bd. XVI.

S. 223. Fr. Müller (s. S. 222).

S. 224. Pfitzner, Zur morphologischen Bedeutung des Zellkerns. Morpholog. Jahrbuch, 1885. Bd. XI, S. 1.

Sechzehnte Vorlesung.

S. 225. J. Arnold, Beobachtungen über Kerne und Kerntheilungen in den Zellen des Knochenmarks. Virchow's Archiv, 1883. Bd. XCIII, S. 1. — Ueber Kern- und Zelltheilung bei acuter Hyperplasie der Lymphdrüsen und Milz. Ebendas. 1884. Bd. XCV, S. 46. — Weitere Beobachtungen über die Theilungsvorgänge an den Knochenmarkzellen und weissen Blutkörperchen. Ebendas. 1884. Bd. XCVII, S. 1. — Ueber Kerntheilung und vielkernige Zellen. Ebendas. 1884. Bd. XCVIII, S. 501. — Ueber Theilungsvorgänge an den Wanderzellen, ihre progressiven und regressiven Metamorphosen. Archiv f. mikr. Anatomie, 1887. Bd. XXX, S. 205. — Weitere Mittheilungen über Kern- und Zelltheilungen in der Milz; zugleich ein Beitrag zur Kenntniss der von der typischen Mitose abweichenden Kerntheilungsvorgänge. Ebendas. 1888. Bd. XXXI, S. 541. Vgl. auch: Denys, Quelques remarques sur la division des cellules géantes de la moelle des os d'après les travaux de Arnold, Werner, Löwit et Cornil. Anatom. Anzeiger, 1888. Nr. 7, S. 190. — Das Schema der Kerntheilungsvorgänge ist der Arbeit von Arnold entnommen worden, welche im XCIII. Bde des Virchow'schen Archivs publicirt wurde.

S. 226. Arnold (s. S. 225). — Remak (vgl. S. 231).

S. 227. Arnold (s. S. 225).

S. 228. ARNOLD (s. S. 225). — 39. Zeile. Deconstitution kinetischer Kerne: vgl. KLEBS (cit. S. 40), S. 527 ff.

S. 229. FLEMMING, Amitotische Kerntheilung im Blasenepithel des Salamanders. Archiv f. mikr. Anatomie, 1889. Bd. XXXIV, S. 437. — ARNOLD (s. S. 225). — DEMARBAIX (s. S. 54).

S. 230. ARNOLD (s. S. 225). — 36. Zeile. Vgl. O. SCHULTZE, Ueber den Einfluss des Hungerns auf die Zellkerne. Sitzungsberichte d. Würzburger phys.-med. Gesellschaft, 1888, S. 140.

S. 231. AOYAMA, Pathol. Mittheilungen. VIRCHOW's Archiv, 1886. Bd. CVI, S. 568. — ARNOLD (s. S. 225). — REMAK, Med. Vereinszeitung, 1841. Nr. 47. — CANSTATT's Jahresbericht, 1841. — FRORIEP's Notizen, 1845. Nr. 768. — FRORIEP's Tagesber., Oct. 1851. — Ueber extracelluläre Entstehung thierischer Zellen und Vermehrung derselben durch Theilung. MÜLLER's Archiv f. Anatomie, Physiologie u. s. w., 1852. S. 47. — Untersuchungen über die Entwickelung der Wirbelthiere. Berlin 1855. — Ueber die Theilung der Blutzellen beim Embryo. MÜLLER's Archiv f. Anatomie, Physiologie u. s. w., 1858. S. 178. Vgl. FLEMMING (cit. S. 4), S. 343 ff., 386. — RANVIER, Recherches sur les éléments du sang. Archives de physiologie, 1875. 2-ème série, t. II, p. 1. — F. E. SCHULTZE, Rhizopodenstudien. V. Archiv f. mikr. Anatomie, 1875. Bd. XI, S. 583. Vgl. FLEMMING, Ueber das Verhalten des Kerns bei der Zelltheilung und über die Bedeutung mehrkerniger Zellen. VIRCHOW's Archiv, 1879. Bd. LXXVII, S. 1.

S. 232. HOYER, Ueber ein für das Studium der „directen" Kerntheilung vorzüglich geeignetes Object. Anatomischer Anzeiger, 1890. Nr. 1. — REMAK (s. S. 231). — 15. Zeile. Vgl. S. M. LUKJANOW, Beiträge zur Morphologie der Zelle. II. Abth. Archiv f. mikr. Anatomie, 1888. — ARNOLD (s. S. 225). — FLEMMING (cit. S. 4), S. 376. — NAUWERCK, Ueber Regeneration quergestreiften Muskelgewebes nach Verletzungen. Verein f. wissensch. Heilkunde zu Königsberg i. Pr., Sitzung vom 3. Februar 1890. Centralbl. f. allgem. Pathol. und pathol. Anat., 1890. Nr. 7, S. 229. — GRAWITZ (s. S. 214).

S. 233. W. PODWYSSOZKI (s. S. 55). — MARCHAND, Ueber die Bildungsweise der Riesenzellen um Fremdkörper und den Einfluss des Jodoform hierauf. Diss. Königsberg 1883. — CHABRY, Production expérimentale de la segmentation cellulaire bornée au noyau. Soc. de biologie, 1888. No. 26, p. 589. — WEIGERT, Ueber METSCHNIKOFF's Theorie der tuberkulösen Riesenzellen. Fortschritte d. Med., 1888. Nr. 21, S. 809.

S. 234. KÖLLIKER, Würzb. Verhandlungen, Bd. VII, S. 186. — R. VIRCHOW, Ueber die Theilung der Zellenkerne. VIRCHOW's Archiv, 1857. Bd. XI, S. 89. — MECKEL, Mikrographie einiger Drüsenapparate der niederen Thiere. MÜLLER's Archiv, 1846. S. 1 (vgl. S. 33). — FREY, Handbuch der Histologie u. Histochemie, 1870. 3. Aufl. S. 93. — v. DAVIDOFF (s. S. 46). — FLEMMING (s. S. 229). — STEINHAUS (s. S. 12). — OGATA (s. S. 13).

S. 235. STEINHAUS (s. S. 12). — 21. Zeile. Vgl. S. M. LUKJANOW, Beiträge zur Morphologie der Zelle. I. Abth. Archiv von DU BOIS-REYMOND, 1887. — 38. Zeile. Vgl. HENKING, Die ersten Entwickelungsvorgänge im Fliegenei und freie Kernbildung. Zeitschrift f. wiss. Zoologie, 1888. Bd. XLVI, S. 289; — RHUMBLER, Die verschiedenen Cystenbildungen und die Entwickelungsgeschichte der holotrichen Infusoriengattung Colpoda; ebendas., S. 549.

S. 236. 13. Zeile. Die Formel: *omnis cellula a cellula* ist von R. VIRCHOW vorgeschlagen worden. R. VIRCHOW, Die Einheitsbestrebungen in d. wiss. Medicin.

Gesamm. Abhandlungen. Frankfurt a. M. 1856. S. 1. Vgl. auch: VIRCHOW's Archiv, Bd. VIII, S. 23; Gaz. hebdom. 1855, Février, No. 7. — ALTMANN, Die Elementarorganismen u. s. w. (cit. S. 7), S. 141.

Siebzehnte Vorlesung.

S. 237. SCHLEIDEN (s. S. 4). — SCHWANN (s. S. 4).

S. 238. R. VIRCHOW, Die endogene Zellenbildung beim Krebs. VIRCHOW's Archiv, 1851. Bd. III, S. 197. Vgl. auch: VIRCHOW's Archiv, Bd. I, S. 94. — Cellularpathologie u. s. w. 3. Aufl. 18. Capitel. — WAGNER, Zur Colloidmetamorphose der Zellen. Archiv f. physiol. Heilkunde, herausgeg. von VIERORDT. Jahrg. 1856, S. 106.

S. 239. BUHL, Ueber die Bildung der Eiterkörperchen. VIRCHOW's Archiv, 1859. Bd. XVI, S. 168. — BUHL, Ein Fall von ulcerativer Pylephlebitis. Bildung der Eiterkörper. Ebendas. 1861. Bd. XXI, S. 480. — REMAK, Ueber endogene Entstehung von Eiter- und Schleimzellen. Ebendas. 1861. Bd. XX, S. 198. — EBERTH, Zur Entstehung der Schleimkörper. Ebendas. 1861. Bd. XXI, S. 106.

S. 240. RINDFLEISCH, Ueber die Entstehung des Eiters auf Schleimhäuten. VIRCHOW's Archiv, 1861. Bd. XXI, S. 486. — EIMER, Zur Fettresorption und zur Entstehung der Schleim- u. Eiterkörperchen. Ebendas. 1867. Bd. XXXVIII, S. 428. Vgl. auch: EIMER, Ueber die ei- und kugelförmigen Psorospermien der Wirbelthiere. Würzburg 1870. — Zur Becherfrage. VIRCHOW's Archiv, 1867. Bd. XL, S. 282.

S. 241. STEUDENER, Ueber invaginirte Zellen. Archiv f. mikr. Anatomie, 1868. Bd. IV, S. 188. — L. POPOFF, Ueber Veränderungen im Gehirn bei Abdominaltyphus und traumat. Entzündung. VIRCHOW's Archiv, 1875. Bd. LXIII, S. 421. — Ueber Veränderungen im Gehirn bei Abdominal- und Flecktyphus u. bei traumatischer Entzündung. Ebendas. 1882. Bd. LXXXVII, S. 39. — Notiz in Betreff der Arbeit von ZUJEW u. s. w. Klinische Wochenschrift, 1888. S. 445 (russisch). — KLEBS, Psorospermien im Innern von thierischen Zellen. VIRCHOW's Archiv, 1859. Bd. XVI, S. 188. Vgl. auch: WALDENBURG, Zur Entwickelung der Psorospermien; ebendas., 1867, Bd. XL, S. 435.

S. 242. STEINHAUS, vgl. 19. Vorlesung. — 33. Zeile. S. M. LUKJANOW, Beiträge z. Morphologie der Zelle. I. Abth. Archiv von DU BOIS-REYMOND, 1887.

S. 243. CORNIL (s. S. 212).

S. 244. BABES, Ueber isolirt färbbare Antheile der Bakterien. Zeitschr. f. Hygiene, 1888. Bd. V, S. 173. — PAUL ERNST, Ueber Kern- u. Sporenbildung in Bakterien. Ebendas. 1889. Bd. V, S. 428. — STEINHAUS, Zur Lehre von den sog. sporogenen Körnchen. Protok. der biol. Section der Warschauer Naturforschergesellschaft, 1888 (russisch). Biol. Centr., 1889, Bd. IX, Nr. 17. — RAUM, bald zu veröffentlichende Studien. — BAUMGARTEN, Lehrbuch d. pathologischen Mikologie, 1890. Bd. II, S. 565. — O. u. R. HERTWIG (s. S. 218).

S. 245. LAWDOWSKY, Mikroskopische Untersuchungen einiger Lebensvorgänge des Blutes. I. VIRCHOW's Archiv, 1884. Bd. XCVI, S. 60. — II. Ebendas. Bd. XCVII, S. 177.

S. 246. KRAFT, Zur Physiologie des Flimmerepithels bei Wirbelthieren. PFLÜGER's Archiv, 1890. Bd. XLVII, S. 196. — BALBIANI, Recherches expérimentales sur la mérotomie des infusoires ciliés. Contribution à l'étude du role physiologique du noyau cellulaire. Recueil zoologique, 1888, t. V. — GRUBER (s.

S. 48). — Verworn (s. S. 31). — Hofer, Experim. Untersuchungen über den Einfluss des Kerns auf das Protoplasma. Jenaische Zeitschrift f. Naturwiss., N. F., Bd. XVII, S. 105.

S. 247. Engelmann, Ueber die Flimmerbewegung. Jenaische Zeitschrift f. Med. u. Naturwiss., 1868. Bd. IV, S. 459. — Ueber den faserigen Bau der contractilen Substanz mit besonderer Berücksichtigung der glatten und doppelt schräggestreiften Muskelfasern. Pflüger's Archiv, 1881. Bd. XXV, S. 538. — Ballowitz, Fibrilläre Structur und Contractilität. Ebendas. 1889. Bd. XLVI, S. 433. — Verworn (s. S. 31).

S. 248. Verworn (s. S. 31). — Binz, Vorlesungen über Pharmakologie, russ. Uebers., S. 698 ff. Vgl. auch: Nothnagel und Rossbach, Handbuch der Arzneimittellehre, 1880. 4. Aufl. S. 589. — Scharrenbroich, Einiges Alte vom Chinin. Archiv f. exper. Pathol. u. Pharmakologie, Bd. XII, S. 33. — Zahn u. Köhler, vgl. Nothnagel u. Rossbach, a. a. O. — Disselhorst, Studien über Emigration. Fortschr. d. Med., 1887. Nr. 10, S. 289. — 34. Zeile. Einwirkung der Wärme auf die Leukocyten u. s. w.: Engelmann, Physiologie der Protoplasma- und Flimmerbewegung; Hermann's Handbuch d. Physiologie, 1879, Bd. I, 1. Theil. — Metschnikoff (s. S. 214).

S. 249. 1. Zeile. Bewegungsfunction der Spermatozoen: Kölliker, Beiträge z. Kenntniss d. Geschlechtsverschiedenheit u. d. Samenfäden wirbelloser Thiere. Berl. 1841. S. 66. Verhandl. d. Würzb. phys.-med. Gesellschaft, 1855. S. 80. Zeitschrift f. wiss. Zoologie, 1856. Bd. VII, S. 201. Vgl. auch: Funke-Grünhagen, Lehrbuch der Physiologie, 1880. 4. Buch, S. 214. — Engelmann (s S. 248). — Rossbach, Arbeiten aus d. zool. Institut in Würzburg, herausgeg. von Semper, 1872. Bd. I, S. 9. — Maupas, vgl. Binet (cit. S. 26). — v. La Valette St. George, Ballowitz; vgl. Ballowitz (cit. p. 247), S. 453. — Verworn (s. S. 31).

S. 250. Kidd, Observations on spontaneous movements of Nucleoli. Quart. Journal of micr. science, 1875, p. 133. — Eimer, Ueber amöboide Bewegungen des Kernkörperchens. Archiv f. mikr. Anatomie, 1875. Bd. XI, S. 325. Vgl. auch: Flemming (cit. S. 4), S. 156 ff.

Achtzehnte Vorlesung.

S. 251. Richet, Essai de psychologie générale. Paris 1887, p. 25.

S. 253. Famintzin, Ueber das psychische Leben der einfachsten Lebewesen. Tagebuch der VIII. Versammlung der russ. Naturforscher und Aerzte Anhang zu Nr. 6, S. 12 (russisch). — Verworn (s. S. 31).

S. 254. Metschnikoff (s. S. 214). — Leber (s. S. 26). — Massart et Bordet, Recherches sur l'irritabilité des leucocytes et sur l'intervention de cette irritabilité dans la nutrition des cellules et dans l'inflammation. Journal de la Soc. r. des sciences méd. et natur. de Bruxelles, 1890. — Steinhaus, Die Aetiologie d. ac. Eiterungen. 1889. — Gabritschewsky, Sur les propriété chemiotactiques des leucocytes. Annales de l'Institut Pasteur, 1890. No. 6, p. 346.

S. 255. Verworn (s. S. 31).

S. 256. Cl. Bernard, Leçons sur les phénomènes de la vie communs aux animaux et aux végétaux. Paris 1878. — Berthold, Studien über Protoplasmamechanik, Leipzig 1881. — Quincke, Ueber period. Ausbreitung an Flüssigkeits-Oberflächen und dadurch hervorgerufene Bewegungserscheinungen. Sitzungsberichte d. k. pr. Akad. d. Wissensch., 12. Juli 1888. S. 791. — Ueber Protoplasmabewegung. Biologisches Centralblatt, 1888. Bd. VIII, S. 499. — SACHS, Ueber Emulsionsfiguren und Gruppirung der Schwärmsporen im Wasser. Flora, 1876. Nr. 17. — ROUX, Die Entwickelungsmechanik der Organismen, eine anatomische Wissenschaft der Zukunft. Wiener med. Presse, 1889. Nr. 49. 50. 51.

S. 258. 6. Zeile. Embryolog. Thatsachen s. nach bei O. HERTWIG, Lehrbuch d. Entwickelungsgeschichte des Menschen und der Wirbelthiere, III. Aufl., 1890. Vgl. auch: RABL, Bemerkungen über den Bau und die Entwickelung der Gewebe; Fortschritte d. Medicin, 1890, Bd. VIII, Nr. 3, S. 81.

S. 259. MEISSNER, Beiträge z. Kenntniss des Stoffwechsels im thierischen Organismus. Zeitschr. f. ration. Medicin, herausgegeben von HENLE u. PFEUFER, 1868. 3. Reihe, Bd. XXI. — W. v. SCHRÖDER, Ueber die Bildungsstätte des Harnstoffs. Archiv f. exper. Pathologie und Pharmakologie, 1882. Bd. XV, S. 364. — Die Bildung des Harnstoffs in der Leber. Archiv f. exper. Pathol. u. Pharmakologie, 1885. Bd. XIX, S. 373. Vgl. auch: Ueber die Bildungsstätte der Harnsäure im Organismus; Archiv von DU BOIS-REYMOND, 1880 Suppl.-Bd., S. 113; — Ueber den Harnsäuregehalt des Blutes und der Leber der Vögel; Beiträge zur Physiologie, C. LUDWIG gewidmet, 1887, S. 89. — Manche Angaben in Bezug auf den menschlichen Organismus vgl. bei STOLNIKOW u. S. M. LUKJANOW, Schwankungen in der Ausscheidung des Harnstoffs u. der Harnsäure bei den Typhuskranken unter dem Einfluss von Faradisirung des Lebergebietes; Klinische Wochenschrift, 1882 u. 1883 (russisch). — GAULE, Der Oekus der Zellen. Beiträge f. Physiologie, C. LUDWIG gewidmet, 1887. S. 132. — BARD, Influence spécifique à distance des éléments cellulaires les uns sur les autres. Archives de médecine expér., 1890, p. 387.

S. 260. BOVERI, Ein geschlechtlich erzeugter Organismus ohne mütterliche Eigenschaften. Münchener med. Wochenschrift, 1889. Nr. 41, S. 704. — O. u. R. HERTWIG (s. S. 219).

S. 261. BOVERI (s. S. 260). — 21. Zeile. Immunität: vgl. FLÜGGE, Studien über die Abschwächung virulenter Bakterien und die erworbene Immunität. Zeitschrift f. Hygiene, 1888. Bd. IV, S. 208. — ZIEGLER, Ueber die Ursachen und das Wesen der Immunität des menschlichen Organismus. ZIEGLER's Beiträge z. pathol. Anatomie u. allg. Pathol., 1889. Bd. V, S. 417.

S. 262. MAC WILLIAM, Fibrillar contraction of the heart. Journal of physiology, VIII, p. 296. Einige Angaben über das *delirium cordis* vgl. auch bei S. M. LUKJANOW, Zur Lehre von den Functionsstörungen der einzelnen Herzhöhlen, 1883 (russisch). — ROMBERG u. HIS, Beiträge zur Herzinnervation. Centralbl. f. allg. Pathologie u. pathol. Anatomie, 1890. Nr. 9—10, S. 326.

S. 263. KRAFT (s. S. 246). — GRUBER, vgl. BINET (cit. S. 26), S. 114 ff. — ROUX, Der Kampf der Theile im Organismus, 1881. — THIERSCH, Der Epithelialkrebs, namentlich der Haut. 1865. — VOLKMANN, Zur Histologie des Muskelkrebses. VIRCHOW's Archiv, 1870. Bd. L, S. 543. — KLEMENSIEWICZ, Ueber lacunäre Usur der quergestreiften Muskelfasern. Sitzungsberichte der k. Akad. d. Wiss. in Wien, 1879. Bd. LXXIX, Abth. III, S. 162.

S. 264. WYSS, Ueber Wundheilung der Hornhaut. VIRCHOW's Archiv, 1877. Bd. LXIX, S. 24.

Neunzehnte Vorlesung.

S. 265. 25. Zeile. Symbiose: vgl. DE BARY, Die Erscheinung der Symbiose, 1879. — O. HERTWIG, Die Symbiose oder das Genossenschaftsleben im Thierreich, 1883.

S. 266. CIENKOWSKI u. A., vgl. BOBRETZKY, Grundzüge der Zoologie, 1. Liefer., Kiew 1884. S. 133. 147. 149 u. s. w.; 2. Liefer., Kiew 1887 (russisch). — K. BRANDT, Ueber Symbiose von Algen und Thieren. Archiv von DU BOIS-REYMOND, 1883. S. 445. Vgl. auch: FAMINTZIN, Beitrag z. Symbiose von Algen und Thieren; Mémoires de l'Acad. imp. de St. Pétersbourg, (7) XXXVI, 16, u. DONGAARD, Le chlorophylle chez les animaux; Comptes rendus, t. CVIII, No. 25, p. 1313. — DE BARY (s. S. 265).

S. 267. WYSSOKOWITSCH, Ueber die Schicksale der ins Blut injicirten Mikroorganismen im Körper der Warmblüter. Zeitschr. f. Hygiene, 1886. Bd. I, S. 3. — BLOCHMANN, Ueber das regelmässige Vorkommen von bakterienähnlichen Gebilden in den Geweben und Eiern verschiedener Insecten. Zeitschrift f. Biologie, 1887. Bd. XXIV, S. 1.

S. 268. BÉCHAMP, Les microzymes dans leurs rapports avec l'hétérogenie etc. Paris 1883. — WIGAND, Entstehung und Fermentwirkung der Bakterien. Marburg 1884. — Das Protoplasma als Fermentorganismus. Ein Beitrag zur Kenntniss der Bakterien, der Fäulniss, Gährung und Diastasewirkung, sowie der Molekularphysiologie. Marburg 1888. — FOKKER, Untersuchungen über Heterogenese, I. II. III. Groningen 1887—1888. — METSCHNIKOFF (s. S. 214).

S. 270. BÜTSCHLI, Ueber den Bau der Bakterien und verwandter Organismen. Leipzig 1890. — BALBIANI, J. MÜLLER; vgl. BINET (cit. S. 26), S. 187.

S. 271. 3. Zeile. BRIEGER, Ueber Ptomaine, 1885. — Weitere Untersuchungen über Ptomaine, 1885. — Untersuchungen über Ptomaine, 1886. Vgl. auch: JAGODSINSKY, Ptomaine und Leukomaine etc. St. Petersburg 1888 (russisch). — HOFER (s. S. 246). — 39. Zeile. PFEIFFER, Die Protozoën als Krankheitserreger. Jena 1890.

S. 272. KÜNSTLER et PITRES, Sur une psorospermie trouvée dans une humeur pleuritique. Journal de Micrographie, 1884. — MIESCHER, Verhandlungen d. naturforsch. Gesellschaft zu Basel, 1843. — RAINEY, Philos. transact., t. 147, 1857. — B. DANILEWSKY, Parasitologie comparée du sang. I. Nouvelles recherches sur les parasites du sang des oiseaux. II. Recherches sur Hématozoaires des tortues. Charkow 1889. Vgl. auch: Archives slaves de biologie, 1886 u. 1887; Archiv für mikrosk. Anatomie, 1885, Bd. XXIV; Biol. Centralbl., 1885, Nr. 17, S. 529; Centralbl. f. d. med. Wiss., 1886. — 31. Zeile. Sporozoën: BALBIANI, Leçons sur les sporozoaires, Paris 1884. — GRUBY, vgl. BAUMGARTEN (cit. S. 244), S. 76. — RAY LANKESTER, The Quart. Journal of microsc. science, 1871. t. XI, p. 387. — On Drepanidium ranarum, the cell-parasite of the frog's blood and spleen. The quarterly Journal of micr. sc. January 1882. No. 85, p. 53. — GRASSI, Intorno ad alcuni protisti endoparasitici (Flagellati, Lobosi, Sporozoi e Ciliati). Atti della soc. Ital. di sc. naturali, 1882, vol. XXIV. — Sur quelques protistes endoparasites. Arch. ital. de Biologie, 1883, t. II, p. 402, u. t. III, p. 23. — Morfologia e sistematica di alcuni protozoi parasiti. Acad. dei Lincei, 1888, vol. IV, f. I. — MITROPHANOW, Beiträge zur Kenntniss der Hämatozoën. Biol. Centralbl., 1883—1884. Bd. III, S. 35. — B. DANILEWSKY (s. S. 272).

S. 273. J. GAULE, Ueber Würmchen, welche aus Froschblutkörperchen auswandern. Archiv von DU BOIS-REYMOND, 1880. S. 57. — Die Beziehungen der Cytozoen (Würmchen) zu den Zellkernen. Ebendas. 1881. S. 297. — Kerne, Nebenkerne u. Cytozoen. Centralbl. f. d. med. Wiss., 1881. Nr. 31, S. 561. — Ueber die Bedeutung der thierischen Zellen. Tageblatt d. Naturforscherversammlung in Strassburg 1885. S. 211. — Amer. Naturalist, July 1887. — Garlinski, noch nicht publ. Untersuchungen.

S. 274. Steinhaus (s. S. 220). — Neisser, Ueber das Epithelioma (sive Molluscum) contagiosum. Vierteljahrsschr. f. Dermat. u. Syphilis, 1888. Heft 4. — Pfeiffer (s. S. 271). Vgl. auch: Beiträge zur Kenntniss der pathogenen Gregarinen. I. Die Mikrosporidien und die Fleckenkrankheit (Pebrine) des Seidenspinners. Zeitschrift f. Hygiene, 1888. Bd. III, S. 469. — II. Die Psorospermienschläuche (Sarco- und Myxosporidia), speciell von der Speiseröhre des Schafes, und die Myositis gregarinosa der Warmblüter. Ebendas. 1888. Bd. IV, S. 402. — III. Ueber Gregarinose, ansteckendes Epitheliom und Flagellaten-Diphtherie der Vögel. Ebendas. Bd. V, S. 363. — IV. Gregarinenformen innerhalb der Blutzellen bei Schildkröten, Eidechsen, Vögeln und von Malariakranken. Ebendas. 1890. Bd. VIII, S. 309. — L. Wickham, Anatomie pathologique et nature de la maladie de Paget du mamelon. Arch. de médecine expér., 1890, t. II, p. 46. — Paget, On disease of the mammary areola preceding cancer of the mammary gland. Saint-Barthol. Hosp. reports, 1874, p. 87. — Darier, Sur une nouvelle forme de psorospermose cutanée ou maladie de Paget. Comptes rendus de la Soc. de Biologie, séance du 13 avril 1889.

S. 275. A. Kosiński, Zur Lehre von den Physaliphoren der Carcinomgeschwülste. Warschauer Universitätsnachrichten, 1890. Nr. 7 (russisch). — L. Wickham (s. S. 274). — Malassez et Albarran, Comptes rendus de la Soc. de Biologie, séances du 23 mars et du 6 avril 1889. Vgl. auch Wyssokowitsch, Die Psorospermienknoten als Ursache einiger Neubildungen. Zeitschrift f. normale u. pathol. Histologie u. s. w., herausgeg. von Rudnew, 1876. S. 460 (russisch). — Steinhaus (s. S. 10).

S. 276. Pfeiffer, Ein neuer Parasit der Pockenprocesse aus der Gattung Sporozoa (Leuckart). Correspondenzblatt d. allg. ärztl. Vereins von Thüringen, 1887, Nr. 2, und Monatshefte f. pract. Dermatologie, 1887, Bd. IV, Nr. 10. — Ueber Parasiten im Blaseninhalt von Varicella und von Herpes zoster und über die Beziehungen derselben zu ähnlichen Parasiten des Pockenprocesses. Monatshefte f. pract. Dermatologie, 1887. Bd. VI, Nr. 13. — Das Vorkommen der Marchiafava'schen Plasmodien im Blute von Vaccinirten und von Scharlachkranken. Zeitschrift f. Hygiene, 1887. Bd. II, S. 397. — van der Loeff, Ueber Proteïden in dem animalischen Impfstoffe. Monatshefte f. pract. Dermatologie, 1887. Bd. VI, Nr. 5. — Ueber Proteïden oder Amöben bei Variola vera. Ebendas. 1887. Nr. 10. — Deichler, Weitere Mittheilungen über parasitäre Protozoen im Keuchhustenauswurf. Zeitschrift f. wiss. Zoologie, 1889. Bd. XLVIII, S. 303. Vgl. auch: Zeitschrift f. wiss. Zoologie, Bd. XLIII, und Deutsche Medicinalzeitung, 1886, Nr. 74.

S. 277. Afanassiew, Die Aetiologie und klinische Bakteriologie d. Keuchhustens. St. Petersb. med. Wochenschrift, 1887. Nr. 39—42. — Roger, Inoculation du charbon symptomatique au lapin. Comptes rendus de la Soc. de Biologie, 1889, p. 77. — Quelques effets des associations microbiennes. Ibid., p. 35.

Zwanzigste Vorlesung.

S. 278. Weismann, Ueber Leben und Tod. Jena 1884. — Ueber die Dauer des Lebens. Jena 1882. Vgl. auch: Götte, Ueber den Ursprung des Todes. Hamburg u. Leipzig, 1883.

S. 279. 9. Zeile. Vgl. S. M. Lukjanow, Die functionelle Norm und die pathol. Abweichung von derselben. Warschauer Universitätsnachrichten, 1889 (russisch).

S. 282. Hauser, Vorkommen von Mikroorganismen im lebenden Gewebe gesunder Thiere. Archiv f. exper. Pathol. u. Pharmakologie, Bd. XX. — Kraus, Ueber die in abgestorbenen Geweben spontan eintretenden Veränderungen. Ebendas. Bd. XXII, S. 174. — Goldmann, Ueber die morphologischen Veränderungen aseptisch aufbewahrter Gewebsstücke und deren Beziehungen zur Coagulationsnecrose. Fortschritte d. Medicin, 1888. Bd. VI, S. 869. — Arnheim, Coagulationsnecrose und Kernschwund. Virchow's Archiv, 1890. Bd. CXX, S. 367. — Senftleben, Ueber den Verschluss der Blutgefässe nach der Unterbindung. Ebendas. Bd. LXXVII, S. 421. — Baumgarten, Experimentelle und pathol.-anat. Untersuchungen über Tuberculose. Zeitschrift f. klin. Medicin, Bd. IX, S. 106. — Marchand, Ueber die Bildungsweise der Riesenzellen um Fremdkörper u. s. w. Virchow's Archiv, Bd. XCIII, S. 533.

S. 283. Arnheim (s. S. 282). — Bizzozero, Anwendung des Methylgrüns zur Erkennung der chemischen Reaction und des Todes der Zellen. Virchow's Archiv, 1888. Bd. CXIII, S. 397.

S. 284. Flemming (s. S. 220). — Pfitzner, Zur pathologischen Anatomie des Zellkerns. Virchow's Archiv, 1886. Bd. CIII, S. 275. — Arnold (s. S. 8). — Schorler, Untersuchungen über die stärkeführenden Zellen der Hölzer. Jenaische Zeitschrift f. Naturwiss., 1883. Bd. XVI, S. 329. Vgl. auch: Zacharias (cit. S. 218) u. Schwarz, Beitrag z. Entwickelungsgeschichte des pflanzlichen Zellkerns nach der Theilung; Biol. Centralbl., 1885—1886, Bd. V, S. 65.

S. 285. Hermann, Ueber regressive Metamorphosen des Zellkerns. Anatom. Anzeiger, 1888. Nr. 2 u. 3, S. 58.

S. 288. R. Virchow (cit. S. 35), S. 27.

Braune, Dr. Wilhelm, Professor der topographischen Anatomie zu Leipzig, **Der männliche und weibliche Körper im Sagittalschnitte.** Separat-Abdruck aus des Verfassers topograph.-anatom. Atlas. 2 lithogr. Tafeln (schwarz). Text in gr. 8 mit 10 Holzschnitten. 1872. Imp.-Fol. in Mappe. ℳ 10. —

——— **Das Venensystem des menschlichen Körpers.** Atlas in Imperial-Folio-Format, Text in gr. 8.

Erste Lieferung: **Die Venen der vorderen Rumpfwand des Menschen.** Vier Tafeln in Buntdruck mit erläuterndem Text (mit 13 Holzschn.). 1884. ℳ 45. —

Zweite Lieferung: **Die Venen des Fusses und Unterschenkels.** Vier Tafeln in Buntdruck mit erläuterndem Text. 1889. ℳ 30. —

Braune, W., und W. His, Leitfaden für die Präparanten der anatomischen Anstalt zu Leipzig. gr. 8. 1883. geh. ℳ 1. 20

Braune, W., und P. Zweifel, Gefrierdurchschnitte, in systematischer Anordnung durch den Körper einer Hochschwangeren geführt. Zwölf Tafeln in natürlicher Grösse mit erläuterndem Text. Imp.-Folio. 1890. in Mappe. ℳ 40. —

Cornet, Dr. Georg, Über Tuberculose. Die Verbreitung der Tuberkelbacillen ausserhalb des Körpers. Die Sterblichkeitsverhältnisse in den Krankenpflegeorden. Mit einem Anhange: Die von Behörden, Kurorten u. s. w. erlassenen Verordnungen in Bezug auf die Prophylaxis der Tuberculose. Mit vier Figuren im Text. gr. 8. 1890. geh. ℳ 4. —

Criegern-Thumitz, Friedr. v., Lehrbuch der freiwilligen Kriegs-Krankenpflege beim Heere des Deutschen Reiches. Mit einer Karte. Bearbeitet und herausgegeben im Auftrage des Centralkomitees der Deutschen Vereine vom roten Kreuz. gr. 8. 1890. geb. in Ganzl. ℳ 6. —

du Bois-Reymond, Dr. Emil, Geh. Medicinalrath und Professor der Physiologie zu Berlin, **Gesammelte Abhandlungen zur allgemeinen Muskel- und Nervenphysik.** Zwei Bände. Mit 50 in den Text gedruckten Holzschnitten, 2 Tabellenbogen und 7 Tafeln. Lex.-8. 1875—1877. geh. ℳ 40. —

——— **Dr. Carl Sachs' Untersuchungen am Zitteraal** (Gymnotus electricus). Nach seinem Tode bearbeitet. Mit 2 Abhandlungen von Gust. Fritsch. Mit 49 Abbild. im Text u. 8 Tafeln. Lex.-8. 1881. geh. ℳ 26. —

——— **Culturgeschichte und Naturwissenschaft.** Vortrag, gehalten am 24. März 1877 im Verein für wissenschaftliche Vorlesungen zu Köln. Erster u. zweiter unveränderter Abdruck. gr. 8. 1878. geh. ℳ 1. 60

——— **Über die Grenzen des Naturerkennens. Die sieben Welträthsel.** Zwei Vorträge. Des ersten Vortrags sechste, des zweiten Vortrags zweite Auflage. gr. 8. 1884. geh. 2 ℳ.

In dem auf der Leipziger Versammlung der Naturforscher und Ärzte gehaltenen Vortrage „Über die Grenzen des Naturerkennens" zieht der Verfasser die Summe des gegenwärtigen Standes naturwissenschaftlicher Erkenntnis dem Welträtsel gegenüber und bezeichnet die Grenzen, an welche die Wissenschaft für alle Zeiten gebannt sein wird. Mit dem Wort „Ignorabimus", in welchem die Untersuchung gipfelt, schließt der Vortrag. Der zweite, neun Jahre später in der Berliner Akademie der Wissenschaften gehaltene Vortrag bespricht Einwände und berichtigt Mißverständnisse, welche der Leipziger Vortrag veranlaßte, und gipfelt in „Dubitemus".

du Bois-Reymond, Dr. Emil, Geh. Medicinalrath und Professor der Physiologie zu Berlin, **Reden.** Erste Folge: Litteratur, Philosophie, Zeitgeschichte. gr. 8. 1886. geh. ℳ 8.—; eleg. geb. ℳ 10.— Zweite Folge: Biographie, Wissenschaft, Ansprachen. gr. 8. 1887. geh. ℳ 9. —; eleg. geb. ℳ 11. —

Inhalt der ersten Folge: Voltaire als Naturforscher. — Leibnizische Gedanken in der neueren Naturwissenschaft. — Aus den Tagen des norddeutschen Bundes. — Der deutsche Krieg. — Das Kaiserreich und der Friede. — Über die Grenzen des Naturerkennens. — Über eine kaiserliche Akademie der deutschen Sprache. — La Mettrie. — Darwin versus Galiani. — Culturgeschichte und Naturwissenschaft. — Über das Nationalgefühl. — Friedrich II. und Rousseau. — Die sieben Welträtsel. — Friedrich II. in englischen Urteilen. — Die Humboldtdenkmäler vor der Berliner Universität. — Diderot.

Inhalt der zweiten Folge: Über die Lebenskraft. — Über thierische Bewegung. — Gedächtnissrede auf Erman. — Eduard Hallmann's Leben. — Über lebend nach Berlin gebrachte Zitterwelse aus Westafrika. — Gedächtnissrede auf Johannes Müller — Über Universitätseinrichtungen. — Über Geschichte der Wissenschaft. — Der physiologische Unterricht sonst und jetzt. — 'Aus den Llanos'. — Über die Übung. — Über die wissenschaftlichen Zustände der Gegenwart. — Die Britische Naturforscherversammlung zu Southampton im Jahre 1882. — Darwin und Kopernicus. — Die Berliner Französische Colonie in der Akademie der Wissenschaften. — Akademische Ansprachen.

Die Reden von Emil du Bois-Reymond eignen sich auch in hervorragender Weise zu Fest- und Gelegenheitsgeschenken.

Eichhorst, Dr. Hermann, Professor der Medicin zu Zürich, **Die progressive perniciöse Anämie.** Eine klinische und kritische Untersuchung. Mit 3 lithograph. Tafeln und mehreren Holzschnitten. gr. 8. 1878. geh. ℳ 10. —

Erhard, Dr. Julius, Vorträge über die Krankheiten des Ohres. Gehalten an der Friedrich-Wilhelms-Universität zu Berlin. Mit in den Text gedruckten Holzschn. gr. 8. 1875. geh. ℳ 4. 80

---

d'Espine, A., u. C. Picot, Grundriss der Kinderkrankheiten für praktische Aerzte u. Studirende. Deutsche, v. d. Verfassern durchgesehene Ausgabe von Dr. S. Ehrenhaus. gr. 8. 1878. geh. ℳ 9. —

Falckenberg, Dr. R., o. ö. Professor zu Erlangen, **Geschichte der neueren Philosophie** von Nikolaus von Kues bis zur Gegenwart. Im Grundriß dargestellt. gr. 8. 1886. geh. ℳ 6. —; geb. ℳ 7. —

Dieser Grundriß bietet ein vorzügliches Orientierungsmittel über die neuere Philosophie des In- und Auslandes und wird durch seine knappe Form und geschmackvolle Darstellung nicht nur Studierenden willkommen sein, sondern auch allen denen, die sich die für jeden Gebildeten unentbehrliche Kenntnis der verschiedenen philosophischen Systeme aneignen wollen.

Falk, Dr. Friedr., Galen's Lehre vom gesunden und kranken Nervensysteme. gr. 8. 1871. geh. ℳ 1. 20

——— **Die sanitätspolizeiliche Ueberwachung höherer u. niederer Schulen u. ihre Aufgaben.** Zweite, vermehrte Ausg. gr. 8. 1871. geh. ℳ 2. 40

Fischer, Dr. R., Ueber die Embolie der Arteria centralis retinae. gr. 8. 1891. geh. ℳ 6. 40

Flechsig, Prof. Dr. Paul, Die körperlichen Grundlagen der Geistesstörungen. Vortrag gehalten beim Antritt des Lehramtes an der Universität Leipzig am 4. März 1882. gr. 8. 1882. geh. ℳ 1. 20

Flechsig, Prof. Dr. Paul, Plan des menschlichen Gehirns. Auf Grund eigener Untersuchungen entworfen. Zweite, gänzl. umgearb. Aufl. 3 Tafeln. Mit erläuterndem Texte. 1891. geh. ca. ℳ 3—4.—

Erscheint demnächst.

Dieser „*Plan*" will den praktischen Arzt und den Studierenden mit der systematischen Gliederung des menschlichen Gehirns, die kennen zu lernen bisher nur mittels eingehender Spezialstudien möglich war, vertraut machen. — Der erläuternde Text enthält die auf Grund exakter Untersuchungen festgestellten Thatsachen in Bezug auf den inneren Zusammenhang der das Gehirn (und Rückenmark) zusammensetzenden Einzelapparate.

——— **Die Irrenklinik der Universität Leipzig** und ihre Wirksamkeit in den Jahren 1882—1886. Mit 2 Plänen. gr. 8. 1888. geh. ℳ 2. 40

Flügge, Prof. Dr. C., Director des hygienischen Instituts der Universität Breslau, **Beiträge zur Hygiene.** Inhalt: I. Das Wohnungsklima zur Zeit des Hochsommers. II. Die Porosität des Bodens. III. Die Verunreinigung des städtischen Bodens. IV. Zur Kenntniss der Kost in öffentlichen Anstalten. Mit 2 Holzschnitten im Text und 5 Tafeln. gr. 8. 1879. geh. ℳ 5. —

——— **Grundriss der Hygiene.** Für Studirende und Ärzte. Mit Figuren im Text u. 2 Taf. gr. 8. 1889. geh. ℳ 11.—; geb. in Ganzl. ℳ 12.—

„Zur Herausgabe des vorliegenden Buches haben mich die wiederholten und dringenden Bitten mehrerer Kollegen veranlaßt, denen gleich mir der Unterricht und die Prüfung in der Hygiene dadurch erschwert wurde, daß bisher kein für Studierende brauchbares kurzes Lehrbuch der Hygiene existierte." (Aus der Vorrede.)

——— **Lehrbuch der hygienischen Untersuchungsmethoden.** Eine Anleitung zur Anstellung hygienischer Untersuchungen und Begutachtung hygienischer Fragen. Für Aerzte und Chemiker, Sanitäts- und Verwaltungsbeamte, sowie Studirende. Mit 88 Abbild. im Text, 17 Tabellen u. 4 lithogr. Tafeln. gr. 8. 1881. geh. ℳ 16. —

Vorliegendes Lehrbuch gehört zu den besten Büchern, die in letzter Zeit auf dem Gebiete der Hygiene erschienen sind. Die Fragen, welche die Hygiene zu erörtern hat, sind äußerst mannigfaltig. Bald schlagen dieselben in das Gebiet des Chemikers, bald in die des Arztes, bald in die des Ingenieurs ein. In allen diesen Fächern gleich bewandert zu sein, ist nur Wenigen gegeben. Dazu kommt noch, daß die strikte Beantwortung vieler hygienischer Fragen die Erledigung mancherlei Vorfragen zur Voraussetzung hat, die nicht immer in entsprechender Weise vorbereitet und gelöst sind. Das Flügge'sche Lehrbuch bietet nun eine vorzügliche Basis, auf der immer ein eigenes Urteil gewonnen werden kann, indem alle Versuchsmethoden, welche in der Hygiene Verwendung finden, ausführlich und klar beschrieben sind.
Gscheidlen (Breslauer ärztl. Zeitschr.)

Francotte, Dr. X., Die Diphtherie. Ihre Ursachen, ihre Natur und Behandlung. *Gekrönte Preisschrift.* Mit 10 Abbildungen im Text u. 3 Tafeln. Deutsch von Dr. M. Spengler. gr. 8. 1886. geh. ℳ 6. —

Franke, Ad., Die Reptilien und Amphibien Deutschlands. Nach eigenen Beobachtungen geschildert. Mit einem Vorwort von Geh. Hofrath Dr. Rud. Leuckart. 8. 1881. geh. ℳ 2. —

Fritsch, Dr. Gustav, Professor a. d. Univers. Berlin, **Die elektrischen Fische.** Zwei Abtheilungen. I. Malopterurus electricus. II. Die Torpedineen. Mit zahlreichen Holzstichen im Text und 32 lithogr. Tafeln. gr. Folio. 1887—1890. kart. ℳ 60. —

Fuchs, Prof. Dr. Chr. J., Pathologische Anatomie der Haussäugethiere. gr. 8. 1859. geh. ℳ 7. 20

Fuchs, Prof. Dr. Chr. J., Die schädlichen Einflüsse der Bleibergwerke auf die Gesundheit der Hausthiere, insbesondere des Rindviehes. gr. 8. 1842. geh. ℳ 1. —

——— **Handbuch der allgemeinen Pathologie der Haussäugethiere.** gr. 8. 1843. geh. ℳ 8. 25. Herabgesetzter Preis ℳ 4. 20

——— **Der Kampf mit der Lungenseuche des Rindviehes.** Ein Wort zur Beachtung für die Regierungen u. s. w. gr. 8. 1861. geh. ℳ —. 60

——— **Allgemeine Lehre der Seuchen und ansteckenden Krankheiten der Haussäugethiere.** Vorlesungen mit ergänzenden und rechtfertigenden Beilagen. gr. 8. 1862. geh. ℳ 4. 50

——— **Das Pferdefleischessen.** Eine historische, diätetische, volkswirthschaftliche und ethische Untersuchung in einer Vorlesung. gr. 8. 1859. geh. ℳ —. 80

——— **Wegweiser in die Thierheilkunde.** Vorlesungen. gr. 8. 1850. geh. ℳ 1. —

Fürst, Dozent Dr. L., Die Maass- und Neigungs-Verhältnisse des Beckens. Nach Profil-Durchschnitten gefrorener Leichen. Mit 7 lithograph. Tafeln. 4. 1875. cart. ℳ 10. —

Gaule, Prof. Dr. Justus, Die Stellung des Forschers gegenüber dem Problem des Lebens. Rede zum Antritt des Lehramts der Physiologie an der Hochschule zu Zürich. 8. 1887. geh. ℳ —. 60

Hagen, Prof. Dr. Richard, Anleitung zur klinischen Untersuchung und Diagnose. Ein Leitfaden für angehende Kliniker. Fünfte, vermehrte und umgearbeitete Auflage. Mit 23 Abbildungen im Text und 1 Tafel. 8. 1887. geb. in Ganzleinw. ℳ 3. 50

Der Zweck dieses Büchleins ist, den angehenden Mediziner vor dem Besuch der inneren Klinik in knapper Form über das Verhalten am Krankenbett und die technischen Manipulationen, welche daselbst von ihm verlangt werden, zu unterrichten und ihn auf die hauptsächlichsten Erscheinungen, auf welche es bei Konstatierung einer Krankheit ankommt, aufmerksam zu machen. Auch praktischen Aerzten wird das Büchlein willkommen sein.

——— **Praktische Beiträge zur Ohrenheilkunde.** Sechs Hefte. gr. 8. 1866—1869. geh. ℳ 6. —

Hartmann, Dr. Arthur, Experimentelle Studien über die Funktion der Eustachischen Röhre. gr. 8. 1879. geh. ℳ 2. —

Hartmann, Prof. Dr. Rob., Der Gorilla. Zoologisch-zootomische Untersuchungen. Mit 13 in den Text gedruckten Holzschnitten und 21 Tafeln. gr. 4. 1880. geh. ℳ 30. —

Heinze, Dr. Osc., Die Kehlkopfschwindsucht. Nach Untersuchungen im pathologischen Institute der Universität Leipzig. Mit 4 Tafeln, nach den mikroskopischen Präparaten gezeichn. von Dr. Sänger. gr. 8. 1879. geh. ℳ 8. —

Heubner, Prof. Dr. med. O., Die experimentelle Diphtherie. Mit einer Tafel in Farbendruck. Gekrönte Preisschrift. gr. 8. 1883. geh. ℳ 2. 40

Hirschberg, Dr. J., Professor der Augenheilkunde zu Berlin, **Beiträge zur praktischen Augenheilkunde.** Zweites u. drittes Heft. Mit Holzschnitten. gr. 8. 1877—1878. geh. ℳ 4. 40

——— **Die mathematischen Grundlagen der medicinischen Statistik** elementar dargestellt. gr. 8. 1874. geh. ℳ 2. 40

——— **Der Electromagnet in der Augenheilkunde.** Eine Monographie. Mit 17 Abbildungen im Text. gr. 8. 1885. geh. ℳ 4. —

——— **Von New York nach San Francisco.** Tagebuchblätter. gr. 8. 1888. geh. ℳ 4. —

——— **Eine Woche in Tunis.** Tagebuchblätter. gr. 8. 1885. geh. ℳ 2. —

——— **Wörterbuch der Augenheilkunde.** gr. 8. 1887. geh. ℳ 5. —

Huenefeld, Prof. Dr. F. L., **Die Blutproben vor Gericht** und das Kohlenoxyd-Blut in Bezug auf die Asphyxie durch Kohlendunst. gr. 8. 1875. geh. ℳ 1. 20

——— **Diaetetik.** gr. 8. 1875. geh. ℳ 4. —

Jürgensen, Dr. Th. von, Professor der Medizin an der Universität Tübingen, **Lehrbuch der speziellen Pathologie und Therapie mit besonderer Berücksichtigung der Therapie.** Für Studierende und praktische Ärzte. Zweite, verbesserte und vermehrte Auflage. gr. 8. 1889. geh. ℳ 15. —; geb. ℳ 17. —

— — — „Ich schließe, indem ich meiner Überzeugung Ausdruck gebe, daß wir um ein vorzügliches Lehrbuch reicher geworden sind, jeder Arzt wird es gern in die Hand nehmen, die jungen Mediziner aber sind von Jürgensen zu ganz besonderem Dank verpflichtet."

Prof. *F. A. Hoffmann* (C. f. k. M. 1886. Nr. 31).

— — — „Aber der Schüler und der Arzt, welche über irgend einen Gegenstand der inneren Medizin sich belehren wollen, finden in diesem Buche die präzis formulierte Meinung eines unsrer hervorragendsten Kliniker und Forscher, und das ist hundertmal mehr wert, als die weitläufige, sterile Objektivität so mancher dickleibiger Kompilationen. Bei aller Knappheit und Kürze, die sich der Autor auferlegte, hat er die Grenzen seines Buches sehr weit gesteckt. Wir finden außer allem Dem, was man unbestritten dem Gebiet der inneren Medizin zurechnet, noch die Syphilis und die Hautkrankheiten abgehandelt." — — — —

H. Curschmann (Ziemssen's Archiv).

Kalisch, Dr. M., **Medicinisch-gerichtliche Gutachten** der königlichen Preussischen wissenschaftlichen Deputation für das Medicinalwesen aus d. Jahren 1840—1850. gr. 8. 1859. geh. ℳ 9. —

——— **Die Kunstfehler der Aerzte.** gr. 8. 1860. geh. ℳ 6. —

Köhler, Prof. Dr. Hermann, **Grundriss der Materia medica** für prakt. Aerzte u. Studirende. Mit besonderer Rücksichtnahme auf die Pharmacopoea Germanica bearbeitet. gr. 8. 1878. geh. ℳ 10. —

Kollmann, Dr. J., Professor der Anatomie zu Basel, **Plastische Anatomie des menschlichen Körpers.** Ein Handbuch für Künstler und Kunstfreunde. Mit zahlreichen Abbildungen im Text. Roy. 8. 1886. geh. ℳ 14. —; eleg. geb. ℳ 17. —

Der Verfasser hatte während seiner langjährigen Lehrthätigkeit an der Königl. Akademie der bildenden Künste zu München Gelegenheit, die Bedürfnisse der Künstler kennen zu lernen, und bietet in der plastischen Anatomie ein Werk, wie es lange gewünscht, aber bis jetzt noch nicht in unserer Litteratur vorhanden war.

Kries, Dr. Johannes v., Professor der Physiologie zu Freiburg, **Die Gesichtsempfindungen und ihre Analyse.** Mit 22 Abbildungen im Text. gr. 8. 1882. geh. ℳ 5. —

Kühne, Prof. Dr. Willie, Myologische Untersuchungen. Mit in den Text gedruckt. Holzschn. u. 1 Kupfertaf. gr. 8. 1860. geh. ℳ 4. —

Kunze, Dr. C. F., Grundriss der praktischen Medicin. Dritte, gänzlich umgearbeitete u. vermehrte Aufl. gr. 8. 1886. geb. ℳ 6. —

Der „Grundriß der praktischen Medicin" giebt die wesentlichsten anatomischen Befunde, Aetiologie, Symptomatologie, Diagnose und Behandlung der inneren Krankheiten in denkbarst konzinner Form. Der „Grundriß" ist ein vorzügliches Orientierungsmittel über den neuesten Stand der klinischen Medizin.

——— **Der Kindermord.** Historisch und kritisch dargestellt. gr. 8. 1860. geh. ℳ 5. —

——— **Lehrbuch der praktischen Medicin** mit besonderer Rücksicht auf pathologische Anatomie u. Histologie. Dritte, mehrfach veränderte u. vermehrte Auflage. Zwei Bände. gr. 8. 1878. geh. ℳ 25. —

Langendorff, Prof. Dr. Osc., Studien über Rhythmik und Automatie des Froschherzens. Mit 22 Abbildungen im Text und 2 Tafeln. gr. 8. 1884. geh. ℳ 5. 60

Laube, Dr. Gust. C., Prof. d. Geologie zu Prag, **Geologische Excursionen im Thermalgebiet des nordwestlichen Böhmens,** Teplitz, Carlsbad, Eger-Franzensbad, Marienbad. Mit 2 Taf. in Farbendruck, geolog. Profile darstellend. gr. 8. 1884. geh. ℳ 3. 60; geb. ℳ 4. 20

Die berühmten Thermen des nordwestlichen Böhmens sind in Bezug auf ihre Verbreitung und Lage durch den geologischen Aufbau dieses Landstriches bestimmt. Das Laubesche Büchlein schildert die allgemeinen geologischen Verhältnisse Nordwestböhmens mit besonderer Rücksicht auf seine Heilquellen und hat dadurch auch für die Ärzte großes Interesse.

Lebert, Prof. Dr. Hermann, Abhandlungen aus dem Gebiete der praktischen Chirurgie und der pathologischen Physiologie nach eigenen Untersuchungen u. Erfahrungen u. mit besond. Rücksicht auf die Dieffenbach'sche Klinik in Berlin. gr. 8. 1848. geh. ℳ 10. —

Lender, Dr. Constantin, Die points douloureux Valleix's und ihre Ursachen. gr. 8. 1869. geh. ℳ 1. 60

Der Lister'sche Verband. Mit Bewilligung des Verfassers aus dem Englischen übertragen von Dr. O. Thamhayn. gr. 8. 1875. geh. ℳ 4. 80

Lorent, Dr. E., Die Aufgabe der Gesundheitspflege in Bezug auf die atmosphärische Luft. gr. 8. 1873. geh. ℳ 1. 20

Ludwig, Dr. Carl, Professor der Physiologie zu Leipzig, **Rede zum Gedächtniss an Ernst Heinrich Weber.** Gehalten im Namen der medicinischen Facultät am 24. Februar 1878 in der akademischen Aula zu Leipzig. gr. 8. 1878. geh. ℳ 1. —

Lukjanow, Dr. S., Prof. der allgem. Pathologie a. d. Univ. Warschau, **Grundzüge einer allgemeinen Pathologie der Zelle.** Vorlesungen, gehalten an der Univ. Warschau. gr. 8. 1891. geh. ℳ 7. 50

Magnus, Prof. Dr. Hugo, Die Anatomie des Auges bei den Griechen und Römern. gr. 8. 1878. geh. ℳ 2. 40

——— **Die geschichtliche Entwickelung des Farbensinnes.** gr. 8. 1877. geh. ℳ 1. 40

——— **Geschichte des grauen Staares.** Mit 1 lithographirten Tafel. gr. 8. 1876. geh. ℳ 8. —

Marmé, Prof. Dr. Wilh., Director des pharmacol. Instituts zu Göttingen, **Lehrbuch der Pharmacognosie des Pflanzen- und Thierreichs.** Im Anschluss an die zweite Ausgabe der Pharmacopoea Germanica. Für Studirende der Pharmacie, Apotheker und Medicinalbeamte. gr. 8. 1886. geh. ℳ 14. —

Meyer, Dr. E. von, Professor an der Univ. Leipzig, **Geschichte der Chemie von den ältesten Zeiten bis zur Gegenwart.** *Zugleich Einführung in das Studium der Chemie.* gr. 8. 1889. geh. ℳ 9. —

Moser, Prof. Dr. Ludwig, Die Gesetze der Lebensdauer. Nebst Untersuchungen über Dauer, Fruchtbarkeit der Ehen, über Tödtlichkeit der Krankheiten, Verhältniss der Geschlechter bei der Geburt, über Einfluss der Witterung und einem Anhang, enthaltend die Berechnung der Leibrenten, Lebensversicherungen, Wittwenpensionen und Tontinen. Ein Lehrbuch. Mit 2 Steindrucktafeln. gr. 8. 1839. geh. ℳ 7. —. Herabgesetzter Preis ℳ 4. —

Mosso, Dr. A., Professor der Physiologie zu Turin, **Die Diagnostik des Pulses in Bezug auf die localen Veränderungen desselben.** Mit 15 Holzschn. im Text u. 8 Tafeln. gr. 8. 1879. geh. ℳ 6. —

——— **Ueber den Kreislauf des Blutes im menschlichen Gehirn.** Untersuchungen. Mit 87 Abbildungen im Text und 9 Tafeln. gr. 8. 1881. geh. ℳ 10. —

Müller, Dr. Friedr. Wilh., Grundriss der Pathologie und Therapie der venerischen Krankheiten für praktische Aerzte und Studirende. Mit 3 lith. Tafeln. gr. 8. 1884. geh. ℳ 4. 60

Munk, Prof. Dr. Hermann, Die elektrischen und Bewegungs-Erscheinungen am Blatte der Dionaea muscipula. Mit der anatomischen Untersuchung des Dionaea-Blattes von F. Kurtz. Mit 3 Tafeln. gr. 8. 1876. geh. ℳ 6. —

Naundorff, Dr. A. J., Unter dem rothen Kreuz. Fremde und eigene Erfahrungen auf Böhmischer Erde und den Schlachtfeldern der Neuzeit gesammelt. gr. 8. 1867. geh. ℳ 4. 50

Oldendorff, Dr. A., Ueber die ärztlichen Atteste bestimmt zum Gebrauche vor Behörden. Vortrag. 8. 1877. geh. ℳ —. 80

Pfeiffer, Dr. R., Zur Behandlung der Kehlkopf- und Lungentuberculose mittelst parenchymatöser Injectionen. Nebst einer neuen Hypothese über die tuberculöse Lungenspitzenerkrankung. gr. 8. 1890. geh. ℳ 1. 80

Ploss, Dr. H. H., Ueber die Lage und Stellung der Frau während der Geburt bei verschiedenen Völkern. Eine anthropologische Studie. Mit 6 Holzschnitten. gr. 8. 1872. geh. ℳ 1. 50

Puschmann, Dr. Th., Professor a. d. Universität Wien, **Geschichte des medizinischen Unterrichts** von den ältesten Zeiten bis zur Gegenwart. gr. 8. 1889. geh. ℳ 11. —

Ravoth, Dr. F. W. Th., Grundriss der Akiurgie. Zweite, vermehrte Auflage. Mit 82 Holzschn. Zugleich 5. Auflage von Schlemm's Operations-Uebungen am Cadaver. gr. 8. 1868. geh. ℳ 8. —

——— **Darstellung der wichtigsten chirurgischen Instrumente.** 16 Taf. Abbildungen mit erläuternd. Texte. Zugleich als Anhang zu Ravoth, Grundriss der Akiurgie, zweite Auflage. gr. 8. 1869. cart. ℳ 3. 60

——— **Prolegomena** zur rationellen medicin. Diagnostik u. Semiotik für Kliniker u. Klinicisten. 8. 1851. geh. ℳ 1. 60

Ribot, Th., Die Erblichkeit. Eine psychologische Untersuchung ihrer Erscheinungen, Gesetze, Ursachen und Folgen. Deutsch von Dr. med. Otto Hotzen. gr. 8. 1876. geh. ℳ 7. —

Eine umfassende Darstellung und Verarbeitung der wichtigsten über die Vererbung bekannten Thatsachen. Die körperliche Vererbung wird, als Grundlage des ganzen Gebietes, in der Einleitung behandelt, das Werk selbst ist dagegen hauptsächlich den hierher gehörigen psychologischen Erscheinungen gewidmet. Der erste Abschnitt enthält eine Zusammenstellung des Thatsächlichen, der zweite die Gesetze der Vererbung, der dritte deren Ursachen und der vierte deren Folgen.

Roser, Prof. Dr. W., Chirurgisch-anatomisches Vademecum für Studierende und Aerzte. Achte, gänzlich umgearbeitete Auflage. Mit 139 Holzschnitten. 8. 1890. geb. in Ganzleinwand. ℳ 6. —

Das Vademecum hat den Zweck, zu chirurgisch-anatomischen Übungen am Kadaver anzuleiten. Die Methode, nach welcher der Verfasser in die topographische Auffassung der Anatomie einführt, ist die der Fensterschnitte, welche fast sämtlichen Abbildungen des Büchleins zu Grunde gelegt ist.

Samson-Himmelstiern, Dr. G. von, Beobachtungen über den Scorbut vorzüglich in pathologisch-anatomischer Beziehung. gr. 8. 1843. geh. ℳ 3. —

Schildbach, Dr. C. H., Orthopädische Klinik. Mittheilungen aus der gymnast.-orthopäd. Heilanstalt zu Leipzig. gr. 8. 1877. geh. ℳ 2. —

——— **Die Skoliose.** Anleitung zur Beurtheilung und Behandlung der Rückgratsverkrümmungen für praktische Aerzte. Mit 8 Holzschnitten. gr. 8. 1872. geh. ℳ 3. —

——— **Kinderstuben-Gymnastik.** Eine Anleitung zur körperlichen Ausbildung der Kinder in den ersten Lebensjahren. Für Aeltern, Lehrer u. Kindergärtnerinnen. Mit 48 Abbild. 12. 1880. geh. ℳ 1. 60

Schlemm, Prof. Dr. Friedrich, Arteriarum capitis superficialium icon nova. Accedunt tabulae duae. gr. Fol. 1830. geh. ℳ 4. 50

Schmidt, Dr. E., Professor a. d. Univ. Leipzig, **Anthropologische Methoden.** Anleitung zum Beobachten und Sammeln für Laboratorium und Reise. Mit zahlreichen Abbildungen im Text. 8. 1888. geh. ℳ 6. —

Schmidt-Mülheim, Dr. Ad., Grundriss der speciellen Physiologie der Haussäugethiere. Für Thierärzte u. Landwirthe. Mit 52 Abbild. im Text. gr. 8. 1879. geh. ℳ 9. —

Schoenlein's **Klinische Vorträge** in dem Charité-Krankenhause zu Berlin. Redigirt und herausgegeben von Dr. L. Güterbock. Dritte Auflage. gr. 8. 1843. geh. ℳ 8. —. Herabges. Pr. ℳ 4. —

Stannius, Prof. Dr. Herm., **Handbuch der Anatomie der Wirbelthiere.** Zweite Auflage. gr. 8. geh. ℳ 12. —

Einzeln:

Erstes Heft: Zootomie der Fische. 1854. geh. ℳ 6. —

Zweites Heft: Zootomie der Amphibien. 1856. geh. ℳ 6. —

Steiner, Prof. Dr. J., **Grundriss der Physiologie des Menschen** für Studirende und Aerzte. Fünfte, verbesserte Auflage. Mit zahlreichen in den Text eingedruckten Holzschnitten. gr 8. 1890. geh. ℳ 9. — geb. ℳ 10. —

Steiner's Grundriß der Physiologie hat sich durch klare und präzise Darstellungsweise in knapper Form, ohne dabei schematisch zu werden, bald zahlreiche Freunde erworben, wie die rasch aufeinander folgenden Auflagen beweisen.

——— **Das amerikanische Pfeilgift Curare.** Mit 3 Holzschnitten. gr. 8. 1877. geh. ℳ 1. 60

Steinhaus, Julius (Warschau), **Die Aetiologie der acuten Eiterungen.** Litterarisch-kritische, experimentelle und klinische Studien. *Gekrönte Preisschrift.* gr. 8. 1889. geh. ℳ 6. —

——— **Menstruation und Ovulation** in ihren gegenseitigen Beziehungen. *Gekrönte Preisschrift.* gr. 8. 1890. geh. ℳ 3. 50

Streubel, Prof. Dr. C. W., **Ueber die Scheinreductionen bei Hernien u. insbesondere bei eingeklemmten Hernien.** gr. 8. 1864. geh. ℳ 4. —

Tillmanns, Dr. Herm., Professor an der Univ. Leipzig, **Lehrbuch der allgemeinen und speciellen Chirurgie** einschliesslich der modernen Operations- u. Verbandlehre. Zwei Bände. Roy.-8. geh. ℳ 37. —

Erster Band. **Lehrbuch der allgemeinen Chirurgie.** Allgemeine Operations- und Verband-Technik. Allgemeine Pathologie und Therapie. Mit 337 Abbildungen im Text. 1888. geh. ℳ 12. —; geb. in Halbfr. ℳ 14. 50

Zweiter Band. **Lehrbuch der speciellen Chirurgie.** Mit 790 Abbildungen im Text. 1891. geh. ℳ 28. —; geb. in Halbfr. ℳ 31. —

Verhandlungen der medicinischen Gesellschaft zu Leipzig. Erster Band. 1863—1864. Lex.-8. 1864. geh. ℳ 8. —

Vierteljahrschrift für Klimatologie mit besonderer Rücksicht auf klimatische Kurorte. In Verbindung mit Prof. Dr. Carl von Sigmund in Wien herausgegeben von Dr. Hermann Reimer. Erster Jahrg. Mit 1 Tafel u. 6 meteorol. Tab. gr. 8. 1876. geh. ℳ 12. —

Voigt, Dr. Wold., o. ö. Professor der Physik an der Univ. Göttingen, **Elementare Mechanik als Einleitung in das Studium der theoretischen Physik.** gr. 8. 1889. geh. ℳ 12. —

Das Werk ist zunächst dazu bestimmt, die Studierenden der Mathematik und Physik in die Grundlehren und Methoden der allgemeinen Mechanik einzuführen. Aber auch dem *Mediziner*, den *Physiologen* u. s. w. wird ein Buch willkommen sein, welches die analytische Mechanik nicht nach ihren mathematischen, sondern nach ihren physikalischen Beziehungen behandelt und nur geringe mathematische Kenntnisse voraussetzt.

Wagner, Prof. Dr. E. L., Die Fettmetamorphose des Herzfleisches in Beziehung zu deren ursächlichen Krankheiten. Lex.-8. 1864. geh. ℳ 3. —

Winckel, Dr. F., Geh. Medicinalrat u. o. ö. Professor an der Universität München, **Lehrbuch der Geburtshülfe einschliesslich der Pathologie und Therapie des Wochenbettes.** Für praktische Ärzte und Studirende. Mit 188 Holzschnitten im Text. gr. 8. 1889. geh. ℳ 22. —; geb. in Halbfr. ℳ 24. 50

Das Winckel'sche „Lehrbuch der Geburtshülfe" ist die *hervorragendste Erscheinung,* welche die letzten Jahre auf diesem Gebiete gezeitigt haben. Es ist nicht nur für den Studierenden, sondern auch für den praktischen Arzt von hohem Wert, weil es der Therapie eine ganz besondere Beachtung schenkt. Einzelne Abschnitte, wie die „Pathologie und Therapie der Neugeborenen", finden sich in anderen Werken gleicher Richtung überhaupt nicht behandelt. Die vorzüglichen Abbildungen sind sämtlich neu hergestellt.

Wooldridge, C. L., Die Gerinnung des Blutes. Deutsche, durch Zusätze bereicherte Ausgabe von Dr. M. von Frey. gr. 8. 1891. geh. ℳ 1. 60

Zopf, Dr. W., Zur Morphologie der Spaltpflanzen (Spaltpilze und Spaltalgen). Mit 7 lithogr. Tafeln. gr. 4. 1882. geh. ℳ 10. —

Die Botaniker, Mediziner und Physiologen gleichmäßig interessierende Frage nach dem gegenseitigen morphologischen Verhältnis der zahlreichen heterogenen Spaltpilzformen wird durch diese Untersuchungen zu einem entscheidenden Resultat geführt.

——— **Zur Morphologie und Biologie der niederen Pilzthiere** (Monadinen), zugleich ein Beitrag zur Phytopathologie. Mit 5 lithogr. Tafeln in Farbendruck. gr. 4. 1885. geh. ℳ 9. —

Diese Abhandlung behandelt neue, den Botaniker wie den Zoologen interessierende Pilztiere und enthält gleichzeitig eine Widerlegung der Haeckelschen Monerentheorie.

Zeitschriften.

Centralblatt

für praktische

AUGENHEILKUNDE.

Herausgegeben von

Prof. Dr. J. Hirschberg in Berlin.

Preis des Jahrganges (12 Hefte) 12 ℳ; bei Zusendung unter Streifband direkt von der Verlagsbuchhandlung 12 ℳ 80.

Das „*Centralblatt für praktische Augenheilkunde*" vertritt auf das nachdrücklichste alle Interessen des Augenarztes in Wissenschaft, Lehre und Praxis, vermittelt den Zusammenhang mit der allgemeinen Medizin und deren Hilfswissenschaften und giebt jedem praktischen Arzte Gelegenheit, stets auf der Höhe der rüstig fortschreitenden Disziplin sich zu erhalten.

Zeitfracht Medien GmbH
Ferdinand-Jühlke-Straße 7
99095 Erfurt, Deutschland
produktsicherheit@kolibri360.de